（供临床医学、护理、助产、药学、
医学技术、卫生管理等相关专业用）

生 理 学

SHENG　　LI　　XUE

主　编　张承彦　陈湘秋

中国医药科技出版社

内容提要

　　本书是全国高职高专医学类规划教材之一。全书系统介绍了人体生命活动规律及其调控，在内容上注重将生理学知识与生活实际和专业实践相联系，精心设计"临床案例"，内容生动、版式新颖、贴近学生、便于学习。全书包括细胞的基本功能、血液、血液循环、呼吸等13章内容和实验指导。在实验指导部分精心设计了26个典型实验，供各学校依据实际需要选用。

　　本书可供高职、高专临床医学、护理、助产、卫生管理等相关医学专业使用。

图书在版编目（CIP）数据

生理学/张承彦，陈湘秋主编．—北京：中国医药科技出版社，2012.6
全国高职高专医学类规划教材
ISBN 978 - 7 - 5067 - 5506 - 1

Ⅰ.①生…　Ⅱ.①张…　②陈…　Ⅲ.①人体生理学 – 高等职业教育 – 教材
Ⅳ.①R33

中国版本图书馆 CIP 数据核字（2012）第 085384 号

美术编辑　陈君杞
版式设计　郭小平

出版　　中国医药科技出版社
地址　　北京市海淀区文慧园北路甲 22 号
邮编　　100082
电话　　发行：010 – 62227427　邮购：010 – 62236938
网址　　www.cmstp.com
规格　　787 × 1092mm ¹⁄₁₆
印张　　22 ½
字数　　426 千字
版次　　2012 年 6 月第 1 版
印次　　2012 年 6 月第 1 次印刷
印刷　　大厂回族自治县德诚印务有限公司
经销　　全国各地新华书店
书号　　ISBN 978 – 7 – 5067 – 5506 – 1
定价　　**45.00 元**

编 委 会

前　言

　　《生理学》教材适用于三年制医学类高等专科和医学类高职高专院校临床医学、护理、助产、药学、医学技术、卫生管理及其他医学相关专业。

　　本教材以培养高等"应用型"人才为目标，以职业技能培养为根本，满足学科、教学、社会三方面的需要。本书注重基本知识、基本理论和基本技能的培养。教材内容以"实用"和"够用"为度，以讲清概念、联系临床为教学重点，强调基本技能的培养，特别强调案例教学，并与国家护士、助理执业医师资格认证相衔接，增强教材的适用性和先进性，以增强学生的岗位适应性，不追求精、尖、深、偏。全书结构完整，安排合理，语言流畅，图文并茂。每章均设有学习目标、临床疾病案例、课后思考题等模块。

　　本教材由全国多所院校的具有丰富经验和专业知识的长期从事生理学教学的一线教师进行编写。各章编写人员及分工如下：第一章由陈湘秋编写；第二章及第三章由赵丽萍编写；第四章由张承彦、李碧蓉编写；第七章及第十一章由张承彦编写；第五章由张承彦、廖玲琳编写；第六章由马燕妮编写；第八章及第十三章由罗官莉编写；第九章及第十二章由唐云编写；第十章由唐云、张燕辉编写；生理学实验指导由谢朝晖编写。

　　本书编写过程中得到了参编院校和中国医药科技出版社有关领导的大力支持和帮助，在此表示非常诚挚的感谢。由于编者的学识、水平有限，加之编写时间仓促，错误之处在所难免，诚请广大师生批评指正。

张承彦　陈湘秋

2012 年 3 月

目　录

第一章

绪　论

☞ **学习目标**

1. 掌握生命活动的基本特征。
2. 掌握内环境稳态的概念及其意义。
3. 熟悉人体生理功能的调节方式及其特点。
4. 熟悉反射、反馈、正反馈、负反馈及其意义。
5. 了解有效刺激必须具备三个条件：强度、时间和强度时间变化率。
6. 了解生理学概念、研究的对象和任务。

第一节　生理学的研究内容

一、生理学的概念、研究的对象和任务

生理学（physiology）是研究生物机体功能活动规律的科学。机体是具有生命个体的统称，包括一切动物、植物和微生物。机体功能是细胞、组织、器官或整体的活动所表现出的生命现象。人体生理学（human physiology），简称生理学，以人体为研究对象，其主要任务是研究正常人体各系统、器官、组织细胞的正常活动过程及其发生机制、条件、与内外环境变化的关系，如呼吸、消化、循环、运动等，进而认识和掌握各种生命活动规律，为人类防病治病、促进健康、延缓衰老奠定科学的理论基础。

生理学是一门重要的医学基础理论课程，其产生和发展与医学有着十分密切关系。一方面，许多医学疾病的研究都是以生理学的理论和方法为基础；另一方面，临床实践也能检验生理学理论是否正确，进一步丰富和发展了生理学理论。

二、生理学研究的方法

（一）生理学发展简史

和其他学科一样，生理学是一门实验性科学，其所有知识完全来源于临床实践，并随着医疗实践而逐渐积累起来的。我国两千多年前的医书《内经》，就有经络、脏

腑、营卫气血、七情六淫等生理学理论。16 世纪，Jean Femel 开始用由亚里士多德提出的生理学（physiology）一词。直到 17 世纪初，生理学只是医学教材中的一个章节。1628 年英国医生威廉·哈维（William Harvey）通过多次动物实验证明了血液循环的途径和规律，著作《心与血的运动》的出版，标志着生理学成为一门独立学科的开始。

在 17 世纪，马尔比基（Marcello Malpighi）应用显微镜发现了毛细血管，使 Harvey 对循环系统的推论得到进一步证实；到了 20 世纪初，俄国著名生理学、心理学家巴甫洛夫（Pavlov Ivan Petrovich）在对脑的研究过程中提出了脑的高级神经活动学说，对医学和生理学发展产生了深远的影响。随着其他自然科学的迅速发展，生理学实验研究也大量开展，积累了各种器官生理功能的知识。1926 年北京协和医学院林可胜教授发起并创建了中国生理学会，标志着我国现代生理学的形成。

（二）生理学研究的实验

生理学实验是在人工创造的条件下，对生命现象进行客观观察和分析的一种研究手段，实验对象主要是动物，实验方法包括急性实验和慢性实验两大类。

1. 急性实验方法 可分为离体和在体实验两种方法。

（1）**离体实验法** 是从活的或刚处死动物身体上取出所要研究的器官组织，如肌肉、神经、心脏等，置于一定的人工创造的环境中，观察人为干扰因素对其功能的影响及其活动规律。例如，将蛙心取出，在人工条件下观察离子、生物活性物质、药物等对心脏活动的影响。

（2）**在体实验法** 是动物在麻醉条件下，通过手术暴露出需要研究器官，观察其整体功能及调节机制，如剖开兔的胸腔，观察心脏搏动情况。

2. 慢性实验方法 是以清醒健康的动物为研究对象，观察其整体情况下的某些器官对体内、体外环境条件变化的反应规律。例如摘除动物某个内分泌腺，从而观察这种激素缺乏所引发的动物的生理功能改变。

（三）生理学研究的三个水平

整个机体是由各个器官系统的相互作用、相互协调从而构成一个复杂而统一的整体，生理学的研究一般是从三个不同的层次进行的。①整体水平，是以完整的有机体为研究对象，研究机体内各器官、系统的相互影响，以及机体与环境之间相互作用。例如，情绪激动时心跳频率、呼吸频率、血糖浓度的变化。②器官水平，是以器官、系统为研究对象，研究各器官、系统功能发生机制、特点及影响因素等。例如，心脏搏动是如何发生的，有何特点，哪些因素会影响心脏的搏动。③细胞分子水平，是以细胞及其所包含的生命物质为研究对象，研究机体各种细胞超微结构的功能以及细胞内各种生命物质的生物化学变化规律。例如，肌肉收缩时的粗细肌丝相对滑行、神经递质的合成与释放、细胞膜上钠泵和转运蛋白质的生理特性及功能活动等。从而揭示生命活动最基本、最本质的规律。

上述三个水平的研究只是相对而言，是相互联系、相辅相成的，要全面理解某一生理功能的机制，需将细胞分子水平、器官系统水平及整体水平三者结合起来进行综合研究、综合分析，才能得出接近实际的结论。

三、学习生理学的观点和方法

人体的各种生命活动就其本质是一种高级的物质运动形式，服从于最基本的物质运动规律，是一种非常独特而复杂的高级生物运动形式。完整统一的生物有机体，其功能活动不仅受到环境变化的影响，而且还受语言、文字及心理社会因素的深刻影响。因此，在学习生理学时，医学生要在辩证唯物主义思想的指导下，从结构到功能，从局部到整体，从人体到环境，用对立统一的观点去看待机体的一切功能活动，去认识和掌握各种生命活动的规律。

生理学是一门实验性科学。系统的生理学理论来源于对实验结果的科学总结。因此，多数生理学实验是在动物体上进行的。以活的实验动物的机体、器官或组织细胞为对象，用科学实验的方法来验证理论知识。在实验过程中正确认识和理解生理功能，坚持理论联系实际，以便更好地、全面地掌握生命活动的规律。

第二节　生命活动的基本特征

生命个体的各种外在表现，称为生命活动，又称生命现象或功能活动。如呼吸、消化、运动、思维活动以及人们所熟知的"吃、喝、拉、撒"等现象都是生命活动。

生命活动的基本特征，是指所有生命个体共同具有的、本质的特征。包括新陈代谢、兴奋性、适应性和生殖等。

一、新陈代谢

新陈代谢（metabolism）是指生命个体在与周围环境进行物质、能量交换过程中实现自我更新的过程。新陈代谢包括同化作用（合成代谢）和异化作用（分解代谢）两个过程。生命个体不断地从体外环境中摄取有用的物质，使其合成、转化为自身物质的过程，称为同化作用（assimilation）；生物体不断地将体内的自身物质进行分解，并把代谢产物排出体外，同时释放出能量供机体生命活动利用的过程，称为异化作用（dissimilation）。

在新陈代谢中，我们把物质的合成与分解称为物质代谢（material metabolism）。在物质合成时，即在同化过程中需要吸收能量；而在物质分解时，即在异化过程中将释放出能量。这种伴随物质代谢过程中所出现的能量的释放、转化、贮存和利用等过程称为能量代谢（energy metabolism）。

在新陈代谢过程中，物质代谢和能量代谢是同一过程的两个方面。物质代谢必然伴随着能量的释放、转移、贮存和利用。任何能量的转化必然伴有物质的合成与分解。生命个体通过新陈代谢实现自身组织成分的不断更新，为个体的生长、发育以及组织的增生、修复提供物质基础，也同时为生命活动提供必需的能量。由此可见，新陈代谢是所有生命活动的基础，是生命活动的最根本的、最基本特征，新陈代谢一旦停止，生命活动也就结束，生命也就随之终结。

二、兴奋性

兴奋性（excitability）是指活的细胞或机体对刺激发生反应（或产生动作电位）的能力或特性。兴奋性和新陈代谢一样，也是生命活动的一个重要特征，正确理解兴奋性，是学好生理学知识非常重要的一步。

（一）刺激与反应

1. 刺激　人体生活在不断变化的环境中，经常受到各种因素的作用，生理学将能引起机体或细胞发生反应的内外环境变化称为刺激（stimulus）。按其性质不同刺激可分为：①物理性刺激，如机械、温度、电、声、光等；②化学性刺激，如酸、碱等化学物质；③生物性刺激，如病毒、细菌及其毒素等；④社会、心理性刺激，如社会变革、情绪波动等。这些刺激作用于机体或组织细胞可发生反应。在生理学实验中最常用的刺激是电刺激。

要引起机体或组织细胞发生反应，刺激必须具备三个条件或三个要素，即刺激的强度、刺激的作用时间和刺激强度变化率。刺激强度过小或作用时间过短均不能引起反应，强度变化率过小也同样使刺激作用减弱。

2. 反应　是指接受刺激后机体或组织细胞功能状态的改变，包括内部理化性质变化和外部特征的改变。例如腺体分泌、肌肉收缩、神经传导等。反应（response）的表现形式有两种，即兴奋与抑制。兴奋（excitation）是指接受刺激后机体或组织细胞由相对静止转为活动状态或活动状态的加强。例如，血糖升高时可直接刺激胰腺 B 细胞合成和分泌胰岛素活动加强。近代生理学从生物电角度对兴奋的概念做出新的解释，认为组织细胞接受刺激发生反应时有一个共同特点就是先产生动作电位，因此，兴奋的概念也可以说成，接受刺激后组织细胞产生动作电位的过程称为兴奋。抑制（inhibition）是指接受刺激后机体或组织细胞由活动状态转为相对静止或活动状态的减弱。例如，血糖升高时可直接刺激胰腺 A 细胞合成和分泌胰高血糖素活动减弱。

兴奋和抑制是人体功能活动的两种基本表现。二者互为前提，既对立又协调，随环境条件的改变而相互转化。即使是同一刺激，当机体的状态不同，其反应亦不同。例如，机体处于饥饿和饱食两种不同状态时对食物所产生的反应则大不相同。人体的正常功能都是兴奋和抑制两种基本功能相互作用的结果。例如，心脏的正常跳动频率就是由使心脏兴奋的心交感神经与使心脏抑制的心迷走神经相互作用的表现。如果阻断心交感神经对心脏的兴奋作用，心跳就会减慢，甚至心脏骤停而死亡。

（二）衡量兴奋性的指标——阈值

不同的组织兴奋性的高低不同，即使同一种组织在不同的功能状态下其兴奋性高低也不同。判断一种组织兴奋性的高低通常用阈值作为指标。以肌肉收缩为例，当刺激强度变化率和刺激作用时间固定，由小到大逐渐增加刺激强度，即可测得刚引起肌肉收缩的最小刺激强度。生理学把能引起组织（如肌肉）发生反应（如收缩）的最小刺激强度称为阈值（threshold），也称阈强度。那么强度等于阈值的刺激称为阈刺激，强度小于阈值的刺激称为阈下刺激，强度大于阈值的刺激称为阈上刺激。阈刺激和阈上刺激都可引起组织细胞兴奋，阈下刺激不能引起组织细胞兴奋。阈值的大小与组织细胞的兴奋性呈反变关系，即阈值越大组织细胞的兴奋性越低，反之，阈值越小组织细胞的兴奋性越高。神经组织、肌肉组织、腺组织的兴奋性较高，受刺激发生兴奋时反应迅速并产生明显而可记录到的动作电位，故将神经、肌肉、腺体三种组织称为可兴奋组织。其他组织称为不可兴奋组织。

（三）组织兴奋恢复过程中兴奋性的变化

实验证明，当组织受到一次刺激发生兴奋时，在兴奋及其恢复过程中的短暂时间内该组织的兴奋性会产生一系列很有规律的变化。按照时间顺序分为：绝对不应期（兴奋性为零）、相对不应期（兴奋性低于正常而大于零）、超常期（兴奋性高于正常）和低常期（兴奋性低于正常）四个时期，如图 1－1 所示。绝对不应期（absolute refractory period）：在神经细胞接受前一个刺激而兴奋时的一个短暂时期内，神经细胞的兴奋性下降至零，此时任何刺激均归于"无效"。相对不应期（relative refractory period）：在绝对不应期之后，神经细胞的兴奋性有所恢复，但要引起组织的再次兴奋，所用的刺激强度必须大于该神经的阈强度。超常期（supranomal period）：经过绝对不应期、相对不应期，神经细胞的兴奋性继续上升，可超过正常水平。用低于正常阈强度的阈下刺激也可引起神经细胞第二次兴奋的时期称。低常期（subnomal period）：继超常期之后神经细胞的兴奋性又下降到低于正常水平的期。

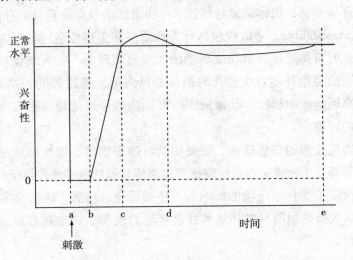

图 1－1 组织兴奋及其恢复过程中兴奋性变化示意图

ab. 绝对不应期；bc. 相对不应期；cd. 超常期；de. 低常期

不同的组织细胞以上各期持续的时间各异。绝对不应期较短，相当于前一刺激在该细胞上引起的动作电位锋电位的持续时间，如在神经细胞或骨骼肌细胞上绝对不应期仅有 0.5 ~ 2.0ms，在心肌细胞可达 200 ~ 400ms；其他各期的持续时间变化较大，并易受代谢和温度等因素的影响。在神经细胞，相对不应期约持续数毫秒，超常期和低常期可达 30 ~ 50ms。

绝对不应期的长短，决定组织细胞单位时间内产生兴奋的最高频率。既然绝对不应期的持续时间相当于前次刺激所引起的动作电位主要锋电位的持续时间，那么在已有动作电位（主要部分）存在的时期就不可能产生新的动作电位，即组织细胞如果受到连续的高频刺激，在同一部位不会出现两次动作电位重合的现象；也就是说，不论组织细胞受到频率多么高的连续刺激，它在该组织细胞上所能引起的动作电位的次数，不会超过某一个最大值。这个最大值理论上不可能超过该组织细胞的绝对不应期的倒数。例如，蛙的有髓神经纤维的绝对不应期的持续时间约为 2ms，那么此纤维每秒钟内所能产生的动作电位的次数不可能超过 500 次。在生理情况下，神经纤维在体内所能产生和传导的神经冲动的频率，远低于理论上可能达到的最大值。

三、生殖

生殖（reproduction）是指生命个体产生与自己相似的子代个体，从而延续种系的生命活动过程。任何生命个体的寿命都是有限的，都要经过生长、发育、衰老、死亡。因此，生命个体只有通过生殖产生新个体来繁衍后代，种系才能维系，所以生殖也是生命的基本特征之一。

四、适应性

根据内外环境变化，机体调整自身各部分功能活动以保持自身生存的能力或特性，称为适应性（adaptability）。适应性包括行为性适应和生理性适应。行为性适应是指环境条件发生变化时机体通过外部功能活动的改变而实现的。如天气炎热，大树底下好乘凉。生理性适应是指环境发生变化时机体通过内部生理过程的长期改变而实现的。如长期居住在高原地区的居民，其血液中的红细胞数量远远超过平原地区的居民，以适应高原缺氧的环境。

适应性是通过长期的自然选择，需要很长时间形成的。如北极熊呈白色、绿草地中蚱蜢呈绿色等等，生物体某些适应特征通过遗传基因的改变遗传给子代的。

人类的生存除了受自然环境的影响外，还受思想、情感、语言文字等社会心理因素的影响，所以人类必须随自然环境和社会环境的改变来调整其心理、生理活动，以便维持正常生存。

第三节　人体与环境

人体生存在不断变动着的环境中，环境是机体赖以生存的必要条件，脱离了环境机体将无法生存。人体生存的环境分为外环境和内环境。

一、人体与外环境

人体生存的外环境包括自然环境和社会环境。自然环境的各种变化如温度、湿度、气压、光照发生变化等刺激作用于人体，必然会引起人体做出相应的反应以适应环境，维持人体正常功能。如果环境变化过于剧烈超出人体的适应能力时，就会导致机体生理功能紊乱，甚至危及生命。

社会环境变化对人体也会产生影响。因为每个人都生活在一定的社会群体中，复杂的人际关系无不对人的身心健康造成影响。和谐的社会环境、良好的人际关系、健康的心理素质能够促进健康、延缓衰老、延长寿命；动荡的社会环境、失和的人际关系、不良的心理因素可导致人体许多生理功能的紊乱，严重者会引发疾病。

二、内环境与稳态

（一）体液及内环境

机体内的液体，称为体液（body fluid）。正常成人的体液量占体重的60%，其中2/3分布在细胞内（约占体重40%），称为细胞内液（intracellular fluid）；1/3分布在细胞外（约占体重20%），称为细胞外液（extracelluar fluid）。细胞外液中，约1/4（约占体重5%）分布在心血管内称为血浆（plasma）；其余3/4（约占体重15%）分布在组织间隙中称为组织液（tissue fluid）和少量存在于体腔内的液体如胸膜腔、心包腔内的液体以及房水、脑脊液等。人体绝大部分的细胞并不是与外环境直接接触，而是浸浴在细胞外液中，因此细胞外液是细胞生存的直接接触的体内环境，称为内环境（internal environment）。

细胞内液与细胞外液之间有细胞膜分隔；组织液与血浆之间有毛细血管壁分隔。细胞膜与毛细血管壁都是生物半透膜，具有一定的通透性，因此，各部分体液既彼此隔开，又相互沟通（图1-2）。

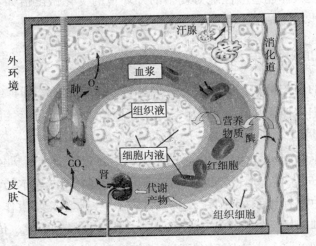

图1-2 体液分布及相互联系示意图

（二）稳态

人体绝大部分的细胞是浸浴在细胞外液中，内环境中各种化学成分（O_2、CO_2、无机盐、有机物等）和理化性质（如酸碱度、渗透压、温度、pH 等）保持相对稳定的状态称为内环境稳态，简称为稳态（homeostasis）。稳态的含义包括：一方面是细胞外液中理化特性是在一定范围内保持相对稳定，不会随外环境的变动而发生明显的变化。如外界自然环境由春夏秋冬四季的变化，而人体体温总是保持在 37℃ 左右。另一方面，这个稳定状态并不是完全恒定不变，它是一个动态平衡，是在一定范围内、微小的波动中保持相对稳定。

内环境稳态的保持是一个非常复杂的生理过程。受外环境的变化和细胞代谢的双重影响，内环境稳态将不可避免地受到干扰和破坏。如营养物质、O_2 的减少和代谢产物、CO_2 的增多等。人体通过神经、体液等因素的调节下，使破坏了的稳态得以恢复。如通过消化器官从外界摄取营养物质、水分等；通过呼吸来补充 O_2 排除 CO_2；通过肾的泌尿作用排出代谢产物等。从这个意义上讲，在体内各种调节机制的作用下，通过各器官、各系统的功能活动，使稳态得以维持的一种动态平衡。如果内环境中的某些因素变化过大超出一定范围（如渗透压、pH 等），不能及时纠正，就会导致疾病的发生，甚至危及生命。

第四节　人体功能的调节

人体是多种复杂功能系统的有机结合体，各个功能系统在生命活动中分别发挥着不同的作用。每个功能系统的活动并非我行我素、各自为政，而总是密切配合、相互协调，使其成为一个有机的整体，这是因为人体具有完善的调节控制机制。在调节控制机制的作用下，对人体内组织器官的各种生理活动进行有效调控，维持了人体内环境的稳态，同时使人体能适应性地对复杂的外环境的变化做出恰如其分的反应，维护了人体的活动和生存。

一、人体功能的调节方式

人体内精确的调控机制，主要由三种调节机制来完成的，即神经调节、体液调节和自身调节。其中以神经调节最为重要。

（一）神经调节

神经调节（neuroregulation）是指通过神经系统的功能活动对机体各种生理功能的调节。神经调节是人体最主要的调节方式。神经调节的基本方式是反射。反射（reflex）是指在中枢神经系统的参与下，机体对内、外环境刺激作出的有规律应答。完成反射的结构基础是反射弧，它包括感受器、传入神经、中枢、传出神经和效应器五个部分组成（图 1-3）。完成任何反射活动都必须有完整的反射弧。反射弧任何一部分受到破坏，都会导致该反射弧进行的反射活动发生异常或丧失。

人和动物的反射种类繁多，按照反射形成的过程和特点，可将反射分为非条件反射和条件反射两大类。

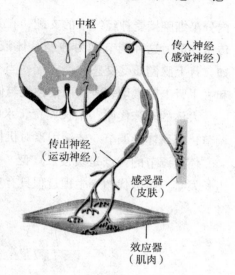

图 1-3 反射弧的组成

1. 非条件反射（unconditioned reflex） 是指人生来就有的先天性反射，其反射弧和反射活动比较固定而且数量有限，是一种比较低级的神经活动。如膝跳反射、角膜反射、瞳孔对光反射、婴儿的吮吸反射等均属非条件反射。非条件反射是由大脑皮层以下的神经中枢（如脑干、脊髓）参与即可完成，多与维持生命的本能活动有关，对人和动物的生存和种族的繁衍具有重要意义。

2. 条件反射（conditioned reflex） 是从后天实践活动中获得的，是建立在非条件反射的基础上，结合个体生活实践而建立起来的，是一种高级的神经活动。如"望梅止渴"就是一个典型的条件反射。条件反射的建立必须有大脑皮层的参与才能完成，所以它是一种高级的神经调节方式。

条件反射是个体从后天实践活动中获得的，是根据后天经验而形成的反射。因此，由于个体生活阅历不同，所形成的条件反射的数量和种类也大不相同，并且随环境条件的变化而改变。可见，条件反射是灵活、多变的，数量无限，具有预见性。通过建立条件反射，从而扩大了人或动物适应环境变化的能力。

神经调节的特点是迅速、精确、短暂，是人体功能调节中最主要的调节方式。

（二）体液调节

体液调节（humoral regulation）是指一些化学物质（如激素）通过体液循环途径对人体组织器官的功能进行的调节。激素作用的细胞、组织、器官我们把它分别称为靶细胞、靶组织、靶器官。内分泌腺和内分泌细胞所分泌的激素，可通过血液途径运送到全身各组织细胞发挥作用。例如，胰岛 B 细胞分泌的胰岛素经血液途径到达全身，促进全身组织细胞对葡萄糖的利用，加速肝糖原、肌糖原的合成，促进葡萄糖转变为脂肪，抑制糖原的分解和糖的异生，从而降低血糖。这种激素通过血液途径作用全身各组织器官的调节方式，称为全身性体液调节。

某些组织细胞分泌的生物活性物质或代谢产物通过组织液扩散至邻近组织细胞，调节邻近组织细胞活动。例如，在微循环中，组织细胞产生的酸性代谢产物，如二氧化碳、氢离子、腺苷、组胺、乳酸、激肽、前列腺素、5-羟色胺等，对局部血管的舒张作用。这种生物活性物质通过组织液作用局部组织细胞的调节方式，称为局部性体液调节。通过局部性体液调节作用，使局部与全身的功能活动相互配合、更加协调一致。

在完整机体内，神经调节在多数情况下处于主导地位。人体内大多数内分泌腺或内分泌细胞接受神经纤维的支配，在这种情况下，体液调节就构成了神经调节的一个传出环节，这种调节称为神经 – 体液调节（neuro – humoral regulation，图 1 – 4）。例如，肾上腺髓质受交感神经支配，当交感神经兴奋时可促使肾上腺髓质分泌肾上腺素和去甲肾上腺素增多，从而使神经与体液因素共同参与机体的调节活动。

人体的新陈代谢、生长发育、水电解质的平衡、酸碱平衡、组织细胞活动水平的调节，都属体液调节。体液因素对机体功能的调节作用非常广泛。

体液调节的特点是缓慢、广泛、作用持久，具有反馈性自动调节的特点，对机体生长发育、新陈代谢等生理过程具有重要意义。

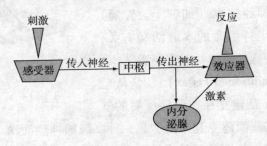

图 1 – 4　神经 – 体液调节

（三）自身调节

自身调节（autoregulation）是指组织或器官不依赖于神经或体液调节，由自身对周围环境刺激作出的一种适应性反应。例如，肾血流量的自身调节：当血压由 80mmHg 升高至 180mmHg 的过程中，肾入球小动脉平滑肌的紧张性逐渐升高，口径缩小，血流阻力增大，使流入的血液量不致增多；反之，当血压由 180mmHg 降低至 80mmHg 的过程中，肾入球小动脉平滑肌逐渐舒张，血流阻力减小，使流入的血液量不致减少，从而维持了肾血流量的相对稳定。一般情况下，在组织器官的功能活动超过一定限度时，才会依靠自身调节，使组织器官不至于发生过度活动。

自身调节的特点是作用准确、稳定和局限。虽然影响范围小、灵敏度低，但对于某些系统和器官的生理功能的调节仍有一定的意义。

二、人体功能的自动控制系统

随着科学技术的发展进步，各学科之间互相渗透，逐渐形成了一些新型的边缘学科，控制论。运用数学和物理学的原理和方法，研究机器和动物（包括人体）体内的各种功能的控制和通信的学科，称为控制论（cybernetics）。运用控制论原理分析人体的调节活动时，人体的各种功能调节可分为三类控制系统，即非自动控制系统、反馈控制系统和前馈控制系统。

（一）非自动控制系统

非自动控制系统是一个开环系统，控制部分发出指令调节受控部分的功能活动，而控制部分自身的活动不受来自受控部分回返信息的影响。例如当应激性刺激特别强大时，下丘脑神经元和垂体分泌 CRH 和 ACTH 增多，糖皮质激素血中浓度升高时不能回返抑制下丘脑和垂体的活动（可能是下丘脑和垂体对血中糖皮质激素的敏感性减退），使应激性刺激能导致 ACTH 与糖皮质激素的持续分泌以增强机体对有害刺激的抵抗力（参见第十一章）。在这种情况下，刺激决定着反应，而反应不能改变控制部分的活动。非自动控制系统的活动在体内较为少见。

（二）反馈控制系统

反馈控制系统是一个闭环系统，控制部分不断发出控制信息控制受控部分的功能活动，受控部分反过来也不断发出反馈信息返回控制部分，影响控制部分的功能活动。这种控制系统具有自动控制的能力。

人体生理功能的各种调节实际上就是一种自动控制机制。其中反射中枢或内分泌腺相当于控制部分，效应器或靶器官、靶细胞相当于受控部分。控制部分发出控制信息调节受控部分的功能活动；受控部分把自身功能活动的效应作为反馈信息回送到控制部分以调整和纠正控制部分的功能活动（图 1-5）。

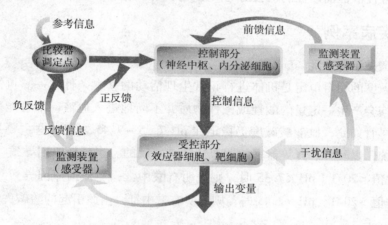

图 1-5　人体功能调节的自动控制示意图

反馈（feedback）是指受控部分发出的信息影响控制部分的功能活动过程。反馈作用分为正反馈和负反馈两种方式。

1. 负反馈　反馈信息抑制和减弱控制部分的功能活动，称为负反馈（negative feedback）。人体内负反馈极为多见，其生理意义就在于维持内环境稳态。例如，人的体温相对稳定就是负反馈调控作用的结果。当人体剧烈运动时，产热突然增加而体温逐渐升高超过 37℃ 时，温度感受器将体温升高的信息传送到体温调节中枢下丘脑（PO/AH），引起产热减少，散热增多，使升高的体温回降，恢复到 37℃ 左右。相反，当体温低于 37℃ 时，温度感受器将体温降低的信息传送到体温调节中枢下丘脑（PO/AH），引起产热增多，散热减少，使降低的体温回升，恢复到 37℃ 左右。负反馈见于体内许多保持相对稳定的生理过程的调节中，如血细胞数量、激素含量、血压、血糖水平的相对稳定都是通过负反馈调节得以实现的。但负反馈也存在着偏差纠正滞后和易于矫枉过正的缺陷。

2. 正反馈 反馈信息促进和加强控制部分的功能活动，称为正反馈（positive feedback）。人体内正反馈较少见，其生理意义就是使体内某些生理活动得到促进或加强。例如排尿反射，当排尿中枢兴奋发动排尿后，尿液刺激后尿道的感受器，通过传入神经将反馈信息传输到脊髓骶段，使排尿中枢的活动进一步加强，膀胱逼尿肌加强收缩，直到尿液排完为止。排便、分娩、血液凝固等生理过程都是正反馈调节机制。

（三）前馈控制系统

在反馈信息未到之前，控制部分就受到纠正信息（前馈信息）的作用，及时纠正控制部分已发指令可能出现的偏差，这种自控方式称为前馈（feed - forward）控制。条件反射活动是一种前馈控制系统活动。例如，在进食过程中，引起迷走神经兴奋，促使胰岛 B 细胞提前分泌胰岛素来调节血糖，以预防或避免食物消化吸收后可能出现的血糖水平的过分波动；运动员到达赛场还未开始比赛之前，就会出现呼吸、心跳加快等变化，均属于前馈控制。前馈控制系统的作用就在于使机体的反应更具有预见性、超前性和适应性。但前馈控制也会出现预见性失误的缺点。

临床疾病案例

案例：酸碱平衡紊乱

血液酸碱度的相对恒定是机体进行正常生理活动的基本条件之一。机体每天在代谢过程中，均会产生一定量的酸性或碱性物质并不断地进入血液，都可能影响到血液的酸碱度，尽管如此，血液酸碱度仍稳定在 pH 7.35 ～ 7.45 之间。这主要是依靠机体各种缓冲系统，以及肺、肾等器官的调节活动来实现的。当任何原因导致 $[HCO_3^-]$ / $[H_2CO_3]$ 比值 $< 20/1$、pH < 7.35 时，则表明有酸中毒；当任何原因导致 $[HCO_3^-]$ / $[H_2CO_3]$ 比值 $> 20/1$、pH > 7.45 时，则表明有碱中毒，由此引起的酸碱失调称为酸碱平衡紊乱。

课后思考题

1. 何谓生理学？其研究对象和任务是什么？
2. 何谓新陈代谢？为什么说新陈代谢是生命中最主要的生理特征？
3. 刺激引起反应需要具备哪些条件？其相互关系如何？
4. 何谓机体内环境？保持其相对稳态有何重要意义？
5. 机体三种主要调节方式的概念及其特点。

第二章

细胞的基本功能

☞ 学习目标

1. 掌握静息电位和动作电位的概念及形成机制；掌握细胞膜的物质转运形式及特点。

2. 掌握骨骼肌的兴奋收缩耦联的结构基础及耦联过程。

3. 熟悉动作电位的引起及传导机制；熟悉影响骨骼肌收缩的因素。

4. 了解细胞膜的化学组成及结构。

第一节 细胞膜的结构和物质转运功能

细胞（cell）是构成机体结构和功能的基本单位。通常根据细胞的结构和功能不同，将细胞进行分类。不同的细胞分布于机体的特定部位，分化成不同的组织，执行特定的功能，同时细胞执行生命活动的过程和原理又存在共性。本章就其共性主要讨论细胞膜的结构和物质转运功能、细胞的生物电现象、细胞的跨膜信号转导以及细胞的收缩功能。

一、细胞膜的组成和分子结构

细胞膜（cell membrane）是指包围在细胞最外层的薄膜，又称质膜（plasma membrane）。质膜是细胞结构上的边界，是细胞内外物质进出细胞的屏障，它使细胞拥有一个相对独立而稳定的环境，保证了细胞各种生化反应能够有序进行。同时细胞又必须与周围环境发生信息、物质与能量的交换，才能完成特定的生理功能。细胞膜是一个具有特殊结构和功能的半透膜，它既允许某些物质或离子有选择的通过，又能严格限制另一些物质的进出，即对进出细胞的物质具有严格的选择性，使细胞内物质成分得以保持相对稳定。

（一）细胞膜的化学组成

各种类型的细胞虽形态和功能不同，但化学组成基本相似。对各种细胞的分析结果表明，细胞膜主要由蛋白质、脂类和糖类组成。人体大多数细胞的细胞膜中脂类和蛋白质的含量大致相当，脂类约占 50%，蛋白质约占 40% ~ 50%，糖类只占 2% ~ 10%，此外还有水、无机盐和微量的金属离子等。

1. 膜脂　构成细胞膜的脂类统称为膜脂（membrane lipid）。膜脂是细胞膜的主要成分之一，其数量和种类依细胞不同而存在差异。真核细胞的细胞膜中膜脂主要有三种：磷脂、胆固醇和糖脂，其中以磷脂为最多。磷脂（phospholipid）属双亲媒性分子，是构成膜脂的基本成分，以脂性双分子层的形式构成细胞膜的基本骨架，具有亲水性的头部相互靠在一起，位于膜的内侧或外侧，具有疏水性的尾部相对，位于膜的中间。膜的这种结构特点对于细胞的许多功能是至关重要的。胆固醇（cholesterol）是真核细胞膜中的重要成分，而原核细胞和植物细胞膜中基本没有；胆固醇也是双亲媒性分子，存在于磷脂分子之间，从而保持磷脂双分子层的稳定性，具有调节膜的流动性、增加膜的稳定性和降低水溶性物质通透性的作用。

2. 膜蛋白　细胞膜中的蛋白质称为膜蛋白（membrane protein），是细胞膜最为重要的组成成分，是膜功能的主要体现者。据统计，核基因编码的蛋白质中 30% 左右是膜蛋白。各种细胞功能存在着差异，关键是膜中所含蛋白质种类的不同。膜蛋白在构型上多为球形蛋白，有的为单体，有的为二聚体，也有的为多聚体。根据膜蛋白在细胞膜中的位置，将膜蛋白分为镶嵌蛋白、周边蛋白和脂锚定蛋白。

3. 膜糖类　糖类与膜蛋白的亲水端结合形成糖蛋白，与脂类结合形成糖脂。糖脂和糖蛋白均存在于细胞膜的外侧，构成细胞被或称糖萼。其作用可能是作为细胞膜上的受体，具有信息传递的作用，或作为膜抗原，具有细胞识别及免疫作用等。

（二）细胞膜的分子结构

组成细胞膜的各种化学组分在细胞膜中的位置关系和排列方式，以及它们之间的相互关系等问题的阐明，对于细胞膜功能活动机制无疑是重要的。因此，对于细胞膜分子结构的研究，一直是学者们最为重视的课题之一。目前被人们广泛接受的是 1972 年提出的液态镶嵌模型（fluid mosaic model，图 2 – 1）。

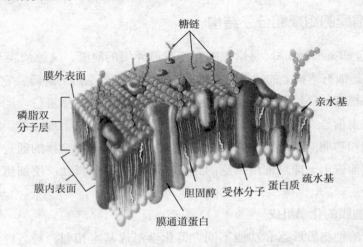

图 2 – 1　液态镶嵌模型示意图

液态镶嵌模型的主要论点是：①膜脂以双分子层的形式构成细胞膜的基本骨架，亲水的头部朝向膜的内侧或外侧，疏水的尾部朝向膜的中间；构成膜的脂质双分子层具有液晶态的特性，既具有晶体分子的排列有序性，又具有液体的流动性。②球形的蛋白质分子以不同的形式与脂质双分子层相结合，有的附着在膜的内外表面（也称外在蛋白和脂锚定蛋白），有的部分镶嵌入膜中或贯穿膜的全层（也称镶嵌蛋白），这些蛋白质分子可在脂质双分子层内或其表面移动。③糖类位于膜的非细胞质侧，与脂类和蛋白质分别结合形成糖脂和糖蛋白。④生物膜具有流动性和不对称性。

二、细胞膜的物质转运功能

细胞膜的出现，使细胞成为一个相对较独立的结构。细胞要维持正常的生命活动，就必须从外界环境中摄取营养物质，并不断将代谢产物排出细胞外，这些过程必须通过细胞膜来实现。细胞膜是一个半透性膜，可选择性地进行细胞内外的物质交换。在医学上，组织细胞的功能都与细胞膜的物质交换作用有关，如毛细血管壁的通透性、血-脑屏障、机体内水和电解质的平衡等，所以探讨细胞膜的物质运输机制对基础医学非常重要。另外，细胞膜上还存在有受体，参与信号转导的作用；膜表面还存在有膜抗原，具有细胞识别及免疫作用等。以下重点介绍细胞膜的物质转运作用。

细胞膜的物质转运有多种机制，根据转运物质的分子大小，可将细胞膜的物质转运形式分为离子和小分子物质的转运与大分子和颗粒物质的转运两种形式。

（一）离子和小分子物质的转运

根据离子和小分子物质跨膜转运的机制及特点不同，又可分为被动转运和主动转运。

1. 被动转运 被动转运（passive transport）是指被转运的物质跨细胞膜从高浓度一侧向低浓度一侧运输的形式，不消耗能量，其动力来自被转运物质跨膜的浓度梯度。特点是：①顺浓度梯度（或电化学梯度）扩散；②不需要消耗能量。

被动转运可分为单纯扩散和易化扩散。

单纯扩散（simple diffusion）是指一些非极性和脂溶性的小分子跨细胞膜从高浓度一侧向低浓度一侧运输的形式（图2-2）。单纯扩散的速率决定于被转运物质的分子大小及脂溶性的程度和跨膜浓度梯度。脂溶性程度越高，通透性越大，水溶性程度越高通透性越小；非极性分子比极性分子容易透过；小分子比大分子容易透过。H_2O 虽是极性分子，但由于水分子小，且不带电

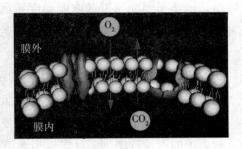

图2-2 单纯扩散示意图

荷，能够有限地以渗透方式通过由膜脂运动而产生的间隙。以单纯扩散形式进出细胞的物质是脂溶性物质乙醚、乙醇、甾类激素以及非极性小分子 O_2、CO_2、N_2 等。

易化扩散（faciliated diffusion）是指一些非脂溶性或亲水性的小分子在膜转运蛋白

的帮助下，跨细胞膜从高浓度一侧向低浓度一侧运输的形式。易化扩散需要膜转运蛋白的协助，一些离子及葡萄糖、核苷酸等有机小分子便是通过质膜上的膜转运蛋白的协助，顺浓度梯度扩散进出细胞的。

协助物质跨膜转运的镶嵌蛋白称膜转运蛋白。膜转运蛋白可分两类：一类称载体蛋白（carrier proteins），另一类称通道蛋白（channel proteins）。由此将易化扩散分为以载体蛋白介导的易化扩散和以通道蛋白介导的易化扩散。

（1）载体蛋白介导的易化扩散 载体蛋白与特定被转运物质结合后，通过自身构象的改变，将被转运物质顺浓度梯度转运至膜的另一侧，载体与被转运物质分离后，重新恢复构象（图2-3）。能够以这种方式运输的物质主要是一些有机小分子，如葡萄糖、氨基酸等。

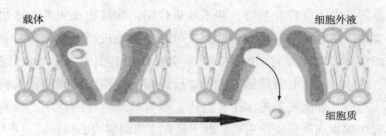

图 2-3 载体蛋白介导的易化扩散示意图

细胞膜上运输某一种物质的载体数量是相对恒定的，且每种载体的结合位点是有限的。一种载体只能和特定的分子结合，分子结构相似的两种分子会竞争同一载体。载体蛋白介导的易化扩散具有饱和性、特异性和竞争抑制性的特点。

（2）通道蛋白介导的易化扩散 通道蛋白是一种贯穿于细胞膜的膜转运蛋白，通道蛋白在转运物质时，中央会出现一通道，蛋白质亲水集团分布在通道周围，使亲水性小分子和带电荷的离子经此通道顺浓度梯度转运至膜的另一侧（图2-4）。能以这种方式转运的主要是一些离子，如 Na^+、Ca^{2+}、K^+ 等。

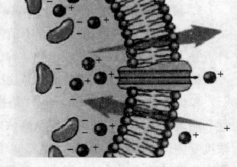

图 2-4 通道蛋白介导的易化扩散示意图

通道蛋白质最重要的特性是既可以开放，也可以关闭。如在一定条件下通道蛋白内部结构的变化出现了允许某种离子顺浓度梯度移动的孔道时，即通道开放，也可称膜对该种离子的通透性增加。反之，当通道内部结构无孔道时，则不允许该种离子通过，即通道关闭，也可称膜对该种离子的通透性降低或不通透。根据引起通道开关的条件不同，将通道分为两类：一类是电压门控通道，这类通道的开关决定于通道蛋白所在的膜两侧的电位差，分布于神经纤维和某些细胞膜上的离子通道即属于此类。另一类是配体门控通道，这类通道的开关决定于膜所在的内环境中存在的化学物质（如递质、激素或药物等），这些物质是特定的配体，而通道相当于受体，分布于神经元胞体和树突上的突触后膜处的离子通道以及肌细胞终板膜和某些腺细胞膜上的离子通道则属此类。

特点：①速度快；②选择性；③受精密调控。

2. 主动转运　主动转运（active transport）是指在细胞膜上的"泵"蛋白帮助下，通过细胞本身的耗能过程，将小分子物质或离子逆着浓度梯度或电位梯度进行的跨膜转运形式。特点：①逆浓度梯度或电位梯度转运；②需要消耗能量；③需要"泵"蛋白帮助。

根据主动转运过程中所需能量的来源不同可分为原发性主动转运（由 ATP 直接提供能量的主动转运）和继发性主动转运（ATP 间接提供能量的主动转运）两种类型。

（1）原发性主动转运　也称为离子泵，$Na^+ - K^+$ 泵的活动由 ATP 直接提供能量。$Na^+ - K^+$ 泵是哺乳动物细胞膜上普遍存在的一种泵蛋白，其实质是 $Na^+ - K^+$ 依赖性的 ATP 酶，具有载体和酶的活性。如人的红细胞膜外 Na^+ 浓度是膜内的 13 倍，而膜内 K^+ 浓度是膜外的 30 倍，这种状态就是靠 $Na^+ - K^+$ 泵来维持的。当细胞内 Na^+ 浓度升高时，$Na^+ - K^+$ 依赖性的 ATP 酶就被激活，分解 ATP，为 $Na^+ - K^+$ 泵提供能量。每分解 1 分子 ATP，$Na^+ - K^+$ 泵的活动将 3 个 Na^+ 逆浓度梯度转运到细胞外，2 个 K^+ 逆浓度梯度转运至细胞内，以形成和保持 Na^+、K^+ 在膜两侧的不均衡分布（图 2 - 5）。

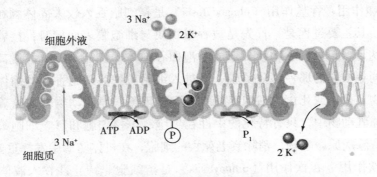

图 2 - 5　原发性主动转运示意图（$Na^+ - K^+$ 泵）

钠泵广泛存在于各种细胞膜上。据估计，一般细胞大约把它代谢所获能量的20%～30%用于钠泵的转运。钠泵活动最重要的意义在于它建立起一种势能储备，可供细胞的其他耗能过程所用。例如 Na^+、K^+ 在膜两侧的不均衡分布，是神经和肌肉等组织具有兴奋性的离子基础。原发性主动转运是人体最重要的物质转运形式。除钠泵外，还有钙泵（或称 $Ca^{2+} - Mg^{2+}$ 依赖性 ATP 酶）、H^+ 泵（质子泵）和碘泵等。

（2）继发性主动转运　也称协同转运，是一种由 $Na^+ - K^+$ 泵与载体蛋白协同作用，靠间接消耗 ATP 能量所完成的主动转运。物质跨膜转运所需要的直接动力来自膜两侧的 Na^+ 电化学梯度来驱动，而维持这种离子电化学梯度则是通过 $Na^+ - K^+$ 泵消耗 ATP 所实现的。例如小肠上皮细胞对葡萄糖的吸收过程，肠腔内的 Na^+ 浓度高于小肠上皮细胞，Na^+ 顺浓度梯度扩散进入上皮细胞，葡萄糖借着 Na^+ 势能吸收进入小肠上皮细胞，此称为同向协同转运。肾小管上皮细胞重吸收一个 Na^+，就会向小管液里分泌一个 H^+，即 $Na^+ - H^+$ 交换，则谓反向协同转运（图 2 –6）。

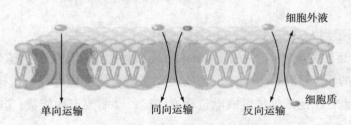

细胞外液

单向运输　　　同向运输　　　反向运输　　　细胞质

图 2 –6　协同转运示意图（示同向协同和逆向协同转运）

（二）大分子和颗粒物质的转运

真核细胞通过膜泡运输的方式完成大分子与颗粒性物质的跨膜转运。膜泡运输是指在物质转运的过程中，质膜内陷，形成包裹细胞外物质的囊泡而完成物质转运的过程。根据物质转运的方向可分为胞吞（入胞）作用（endocytosis）和胞吐（出胞）作用（exocytosis）。

1. 胞吞作用　指细胞外某些物质团块（如侵入体内的细菌、病毒、异物或血浆中脂蛋白颗粒、大分子营养物质等）进入细胞的过程。根据胞吞物质的大小及其是否具有专一性，可将胞吞作用分为吞噬作用、吞饮作用和受体介导的胞吞作用。

（1）吞噬作用　吞噬作用（phagocytosis）是指细胞吞入较大固体颗粒和大分子复合物的过程。其主要过程是，首先是被吞噬物质与细胞膜表面接触，接着该处的质膜内陷或形成伪足，包裹被吞物质，形成小泡即吞噬体，直径约 1μm，脱离质膜，最后被吞物质连同包被它的那一部分质膜一同进入细胞质中。细胞吞噬的固体颗粒如细菌等病原微生物、损伤或死亡的细胞碎片等。吞噬现象是原生动物获取营养物质的主要方式，而在哺乳动物中，只有特化的中性粒细胞、单核细胞和巨噬细胞等具有极强吞噬能力，以清除病原微生物，消除衰老死亡的细胞，在机体防御中发挥重要作用。

（2）吞饮作用　吞饮作用（pinocytosis）是指细胞非特异性吞入液体或溶质的过程。其过程是胞饮的液态物质与质膜接触，吸附在细胞表面，质膜凹陷，包裹液态物质，形成胞饮体，直径约 150nm。胞饮作用存在于能形成伪足或具有高度可活动膜的细胞中，如白细胞、巨噬细胞、小肠上皮细胞等。

（3）受体介导的内吞作用　受体介导的内吞作用是细胞通过受体介导的摄取细胞外专一性物质的过程。受体介导的内吞作用是一种选择浓缩机制（图 2 –7）。

受体介导的内吞作用基本过程是：配体（被转运物）与受体结合形成复合物并移向有被小窝，有被小窝区域的质膜内表面含有许多网格蛋白；配体受体复合物在有被小窝处内陷触发入胞，形成有被囊泡；有被囊泡与网格蛋白分离后成为吞饮泡，网格蛋白返回到质膜的有被小窝部位；吞饮泡与胞内体融合，促进受体与配体分离，随后形成两个囊泡，一个包含配体的囊泡和一个包含受体的囊泡（循环小泡）；包含配体的囊泡转运到溶酶体或高尔基体处理，包含受体的囊泡移向细胞膜、融合而形成细胞膜组分，实现受体再利用。

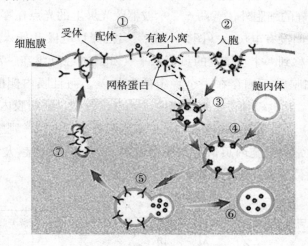

图 2-7 受体介导的内吞作用

①配体受体复合物移向有被小窝；②有被小窝入胞；

③有被小窝脱网格蛋白；④吞饮体与胞内体融合；

⑤受体配体分离；⑥含配体囊泡；⑦含受体囊泡

2. 胞吐作用 通过分泌泡将细胞内大分子物质——分泌物或细胞内代谢产物排出细胞的过程称为胞吐作用（exocytosis），胞吐作用与胞吞作用过程相反。被运输的某些大分子物质通过形成小囊泡逐渐向质膜内侧移动，囊泡膜和质膜在某点接触并相互融合，并在融合处出现裂口，将囊泡内的物质排出，而囊泡的膜也就构成了细胞膜的组成部分。胞吐作用是将细胞分泌产生的酶、激素和一些未被分解的物质排出细胞外的重要方式，如内分泌腺把激素分泌到细胞外液中，外分泌腺把酶和黏液等分泌到腺管的管腔中，以及神经细胞的轴突末梢把神经递质分泌到突触间隙等。

第二节 细胞的生物电现象

机体活的细胞在进行生命活动时都伴随有电的活动，这种电活动称为生物电现象（bioelectricity）。生物电现象是一种普遍存在又十分重要的生命现象。生物电是由一些带电离子如 Na^+、K^+、Ca^{2+} 等的跨膜流动产生的。临床上诊断疾病时广泛应用的心电图、脑电图、肌电图、胃肠电图等，就是在器官水平上记录到的生物电，它们是在细胞生物电活动的基础上总和形成的。

正常情况下，细胞膜的两侧存在一定的电位差，称跨膜电位（transmembrane potential），简称膜电位（membrane potential）。细胞膜电位大体有两种表现形式，即静息电位和动作电位。此外，某些细胞如感受器细胞还可以产生局部电位。

一、静息电位

静息电位（resting potential，RP）是指细胞静息（未受刺激）时，存在于细胞膜两侧的电位差。生理学上通常用细胞内记录法观测。如图 2-8 所示，将示波器两个微电极 A、B 置于安静的细胞外任意两点，示波器荧光屏上的光点在零电位水平扫描，说明细胞膜外两点之间没有电位差（图 2-8a）。当把测量电极 B 插入细胞内时，荧光屏上的扫描线立即下移到一个较稳定的负值水平（如蛙神经纤维在 -70mV 左右），这说明在安静情况下细胞膜两侧存在一个稳定的电位差，而且膜内侧的电位低于膜外侧（图 2-8b）。当 A、B 电极都位于细胞膜内，无电位改变，证明膜内 A、B 两点之间无电位差（图 2-8c）。由于记录膜电位都是以细胞膜外为零电位，则膜内电位即为负值。静息电位的大小通常以细胞内负值的大小来表示，细胞内负值越大，表示膜两侧电位差越大，即静息电位越大；反之，则称静息电位减小。

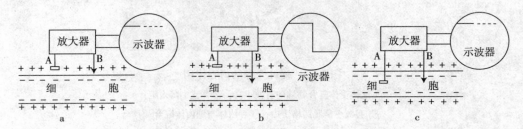

图 2-8　示波器和微电极直接测量神经纤维跨膜电位示意图

（一）与静息电位变化相关的生理学术语

1. 极化状态（polarization）　细胞静息时细胞膜两侧内负外正的状态。

2. 去极化（除极化，depolarization）　在静息电位的基础上，膜内电位向负值减小方向变化，即膜两侧电位差减小（如细胞内电位由 -90mV 变化为 -70mV），表示膜的极化状态减弱。

3. 超极化（hyperpolarization）　在静息电位基础上，膜内电位向负值增大方向变化，即膜两侧的电位差增大（如细胞膜内电位由 -90mV 变化为 -100mV），表示膜的极化状态增强。

4. 反极化（reverse polarization）　去极化进一步加剧，膜内电位变为正值，而膜外电位变为负值，细胞膜电位由内负外正的极化状态变为内正外负的极性反转过程称为反极化，也叫超射（reverse）。

5. 复极化（repolarization）　膜电位发生去极化后，再向极化状态（静息电位）恢复的过程。

（二）静息电位产生机制

1. 静息电位产生的原理及条件　RP 的产生是因为带电离子的跨膜转运。生物电现象的产生机制可用"膜离子流学说"来解释，其要点有：

（1）静息状态下细胞膜内、外离子分布不均匀，膜内、外主要的离子分布（表 2-1）。

（2）静息状态下细胞膜对离子的通透性具有选择性，通透顺序为 $K^+ > Cl^- > Na^+ > A^-$，所以，安静时细胞膜主要对 K^+ 通透，其他离子基本不通透或通透极低。

表 2 - 1　膜内外几种主要离子分布情况（mmol/L）

离子	膜内	膜外
[K$^+$]	140	3
[Na$^+$]	18	145
[A$^-$]	155	1
[Cl$^-$]	7	120

（3）钠－钾泵的生电作用，维持细胞内外离子不均匀分布，使膜内电位的负值增大，参与静息电位生成。

2. 静息电位的产生机制　静息状态下，细胞膜对 K$^+$ 通透性大，K$^+$ 顺浓度差向膜外扩散，即 K$^+$ 外流，膜内带负电荷的大分子（A$^-$）在异性相吸的作用下随同 K$^+$ 外流，但由于分子量较大且通透性低而被阻止在细胞膜内，即 A$^-$ 不能向膜外扩散，致使膜内 K$^+$ 减少，膜内负电荷增多，电位降低（负电场）；膜外 K$^+$ 增多，膜外正电荷增多，电位增大（正电场），于是细胞膜内外便形成了一个外正内负的电位差（电场力）。K$^+$ 外流并不能无限制地进行下去，当 K$^+$ 因浓度差向外扩散的动力与 K$^+$ 外流所形成的电场力阻力达到动态平衡时，K$^+$ 外流停止，即 K$^+$ 的净移动等于零。此时，膜内外形成一个较为稳定的电位差，即为静息电位。因此，静息电位实际上是 K$^+$ 外流所形成的电－化学平衡电位。可见，钾离子外流是静息电位形成的基础，推动钾离子外流的动力是膜内外钾离子浓度差。静息电位是可兴奋组织兴奋的基础。

（三）影响因素

（1）细胞外 K$^+$ 浓度的改变　当细胞外 K$^+$ 浓度升高时，静息电位绝对值减小；当细胞外 K$^+$ 浓度降低时，静息电位绝对值增大。

（2）膜对 K$^+$ 和 Na$^+$ 的相对通透性改变　对 K$^+$ 通透性增高时，静息电位绝对值增大；对 Na$^+$ 通透性升高时，静息电位绝对值减小。

（3）钠－钾泵的活动水平。

二、局部电位

1. 局部电位的概念

局部电位（local potential）细胞受到阈下刺激时，细胞膜两侧产生的局部的、微弱的膜去极化或超极化反应。

2. 局部电位的形成机制

阈下刺激作用于细胞膜，虽未能使膜电位达到阈电位的去极化，也能引起该段细胞膜中的 Na$^+$ 通道少量开放，少量 Na$^+$ 内流，在膜局部出现一个较小的去极化反应，即局部反应或局部电位。局部电位由于强度较弱，一般不能发展为动作电位。

3. 局部电位的特点

（1）局部电位的大小与刺激强度成正比　局部电位的幅值可随刺激强度的增加而增大，局部电位的幅度与刺激强度正相关，而与膜两侧离子浓度差无关，因为离子通道仅部分开放无法达到该离子的平衡电位，因而不具有"全或无"的现象。

（2）可以总和　局部电位具有时间和空间总和的特点。局部电位没有不应期，一次阈下刺激引起一个局部反应，不能引发动作电位，但多个阈下刺激引起的多个局部反应如果在时间上（多个刺激在同一部位连续给予）或空间上（多个刺激在相邻部位同时给予）叠加起来（分别称为时间总和或空间总和），就有可能导致膜去极化达到阈电位，从而爆发动作电位（图2-9）。

（3）衰减性　不能在膜上做远距离的传播，只能沿着膜向临近做短距离的扩布，并随着扩布距离的增加而迅速衰减乃至消失，这种方式称为电紧张性扩布或衰减性传导。

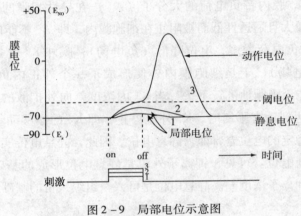

图2-9　局部电位示意图

三、动作电位

（一）概念

动作电位（action potential，AP）可兴奋细胞受到刺激后，在静息电位基础上产生的短暂的、可扩布的膜电位波动。动作电位的产生是细胞兴奋的标志。兴奋性就是组织细胞受到刺激时产生动作电位的能力。

（二）动作电位的产生过程

不同细胞的动作电位在产生的过程、幅度及持续时间等方面可能有很大差异，但所有细胞的动作电位都包括去极化和复极化两个基本过程。下面以神经纤维为例来介绍动作电位的产生过程。

动作电位由锋电位（迅速上升支和迅速下降支的总称）和后电位（缓慢的电位变化，包括负后电位和正后电位）组成。

当神经纤维受刺激兴奋时，膜内电位由-70mV快速上升至+30mV，形成动作电位的上升支，即去极化过程；其中膜内电位由0～30mV的这一段过程称为反极化或超射，超射值为30mV左右。膜电位反极化状态是非常短暂的，随后膜内电位又迅速恢复至接近静息电位水平，形成动作电位下降支，即为复极化过程。两者形成的尖锐的电位变化波形称为锋电位（spike potential），持续约1ms。锋电位是动作电位的主要部分，包括去极化和复极化两个过程。通常上说的动作电位主要是指锋电位。锋电位之后，出现膜电位低幅缓慢的波动，称为后电位（after potential），包括负后电位和正后电位。负后电位指的是细胞内记录到的后去极化电位；正后电位指的是后超极化电位（图2-10）。

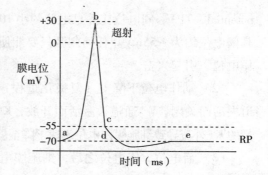

图2-10　神经纤维动作电位示意图

ab. 去极相；bc. 复极相；

cd. 负后电位；de. 正后电位

动作电位或锋电位的产生是细胞兴奋的标志；动作电位在神经纤维上的传导称为神经冲动。某种意义上讲，兴奋、神经冲动、锋电位和动作电位是同义语。

$$
动作电位\begin{cases}锋电位\begin{cases}上升支（去极相）\\下降支（复极相）\end{cases}\\后电位（包括负后电位和正后电位）\end{cases}
$$

（三）动作电位的形成条件和产生机制

1. 动作电位的形成条件

（1）细胞膜两侧存在离子的浓度差，细胞膜内 K^+ 浓度高于细胞膜外 K^+ 浓度，而细胞外 Na^+、Ca^{2+}、Cl^- 高于细胞内，这种浓度差的维持依靠离子泵的主动转运（主要是 $Na^+ - K^+$ 泵的转运）。

（2）细胞膜在不同状态下对不同离子的通透性不同，例如，安静时主要允许 K^+ 通透，而受到刺激兴奋时又主要允许 Na^+ 通透。

（3）刺激强度达到阈值。

2. 动作电位的产生机制

（1）动作电位上升支（去极化过程）的形成　动作电位产生机制与细胞膜对离子的通透性以及离子的跨膜转运有关。细胞膜外 Na^+ 的浓度比细胞膜内高出13倍之多，它有从细胞外向细胞内扩散的趋势，但 Na^+ 能否进入细胞是由细胞膜上的钠通道的状态来决定的。当细胞受到刺激（大于或等于阈刺激）时，细胞膜对 Na^+ 通透性增大，对 K^+ 通透性减小，Na^+ 少量内流，细胞膜部分去极化，当去极化进行到某一临界值（阈电位）时，由于 Na^+ 通道的电压依从性，引起 Na^+ 通道大量激活、开放，导致 Na^+ 迅速大量内流，膜内电位迅速上升至 $0mV$，继而电位翻转为内正外负（超射），即锋电位（ $+30mV$ ），形成了动作电位的上升支，即去极化。当阻止 Na^+ 内流的电场力的阻力与促进 Na^+ 内流的浓度差的动力达到平衡时，Na^+ 停止内流。所以说动作电位的上升支是 Na^+ 的内流所形成的电－化学平衡电位。此时，Na^+ 通道失活关闭。

可以看出，当膜内电位去极化进行到某一临界值时，才能引起 Na^+ 通道大量激活、开放，这个足以使膜上 Na^+ 通道突然大量开放的临界膜电位值，称为阈电位（threshold potential，TP）。阈电位比静息电位约小 $10 \sim 20mV$。如神经纤维的静息电位是 $-70mV$，其阈电位约为 $-55mV$。任何刺激只要能使膜从静息电位去极化到阈电位，便能触发动作电位，引起兴奋。

（2）动作电位下降支（复极化过程）的形成　当细胞去极化至锋电位时，Na^+ 通道失活而关闭，K^+ 通道被激活而开放，K^+ 离子顺着浓度梯度从细胞内流向细胞外，大量的 K^+ 外流导致细胞膜内电位迅速下降至静息电位，形成了动作电位的下降支，即复极化。

（3）后电位　锋电位之后，细胞膜电位虽然基本恢复到静息电位水平，但是细胞膜内外的 Na^+ 和 K^+ 并未恢复到兴奋前的分布状态。去极化过程使膜内 Na^+ 较前增高，复极化过程使膜外 K^+ 较前增高，于是 $Na^+ - K^+$ 泵被激活，将细胞内的 Na^+ 泵出细胞，将细胞外的 K^+ 泵入细胞，恢复动作电位之前细胞膜两侧 Na^+ 和 K^+ 的不均衡分布，维持细胞的正常兴奋性。由于 $Na^+ - K^+$ 泵的活动引起微小的电位波动，这个电位波动即是后电位。所以，$Na^+ - K^+$ 泵的转运活动是形成神经纤维动作电位后电位的主要机制。

（四）动作电位的引起

1. 阈刺激或阈上刺激　刺激能否引起组织兴奋，取决于刺激能否使该组织细胞的静息电位去极化达到某一临界值，即阈电位。当膜电位去极化达到阈电位时，去极化与 Na^+ 内流形成正反馈，此时，膜去极化迅速发展，从而形成 AP 的上升支，直至接近 Na^+ 的平衡电位。因此，引起 AP 电位的刺激必须是使膜去极化达到阈电位的刺激，即阈刺激或阈上刺激。

2. 阈下刺激　阈下刺激不能够使膜去极化达到阈电位，只能引起局部电位（即局部兴奋），不能产生动作电位。但局部电位可以产生时间和空间上的总和，当总和后的膜电位达到阈电位时便可爆发动作电位（图 $2 - 9$）。

阈刺激或阈上刺激 → Na^+ 内流，细胞膜去极化

↓

阈电位 → Na^+ 通道大量开放，Na^+ 大量内流 → AP

↑

阈下刺激→局部电位（时间或空间上总和）

（五）动作电位的特点

尽管不同细胞的动作电位形态不同，但所有的动作电位都具有以下特点。

1. "全或无"的现象　阈下刺激不能使膜电位去极化达到阈电位水平，所以不能引起动作电位，称为"无"。而阈刺激或阈上刺激则能使膜电位去极化达到阈电位水平，引发相同幅度的动作电位，称为"全"。动作电位过程中膜电位的去极化是由 Na^+ 通道开放所致，刺激所引起的膜的去极化，只是使膜电位从静息电位达到阈电位水平，而与动作电位的幅度无关。因此，阈刺激和阈上刺激引起的动作电位的幅度是相同的。可见，受刺激后，可兴奋细胞要么产生动作电位，要么不产生，此为动作电位的"全或无"的现象。

2. 脉冲式不总和 给予神经纤维一串连续的刺激，可使神经纤维产生多个动作电位，而每两个相邻的动作电位之间总有一定的间隔，表现为脉冲式的冲动发放。其原因是因为有绝对不应期的存在，动作电位不可能重合，动作电位之间就有一定的间隔而形成脉冲样的图形。

3. 不衰减性传导 在细胞膜上任意一点产生的动作电位可立即向整个细胞膜传导，而且动作电位的幅度和波形不会因传导距离的增加而减小。

（六）动作电位在神经纤维上的传导机制

可兴奋细胞的特征之一是在细胞任何一个部位产生的动作电位，都可沿着细胞膜向周围传播，使整个细胞都经历一次同样的跨膜离子移动，表现为动作电位沿整个细胞膜的传导。神经纤维的传导速度极快，但不同的神经纤维的传导速度变化很大。例如，人体的一些较粗的有髓纤维传导速度可达 100m/s，而某些较细的无髓纤维的传导速度甚至低于 1m/s。

1. 局部电流 以无髓神经纤维为例，动作电位沿轴突的传导是通过跨膜的局部电流实现的。给轴突的某一位点以足够强的刺激，可使其产生动作电位，此时该段膜内外两侧的电位差发生暂时的反转，即由安静时膜内为负、膜外为正的状态转化为兴奋时的膜内为正、膜外为负的状态，称其为兴奋膜。兴奋膜与周围的静息膜（未兴奋的膜）无论在膜内还是膜外均存在有电位差，同时细胞膜的两侧的溶液具有良好的导电性，所以兴奋膜与静息膜之间可发生电荷移动，这种电荷移动就是局部电流。在膜外侧，电流从静息膜流向兴奋膜；在膜内侧，电流由兴奋膜流向静息膜（图 2 - 11）。结果使静息膜发生了去极化。当去极化使静息膜的膜电位达到阈电位水平时，大量 Na^+ 通道被激活，引起动作电位。此时，原来的静息膜转变为兴奋膜，继续向周围的静息膜传导。因此，所谓动作电位的传导实际上就是通过局部电流使兴奋膜向前移动的过程。

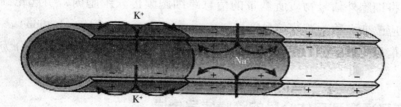

图 2 - 11 动作电位在无髓神经纤维上的传导——局部电流示意图

由于动作电位产生期间的幅度和陡度都相当大，产生的局部电流的强度超过兴奋所需的阈强度数倍，因而，以局部电流为基础的传导是非常安全的，不易产生传导阻滞，这与一般化学性突触的兴奋传递有明显的差别。

2. 跳跃式传导 在有髓神经纤维，其轴突外面包有一层相当厚的具有电绝缘性的断续髓鞘，两段髓鞘之间为郎飞结，该处膜上的电压门控 Na^+ 通道密集，容易产生动作电位。而郎飞结间髓鞘是高电阻和低电容，当某一郎飞结处产生动作电位时，局部电流将主要在两个结区之间发生，只有少量电流从髓鞘漏过，这一过程在郎飞结处重复，好像动作电位由一个结区跳到另一个结区，动作电位的这种传导方式称为跳跃式传导（图2-12）。有髓神经纤维传导速度比无髓神经纤维快得多，最高传导速度可达100m/s。由于单位长度内传导涉及的跨膜离子数目较少，所以跳跃式传导是一种节能的传导形式。

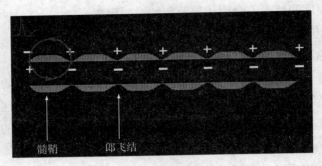

图 2-12　动作电位在有髓神经纤维上的传导示意图

第三节　细胞的跨膜信号转导

机体绝大多数细胞是生活在直接浸浴它们的细胞外液，即内环境之中，因此出现在内环境中的各种化学分子，是细胞最直接感受到的外来刺激，这些因素包括激素、体液性调节因子、神经递质等，尽管激素和递质等分子作为化学信号在细胞外液中播散的距离和范围有所不同，但除了少数的脂溶性小分子物质（一些脂溶性的小分子类固醇激素和甲状腺激素例外）可以直接进入细胞发挥作用外，大多数信号物质并不需要自身进入靶细胞，而是选择性地同靶细胞膜上具有特异性的膜受体结构相结合后才能起作用。将细胞外信号物质所携带的信息跨细胞膜传入细胞内，引起靶细胞内代谢和功能的相应改变，称为跨膜信号转导（transmembrane signal transduction）。

根据与信号物质结合的膜受体的类型不同，细胞的跨膜信号转导可分为以下三种方式。

一、离子通道型受体介导的跨膜信号传递

细胞膜上有些生物活性介质的受体本身就是离子通道，即受体蛋白的不同结构域分别具有受体和通道的功能，也就是说离子通道和受体为同一膜蛋白分子，可识别和结合特异性配体。这类通道主要分布于如肌细胞的终板膜和神经元的突触后膜中，如神经-肌肉接头处的乙酰胆碱门控通道，本身就是离子通道的一个组成部分，当受体与运动神经末梢释放的递质乙酰胆碱（ACh）结合时，受体蛋白构象改变，通道开放，Na^+和K^+跨膜流动，产生终板电位，引起骨骼肌的兴奋与收缩，从而完成从神经递质到骨骼肌细胞收缩的信号转导过程。这类通道开放（或关闭）受相应的配体（ligand，

即化学信号）控制，因而这类兼有受体功能的通道称为配体门控通道或化学门控通道（chemically - gated ion channel），又因为它的激活能直接引起跨膜离子流动，故又称为促离子型受体（ionotropic receptor）或离子通道型受体。

电压门控通道（voltage - gated ion channel）和机械门控通道（mechanically - gated ion channel）通常不称作受体，但事实上，它们是接受电信号和机械信号的受体，并通过通道的开放和关闭使离子跨膜流动的变化信号传递到细胞内部。电压门控通道，如分布在除突触后膜和终板膜以外的神经和肌肉细胞表面膜中的 Na^+、K^+、Ca^{2+} 等通道。机械门控通道，如神经末梢顶部的纤毛受到切向力而弯曲时，由于纤毛受力使其根部的膜变形（牵拉），直接激活了其附近膜中的机械门控通道而出现离子跨膜移动。

细胞间通道，许多低等动物或动物的某些细胞，如平滑肌细胞、心肌细胞及中枢的某些神经细胞之间存在着缝隙连接（gap junction），当某些因素存在时，在缝隙连接处的两侧膜蛋白颗粒发生对接，形成沟通相邻细胞浆的通道，而在另一些因素存在时，沟通的通道消失。

二、由 G 蛋白耦联型受体介导的跨膜信号转导

G 蛋白耦联受体也称促代谢型受体，是因为这类受体与信号分子结合后是通过激活 G 蛋白，即 GTP 结合蛋白来发挥生物学效应而得名。G 蛋白耦联受体与信号分子结合后引起其构型的变化，从而激活细胞膜上的 G 蛋白，通过激活的 G 蛋白进而激活 G 蛋白效应器酶，如腺苷酸环化酶（AG）、磷脂酶 C（PLC）等，G 蛋白效应器酶再去催化相应的物质，如 ATP、二磷酸磷脂酰肌醇等，生成新的信号传递物质，如环—磷酸腺苷（cAMP）、三磷酸肌醇（IP_3）和二酰甘油（DG）等，这些新的信号物质统称第二信使，第二信使通过激活蛋白酶或离子通道而发挥生物学效应，完成跨膜信号转导过程。

G 蛋白耦联型受体是目前发现的种类最多的受体，其信号转导过程也最为复杂。组成该信号系统的信号分子包括 G 蛋白耦联受体、G 蛋白、G 蛋白效应器、第二信使、蛋白激酶等一系列存在于细胞中的信号分子。

1. G 蛋白耦联受体（G protein - linked receptor） 是最大的细胞膜受体家族，这类受体目前已有数百种被克隆，是由一条肽链构成的糖蛋白。能与该受体结合的配体包括 α 和 β 肾上腺素、ACh、多数肽类激素、5 - 羟色氨、引起嗅觉的物质、视紫红质、淋巴细胞活性因子、光量子及花生四烯酸类等。

2. G 蛋白（G protein） G 蛋白是鸟苷酸结合蛋白（guanine nucleotide - binding protein）的简称。有兴奋（Gs、Go）型和抑制（Gi）型两种，可分别引起效应器酶的激活和抑制而导致细胞内第二信使物质增加或减少，起着耦联膜受体和效应器蛋白（酶或离子通道）的作用。

3. G 蛋白效应器（G protein effecter） 有两种，能催化第二信使生成的酶和离子通道。催化生成第二信使的酶：主要有位于细胞膜上的腺苷酸环化酶（adenylate cyclase，

AC）、磷脂酶 C（phospholipase C，PLC）；依赖于 cGMP 的磷酸二酯酶（phosphodiesterase，PDE）及磷脂酶 A_2（phospholipase A_2），它们能激活相应的腺苷酸环化酶等，使胞浆中的第二信使物质增加。离子通道：G 蛋白可直接或间接（通过第二信使）调控离子通道的活动。

4. 第二信使 激素、递质等作为第一信使，带着内外界环境变化的信息，作用于靶细胞膜上的相应受体，经 G 蛋白耦联，激活膜内腺苷酸环化酶（AC），在 Mg^{2+} 作用下，催化 ATP 转变为环磷酸腺苷（cAMP），则细胞内的 cAMP 作为第二信使，激活 cAMP 依赖的蛋白激酶（PKA），进而催化细胞内多种底物磷酸化，最后导致细胞发生生物效应，如细胞的分泌，肌细胞的收缩，细胞膜通透性改变，以及细胞内各种酶促反应等。第二信使物质主要有环一磷酸腺苷（cAMP）、三磷酸肌醇（inositol triphosphate，IP_3）、二酰甘油（diacylglycerol，DG）环一磷酸鸟苷（cyclic guanosine monophosphoate，cGMP）和 Ca^{2+}。第二信使的功能是调节各种蛋白激酶和离子通道。

5. 蛋白激酶（protein kinase） 根据磷酸化底物蛋白的机制不同可分为两大类：一类是丝氨酸/苏氨酸蛋白激酶，它们可使底物蛋白中的丝氨酸或苏氨酸残基磷酸化，占蛋白激酶的大多数；另一类是酪氨酸蛋白激酶，可使底物蛋白中的酪氨酸残基磷酸化，数量较少，主要在酶耦联受体的信号转导途径中发挥作用。许多蛋白激酶是被第二信使激活的，根据激活它们的第二信使不同，又可分为依赖 cAMP 的蛋白激酶或称蛋白酶 A（PKA）和依赖于 Ca^{2+} 的蛋白激酶或称蛋白激酶 C（PKC）等。

三、酶耦联型受体介导的跨膜信号转导

酶耦联受体具有和 G 蛋白耦联受体完全不同的分子结构和特性，受体分子的胞质侧自身具有酶的活性，或者可直接结合与激活胞质中的酶。比较重要的有酪氨酸激酶受体和鸟苷酸环化酶受体两类：①酪氨酸激酶受体本身具有酪氨酸蛋白激酶（PTK）活性。当激素与受体结合后，可使位于膜内区段上的 PTK 激活，进而使自身肽链和膜内蛋白底物中的酪氨酸残基磷酸化，经胞内一系列信息传递的级联反应，最终导致细胞核内基因转录过程的改变以及细胞内相应的生物效应。大部分生长因子、胰岛素和一部分肽类激素都是通过该类受体信号转导。②鸟苷酸环化酶受体与配体（心房钠尿肽）结合，将激活鸟苷酸环化酶（GC），GC 使胞质内的 GTP 环化，生成 cGMP，cGMP 结合并激活蛋白激酶 G（PKG），PKG 对底物蛋白磷酸化，从而实现信号转导。

上述几种跨膜信号转导过程并不是决然分开的，相互之间存在着错综复杂的联系，形成所谓的信号网络（signaling network）。

第四节　骨骼肌细胞的收缩功能

机体各种形式的运动，主要是由肌细胞的收缩与舒张活动来完成的。根据肌肉组织的形态和功能不同，将肌细胞分为骨骼肌（skeletal muscle）、心肌（cardiac muscle）

和平滑肌（smooth muscle）三种。例如，躯体的各种运动是由骨骼肌的收缩来完成；心脏的射血活动则是由心肌的收缩与舒张来完成；消化道、呼吸道、血管、膀胱等器官的运动，则由平滑肌的收缩与舒张来完成。尽管三种肌肉组织在功能和结构上不尽相同，但从分子水平来看，各种收缩活动都与细胞内所含的收缩蛋白质有关，主要是肌凝蛋白和肌纤蛋白，它们的收缩机制基本相似。本节以研究最充分的骨骼肌为例，说明肌细胞的收缩机制。

一、神经－肌肉接头处的兴奋传递

（一）神经－肌肉接头的结构

神经－肌肉接头（neuromuscular junction）是指运动神经末梢与骨骼肌细胞相互接触的部位。它由接头前膜（prejunctional membrane）、接头后膜（postjunctional membrane）和接头间隙（junctional cleft）构成。运动神经纤维末梢接近骨骼肌细胞时先失去髓鞘，每一个裸露的轴突末梢嵌入到肌细胞膜后末端膨大形成接头前膜（轴突末梢）；接头后膜是指与接头前膜相对应的肌细胞膜，也称终板膜或运动终板；接头前膜和接头后膜并未直接接触，它们之间形成 50nm 的间隙，为接头间隙。

$$\text{神经－肌肉接头}\begin{cases}\text{接头前膜（轴突末梢）}\\\text{接头间隙 40～50nm}\\\text{接头后膜（肌细胞膜\quad 终板膜）}\end{cases}$$

电镜下观察，在轴突末梢（接头前膜）的轴浆中，除了有许多线粒体外还含有大量直径约 50～60nm 的无特殊构造的球形囊泡（图 2－13），用组织化学的方法可以证明，囊泡内含有乙酰胆碱（ACh）。囊泡本身由胞体合成或是由轴浆运输，ACh 是在轴突末梢的轴浆中合成，然后贮存在囊泡内。据测定，每个囊泡中贮存的 ACh 量通常是相当恒定的，且当它们被释放时，也是通过出胞作用，以囊泡为单位"倾囊"释放，被称为量子式释放。接头后膜（终板膜或运动终板）是骨骼肌特化部位，较一般骨骼肌细胞膜厚，并有规则地再向细胞内凹陷，形成许多皱褶，其意义可能在于增加接头后膜的面积，使它可以容纳较多数目的蛋白质分子，终板膜上分布有 N － 型乙酰胆碱受体（nicotinic acetylcholine receptor，nAChR）和胆碱酯酶，它们集中分布在皱褶部位，属于化学门控通道，具有能与 ACh 特异性结合的亚单位。接头间隙中充满了细胞外液，其中尚含有成分不明的基质。

（二）神经－肌肉接头处的兴奋传递过程

当神经冲动沿神经纤维传到神经末梢时，接头前膜首先去极化，引起电压门控式 Ca^{2+} 通道开放，细胞外液中的 Ca^{2+} 顺浓度梯度进入前膜内，接头前膜 Ca^{2+} 浓度快速升高，触发了囊泡向接头前膜内侧移动，进而与接头前膜融合，通过出胞作用将囊泡中的 ACh 分子释放至接头间隙。Ca^{2+} 的进入量似乎决定着囊泡释放的数目，细胞外液中低 Ca^{2+} 和（或）高浓度的 Mg^{2+}，都可阻碍 ACh 的释放而影响神经－肌接头的正常功能。接头间隙中的 ACh 分子经扩散与终板膜上的 nAChR（N 型受体）结合，激活 nAChR 而使分子结构中的特殊通道蛋白分子构象变化而导致其通道结构开放，出现以 Na^+ 内流为主的离子跨膜移动，使终板膜发生去极化，产生终板电位（endplate potential，EPP，图 2-14）。终板电位属于局部兴奋，通过电紧张形式扩布至邻近肌细胞膜，去极化达到阈电位时便可爆发动作电位。它的出现约较神经冲动到达接头前膜处晚 0.5~1.0ms。神经-肌肉接头处的兴奋传递过程与神经突触信息传递的过程类似，即也是电-化学-电的传递。

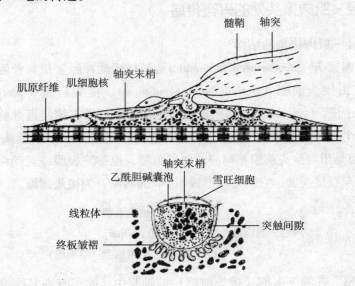

图 2-13　神经-肌肉接头处的超微结构示意图

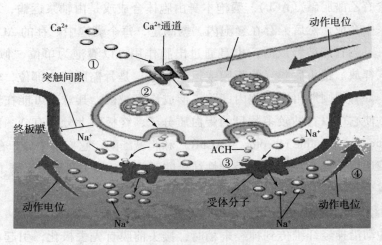

图 2-14　神经-肌肉接头处的兴奋传递过程示意图

①头前膜首先去极化，引起了该处特有的电压门控式 Ca^{2+} 通道开放，引起细胞间隙液中的 Ca^{2+} 内流；

②囊泡移动至接头前膜内侧，进而与接头前膜融合，通过出胞作用将囊泡中的 ACh 分子全部释放至接头间隙；

③接头间隙中的 ACh 分子经扩散与终板膜上的 nAChR 结合；

④Na^+ 内流为主的离子跨膜移动，使终板膜发生去极化，产生终板膜电位

接头前膜释放的 ACh 在引起一次肌细胞兴奋和收缩后，随即被位于终板膜上的胆碱酯酶迅速清除，保证骨骼肌细胞兴奋一次，耦联一次收缩。否则它将持续作用于运动终板而使终板膜持续去极化，使肌细胞持续地收缩，并影响下次到来的神经冲动的效应。终板膜上的胆碱酯酶大约可以在 2.0ms 的时间内将一次神经冲动所释放的 ACh 清除掉。

据推算，一次动作电位的到达，能使大约 200～300 个囊泡的内容排放，所释放的 ACh 以及由它所引起的终板电位的大小，大约超过引起肌细胞膜动作电位所需阈值的 3～4 倍。亦即运动纤维每一次神经冲动到达末梢，都能使肌细胞兴奋一次，诱发一次收缩。因此神经肌接头处的兴奋传递通常是一对一的。

美洲箭毒和 α－银环蛇毒能竞争性结合终板膜上的 nAChR，阻断 ACh 的去极化作用，使骨骼肌松弛。新斯的明可对抗这种松弛作用，因为新斯的明能抑制胆碱酯酶的活性而使神经－肌肉接头处的 ACh 浓度增高，从而减弱肌松剂的竞争作用。

有机磷农药可抑制胆碱酯酶的活性，使得结合在终板膜上的 ACh 不能被清除，造成 ACh 在接头处和其他部位的大量积聚，积聚的 ACh 对 nAChR 产生过度的作用，导致中枢和外周强烈的胆碱能效应，即有机磷的中毒症状与体征：多数平滑肌收缩增强，多数腺体分泌增加，心脏收缩减弱，心率减慢，皮肤、内脏、肌肉内的血管舒张，胃肠道及膀胱的括约肌松弛等。

重症肌无力是因为骨骼肌终板膜处的 nAChR 数量不足或功能障碍所引起。肉毒杆菌毒素，可抑制 ACh 的释放。

二、骨骼肌的收缩机制

（一）骨骼肌细胞的微细结构

骨骼肌由大量成束的肌纤维组成，每条肌纤维就是一个肌细胞。成人肌纤维呈细长圆柱形，直径约 60μm，长可达数毫米乃至数十厘米。在大多数肌肉中，肌束和肌纤维都呈平行排列，它们两端和由结缔组织构成的腱相融合，后者附着在骨上，通常四肢的骨骼肌在附着点之间至少要跨过一个关节，通过肌肉的收缩和舒张，引起肢体的屈曲和伸直。我们的生产劳动、各种体力活动等，都是许多骨骼肌相互配合活动的结果。

每个骨骼肌纤维都是一个独立的结构和功能单位，它们至少接受一个运动神经末梢的支配，机体骨骼肌纤维只有在支配它们的神经纤维有神经冲动传来时，才能进行收缩。因此，人体所有的骨骼肌活动，是在中枢神经系统的控制下完成的。骨骼肌细胞在结构上最突出之处，是含有大量的肌原纤维和丰富的肌管系统，且其排列高度规则有序。

1. 肌原纤维和肌小节　每个肌纤维含有大量直径 1～2μm 的纤维状结构，称为肌原纤维，它们平行排列，纵贯肌纤维全长，在一个细胞中可达上千条之多。每条肌原纤维的全长都呈现规则的明、暗交替，分别称为明带和暗带，在平行排列的各肌原纤维之间，明带和暗带分别对应，整齐排列。暗带的长度比较固定，不论肌肉处于静止、受到被动牵拉或进行收缩时，它都保持 1.5μm 的长度；在暗带中央，有一段相对透明的区域，称为 H 带，它的长度随肌肉所处状态的不同而有变化；在 H 带中央又有一条横向的暗线，称为 M 线。明带的长度是可变的，它在肌肉安静时较长，在肌肉收缩时可变短；明带中央也有一条横向的暗线，称为 Z 线。肌原纤维上位于两条 Z 线之间的区域，称为肌小节（sarcomere），它包含一个位于中间部分的暗带和两侧各 1/2 的明带，是肌肉收缩和舒张的最基本单位。由于肌肉的舒缩，明带的长度可变，肌小节的长度可变动于 1.5 ~ 3.5μm 之间；通常机体骨骼肌安静时肌小节的长度约为 2.0 ~ 2.2μm。

用 X 线衍射等更精密的方法发现，肌小节的明带和暗带包含有更细的、平行排列的丝状结构，称为肌丝。暗带中含有的肌丝较粗，直径约 10nm，称为粗肌丝。其长度与暗带相同，实际上暗带的形成就是由于粗肌丝的存在，在暗带中央有一个较明亮的区域，为 H 带，H 带中央有一条较深的线，为 M 线，M 线是把成束的粗肌丝固定在一定位置的一种结构。明带中的肌丝较细，直径约 5nm，称为细肌丝。明带中央有一条较深的线，为 Z 线，细肌丝由两侧 Z 线伸出，有一段伸入暗带，和粗肌丝处于交错和重叠的状态，两侧 Z 线在伸入暗带时未能相遇而隔有一段距离，这就形成了 H 带。肌肉被拉长时，肌小节长度增大，这时细肌丝由暗带重叠区拉出，使明带长度增大，H 带也相应地增大（图 2 – 15）。

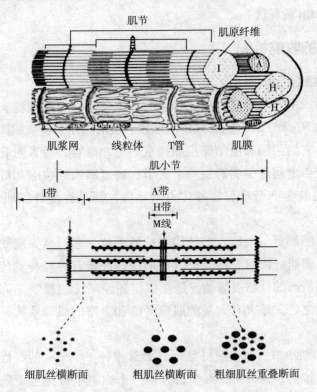

图 2 – 15　骨骼肌细胞的微细结构（示肌原纤维、肌管系统和肌小节）

2. 肌管系统　肌管系统指包绕在每一条肌原纤维周围的膜性囊管状结构，由来源和功能都不相同的两组独立的管道系统组成。一部分肌管的走行方向和肌原纤维相垂直，称为横管系统或称 T 管。它是由肌细胞的表面膜向内凹入而形成，它们穿行在肌原纤维之间，并在 Z 线水平（有些动物是在暗带和明带衔接处的水平）形成环绕肌原纤维的管道，管腔通过肌膜凹入处的小孔与细胞外液相通。将标记物加入到细胞的浸浴液中，这些物质可以很快在每一条环绕肌小节的横管系统中出现，但不能进入肌浆和肌浆网中去。肌原纤维周围还有另一组肌管系统，就是肌浆网，它们的走行方向和肌小节平行，称为纵管系统或称为 L 管。纵管系统或肌浆网主要包绕每个肌小节的中间部分，这是一些相互沟通的管道，但是在接近肌小节两端的横管时管腔出现膨大，称为终池。它使纵管以较大的面积和横管相靠近，具有储存和释放 Ca^{2+} 的作用。每一个横管和其两侧的终池，构成了三联管结构（图 2 - 15）。据研究，横管和纵管的膜在三联管结构处并不接触，中间尚隔有约 12nm 的间隙，这样的结构有利于细胞内外之间某种形式的信息传递。目前普遍承认的看法是，横管系统的作用是将肌细胞兴奋时出现在细胞膜上的电变化沿 T 管膜传入细胞内部；肌浆网和终池的作用是通过对 Ca^{2+} 的贮存、释放和再积聚，触发肌小节的收缩和舒张；而三联管结构是把肌细胞膜的电变化和细胞内的收缩过程耦联起来的关键部位。

（二）收缩机制

Huxley 等在 20 世纪 50 年代初期就提出了用肌小节中粗、细肌丝的相互滑行来说明肌肉收缩的机制，称为滑行理论（sliding theory）。在显微镜下观察骨骼肌细胞收缩时，肌原纤维相邻的两条 Z 线相互靠拢，明带和 H 带长度缩短，肌小节缩短，但暗带长度不变。肌丝滑行学说认为，肌肉的收缩并不是肌丝本身的缩短或卷曲，而是由于细肌丝和粗肌丝之间的滑行，造成肌小节的缩短而实现的。

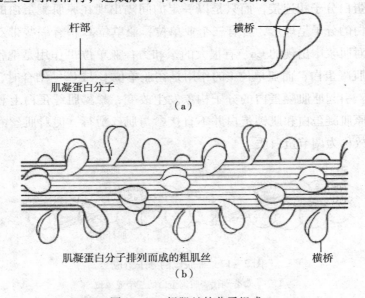

杆部　　　　　　　　横桥

肌凝蛋白分子

（a）

肌凝蛋白分子排列而成的粗肌丝　　　横桥

（b）

图 2 - 16　粗肌丝的分子组成

1. 肌丝的分子组成和横桥的运动　滑行现象的引起与组成肌丝的蛋白质分子结构和它们的特性有直接的关系。

（1）粗肌丝　粗肌丝主要由肌凝蛋白（亦称肌球蛋白）所组成，它们的分子在粗肌丝中呈独特的有规则的排列。一条粗肌丝大约含有 200～300 个肌凝蛋白分子。肌凝蛋白分子呈长杆状，长 150nm，在一端有一球状膨大部（图 2－16a）。在组成粗肌丝时，杆状部朝向 M 线而聚合成束，形成粗肌丝的主干，球状部则裸露在 M 线两侧的粗肌丝主干的表面有规律地排列，形成横桥（图 2－16b）。当肌肉安静时，横桥与主干的方向相垂直，由粗肌丝表面突出约 6nm。所有横桥出现的位置，正好有一条细肌丝与之相对；而对于每条细肌丝来说，粗肌丝表面每隔 42.9nm 就伸出一个横桥与之相对。这种对应关系，对于粗、细肌丝之间的相互作用显然是十分有利的。

现已证明，横桥所具有的生物化学特性对于肌丝的滑行有重要意义。横桥的主要特性有二：一是横桥在一定条件下可以和细肌丝上的肌纤蛋白分子呈可逆性的结合，同时出现横桥向 M 线方向的扭动，从而拉动细肌丝向 M 线方向滑动；二是横桥具有 ATP 酶的作用，可以分解 ATP 而获得能量，作为横桥摆动和作功的能量来源。由此可见，横桥和细肌丝的相互作用，是引起肌丝滑行的必要条件。

（2）细肌丝　细肌丝至少由三种蛋白质组成，分别为肌纤蛋白（亦称肌动蛋白）、原肌凝蛋白（又称原肌球蛋白）和肌钙蛋白，其中 60% 是肌纤蛋白。肌纤蛋白与肌丝滑行有直接的关系，故和肌凝蛋白一同被称为收缩蛋白质。肌纤蛋白分子单体呈球状，但它们在细肌丝中聚合成双螺旋状，成为细肌丝的主干（图 2－17），肌纤蛋白上有与横桥结合的位点，在一定条件下可与横桥可逆性结合，拉动肌丝滑行。原肌凝蛋白也呈双螺旋结构，在细肌丝中与肌纤蛋白双螺旋并行，在肌肉安静时原肌凝蛋白的位置正好位于肌纤蛋白和横桥之间，起到阻碍两者相互结合的作用。肌钙蛋白在细肌丝上不直接和肌纤蛋白分子相连接，而只是以一定的间隔出现在原肌凝蛋白的双螺旋结构之上，肌钙蛋白的分子呈球形，含有三个亚单位：亚单位 C 中有一些带双负电荷的结合位点，因而对肌浆中出现的 Ca^{2+} 有很大的亲和力；亚单位 T 作用是把整个肌钙蛋白分子结合于原肌凝蛋白；而亚单位 I 的作用是在亚单位 C 与 Ca^{2+} 结合时，把信息传递给原肌凝蛋白，引起原肌凝蛋白的分子构象发生改变，暴露肌纤蛋白上和横桥的结合位点。可见，原肌凝蛋白和肌钙蛋白并不直接参与肌丝滑行，但对肌丝的滑行过程起着调控作用，故称为调节蛋白质。

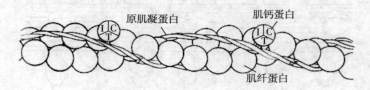

图 2－17　细肌丝的分子组成

I、T、C 分别代表肌钙蛋白的三个亚单位

2. 骨骼的肌收缩过程 肌丝滑行的基本过程一般公认为：当肌细胞膜上的动作电位引起肌浆中 Ca^{2+} 浓度升高时，作为 Ca^{2+} 受体的肌钙蛋白与 Ca^{2+} 结合，引起肌钙蛋白分子构象改变，这种改变"传递"给了原肌凝蛋白，使原肌凝蛋白的双螺旋结构发生变构和移位，暴露细肌丝上和横桥的结合位点，肌纤蛋白与横桥结合，横桥的 ATP 酶分解 ATP，释放能量，于是横桥向 M 线摆动，拉动细肌丝向 M 线滑行，然后横桥再结合、再扭动、再解离构成循环，使细肌丝不断向暗带中央移动，肌小节缩短，肌肉收缩。肌浆中 Ca^{2+} 浓度降低，肌钙蛋白与 Ca^{2+} 分离，原肌凝蛋白构象恢复、复位，重新覆盖肌纤蛋白与横桥的结合位点，横桥和肌纤蛋白分离，使细肌丝复位，肌小节长度恢复，肌肉舒张。可见，肌浆中 Ca^{2+} 的浓度变化是触发肌丝滑行的关键（图 2 – 18）。

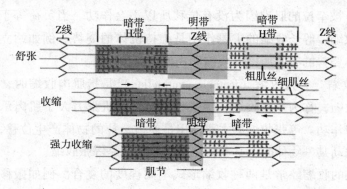

图 2 – 18 骨骼肌收缩过程示意图

三、骨骼肌的兴奋 – 收缩耦联

任何刺激要引发肌肉收缩，都是先引起肌细胞膜上产生动作电位，然后才出现肌细胞的收缩反应。将骨骼肌细胞膜的电变化与以肌丝的滑行为基础的机械收缩过程联系起来的中介过程，称为骨骼肌细胞的兴奋 – 收缩耦联（excitation – contraction coupling）。目前认为，它至少包括三个主要步骤：肌细胞膜产生的动作电位通过横管系统传至肌细胞膜深处；三联管结构处的信息传递触发储存 Ca^{2+} 的终池对 Ca^{2+} 的释放；肌浆中的 Ca^{2+} 作用于细肌丝的肌钙蛋白，触发肌丝滑行过程。

运动神经纤维的兴奋传递到骨骼肌细胞膜后，肌细胞膜上的动作电位沿横管系统到达三联管结构，引起终池内的 Ca^{2+} 扩散进入肌浆，肌浆中 Ca^{2+} 浓度迅速升高近百倍，Ca^{2+} 与细肌丝上的肌钙蛋白结合，从而触发肌丝滑行过程，引起肌肉收缩。

当肌浆中 Ca^{2+} 浓度升高，会激活肌质网上的 Ca^{2+} 泵，分解 ATP 获得能量，将 Ca^{2+} 由肌浆泵入肌浆网中，由于肌浆中 Ca^{2+} 浓度的降低，肌钙蛋白和 Ca^{2+} 解离，引起肌肉舒张。

可见，实现骨骼肌兴奋 – 收缩耦联的关键部位是肌管系统（三联管结构），起耦联作用的物质是 Ca^{2+}。如果肌质中缺少 Ca^{2+} 通道，虽然肌细胞的兴奋仍可发生，但却不能引起肌细胞的收缩，这种现象称为肌细胞兴奋收缩脱耦联。

综上所述，骨骼肌细胞的收缩经历了神经 – 肌肉接头处的兴奋传递、兴奋 – 收缩

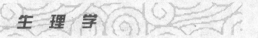

耦联和肌丝滑动三个连续过程。任何一个环节发生异常，都将影响肌肉收缩功能。

四、骨骼肌的收缩形式及影响骨骼肌收缩的因素

（一）骨骼肌的收缩形式

骨骼肌收缩时的表现形式有两种：长度的缩短和张力的增加。在不同的情况下，肌肉收缩的形式不同。

1. 等长收缩和等张收缩

（1）等长收缩　等长收缩（isometric contraction）是指肌肉收缩时，只有张力增加而长度不变的收缩，称为等长收缩。等长收缩时，因为肌纤维没有长度的缩短，即使有再大的张力，被牵拉的肌肉因为没有位移所以不会作功。当负荷等于或大于肌张力时，出现等长收缩。等长收缩的主要作用是维持机体的姿势。例如站立时，为了对抗重力和维持机体姿势的有关肌肉的收缩形式就是等长收缩。

（2）等张收缩　等张收缩（isotonic contraction）是指肌肉收缩时，只有长度缩短而张力不变的收缩，称为等张收缩。等张收缩时，因肌张力大于肌肉承受的负荷，肌小节缩短，肌肉作功。等张收缩的主要作用是使被牵拉的物体产生位移，对物体作功。例如当人匀速拉动某一物体时，其手臂肌肉的收缩就是等张收缩。

人体骨骼肌的收缩经常是两种收缩形式不同程度的复合。例如搬移重物时，肌肉先进行等长收缩，当肌张力增加到等于或超过物体重量时，肌纤维缩短，肌张力不再增加，即为等张收缩。

2. 单收缩和强直收缩

（1）单收缩　单收缩（twitch）是指肌肉受到一次刺激，引起一次收缩和舒张的过程称为单收缩。

（2）强直收缩　强直收缩（tetanus）是指在连续刺激下，骨骼肌产生的单收缩的复合。根据刺激频率的不同可分为两种情况：一种是当刺激频率增加到某一限度时，后一次刺激总是落在前一次单收缩的舒张期内，导致前一次单收缩不完全舒张便产生下一次的收缩，记录到的收缩曲线呈锯齿状，则为不完全强直收缩；另一种是如果刺激频率继续增加，后一次刺激总是落在前一次单收缩的收缩期内，导致两次单收缩收缩期的叠加，肌肉处于持续收缩状态，记录到的收缩曲线顶端呈一直线，则为完全强直收缩。需要指出的是，骨骼肌收缩时可出现机械收缩的逐渐融合，但动作电位始终彼此分离，不会发生融合和叠加（图 2 - 19）。

（二）影响骨骼肌收缩的因素

影响肌肉收缩的因素至少有三个：即前负荷、后负荷和肌肉本身的功能状态（即肌肉收缩能力）。其中前负荷和后负荷是影响肌肉收缩的外在因素；而肌肉的收缩能力则是影响肌肉收缩的内在因素。

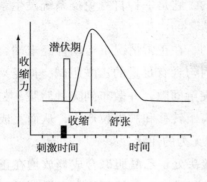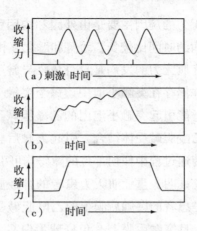

图 2 – 19　骨骼肌的收缩形式

a. 单收缩；b. 不完全强直收缩；c. 完全强直收缩

1. 前负荷　前负荷（preload）是指肌肉在收缩前所承受的负荷。前负荷使肌肉在收缩前就处于某种程度的被拉长状态，它使肌纤维具有一定的长度，即为初长度，可用以表示前负荷的大小。在一定范围内，随着前负荷增大，肌纤维的初长增长，肌纤维缩短时的速度、幅度和张力也会相应增大。超出最适前负荷，前负荷再增大，肌纤维的初长度进一步增长，但粗、细肌丝的重叠层度降低，致使肌张力不但不增加，反而减小。

2. 后负荷　后负荷（afterload）是指肌肉在开始收缩后所遇到的负荷或阻力。它不能增加肌纤维的初长度，但能阻碍肌纤维收缩的速度。由于后负荷的存在，当肌肉受刺激时，首先是肌张力的增加，当增加到克服了后负荷的阻力时，肌肉收缩，肌纤维缩短，肌肉作功。实验证明，后负荷愈大，肌纤维缩短的速度减慢，但肌肉收缩时产生的张力愈大。当后负荷增加到一定程度时，肌肉收缩产生的张力达到最大，肌纤维缩短的速度为零，此时肌肉的收缩表现为等长收缩，肌肉不作功；当后负荷为零时，缩短的速度达到最大，但由于肌肉收缩产生的张力的减小，肌肉不作功。因此，后负荷过大或过小都会降低肌肉作功的效率，只有适度的后负荷才能使肌肉作功获得最佳效率。

3. 肌肉收缩能力　肌肉收缩能力（contractility）指与前、后负荷无关的决定肌肉收缩效应的内在特性。肌肉收缩效能与肌肉收缩能力呈正相关。肌肉的收缩能力主要取决于肌细胞兴奋 – 收缩耦联过程中肌浆内 Ca^{2+} 的浓度、横桥 ATP 酶的活性等因素；体内的神经因素、体液因素、病理因素及药物等均可影响肌肉的收缩能力，如交感神经、肾上腺髓质激素、Ca^{2+}、咖啡因和兴奋剂均能提高肌肉的收缩能力和作功效率，而缺氧、酸中毒以及疲劳等则能降低肌肉的收缩能力和作功效率。

临床疾病案例

案例：重症肌无力

重症肌无力是由于体内骨骼肌终板处的 ACh 门控通道数量不足或功能障碍所引起。

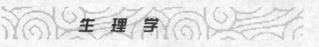

重症机无力的病因主要是由外因和内因引起的，它是一种自身免疫系统发生紊乱引起的，发病的时间比较长，缓解和恶化互相交替。

重症肌无力的发病是自身免疫异常引起的。在正常情况下运动神经末端合成乙酰胆碱，并储存在突触小泡中，每个突触小泡内匀含有足量的乙酰胆碱，神经兴奋到达末端时，能引起突触小泡内的乙酰胆碱进入突触间隙，并散布到突触后膜，与突触后膜上的乙酰胆碱受体结合，引起突触后膜的离子转移和膜电位产生，从而完成肌肉收缩。在传递过程中任何部位的障碍均可引起肌无力的症状。

研究证明：重症肌无力患者的神经肌肉接头处，乙酰胆碱合成释放均在正常范围内，但是患者的突触后膜上的乙酰胆碱受体数目减少，受体部位存在抗乙酰胆碱受体的抗体，且突触后膜上有免疫球蛋白 G、补体 C_3 及乙酰胆碱受体结合的复合物沉积，70% ~ 80% 的重症肌无力患者血清中能测到乙酰胆碱受体抗体。研究结果表明：重症肌无力的病变在突触后膜，血清中乙酰胆碱受体抗体的增高和在突触后膜上的沉积物所引起的有效乙酰胆碱受体数目减少是本病发生的主要机制。

重症肌无力患者常见胸腺异常，约 15% 的重症肌无力患者合并胸腺瘤，约 70% 的重症肌无力患者有胸腺肥大，淋巴滤泡增生。胸腺是乙酰胆碱受体抗体产生的主要场所，重症肌无力的发生与胸腺有密切的关系，胸腺中的 T 细胞、B 细胞、肌样细胞对重症肌无力的发生起着重要作用。

课后思考题

1. 名词解释：单纯扩散、易化扩散、主动运输、极化、去极化、超极化、阈电位、骨骼肌的兴奋收缩耦联、前负荷、后负荷、单收缩、强直收缩。

2. 叙述骨骼肌兴奋收缩耦联的过程、结构基础及耦联因子。

3. 说出静息电位和动作电位的概念及形成机制。

4. 说出骨骼肌收缩的影响因素。

第三章

血 液

☞ **学习目标**

1. 掌握血液的组成；血浆渗透压的组成及作用。
2. 掌握血液凝固的概念及过程。
3. 熟悉血型及输血原则。
4. 了解血细胞的功能；纤溶系统的概念及过程。

第一节 概 述

　　血液（blood）是指流动于心血管内的红色流体组织。在心脏的推动下沿血管不断循环流动。血液具有物质运输功能、调节人体功能和对人体防御保护功能的作用。血液将肠道吸收的营养物质和肺获取的氧运输到各器官、各组织细胞，把内分泌细胞产生的激素运送到靶组织、靶细胞；同时血液把组织细胞代谢产生的 CO_2 运输到肺，把其他代谢产物运输到肾等排泄器官排出体外；血液中还存在许多免疫球蛋白、白细胞等参与免疫过程，对人体具有防御和保护作用；血液中含有多种缓冲物质，对进入血液的酸性或碱性物质引起血液 pH 变化具有缓冲作用。

　　血液的流体性和理化性质取决于血浆。在心脏的推动下，血浆在血管中不断循环流动，是内环境中最为活跃的部分，是沟通各部分体液以及和外环境进行物质交换的中间环节。当血液总量不足时，可导致组织器官损伤，甚至危及生命。各组织器官功能的变化，如代谢失常、功能紊乱、组织损伤等，可导致血液成分或理化性质的改变，故临床血液检查在医学诊断上具有重要意义。

一、血液的组成

　　血液是由血浆（plasma）和悬浮于其中的血细胞（blood cell）组成。

　　血细胞是血液的有形成分，包括红细胞（red blood cell，RBC）、白细胞（white blood cell，WBC）和血小板（platelet）三类细胞，它们均起源于造血干细胞。将经过抗凝处理的血液置于血液比容管中离心后，血液将分为三层，上层淡黄色液体为血浆，下层深红色的为红细胞，之间为一薄层灰白色不透明的白细胞和血小板（图3-1）。

血细胞在血液中所占的容积百分比称血细胞比容（hematocrit）。正常成年男性血细胞比容为40%～50%，成年女性为37%～48%。但这是从手臂等处浅静脉抽血测定的数值，这时压紧的红细胞之间有很少量血浆；并且在全身各类血管中，血液的血细胞比容值也不尽相同。由于白细胞和血小板仅占血液容积的0.15%～1%，血液中的有形成分主要是红细胞，故血细胞比容也称为红细胞比容。正常人血细胞比容保持相对稳定，贫血患者的血细胞比容降低。如果血细胞比容降低，则使血液携氧能力降低导致组织缺氧，如果血细胞比容过高，则可引起血液黏滞性增大使血流阻力增大，加重心脏负担，甚至会因血液粘滞性和血流阻力增大而导致组织血流减少，导致组织供氧不足。

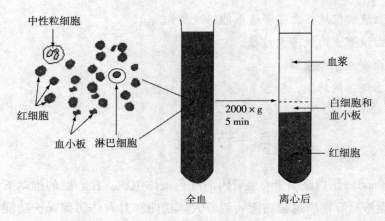

图 3-1　血液的组成

血液的组成可以概括如下：

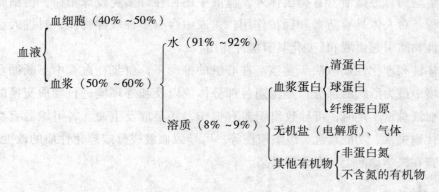

二、血液的理化特性

1. 血液的颜色　血液的颜色取决于红细胞内血红蛋白的存在形式，动脉血中氧分压高，含氧合血红蛋白较多，血液呈鲜红色；静脉血中氧分压低，含去氧血红蛋白较多，血液呈暗红色。空腹时血浆清澈透明，进食后，尤其是进食含较多脂类食物后，血浆因悬浮有大量的脂蛋白微粒而呈浑浊状。因此，临床上做血液检查时应空腹采血，以避免食物对检查结果的影响。

2. 血液的比重　血液的比重为 $1.050 \sim 1.060$，其大小取决于红细胞的数量，其次是血浆蛋白的含量，血液中红细胞数量愈多则血液比重愈大；血浆的比重约为 $1.025 \sim 1.030$，血浆中蛋白质含量愈多则血浆比重愈大；血液比重大于血浆，说明红细胞比重大于血浆蛋白。

3. 血液的黏滞性　通常是在体外测定血液或血浆与水相比的相对黏滞性，以水的黏滞度为 1，血液的相对黏滞性为 $4 \sim 5$，血浆为 $1.6 \sim 2.4$。全血的黏滞性主要决定于所含的红细胞数量，血浆的黏滞性主要取决于血浆蛋白质的含量。血液的黏滞度是形成血流阻力的重要因素之一，当血液浓缩、黏滞度增高时，血流阻力增大，如大面积烧伤病人，血浆水分渗出，血液的黏滞度增高；而严重贫血患者，红细胞数量减少，血液黏滞度减小。血液在血流速度很快时（如在动脉内），其黏滞性不随流速而变化；但当血流速度小于一定限度时，则黏滞性与流速成反变关系。这主要是由于血流缓慢时，红细胞可叠连或聚集成其他形式的团粒，使血液的黏滞性增大。在人体内因某种疾病使微环境血流速度显著减慢时，红细胞在其中叠连和聚集，血液黏度升高，使血流阻力增大，影响微循环的正常灌注。

4. 血浆的 pH　正常人血浆的 pH 约为 $7.35 \sim 7.45$。血浆酸碱度保持相对恒定，是组织细胞正常活动的必要条件，当血浆的血浆 pH 低于 7.35 即为酸中毒，高于 7.45 即为碱中毒。如果 pH 高于 7.8 或低于 6.9，则会危及到生命。

pH 之所以能够保持相对恒定，主要取决于血浆中主要的缓冲对，即 $NaHCO_3 / H_2CO_3$ 的比值，通常 $NaHCO_3 / H_2CO_3$ 比值为 20，是血浆中最重要的一对缓冲对。血浆缓冲对还有蛋白质钠盐/蛋白质、Na_2HPO_4 / NaH_2PO_4 等；在红细胞内尚有血红蛋白钾盐/血红蛋白、氧合血红蛋白钾盐/氧合血红蛋白、Na_2HPO_4 / NaH_2PO_4、KH_2PO_4、$KHCO_3 / H_2CO_3$ 等缓冲对，因此，全血的缓冲能力大于血浆。一般酸性或碱性物质进入血液时，由于有这些缓冲系统的作用，对血浆 pH 的影响已减至最小，机体通过肺和肾不断的排出体内过多的酸或碱，进一步使血浆 pH 能够保持相对恒定。

三、血液的基本功能

血液是内环境中的最活跃、最重要部分，其基本功能有以下几点：

1. 运输功能　血液能够运输氧气、各种营养物质、激素等到各器官、组织，同时将 CO_2 等代谢产物运输到机体的排泄器官，通过肾、肺、皮肤及胃肠道排出体外；蛋白质分子表面分布有众多的亲脂性结合位点，可以与脂容性物质结合，增加其水溶性，便于运输；血浆蛋白还可以与血液中分子较小的物质（如激素、各种正离子）可逆性的结合，防止它们从肾流失。

2. 调节功能　血浆白蛋白缓冲对，和其他缓冲对一起，在血液的酸碱平衡中起缓冲作用，保持血液 pH 的相对稳定，调节机体的酸碱平衡。血浆中含有大量的水，水的比热是 1，水通过吸热和放热，对维持体温也起到调节作用。

3. 参与机体的免疫功能　血液中的抗体、补体以及白细胞，对入侵的细菌、异物以及体内坏死组织具有吞噬、杀灭、清除作用；抗毒素可以中和血液中某些毒性物质，减轻和消除毒性物质对机体的损害。

4. 参与凝血和抗凝血功能　绝大多数的血浆凝血因子、生理性抗凝物质以及促进血纤维溶解的物质都是血浆蛋白，直接参与了止血、抗凝、血凝块的溶解等过程。

第二节　血　浆

一、血浆的成分及作用

1. 血浆蛋白　血浆蛋白是血浆中多种蛋白质的总称。血浆蛋白是血浆中最主要的固体成分，含量为 60～80g/L，种类繁多，功能各异。用盐析法可将血浆蛋白分为三类：清蛋白（白蛋白）、球蛋白和纤维蛋白原。

（1）白蛋白（A）　是人血浆含量最多的蛋白质，约 45g/L，占血浆的 60%。肝脏每天合成 12g 白蛋白，占肝脏分泌蛋白的 50%。血浆白蛋白主要有两方面生理功能：① 维持血浆胶体渗透压。因血浆中白蛋白含量最高，且分子量较小，故血浆中它的分子数最多。因此在血浆胶体渗透压中起主要作用，提供 75%～80% 的血浆总胶体渗透压。② 与各种配体结合，起运输功能。许多物质如游离脂肪酸、性激素、甲状腺素、金属离子、磺胺药、双香豆素、阿司匹林等药物都能与白蛋白结合，便于运输。

（2）球蛋白（G）　在血浆蛋白中的含量约为 20～30g/L，在血浆中起免疫作用；参与脂类物质的运输；为某些激素和脂溶性维生素运输所必需。

血浆白蛋白与球蛋白的比值（A/G）的比值为 1.3～1.5。某些疾病可使球蛋白和白蛋白的含量改变，导致 A/G 比值减小。

（3）纤维蛋白原　在血浆中含量约为 2～4g/L。主要参与血液凝固。

2. 水　水在血浆中的含量约为 90%～92%。血浆中的各种营养物质及代谢产物都要溶于水中才能被运输；水还参与体温调节。

3. 无机盐　血浆中无机盐约占血浆总量的 0.9%，主要以离子状态存在。主要作用是形成晶体渗透压、维持酸碱平衡和神经肌肉正常兴奋性的作用。

4. 非蛋白含氮化合物及其他成分　血浆中除蛋白质以外的含氮化合物总称为非蛋白含氮化合物。包括尿素、尿酸、肌酸、肌酐、氨基酸、氨和胆红素等，把这些物质中所含的氮称为非蛋白氮（NPN）。正常人血液中 NPN 含量为 14～25mmol/L，其中 1/3～1/2 为尿素氮，为蛋白质和核酸的代谢产物，主要通过肾脏排出体外。因此，通过测定血液中的 NPN 含量，有助于了解体内蛋白质的代谢情况和肾的功能。

二、血浆渗透压

1. 渗透压的概念　两种不同浓度的溶液被半透膜隔开，会自行发生的水分子从低浓度向高浓度溶液中扩散的现象，称为渗透现象。这种现象的产生是因为高浓度溶液中，含有较多的溶质颗粒，因而具有较高的保留和吸引水分子的能力，使水分子能够通过半透膜，将低浓度溶液中的水分子吸引过来。这种溶液所具有的吸引和保留水分子的能力，称为渗透压（图3－2）。渗透压是渗透现象发生的动力，其大小与溶液中所含溶质颗粒数目成正比，与溶质颗粒的种类和大小无关。通常以溶质浓度为 1mol/L（即1L 溶液中均含 6.02×10^{23} 个颗粒）作为渗透压单位，称渗透克分子（osmole，Osm）。由于机体体液溶质浓度较低，故医学上用此单位的千分之一作为渗透压单位，即毫渗克分子（mOsm）表示，简称毫渗。

2. 渗透压的组成及正常值 血浆渗透压由血浆晶体渗透压（crystal osmotic pressure）和血浆胶体渗透压（colloid osmotic pressure）两部分组成。由晶体物质所形成的渗透压称为晶体渗透压，主要是由血浆中的无机盐、葡萄糖、尿素等晶体物质（主要是 NaCl）形成。由蛋白质所形成的渗透压称为胶体渗透压，主要由血浆蛋白形成，在血浆蛋白中，白蛋白的分子量较小，其分子数量远远多于球蛋白，故血浆胶体渗透压75%～80%来自白蛋白。正常人血浆渗透压约为 300mOsm，相当于 770kPa 或 5790mmHg。血浆蛋白分子量大，颗粒数目少，所形成的胶体渗透压小，仅为 1.3mOsm，约

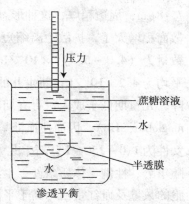

图3－2 渗透现象及渗透压

相当于 3.3kPa 或 25mmHg，因此，血浆的渗透压主要来自溶解于其中的晶体物质。

临床上，将与血浆渗透压相等的溶液称为等渗液，如 0.9% 的 NaCl 溶液（生理盐水）和 5% 葡萄糖溶液等；高于或低于血浆渗透压的溶液称为高渗或低渗溶液。

3. 血浆渗透压的作用

（1）血浆晶体渗透压的作用 由于血浆和组织液中的所有物质只有水分子能透过细胞膜，晶体物质中的绝大部分以及胶体物质不易透过细胞膜，故晶体渗透压的相对稳定，对维持细胞内外水的平衡以及细胞的正常形态和功能起重要作用。生理情况下，细胞内外的渗透压保持平衡，这种平衡一旦破坏，会使细胞内外的水重新分布。如血浆晶体渗透压降低，会使红细胞膨胀，甚至会发生破裂溶血；反之，血浆晶体渗透压升高，会引起细胞脱水、皱缩，影响红细胞的功能，临床上给病人输液时，一般应输入等渗溶液。由于血浆中的晶体物质可以自由通过毛细血管壁，所以血浆晶体渗透压对血管内外水的平衡作用较小。

（2）血浆胶体渗透压 毛细血管壁的通透性比细胞膜的通透性大，所以水分子和晶体物质可以自由通过，因此毛细血管壁两侧的晶体渗透压相等；但胶体物质如血浆蛋白一般不能透过毛细血管壁，所以血浆胶体渗透压虽小，对于调节血管内、外水的平衡和维持正常的血浆容量起着重要作用。当血浆蛋白浓度降低时，如肾病综合征、肝硬化等疾病，血浆蛋白尤其是白蛋白减少，使得血浆胶体渗透压降低，血浆中的大

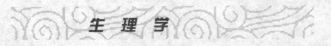

量水分透过毛细血管壁进入组织间隙滞留于血管外，引起水肿和血浆容量降低。

第三节 血 细 胞

一、红细胞

（一）红细胞的数量、形态和功能

正常成熟的红细胞（red blood cell，RBC）无细胞核，呈双凹圆饼状，直径 7~8μm，周边稍厚，这种形态的细胞，表面积与体积之比较大，使红细胞与氧气的扩散面积增大了，扩散距离缩短，有利于红细胞运输氧气。我国正常成年男性红细胞的数量为 $(4.0~5.5) \times 10^{12}/L$，平均为 $5.0 \times 10^{12}/L$；女性为 $(3.5~5.0) \times 10^{12}/L$，平均为 $4.2 \times 10^{12}/L$；新生儿的红细胞数可达 $(6.0~7.0) 10^{12}/L$，出生后数周逐渐下降，儿童期低于成人，青春期后逐渐增加，接近成人水平。红细胞含有血红蛋白（hemoglobin，Hb），因而使血液呈红色。我国正常成年男性血红蛋白含量为 120~160g/L；女性为 110~150g/L；新生儿为 170~200g/L。正常人红细胞的数量和血红蛋白的含量，随年龄、性别、体质条件、生活环境的不同而有差异，如生活在高原地区的居民红细胞的数量及血红蛋白均高于平原地区的居民。临床上将红细胞的数量及血红蛋白的含量低于正常或其中一项显著低于正常称为贫血（anemia）。

红细胞在血液中最主要的功能是运输 O_2 和 CO_2；在血液中由红细胞运输的 O_2 约为溶解于血浆的 70 倍；在红细胞参与下，血浆运输 CO_2 的能力约为直接溶解于血浆的 18 倍。此外，红细胞还有缓冲的作用，调节机体的酸碱平衡。血红蛋白是红细胞内含量最为丰富的蛋白质成分，也是红细胞实现其功能的重要物质，一旦红细胞膜破裂，血红蛋白逸出到血浆中，称之溶血，血红蛋白的功能随之丧失。另外，当血红蛋白与 CO 结合时，或者其分子中的 Fe^{2+} 被氧化成 Fe^{3+} 时，其携带 O_2 和 CO_2 的能力也会丧失。

（二）红细胞的生理特性

1. 红细胞的可塑变形性 正常红细胞在外力作用下具有变形的能力，称为可塑变形性（plastic deformation）。外力去除后红细胞会再次恢复双凹圆饼状。正常红细胞呈双凹圆饼状，这种形状也有利于红细胞的可塑性变形。红细胞在全身血管中循环运行，要通过口径比其直径还要小的毛细血管和血窦间隙时，红细胞将发生卷曲变形，通过后又恢复原状。表面积与体积的比值愈大，变形能力愈大，故球形红细胞、衰老或受损的红细胞变形能力减弱。红细胞保持双凹圆饼状需要消耗能量。血红蛋白发生变性或红细胞内血红蛋白浓度过高，可因红细胞内黏度增高而降低红细胞的可塑变形性。

2. 红细胞的渗透脆性 将红细胞置于等渗溶液（0.9% NaCl 溶液）中，红细胞的形态和大小可保持不变；若置于高渗溶液中，红细胞因失水变得皱缩；若置于渗透压递减的一系列溶液（低渗溶液）中：在 0.8%~0.6% NaCl 溶液中，水在渗透压差的作用下，红细胞逐步胀大并双侧凸起成球形；在 0.46%~0.42% NaCl 溶液中，部分红细胞开始破裂溶血；在0.34%~0.32% NaCl溶液时完全溶血。这一现象说明，红细胞对低渗盐溶液具有一定的抵抗力。这种红细胞对低渗盐溶液的抵抗力称为红细胞的渗透脆性（osmotic fragility）。红细胞渗透脆性与红细胞对低渗盐溶液的抵抗力之间呈反变关系，红细胞渗透脆性愈大，表示其对低渗盐溶液的抵抗力愈小。正常情况下，即使是同一个体的红细胞对低盐溶液的抵抗力也不相同。如衰老的红细胞对低渗盐溶液的抵抗力减小，脆性增大；初成熟的红细胞对低渗盐溶液的抵抗力高，即脆性低。在某些溶血性疾病中，病人的红细胞开始溶血及完全溶血的NaCl溶液浓度均比正常人高，即红细胞的渗透抵抗性减小了，渗透脆性增加了。

不同物质的等渗溶液不一定都能使红细胞的体积和形态保持正常；能使悬浮于其中的红细胞保持正常体积和形状的盐溶液，称为等张溶液。所谓"张力"实际是指溶液中不能透过细胞膜的颗粒所造成的渗透压。例如NaCl不能自由透过细胞膜，所以0.9% NaCl既是等渗溶液，也是等张溶液；对于尿素，由于它能自由通过细胞膜，1.9%尿素溶液虽然与血浆等渗，但红细胞置入其中后立即溶血，所以不是等张溶液。

3. 红细胞的悬浮稳定性 将抗凝处理后的血液静置于垂直竖立的玻璃管（如分血计）中，红细胞虽然比血浆的比重大，但在一定的时间内能够较稳定地悬浮于血浆不易下沉，这一特性称为悬浮稳定性。悬浮稳定性的大小可用红细胞的沉降率来评价。将新采集的静脉血经抗凝处理后，置于有刻度的血沉管里垂直静置，红细胞将因重力而下沉，但正常情况下下沉十分缓慢，通常以红细胞在第一小时内下沉的距离来表示红细胞沉降的速度，称为红细胞沉降率（erythrocyte sedimentation rate，ESR），简称血沉。正常男性的红细胞沉降率第一小时末为0~15mm，女性为0~20mm。红细胞沉降率愈小，表示悬浮稳定性愈好。

红细胞的悬浮稳定性主要与红细胞的表面积与体积之比较大有关。红细胞因比重较大而在血浆中下沉时，红细胞与血浆之间的摩擦则减缓其下沉，红细胞的双凹圆饼状，表面积与容积之比较大，因而所产生的摩擦也较大。红细胞沉降率在某些疾病时（如活动性肺结核、风湿热等）加快，这主要是由于许多红细胞能较快地互相以凹面相贴，形成一叠红细胞，称为叠连；红细胞叠连起来，其外表面积与容积之比减小，因而摩擦力减小，下沉加快。红细胞叠连形成的快慢主要与血浆的成分有关，而不在于红细胞自身。若将血沉快的病人的红细胞，置于正常人的血浆中，则形成叠连的程度和红细胞沉降的速度并不加大，沉降率正常；反过来，若将正常人的红细胞置于这些病人的血浆中，则红细胞会迅速叠连而沉降加快。这说明促使红细胞发生叠连的因素在于血浆中。一般血浆中白蛋白增多可使红细胞沉降减慢；而球蛋白与纤维蛋白原增多时，红细胞沉降加速，其原因可能就在于白蛋白可使红细胞叠连（或聚集成其他形式的团粒）减少，而球蛋白与纤维蛋白原可促使叠连（或其他形式的聚集）增多，但作用机制尚不清楚。

（三）红细胞的生成与破坏

红细胞正常数量的维持是红细胞的不断生成与破坏达到动态平衡的结果。

1. 红细胞的生成

（1）红细胞生成部位　在胚胎时期，肝、脾及骨髓均能造血，人出生后红骨髓是生成红细胞的唯一场所。红骨髓内的造血干细胞首先分化为红系定向祖细胞，再经过原红细胞、早幼红细胞、中幼红细胞、晚幼红细胞及网织红细胞阶段，最后发育成成熟的红细胞。从原红细胞到中幼红细胞阶段，经历 3~5 次有丝分裂，每次有丝分裂约持续一天。一个原红细胞可产生 8~32 个晚幼红细胞。晚幼红细胞不再分裂，细胞内的血红蛋白含量已经达到正常，接着细胞核固缩、碎裂、消失，发育成网织红细胞（核碎裂阶段）。网织红细胞在脾内停留 1~2 天，继续发育成熟后进入血液循环。网织红细胞持续时间较短，外周血中网织红细胞的数量只占红细胞总数的 0.5%~1.5%，当骨髓造血功能增强时，大量网织红细胞释放入血，血液中网织红细胞可达 30%~50%。所以临床上常通过外周血网织红细胞的计数来了解骨髓的造血功能。当机体受某些因素（放射线、氯霉素、抗癌药物等）作用时，骨髓的造血功能受到抑制，可导致再生障碍性贫血。

（2）红细胞生成原料　红细胞的主要成分是血红蛋白，合成血红蛋白的主要原料是铁和蛋白质。正常人每天需要 20~25mg 铁用于红细胞生成，但人每天只需从食物中吸收 1mg（约 5%）的铁（外源性铁）来补充排泄的铁，其余 95% 均来自人体内铁（内源性铁）的再利用。机体贮存的铁主要来自于破坏了的红细胞，当衰老的红细胞被巨噬细胞吞噬后，血红蛋白被消化而释出血红素中的 Fe^{2+}，可再利用于血红蛋白的合成。当铁的摄入量不足或吸收障碍，或因慢性出血等原因，体内贮存的铁减少，或造血功能增强而供铁不足，均可使血红蛋白合成减少，引起低色素小细胞性贫血，即缺铁性贫血。此外，红细胞生成还需要氨基酸和蛋白质、维生素 B_6、维生素 B_2、维生素 C、维生素 E，微量元素铜、锰、钴和锌等。

（3）红细胞生成的条件　在幼红细胞的发育过程中，细胞核的存在对于细胞分裂和合成血红蛋白有着重要的作用。DNA 是构成细胞核的主要物质，它的合成必须有维生素 B_{12} 和叶酸作为辅酶。

维生素 B_{12} 是含钴的有机化合物，多存在于动物性食品中。机体对维生素 B_{12} 必须与内因子（intrinsic factor）结合才能被吸收。在正常情况下，内因子 - 维生素 B_{12} 复合物转运至回肠部位被吸收，同时内因子可保护维生素 B_{12} 不会被小肠上段内的蛋白水解酶水解破坏。当胃的大部分被切除或胃腺细胞受损伤，机体缺乏内因子，或体内产生抗内因子的抗体时，即可发生维生素 B_{12} 的吸收障碍，影响幼红细胞的分裂和血红蛋白合成，出现巨幼红细胞性贫血，即大细胞性贫血。

叶酸在体内二氢叶酸还原酶的催化下，形成四氢叶酸，参与 DNA 的合成。叶酸的转化需要维生素 B_{12} 的参与，当维生素 B_{12} 缺乏时，会导致叶酸的利用率降低，引起叶酸的相对不足。因此，当机体缺乏叶酸和维生素 B_{12} 时，都会导致 dTMP 和 dTTP 的生成障碍，DNA 无法合成，幼红细胞分裂增殖减慢，红细胞体积增大，导致巨幼红细胞性贫血，即大细胞性贫血。叶酸缺乏时也会引起与维生素 B_{12} 缺乏时相似的巨幼红细胞性贫血，只是在维生素 B_{12} 缺乏时，还可伴有神经系统和消化道症状。

（4）红细胞生成的调节　每个成年人体内约有 25×10^{12} 个红细胞，每 24h 便有 0.8% 的红细胞进行更新，也就是说每分钟约有 160×10^6 个红细胞生成；当机体需要时，如失血或某些疾病使红细胞寿命缩短，红细胞的生成率还能在正常基础上增加数倍。红细胞的生成主要受促红细胞生成素（erythropoietin，EPO）和雄激素的调节。

促红细胞生成素是一种糖蛋白，分子量为 34 000。促红细胞生成素主要由肾脏的间质细胞（如成纤维细胞和内皮细胞）产生（约占 90%），但肾外，如肝脏，也有少量生成。动物实验显示，切除双肾后，血浆中促红细胞生成素的浓度急剧降低。组织缺氧是促进 EPO 分泌的生理性刺激。当组织中氧分压降低时，血浆中的促红细胞生成素的浓度增加，它促进红系祖细胞向前体细胞分化，同时加速前体细胞的增殖，结果使骨髓中能合成血红蛋白的幼红细胞数增加，网织红细胞加速从骨髓释放。当红细胞增多时，促红细胞生成素分泌减少，这一负反馈调节机制是血液中红细胞数量保持相对恒定。近年来有迹象提示人类的某些血液病，如再生障碍性贫血是红系祖细胞的促红细胞生成素受体有缺陷所致。双肾实质严重破坏的晚期肾病患者常因缺乏 EPO 而发生肾性贫血。

雄激素对红系造血所起的作用，主要是刺激肾脏的间质细胞分泌产生 EPO，提高血浆中 EPO 的浓度，促进红细胞的生成。也有实验显示，雄激素刺激骨髓红系祖细胞增殖的效应先于血浆中 EPO 的增加，表明雄激素也可直接刺激骨髓，促进红细胞的生成。

雌激素则有抑制红细胞生成的作用。小剂量的雌激素可降低红系祖细胞对 EPO 反应，大剂量的雌激素还可能抑制 EPO 的生成，进而减少红细胞的生成。这也就是成年男性的红细胞数量和血红蛋白含量高于女性的原因之一。

此外，一些激素，如甲状腺激素、肾上腺皮质激素和生长激素，都可增强 EPO 的作用，促进红细胞的生成；而转化生长因子 β、干扰素 γ 和肿瘤坏死因子等可抑制红系祖细胞的分化，对红细胞的生成起负反馈调节的作用。

2. 红细胞的破坏　机体对衰老的和有缺陷的红细胞具有清除能力。正常人红细胞的平均寿命为 120 天，每天约有 0.8% 的红细胞主要因衰老而被破坏。

衰老红细胞主要在脾、肝和骨髓中被破坏，并由单核 - 巨噬细胞清除。脾脏是识别和清除衰老红细胞的最主要器官。当红细胞衰老时，其可塑变形性减弱而渗透脆性增加，在经过小血管或血窦空隙时，容易滞留在脾、肝和骨髓中，被巨噬细胞吞噬破坏释放出血红蛋白。血红蛋白分解为珠蛋白和血红素，珠蛋白可降解为氨基酸，供机体再利用；血红素经代谢释放出的铁可被再利用，而脱铁血红素转变为胆色素随粪便、尿排出体外。严重溶血时，血浆中血红蛋白浓度过高超过了触珠蛋白的结合能力，血红蛋白直接由肾脏排出，形成血红蛋白尿。

二、白细胞

（一）白细胞的形态、数量及分类

正常的白细胞（white blood cell，WBC）是一类有核的血细胞，无色，在血液中一般呈球形。根据白细胞形态、功能和来源部位可以分为三大类；粒细胞（granulocyte）、单核细胞（monocyte）和淋巴细胞（lymphocyte）；粒细胞又分为中性粒细胞（neutrophil）、嗜酸粒细胞（eosinophil）和嗜碱粒细胞（basophil）。正常成年人白细胞总数是（4.0~10.0）×10^9/L，其中中性粒细胞占50%~70%，嗜酸粒细胞占0.5%~5%，嗜碱粒细胞占0%~1%，单核细胞占3%~8%，淋巴细胞占20%~40%。

正常人血液中白细胞总数与年龄、每日不同的时间和机体不同的功能状态下，有较大范围变化。新生儿白细胞较高，为（12.0~20.0）×10^9/L，主要为中性粒细胞，约占总数的65%；3~4岁逐渐减少，到青春期时基本与成年人相同。白细胞数在下午较清晨高。另外，剧烈运动、情绪激动、疼痛以及妊娠、分娩等白细胞总数均可升高，分娩时白细胞总数可增至（17.0~34.0）×10^9/L。当白细胞超过10.0×10^9/L时，称为白细胞增多；而白细胞少于4.0×10^9/L时，称为白细胞减少。机体有炎症时常出现白细胞增多。

（二）白细胞的功能

1. 粒细胞　约有60%的白细胞的胞质内具有颗粒，因而把它们称为粒细胞。又根据胞质中颗粒的染色性质不同将粒细胞区分为：中性、嗜酸和嗜碱粒细胞。粒细胞在血流中停留时间很短暂，一般从数小时至2天。

（1）中性粒细胞　中性粒细胞是白细胞的主要部分，占50%~70%。由于这些细胞的细胞核的形态特殊，又称为多形核白细胞。中性粒细胞在血管内停留的时间平均只有6~8h，它们很快穿过血管壁进入组织发挥作用，而且进入组织后不再返回血液中来。在血管中的中性粒细胞，约有一半随血流循环，通常作白细胞计数只反映了这部分中性粒细胞的情况；另一半则附着在小血管壁上。同时，在骨髓中尚贮备了约2.5×10^{12}个成熟中性粒细胞，在机体需要时可立即大量动员这部分粒细胞进入循环血流。

中性粒细胞在血液的非特异性细胞免疫系统中起着十分重要的作用，具有很强的变形运动能力和吞噬能力，它处于机体抵御病原微生物，特别是在化脓性细菌入侵的第一线。当炎症发生时，它们被趋化性物质吸引到炎症部位。由于它们是借糖酵解获得能量，因此在肿胀并血流不畅的缺氧情况下仍能够生存。中性粒细胞内含有大量溶酶体酶，能将吞噬入细胞内的细菌和组织碎片分解，同时将入侵的细菌被包围在局部，防止病原微生物在体内扩散；当血液中的中性粒细胞减少时，机体的抵抗力降低，容易发生感染。当中性粒细胞本身解体时，释出各溶酶体酶类能溶解周围组织而形成脓肿。

（2）嗜碱粒细胞　在白细胞中嗜碱细胞占0%~1%，平均循环时间是12h。成熟的嗜碱粒细胞存在于血液中，只有在发生炎症时受趋化因子的诱导才迁移到组织中。

嗜碱粒细胞的胞质中存在较大和碱染色很深的颗粒，当嗜碱粒细胞被活化时可释放颗粒内的肝素、组胺、过敏性慢反应物质（白三烯）和嗜酸粒细胞趋化因子 A 等多种生物活性因子。肝素（heparin）具有抗凝作用，近年来发现嗜碱粒细胞参与体内的脂肪代谢，肝素作为脂酶的辅基增强了脂酶的作用，结果加快了由脂肪分解为游离脂肪酸的过程；组胺和过敏性慢反应物质（白三烯）可使毛细血管的通透性增加，局部充血、水肿，并可使平滑肌收缩，从而引起荨麻疹、支气管哮喘等与某些异物（如花粉）引起过敏反应的症状有关的过敏反应；嗜碱粒细胞被激活时还释放一种称为嗜酸粒细胞趋化因子 A（eosinophile chemotactic factor A）的小肽，这种因子能把嗜酸粒细胞聚集于局部以限制嗜碱粒细胞在过敏反应中的作用。此外，嗜碱粒细胞还参与机体抗寄生虫、抗肿瘤免疫应答。

（3）嗜酸粒细胞　血液中嗜酸粒细胞占白细胞总数的 0.5%～5%。血液中嗜酸粒细胞的数目有明显的昼夜周期性波动，清晨细胞数减少，午夜时细胞数增多。这种细胞数的周期性变化是与肾上腺皮质释放糖皮质激素量的昼夜波动有关的。当血液中皮质激素浓度增高时，嗜酸粒细胞数减少；而当皮质激素浓度降低时，细胞数增加。体内的嗜酸粒细胞主要存在于组织中，为血液中嗜酸粒细胞的 100 倍。嗜酸粒细胞的胞质内含有较大的、椭圆形的嗜酸颗粒，含有过氧化物酶和碱性蛋白等，但无溶菌酶，因此仅有微弱的吞噬作用而无杀菌能力。

嗜酸粒细胞在体内的作用是：①限制嗜碱粒细胞和肥大细胞在速发性过敏反应中的作用；②参与对蠕虫的免疫反应。在机体有寄生虫感染和发生过敏反应等情况时，常伴有嗜酸粒细胞的增多。

2. 单核细胞　单核细胞被称为第二类白细胞，胞体较大，胞质内没有颗粒，它们约占血液中白细胞数的 3%～8%。单核细胞来源于骨髓中的造血干细胞，并在骨髓中发育。当它们从骨髓进入血流时仍然是尚未成熟的细胞，单核细胞在血液中停留 2～3 天后迁移到周围组织中，细胞的体积增大，直径可达 60～80μm，细胞内溶酶体颗粒和线粒体的数目增多，发育成为成熟的巨噬细胞（macrophage）。存在于组织中的单核细胞称为组织巨噬细胞，如淋巴结、肺泡壁、骨髓、肝和脾等器官。激活了的单核细胞和组织巨噬细胞能生成并释放多种细胞毒素、干扰素和白细胞介素，参与机体防卫机制，还产生一些能促进内皮细胞和平滑肌细胞生长的因子。巨噬细胞具有比中性粒细胞更强的吞噬能力，可吞噬更多、更大的病原微生物及颗粒，如病毒、原虫、衰老的和损伤的红细胞及血小板等；激活的单核 - 吞噬细胞对肿瘤和病毒感染的细胞具有强大的杀伤能力；单核 - 吞噬细胞还可有效地加工处理并呈递抗原，在特异性免疫应答的诱导和调节中起关键作用。

3. 淋巴细胞　淋巴细胞是免疫细胞中的一大类，它们在免疫应答过程中起着核心作用。根据细胞成长发育的过程、细胞表面标志和功能的不同，将淋巴细胞分成 T 淋巴细胞（T lymphocyte）和 B 淋巴细胞（B lymphocyte）和自然杀伤细胞（natural killer cell，NK）三大类。在功能上 T 细胞主要与细胞免疫有关，B 细胞则主要与体液免疫有关，而 NK 细胞则是机体天然免疫的重要执行者。淋巴细胞的功能详见免疫学。

（1）T 淋巴细胞　在血液的淋巴细胞中，约占 70% ~80%，在血液和淋巴组织之间反复循环，还可以停留在外周淋巴器官如淋巴结中。淋巴细胞的寿命较长，一般为数月，有的长达一年以上。T 细胞被特异性的抗原物质激活后，进行增殖和分化，形成在功能上各异的两类细胞，即 T 免疫效应细胞和 T 记忆细胞（T memory cell）。T 细胞除了具有细胞免疫作用外，它们还具有调节其他免疫细胞特别是 B 细胞的功能。

长寿命的记忆 T 细胞在血液中不断循环，当他们再次遇到曾经接触过的抗原时，即使相隔几年之久仍能加以"识别"。在第二次与抗原体接触时能激发一种继发反应，这种反应比原发反应更强烈的引起细胞增殖，在短时间内形成大量的效应 T 细胞。

（2）B 淋巴细胞　在血液中 B 细胞约占淋巴细胞总数的 15%。固定在 B 细胞膜表面的免疫球蛋白（主要是单体 IgM 和 IgD）是抗原的特异性受体。当它们初次与某一个抗原接触而被致敏时，一部分 B 细胞即分化成熟为浆细胞，浆细胞即开始生成对该抗原特异的免疫球蛋白并将它们释放到周围的组织液中，这就是免疫抗体，参与机体的体液免疫应答。

有小部分受抗原刺激的 B 细胞发展成为记忆性 B 细胞，寿命很长，且保持特异性，由它们增殖生成的后代细胞也保持着这种特异性。当它们再次接触具有同样特异性的抗原时，便能迅速被激活，成为特异 B 淋巴母细胞。由记忆性 B 细胞增殖生成的后代细胞愈多，被特异性抗原激活的 B 细胞数也愈多。可见 B 细胞系统的"记忆"能力是取决于具有抗原特异性的记忆细胞数目的多少。

（3）NK 细胞　在血液中，除了 T 细胞和 B 细胞之外还有一类淋巴细胞，根据它们的细胞表面标志既不归属于 B 细胞，也不归属于 T 细胞，称为自然杀伤细胞（nature killer cell，NK）约占血液中淋巴细胞总数的 5% ~10%。NK 细胞广泛分布在血液和外周淋巴器官，可直接杀伤肿瘤细胞和被病毒感染的细胞等，发挥抗感染、抗肿瘤和免疫调节的功能。

（三）白细胞的生成与破坏

白细胞是有骨髓造血干细胞分化而形成的。白细胞的生成与稳定受许多因素的调节，如造血生长因子（也称集落刺激因子）能促进白细胞的生成；而乳铁蛋白、转化生长因子 β 等能抑制白细胞的生成。在白细胞的生成过程中，还需要有维生素 B_{12}、叶酸和维生素 B_6 的参与。

由于粒细胞和单核细胞主要在组织中发挥作用，淋巴细胞还可往返于血液、组织液和淋巴之间，并能增殖分化，故白细胞的寿命较难准确判断。白细胞在血液中停留的时间较短，循环血液只是将白细胞从骨髓和淋巴组织运送到机体所需部位的运输通道。一般来说，中性粒细胞在血液中停留 8h 左右即进入组织，4 ~5 天即衰老死亡，或经消化道排出。中性粒细胞在吞噬过细菌后，因释放溶酶体而发生自溶，与细菌和组织碎片一同形成脓液。单核细胞在血液中停留 2 ~3 天，然后进入组织，发育成巨噬细胞，在组织中可生存约 3 个月。

三、血小板

（一）血小板的形态和数量

血小板（platelets，BPC）是从骨髓成熟的巨核细胞胞浆解脱落下来的小块胞质。巨核细胞虽然在骨髓的造血细胞中为数最少，仅占骨髓有核细胞总数的 0.05%，但其产生的血小板却对机体的止血功能极为重要。

正常成年人的血小板数量是（100～300）$\times 10^9$/L。进食、运动、妊娠及低氧可使血小板增多；女性月经期血小板数量会减少。当血小板数减少到（50×10^9/L）以下时，称血小板减少，易产生出血倾向，微小的创伤或仅血压增高也使皮肤和黏膜下出现血瘀点，甚至出现大块紫癜，称为血小板减少性紫癜；血小板数量超过 1000×10^9/L，称为血小板增多，易发生血栓，导致血栓栓塞性疾病。

（二）血小板的生理特性

1. 黏附 血小板黏附于非血小板的表面，称为血小板黏附。血小板不能黏附于正常细胞表面，但当血管内皮细胞受损而暴露内膜下的胶原纤维时，血小板可黏附于内皮下的胶原组织上。这是血小板发挥作用的第一步。

2. 释放 血小板内含有致密体、α-颗粒和溶酶体三种颗粒。受刺激的血小板将贮存的致密体、α-颗粒和溶酶体内的活性物质（ADP、ATP、5-羟色胺、Ca^{2+}、儿茶酚胺和促凝血因子、血栓烷 A_2 等）排出的现象，称为血小板的释放。释放出的多种生物活性物质可促进血小板的活化、血小板的黏附、促进细胞的生长、血小板聚集和缩血管的作用，对凝血、纤溶有调节作用。

3. 聚集 血小板与血小板之间的相互黏着、聚合在一起，称为血小板聚集。目前已知多种生理因素及病理因素均可引起血小板聚集，生理因素主要有 ADP、肾上腺素、5-羟色胺、组胺、胶原、凝血酶、血栓烷 A_2（TXA_2）等；病理因素主要有病菌、免疫复合物、药物等。此外，血小板聚集还受前列腺素（PGI_2）和一氧化氮（NO）的负性调节。在正常情况下，血管内皮细胞产生的 PGI_2 与血小板生成的 TXA_2 之间保持动态平衡，血小板不聚集；如若血管内皮受损，局部 PGI_2 生成减少，则促进血小板聚集。

4. 收缩 血小板内具有收缩蛋白，其类似与肌肉的收缩蛋白，包括肌动蛋白、肌凝蛋白、微管及各种相关蛋白。血小板活化后，胞质内 Ca^{2+} 浓度升高，可引起血小板收缩。当血凝块中的血小板发生收缩时，使血凝块回缩和血栓硬化，有利于止血。

5. 吸附 血小板表面可吸附血浆中的多种凝血因子（如凝血因子Ⅰ、凝血因子Ⅴ、凝血因子Ⅺ等）。当血管破损时，随着血小板黏附和聚集于破损的局部，可使局部凝血因子的浓度升高，有利于血液凝固和生理止血。

（三）血小板的功能

1. 血小板有助于维持血管内皮的完整性 血小板能随时沉积于血管壁以填充内皮细胞脱落留下的空隙，及时修补血管壁，从而维持毛细血管壁的正常通透性。用放射性核素标记血小板示踪和电子显微镜观察，发现血小板可以融合入血管内皮细胞，因而可能对保持内皮细胞完整或对内皮细胞修复有重要作用。当血小板太少时，这些功能就难以完成而出现出血倾向。所以，血小板具有维护血管壁完整性的功能。

2. 血小板具有促进凝血和止血的功能　正常情况下，小血管受损后引起的出血在几分钟内会自行停止，这种现象称为生理性止血，临床上常用小针刺破耳垂或指尖，使血液自然流出，测得出血延续的时间，称为出血时间，正常人为 1～3min。出血时间的长短可以反映生理性止血的功能状态。生理性止血功能降低时，可出现出血倾向；生理性止血功能过强时，则容易形成血栓。

生理止血可分为三个步骤。①血管收缩：生理性止血首先表现为受损血管局部及附近的小血管收缩，使局部血流减少。若血管破损不大，则可自行封闭出血口，使出血停止。②血小板止血栓的形成：血管破损后，由于破损使内皮下的胶原纤维暴露，通过血小板黏附、聚集、吸附、收缩，达到初步止血。③血液凝固：血小板含有许多与凝血有关的因子，如血小板因子（PF$_3$）能吸附血液中的凝血因子，在局部迅速发生血液凝固，加固止血栓，达到永久性止血。

（四）血小板的破坏

血小板是骨髓的造血干细胞生成的巨核细胞分化形成的，其增殖和分化受造血因子的调节，如促血小板生成素可促进造血干细胞向巨核细胞增殖和分化，促进巨核细胞的成熟与释放血小板。

血小板进入血液后，只在开始两天具有生理功能，但平均寿命可有 7～14 天。衰老的血小板主要在脾脏中被吞噬、破坏。肝和肺也能清除衰老的血小板。

第四节　血液凝固与纤维蛋白溶解

血液凝固（blood coagulation）是指血液离开血管数分钟后，血液由流动的溶胶状态变成不能流动的胶冻状态的过程，也称血凝，是生理止血过程的重要环节。在血凝完成止血功能的同时，血浆中出现了生理性的抗凝血活动与纤维蛋白溶解系统（简称纤溶系统，fibrinolytic system）的作用，溶解血栓，以防止血凝块不断增大和凝血过程漫延到这一局部以外。

血液发生凝固以后，静置数小时，可见凝块凝缩，有清澈淡黄色不凝固的液体析出，这种液体称为血清（blood serum）。血清和血浆的区别是血清中没有纤维蛋白原和一些凝血因子等（图3－3）。

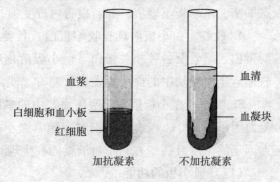

图 3 - 3　血浆和血清的区别

一、血液凝固

在凝血过程中，血浆中的纤维蛋白原转变为不溶的纤维蛋白。纤维蛋白交织成网，将许多血细胞网罗在内，形成血凝块。血液凝固是一系列复杂的酶促反应过程，需要多种凝血因子的参与。

（一）凝血因子

血浆与组织中直接参与凝血的物质，统称为凝血因子（blood clotting factors），其中已按国际命名法用罗马数字编了号的有 12 种（表 3 - 1）。此外，还有前激肽释放酶、高分子激肽原以及来自血小板的磷脂等直接参与凝血过程。除因子Ⅳ与磷脂外，其余已知的凝血因子都是蛋白质，而且因子Ⅱ、因子Ⅶ、因子Ⅸ、因子Ⅹ、因子Ⅺ、因子Ⅻ以及前激肽释放酶都是蛋白酶，这些蛋白酶都属于内切酶，即每一种酶只能水解某两种氨基酸所形成的肽键，因而不能将某已知肽链分解成很多氨基酸，而只是对某一条肽链进行有限的水解。通常在血液中，因子Ⅱ、因子Ⅶ、因子Ⅸ、因子Ⅹ、因子Ⅺ、因子Ⅻ都是无活性的酶原，必须通过有限水解在其肽链上一定部位切下一个片段，以暴露或形成活性中心，这些因子才成为有活性的酶，这个过程称为激活。被激活的酶，习惯上于该因子代号的右下角加一"a"字来表示，如凝血酶原被激活为凝血酶，即由因子Ⅱ变成因子Ⅱa。因子Ⅶ是以活性型存在于血液中的，但必须与因子Ⅲ（即组织凝血激酶）同时存在才能起作用，而在正常时因子Ⅲ只存在于血管外，所以通常因子Ⅶ在血流中也不起作用。现已知，因子Ⅱ、Ⅶ、Ⅸ、Ⅹ都是在肝中合成。这些因子在肝细胞的核糖体处合成肽链后，还需依靠维生素 K 的参与，使肽链上某些谷氨酸残基于 γ 位羧化成为 γ - 羧谷氨酸残基，构成这些因子的 Ca^{2+} 结合部位。因此，缺乏维生素 K，将出现出血倾向。

表 3 - 1 按国际命名法编号的凝血因子

编号	凝血因子名称
因子Ⅰ	纤维蛋白原（fibrinogen）
因子Ⅱ	凝血酶原（prothrombin）
因子Ⅲ	组织凝血激素（tissue thromboplastin）
因子Ⅳ	Ca^{2+}
因子Ⅴ	前加速素（proaccelerin）
因子Ⅶ	前转变素（proconvertin）
因子Ⅷ	抗血友病因子（antihemophilic factor，AHF）
因子Ⅸ	血浆凝血激酶（plasma thromboplastin component，PTC）
因子Ⅹ	Stuart - Prower 因子
因子Ⅺ	血浆凝血激酶前质（plasma thromboplastin antecedent，PTA）
因子Ⅻ	接触因子（contact factor）
因子ⅩⅢ	纤维蛋白稳定因子（fibrin - stabilizing factor）

（二）凝血过程

凝血过程基本上是一系列蛋白酶有限水解的过程，凝血过程一旦开始，各个凝血因子便一个激活另一个，形成一个"瀑布"式的反应链直至血液凝固。凝血过程大体可分为三个阶段：凝血酶原酶复合物的形成、凝血酶原激活、纤维蛋白生成。

1. 凝血酶原酶复合物的形成 凝血酶原酶复合物的形成可根据凝血启动的方式和参与的凝血因子不同分为内源性凝血途径和外源性凝血途径。

（1）内源性凝血途径 是指从因子XII的激活开始而启动的凝血过程。当血管损伤时，血管内膜下组织，特别是胶原纤维暴露，与因子XII接触，可使因子XII激活成XIIa。XIIa可激活前激肽释放酶使之成为激肽释放酶；后者反过来又能激活因子XII，这种正反馈过程形成大量的XIIa。XIIa又激活因子XI成为XIa。由因子XII被激活到XIa形成为止的步骤，称为表面激活。表面激活所形成的XIa再激活因子IX生成IXa，这一步需要有Ca^{2+}（即因子IV）存在。IXa再与因子VIII和血小板3因子（PF_3）及Ca^{2+}组成因子VIII复合物，即可激活因子X生成Xa。VIII复合物中能够激活因子X水解成为Xa的是IXa，但IXa单独激活这一过程非常缓慢，而因子VIII本身不是蛋白酶，只是一种辅助因子，不能激活因子X，但是因子VIII的参与使IXa激活因子X的作用加快几百倍；血小板3因子（PF_3）是血小板膜上的磷脂，它的作用主要是为这一过程提供一个磷脂的吸附表面。遗传原因缺乏因子VIII时将导致凝血过程非常缓慢，甚至微小的创伤也会出血不止，称为甲型血友病（hemophilia A）。先天性缺乏因子IX时，内源性途径激活因子X的反应受阻，血液也就不易凝固，这种凝血缺陷称为B型血友病（hemophilia B）。

（2）外源性凝血途径 是指由来自血管外的组织因子（因子III）进入血液而启动的凝血过程。因子III，原名组织凝血激酶，广泛存在于血管外组织中，但在脑、肺和胎盘组织中特别丰富。在组织损伤，血管破裂等情况下，因子III释放入血液，与血浆中的因子VII组成复合物，在有Ca^{2+}存在的情况下，激活因子X生成Xa。因子III为磷脂蛋白质，Ca^{2+}的作用就是将因子VII与因子X都结合于因子III所提供的磷脂上，以便因子VII催化因子X的有限水解形成Xa。

2. 凝血酶原激活 Xa与因子V、PF_3和Ca^{2+}形成凝血酶原酶复合物，激活凝血酶原（因子II）生成凝血酶（IIa）。在凝血酶原酶复合物中的PF_3也是提供磷脂表面，因子Xa和凝血酶原（因子II）通过Ca^{2+}而同时连接于磷脂表面，Xa催化凝血酶原进行有限水解，成为凝血酶（IIa）。因子V也是辅助因子，它本身不是蛋白酶，不能催化凝血酶原的有限水解，但可使Xa的作用增快几十倍。

因子X与凝血酶原的激活，都是在PF_3提供的磷脂表面上进行的，可以将这两个步骤总称为磷脂表面阶段。在这一阶段中，因子II（凝血酶原）、因子VII、因子IX和因子X，都必须通过Ca^{2+}连接于磷脂表面。因此，在这些因子的分子上有能与Ca^{2+}结合的部位。

3. 纤维蛋白生成 凝血酶（thrombin）有多方面的作用。但它的主要作用是催化纤维蛋白原的分解，使每一分子纤维蛋白原从 N - 端脱下四段小肽，转变成为纤维蛋白单体（fibrin monomer），然后互相连接，特别是在XIIIa与Ca^{2+}的作用下形成牢固的纤维蛋白多聚体（fibrin polymers），即不溶于水的血纤维，纤维蛋白交织成网，网络血细胞形成血凝块，至此凝血过程完成；除此，它还可以加速因子Ⅶ复合物与凝血酶原酶复合物的形成并增加其作用，这也是正反馈；它又能激活因子ⅩⅢ生成ⅩⅢa（图3-4）。

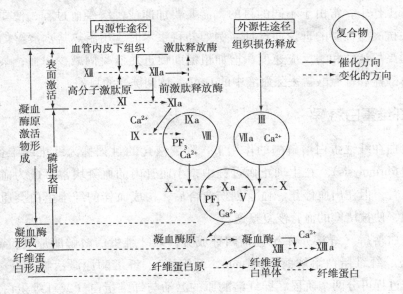

图3-4　血液凝固过程

　　一般来说，通过外源性途径凝血较快，内源性途径较慢。在实际生理止血过程中，既有内源性凝血，也有外源性凝血的参与。外源性凝血途径在体内生理性凝血反应的启动中起关键作用，而内源性凝血途径则对凝血反应开始后的维持和巩固起重要作用。

（三）抗凝系统的作用

　　血浆中最重要的抗凝物质是抗凝血酶Ⅲ（antithrombin Ⅲ）和肝素，它们的作用约占血浆全部抗凝血酶活性的75%。抗凝血酶Ⅲ是血浆中一种丝氨酸蛋白酶抑制物（serine protease inhibitor）。因子Ⅱa、因子Ⅶ、因子Ⅸa、因子Ⅹa、因子Ⅻa的活性中心均含有丝氨酸残基，都属于丝氨酸蛋白酶（serine protease）。抗凝血酶Ⅲ分子上的精氨酸残基，可以与这些酶活性中心的丝氨酸残基结合，"封闭"了这些酶的活性中心而使之失活。在血液中，每一分子抗凝血酶Ⅲ，可以与一分子凝血酶结合形成复合物，从而使凝血酶失活。

　　肝素是一种酸性黏多糖，主要由肥大细胞和嗜碱粒细胞产生，存在于大多数组织中，在肝、肺、心和肌组织中更为丰富。肝素在体内和体外都具有抗凝作用，肝素抗凝的主要机制在于它能结合血浆中的一些抗凝蛋白，如抗凝血酶Ⅲ和肝素辅助因子Ⅱ（heparin cofactor Ⅱ）等，使这些抗凝蛋白的活性大为增强。肝素可使抗凝血酶Ⅲ与凝血酶的亲和力可增强100倍，使凝血酶立即失活；因与肝素结合而被激活的肝素辅助因子Ⅱ能特异地与凝血酶结合成复合物，使凝血酶失活，在肝素的激活作用下，可使这种灭活速度加快约1000倍；肝素还能抑制凝血酶原的激活；抑制血小板黏附、聚集和释放反应；肝素还可以作用血管内皮细胞，使之释放凝血抑制物和纤溶酶原激活物，从而增强对凝血的抑制和纤维蛋白的溶解。此外，肝素能激活血浆中的脂酶，加速血浆中乳糜微粒的清除，因而减轻脂蛋白对血管内皮的损伤，有助于防止与血脂有关的血栓形成。

在临床工作中，常由于不同的目的，需要要加速或延缓凝血过程，便要根据凝血过程和有关抗凝与促凝的理论而设计，例如外科手术时，用温热盐水浸湿的纱布按压创面，可提高酶活性和酶反应速度、增加粗糙面促进血液凝固减少出血；某些临床生化检验用草酸盐和柠檬酸盐去除血液中的 Ca^{2+}，达到抗凝的目的。

二、纤维蛋白溶解

纤维蛋白在纤维蛋白溶解酶的作用下，降解液化的过程称为纤维纤维蛋白溶解，简称纤溶（fibrinolysis）。在生理止血过程中，小血管内的血凝块常可成为血栓，填塞了这一段血管，但在出血停止、血管创伤愈合后，构成血栓的纤维蛋白会通过纤溶过程降解液化，使被堵塞的血管恢复畅通。

纤维蛋白溶解（纤溶）系统包括四种成分，即纤维蛋白溶解酶原（plasminogen）（纤溶酶原）、纤维蛋白溶解酶（plasmin，纤溶酶）、纤溶酶原激活物与纤溶抑制物。纤溶的基本过程可分两个阶段，即纤溶酶原的激活与纤维蛋白（或纤维蛋白原）的降解（图 3 - 5）。

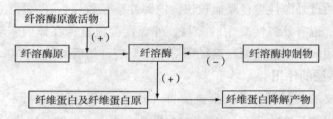

图 3 - 5　纤维蛋白溶解系统
（ + ）：促进作用；（ - ）抑制作用

（一）纤溶酶原的激活

纤溶酶原是一种蛋白质，主要由肝、骨髓、嗜酸粒细胞与肾中合成；在正常成年人每 100ml 血浆中约含 10 ~ 20mg 纤溶酶原，婴儿较少，妇女晚期妊娠时增多。纤溶酶原在激活物的作用下发生水解而被激活形成纤溶酶。

纤溶酶原激活物分布广而种类多，主要有三类：第一类为血管激活物，在小血管内皮细胞中合成后释放于血中，以维持血浆内激活物浓度于基本水平。血管内出现血纤维凝块时，可使内皮细胞释放大量激活物。所释放的激活物大都吸附于血纤维凝块上，进入血流的很少。第二类为组织激活物，存在于很多组织中，尤以子宫、前列腺、肺、甲状腺等组织较多，在组织损伤时可释放，因此上述器官手术时血液不易凝固，易发生术后渗血。月经血因为含有激活物所以不凝固。肾合成与分泌的尿激酶就属于这一类激活物，活性很强，有助于防止肾小管中纤维蛋白沉积，现已能从尿中提取，临床应用于治疗血栓病。第三类为血浆激活物也称依赖于因子ⅫⅡ的激活物，例如前激肽释放酶被Ⅻa激活后，所生成的激肽释放酶即可激活纤溶酶原。这一类激活物可能使血凝与纤溶互相配合并保持血液的正常状态。

纤溶酶原的激活也是有限水解的过程，在激活物的作用下，脱下一段肽链成为纤溶酶。

（二）纤维蛋白（与纤维蛋白原）的降解

纤溶酶将整个纤维蛋白或纤维蛋白原分割成很多可溶的小肽，总称为纤维蛋白降解产物。纤维蛋白降解产物一般不能再出现凝固，而且其中一部分有抗血凝的作用。纤溶酶是血浆中活性最强的蛋白酶，但特异性较小，可以水解凝血酶、因子 V、因子 Ⅷ、激活因子Ⅻa；促使血小板聚集和释放 5 - 羟色胺、ADP 等；还能激活血浆中的补体系统；但它的主要作用是水解纤维蛋白原和纤维蛋白。血管内出现血栓时，纤溶主要局限于血栓，这可能是由于血浆中有大量抗纤溶物质（即抑制物）存在，而血栓中的纤维蛋白却可吸附或结合较多的激活物所致。正常情况下，血管内膜表面经常有低水平的纤溶活动，很可能血管内也经常有低水平的凝血过程，两者处于平衡状态。

（三）抑制物及其作用

血液中纤溶抑制物有两类：一类为抗纤溶酶（antiplasmin），它是一种 α - 球蛋白，其特异性不大，例如，α_2 - 巨球蛋白能普遍抑制各种内切酶，包括纤溶酶、胰蛋白酶、凝血酶、激肽释放酶等，每一分子 α_2 - 巨球蛋白可结合一分子纤溶酶，然后迅速被吞噬细胞清除。血浆中 α_1 - 抗胰蛋白酶也对纤溶酶有抑制作用，但作用较慢，然而它分子量小，可渗出血管，控制血管外纤溶活动；另一类是激活物的抑制物，如血浆中的 α_2 - 巨球蛋白，能与尿激酶竞争而发挥抑制纤溶的作用。

正常情况下，血液凝固系统和纤维蛋白溶解系统之间保持动态平衡，从而维持血流的正常状态。在血管内，如果血液凝固作用大于纤溶将发生血栓，反之就会出现出血倾向。

第五节 血量、输血与血型

一、血量

人体内血液的总量称为血量，是血浆量和血细胞量的总和。正常成人血液总量占人体体重的 7% ~ 8%，相当于每千克体重 70 ~ 80ml，其中血浆量为 40 ~ 50ml。在安静状态下，血量的绝大部分在心血管系统中流动，称为循环血量；小部分滞留于肝、脾、肺和皮下静脉丛等贮血库中，称为贮存血量。机体在剧烈运动、情绪激动以及其他应激状态下，贮存血释放进入血液循环，以满足机体代谢的需要。

正常人体内血液的总量相对恒定，对维持正常血压和血流量，满足机体代谢需要，维持内环境稳态具有重要的生理意义。一次失血不超过全身血量的 10%，也就是 500ml 以下，为少量失血，机体通过贮存血量的补偿和心血管功能的调节，能够维持正常血压，不出现临床症状，丢失的液体可在 1~2h 内恢复，血浆蛋白可在 24h 内恢复，红细胞可在 1 个月内基本恢复。故一次献血 200~300ml 一般不会影响健康；一次失血达全身血量的 20%，即 1000ml 左右，为中等量失血，人体将难以代偿，会出现血压下降、脉搏加快、四肢冰冷、眩晕、口渴、恶心、乏力等现象，甚至晕倒；一次失血量达总量的 30% 时为严重失血，如不及时抢救，将会危及生命。

二、血型

血型（blood group）是血细胞上特异性抗原的类型，包括红细胞血型、白细胞血型和血小板血型。通常所说的血型是指红细胞血型，但是存在于红细胞上的血型抗原也存在于白细胞、血小板和一般组织细胞上，另外在白细胞和血小板上还存在它们本身特有的抗原。

目前在红细胞上已确定有许多种不同的抗原，大约有 30 种抗原能引发相当剧烈的机体反应，已确认了十几个独立的血型系统，如 ABO、Rh、MNSs、P 等。在 ABO 血型系统中，依据同一抗原在结构和功能方面的某些差异，区分出某些亚型。本节仅介绍与临床关系密切的 ABO 血型系统和 Rh 血型系统。

（一）ABO 血型系统

1901 年 Landsteiner 发现了第一个血型系统，即 ABO 血型系统，从此为人类揭开了血型的奥秘，并使输血成为安全度较大的临床治疗手段。

1. ABO 血型的分型依据及判定 根据红细胞膜上存在的特异性抗原凝集原 A 与凝集原 B 的情况不同而分为四型，即 A 型、B 型、O 型和 AB 型。红细胞只含 A 凝集原，即为 A 型；如只含 B 凝集原，为 B 型；若 A 与 B 两种凝集原都有，为 AB 型；若 A 与 B 两种凝集原都没有，则为 O 型。ABO 血型血清中含有天然抗体 - 凝集素，凝集素有两种，即凝集素 A 和凝集素 B，不同血型人的血清中含有不对应的凝集素，在凝集原与相应的凝集素相遇时会发生红细胞凝集，所以在 A 型人的血清中，只含有抗 B 凝集素；B 型人的血清中，只含有抗 A 凝集素；AB 型人的血清中没有抗 A 和抗 B 凝集素；而 O 型人的血清中则含有抗 A 和抗 B 凝集素（表 3-2）。后来进一步发现 4 种血型的红细胞上都含有 H 抗原，O 型的红细胞上也含有 H 抗原。H 抗原是形成 A、B 抗原的结构基础，但是 H 物质的抗原性很弱，因此血清中一般都没有抗 H 抗体。对抗血清的检测发现，A 型还可再区分为 A_1 和 A_2 亚型。在 A_1 亚型红细胞上含有 A 和 A_1 抗原，而 A_2 型红细胞上仅含有 A 抗原。相应的在 A_1 型血清中只有抗 B 凝集素，而 A_2 型血清中除抗 B 凝集素之外，还含有抗 A_1 凝集素。因此当将 A_1 型的血液输给 A_2 型的人时，血清中的抗 A_1 凝集素可能与 A_1 型的人红细胞上的 A_1 抗原结合产生凝集反应。

据调查，我国汉族人中 A_2 型和 A_2B 型分别不超过 A 型和 AB 型人群的 1%，即使如此，在测定血型和输血时都应注意到 A 亚型的存在。

表 3-2　ABO 血型系统中的凝集原和凝集素

血型	凝集原	凝集素
A 型	A	抗 B
B 型	B	抗 A
AB 型	A、B	无
O 型	无	抗 A、抗 B

2. ABO 血型的鉴定　正确测定血型是确保安全输血的基础，在输血时，只有血型相合才能考虑输血。临床上鉴定 ABO 血型的原理是用已知的抗体（凝集素）的标准血清检测未知的抗原（凝集原）。一般用玻片法鉴定血型，具体做法是：在玻片两端分别滴上一滴 A 型标准血清（含抗 B 凝集素）和一滴 B 型标准血清（含抗 A 凝集素）分别滴加一滴被鉴定人的红细胞悬液，轻轻摇动，使红细胞悬液与标准血清混匀，观察有无凝集现象（图 3-6）。若待测红细胞只与抗 A 凝集素发生凝集反应，为 A 型；待测红细胞只与抗 B 凝集素发生凝集反应，为 B 型；待测红细胞与抗 A 凝集素和抗 B 凝集素均发生凝集反应，为 AB 型；待测红细胞与抗 A 凝集素和抗 B 凝集素均不发生凝集反应，为 O 型。

（二）Rh 血型系统

1. Rh 血型系统的发现和在人群中的分布　当把恒河猴（Rhesus monkey）的红细胞重复注射入家兔体内，引起家兔产生免疫反应，此时在家兔血清中产生抗恒河猴红细胞的抗体（凝集素），再用含这种抗体的血清与人的红细胞混合，发现一些人的红细胞可与这种血清发生凝集反应，表明这些人的红细胞上具有与恒河猴同样的抗原，故以恒河猴的英文单词的开头字母命名为 Rh 血型。红细胞能够和这种凝集素发生凝集反应的称为 Rh 阳性血型；不能和这种血清发生凝集反应的，称为 Rh 阴性血型，这一血型系统即称为 Rh 血型系统。在我国，汉族和其他大部分民族，属 Rh 阳性血型约占 99%，Rh 阴性血型的人只占 1% 左右。但是在一些少数民族中，Rh 阴性血型的人较多，如苗族为 12.3%，塔塔尔族为 15.8%；白种人约为 85% 的人。

2. Rh 血型系统的基因型及其表达　利用血清试验发现人类红细胞上的 Rh 血型系统包括 5 种不同的抗原，分别称为 C、c、D、E、e。从理论上推断，有 3 对等位基因 Cc、Dd、Ee 控制着 6 个抗原。但实际上未发现单一的抗 d 血清，因而认为 d 是"静止基因"，在红细胞表面不表达 d 抗原。在 5 个抗原中，D 抗原的抗原性最强。因此通常

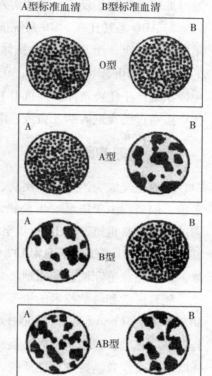

图 3-6　ABO 血型鉴定

将红细胞上含有 D 抗原，即称为 Rh 阳性血型；而红细胞上缺乏 D 抗原，称为 Rh 阴性血型。

3. Rh 血型的特点及其在医学实践中的意义 前述 ABO 血型时曾指出，从出生几个月之后在人的血清中会出现 ABO 系统的凝集素，即天然抗体，但人血清中不存在抗 Rh 的天然抗体。当 Rh 阴性血型的人，接受 Rh 阳性血型的血液后，通过体液性免疫才产生出抗 Rh 的抗体。所以第一次输血后一般不发生凝集反应，当再次输入 Rh 阳性血液时即可发生凝集反应，导致溶血。

与 ABO 系统比较，Rh 系统抗体的特征是：ABO 系统的抗体一般是完全抗体 IgM，不能通过胎盘；而 Rh 系统的抗体是不完全抗体 IgG，可以透过胎盘。因此，当 Rh 阴性的母亲怀孕 Rh 阳性的胎儿时，在分娩时如果胎儿红细胞或 D 抗原进入母体，刺激母体免疫系统产生免疫抗体，即抗 D 抗体。当这位母亲再次怀孕 Rh 阳性的胎儿时，这种抗体可以透过胎盘进入胎儿血液，造成胎儿溶血，严重时可致胎儿死亡。

三、输血的原则

输血已经成为治疗某些疾病、抢救伤员生命和保证一些手术得以顺利进行的重要手段。但是，由于输血发生差错，造成病人严重损害，甚至死亡的事故并不鲜见。美国的统计资料报道，在 1976 年至 1985 年的 10 年间，美国共发生输血死亡事故 159 例，其中由于 ABO 系统的错误为 137 例，占 86%。为了保证输血的安全性和提高输血的效果，必须注意遵守输血的原则。

随着医学和科学技术的进步，输血疗法已经从原来的单纯输全血，发展为输全血和成分输血（transfusion or blood components）。成分输血，就是把人血中的各种有效成分，如红细胞、粒细胞、血小板和血浆分别制备成高纯度或高浓度的制品再输入。这样既能提高疗效，减少不良反应，又能节约血源。

在准备输血时，首先必须保证供血者与受血者的 ABO 血型相合，因为这一系统的不相容输血常引起严重的反应。对于在生育年龄的妇女和需要反复输血的病人，还必须使供血者与受血者的 Rh 血型相合，以避免受血者在被致敏后产生抗 Rh 的抗体。

即使血型相同的人之间进行输血，也必须要在输血前进行交叉配血试验（corss - match test，图 3－7），即把供血者的红细胞与受血者的血清进行血清配合试验，称为主侧；而且要把受血者的红细胞与供血者的血清作配合试验，称为次侧。这样，既可检验血型测定是否有误，又能发现他们的红细胞或血清中，是否还存在一些其他的凝集原或凝集素，避免引起红细胞凝集反应。在进行交叉式配血试验时，应在 37℃ 下进行，以保证可能有的凝集反应得以充分显示。

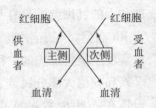

图 3－7 交叉配血试验

交叉配血试验的意义：如果交叉配血试验的两侧都没有凝集反应，即为配血相合，可以输血；如果主侧有凝集反应而次侧不凝，则为配血不合，禁止输血；如果主侧不凝集反应，而次侧有凝集反应，只能在应急情况下输血，输血时不宜太快太多，并密切观察，如发生输血反应，应立即停止输血；如主、次侧都发生凝集反应，则为配血不合，禁止输血。

临床疾病案例

案例一：血友病

血友病分为 A、B 两型，血友病 A（hemophilia A）是遗传原因导致缺乏因子Ⅷ时将导致凝血过程非常缓慢，甚至微小的创伤也会出血不止，称为甲型血友病（hemophilia A）。约占先天性出血性疾病的 85%。根据世界卫生组织（WHO）和世界血友病联盟（WHF）1990 年联合会议的报告，血友病 A 的发病率约为 15 ~ 20/10 万人口，欧美各国统计，约为 5 ~ 10/10 万人，中国血友病 A 发病率约为 3 ~ 4/10 万人口。血友病 B（hemophilia B），称因子Ⅸ缺乏症或 Christmas 病，是由于先天性缺乏因子Ⅸ，内源性途径激活因子Ⅹ的反应受阻，血液不易凝固，这种凝血缺陷称为 B 型血友病（hemophilia B）。发病率约 1.0 ~ 1.5/10 万人口，占血友病的 15% ~ 20%。因子Ⅸ的基因长34kb，位于 X 染色体长臂，有 8 个外显子和 7 个内含子。因子Ⅸ为一种维生素 K 依赖性的血浆蛋白，相对分子量为 5.6 万，合成部位在肝脏。血友病 A、血友病 B 治疗相似，采用替代疗法，可选用血浆、凝血酶原复合物（PCC）、因子Ⅸ浓缩物和重组因子Ⅸ制品等。

案例二：溶血反应

溶血反应是指输入的红细胞在受者体内发生异常破坏而引起的反应。急性溶血性输血反应，多见为 ABO 血型不合，因天然抗体属 IgM 型，故易激活补体，使红细胞迅速在血管内破坏。临床症状因输入血量及溶血程度不同而各异。轻者有时难与发热反应鉴别或进有短暂血红蛋白尿；重者寒战、高热、呼吸急促、血压下降甚至发生休克、DIC 等，也可因大量游历的血红蛋白沉淀于肾小管而发生急性肾衰。ABO 血型外的相应抗体大都不完全性的。有文献报道，抗 - D 能引起迟发性溶血性输血反应（DHTRS），通常是继发性免疫反应，其症状大都很轻而被忽略。但 DHTRS 可引起一个严重的临床综合征（SIRS）而备受关注。SIRS 可被描述成宿主防御衰竭综合征，表现为广泛的自体损害性免疫反应，伴有严重的败血症，脏器损伤及胰腺炎等。临床表现有体温升高或下降、心律失常，白细胞溶解及减少，高血压或外周阻力下降甚至休克、呼吸衰竭、成人呼吸窘迫综合征致多脏器衰竭等。

课后思考题

1. 名词解释：血细胞比容、红细胞渗透脆性、红细胞的悬浮稳定性、出血时、凝血时、纤维蛋白溶解、交叉配血试验。

2. 说出血浆渗透压的概念及作用。

3. 叙述血液凝固的概念及过程。

4. 叙述血型的分型及输血原则。

第四章

血液循环

☞ **学习目标**

1. 掌握心率和心动周期的概念，心动周期中心腔内压力、瓣膜启闭、血流方向、心室容积等变化及其关系，心排血量及其影响因素；自动节律性的产生及正常起搏点；心肌兴奋性的周期变化与心肌收缩性的关系；心内兴奋传导的途径和特点；动脉血压的概念、正常值、形成及影响因素。

2. 熟悉自律细胞和非自律细胞的生物电现象及其形成机制；心音的形成、特点和意义；中心静脉压的概念和影响静脉回流的因素，微循环的血流通路和功能，组织液的生成和影响因素；心血管活动的调节中枢和神经支配及其作用，颈动脉窦和主动脉弓压力感受性反射的过程及其意义，肾上腺素、去甲肾上腺素、血管紧张的生理作用。

3. 了解影响自律性、兴奋性、传导性、收缩性的因素；正常体表心电图的基本形状及意义，动脉脉搏；微循环的调节；心血管活动的化学感受性调节和其他调节；心、脑、肺的血流特点和调节。

血液循环（blood circulation）是指血液在心脏和血管中周而复始地定向流动。其中，心脏是血液循环的动力器官，血管是输送血液的管道系统。血液循环的主要功能是：物质运输，起到组织细胞与环境之间物质交换的纽带作用。循环流动的血液是物质运输的载体，它不断地将氧气、营养物质，还有多种激素、抗体和血细胞等运送到全身各组织器官，并将各组织器官所产生的 CO_2 及其他代谢产物运输到排泄器官排出体外，从而维持机体内环境理化性质的稳态，实现调节、免疫等功能。

近年来研究发现，心肌细胞能合成钠尿肽，血管内皮细胞可分泌内皮素、血管舒张因子等。这些激素和生物活性物质参与心血管、呼吸、泌尿功能以及水、电解质代谢和血液凝固等的调节作用。可见，心脏和血管不只是一个单纯的循环器官，除泵血功能外，还具有重要的内分泌功能。血管是输送血液的管道和与组织进行物质交换的场所，血管平滑肌的收缩与舒张对组织器官的血流分配进行调节。

本章中将讨论心脏的泵血功能、心肌细胞的生物电现象和生理特性、血管的功能、心血管活动的调节，以及冠状动脉循环、肺循环、脑循环等特殊器官循环的特点及调节。

第一节 心脏生理

心脏是由心肌构成并具有瓣膜结构的空腔器官。分为左、右心房和心室。在整个生命活动过程中，心脏不停的进行收缩与舒张的交替活动。心房收缩力较弱，房缩时将心房内血液挤入心室；心室收缩力强，室缩时左心室将血液射入压力较高的体循环，右心室将血液射入压力较低的肺循环。心脏舒张时能将压力很低的静脉血液抽（泵）吸回心室，在心内瓣膜的配合下推动血液沿着单一的方向流动。心脏的这种活动和水泵相似，故称为心泵或血泵。

一、心脏的射血功能

心房和心室有节律地收缩和舒张是实现射血功能的基础。

（一）心率和心动周期

1. 心率及其生理变化 每分钟心跳的次数称为心率（heart rate）。正常成人安静时心率为 60～100 次/min，平均约 75 次/min。心率可因年龄、性别及其他生理情况而有差异，如新生儿的心率可达 140 次/min 以上，以后随着年龄的增长而逐渐减慢，至 15～16 岁时接近成人水平。在成人中，女性的心率比男性稍快。安静或睡眠时心率减慢，运动或情绪激动时心率加快。经常进行体育锻炼或从事体力劳动者，心率较慢。心率是临床常用的诊疗指标之一，在评价心率时要充分考虑各种生理因素的影响才能作出正确的判断。

2. 心动周期 心房或心室每收缩和舒张一次所经历的时间，称为一个心动周期（cardiac cycle）。心动周期包括心房收缩与舒张以及心室的收缩和舒张。在心脏射血活动中起主要作用的是心室，故心动周期通常是指心室的活动周期。心动周期的长短与心率有关。以正常成人心率 75 次/min 计算，则一个心动周期占时约 0.8s（图4－1）。在一个心动周期中，首先是两心房同时收缩，历时 0.1s，称为心房收缩期；然后两心房舒张，历时 0.7s，称为心房舒张期；当心房开始舒张时，两心室同时收缩，历时约为 0.3s，称为心室收缩期；然后两心室舒张，

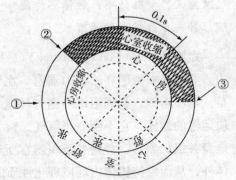

图4－1 心动周期图解
图中各箭头表示：①心房收缩开始；
②心房舒张开始时心室开始收缩；
③心室舒张开始

历时约为 0.5s，称为心室舒张期；在心室舒张期的前 0.4s，心房也处于舒张状态，故这一时期称为全心舒张期。

在一个心动周期中，心房和心室的舒张期均比收缩期长，这有利于心室长期工作不发生波动；有利于静脉血液的回流和心室的充盈；左心室供血主要发生在舒张期，

故舒张期长，使自身的供血量增多，代谢活动增强以产生更大的收缩力（见本章第 5 节）。当心率加快时，心动周期缩短，其中收缩期和舒张均缩短，但舒张期缩短更为明显，对心室肌的代谢和功能都会产生不利影响。

（二）心脏射血过程与机制

心房和心室有规律地舒缩，造成心腔内的压力有规律地变化，也使心瓣膜有规律地开启和关闭，从而使心脏完成射血功能。心脏的射血过程以心室的舒缩为中心，经历了等容收缩期、快速射血期、减慢射血期、等容舒张期、快速充盈期、减慢充盈期和心房收缩期。左心和右心的活动基本一致。现以左心室为例来讨论心脏的射血机制（图 4 - 2）。

1. 心室收缩期 根据心室内压力和容积等变化，心室收缩期可分为等容收缩期、快速射血期和减慢射血期。

（1）等容收缩期（isovolumic contraction period） 心室收缩前，室内压低于主动脉压和房内压，主动脉瓣关闭，房室瓣开放，血液不断由心房流入心室。心室收缩开始后，室内压迅速升高，当室内压超过房内压时心室内血液推动房室瓣，使其关闭，防止血液倒流入心房。此时，室内压未超过主动脉压，主动脉瓣仍处于关闭状态，心室暂时成为一个封闭的腔。因此，从房室瓣关闭到主动脉瓣开放前的这段时间，心室容积不变，故称为等容收缩期。等容收缩期历时约 0.05s，该期的长短与心肌收缩力的强弱及动脉血压的高低有关，在心肌收缩力减弱或动脉血压升高时，等容收缩期将延长。

（2）快速射血期（rapid ejection period） 随着心室肌的继续收缩，室内压继续上升，一旦超过主动脉压，心室内的血液将主动脉瓣冲开，血液迅速射入主动脉，心室容积随之缩小，但由于心室肌的强烈收缩，室内压可继续上升达最高值。此期血液射入动脉速度快，血量多（约占总射血量的 2/3），故称为快速射血期，历时约 0.1s。

（3）减慢射血期（reduced ejection period） 快速射血期后，因大量血液进入主动脉，主动脉内压力上升，与此同时，由于心室内血液减少，心室收缩强度减弱，导致射血速度变慢，称为减慢射血期，历时约 0.15s。在减慢射血期内，室内压已略低于主动脉压，但血液仍具有较大的动能，靠惯性作用，继续流入主动脉。减慢射血期末，心室容积缩至最小。

2. 心室舒张期 根据心室内压力和容积的变化，心室舒张期可分为等容舒张期、快速充盈期、减慢充盈期和心房收缩期四个时期。

（1）等容舒张期（isovolumic relaxation period） 心室开始舒张，室内压下降，并低于主动脉压，动脉内血液顺压力梯度反流，使主动脉瓣关闭，防止血液反流入心室。此时室内压仍高于房内压，房室瓣仍处于关闭状态，心室再次成为密闭的腔，容积不变。因此从动脉瓣关闭到房室瓣开启前的这段时间，称为等容舒张期，历时 0.06 ~ 0.08s。

（2）快速充盈期（rapid filling period） 随着心室继续舒张，室内压继续下降，当室内压低于房内压时，心房内的血液顺压力差推开房室瓣，快速流入心室，心室容积急剧增大，称为快速充盈期，历时约 0.1s。此期心房内的血液向心室内快速流动，主要是由于心室舒张时，室内压下降形成的"抽吸"作用。此期进入心室的血液量约占心室总充盈量的 2/3。

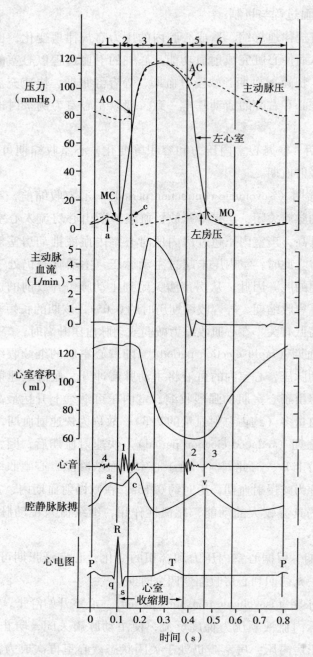

图 4-2　心动周期各时相中心脏（左心室）内压力、容积和瓣膜的变化

1. 心房收缩期；2. 等容收缩期；3. 快速射血期；4. 减慢射血期；5. 等容舒张期；

6. 快速充盈期；7. 减慢充盈期；AO 和 AC 分别表示主动脉瓣开启和关闭；MO 和 MC

分别表示二尖瓣开启和关闭；1mmHg = 0.133kPa

（3）减慢充盈期（reduced filling period） 随着心室内血量的增多，心房与心室之间的压力差减小，血液流向心室的速度减慢，心室容积缓慢增大，称为减慢充盈期，历时约0.22s。

（4）心房收缩期（atrial systole） 在心室舒张的最后0.1s，心房开始收缩，房内压升高，将血液挤入心室，使之得到进一步充盈，心房收缩期持续约0.1s。由心房收缩增加的心室充盈量仅占心室总充盈量的10%～30%。心室充盈完成后，开始下一次的收缩与射血的过程。

综上所述，心室的收缩与舒张是造成室内压变化，并导致心房与心室之间、心室与主动脉之间产生压力差的根本原因，而压力差又是引起瓣膜开闭的直接动力。瓣膜的开闭是血液呈单向流动的关键。心脏的泵血过程是在心室活动的主导下进行的，心房内压力变化小，不起主要作用。临床上心房颤动时，心房不能正常收缩，心室充盈量虽有所减少，尚不致引起严重后果。但是，如果心室颤动，心室不能正常射血，则心脏的泵血功能立即发生障碍，将危及患者生命。

右心室的泵血过程与左心室基本相同，但由于肺动脉压约为主动脉压的1/6，因此在射血过程中右心室内压的变化幅度明显小于左心室内压。

（三）心音

心音（heart sound） 在心动周期中，由于心肌舒缩、瓣膜开闭和血液冲击心室壁引起振动而产生的声音。用心音图机将心音的机械振动能量转换成电信号并记录下来，便可得到心音图。正常心音图有四个振动波，按其出现的顺序分别称为第一、第二、第三和第四心音。用听诊器在胸壁的一定部位一般只能听到清晰的两个心音，即第一心音和第二心音。心脏活动异常或形态变异可产生杂音或其他异常心音。因此，听取心音和记录心音图对于心脏病的诊断具有一定的意义。

1. 第一心音 发生在心室收缩期，是心室收缩开始的标志。第一心音主要由心室肌收缩、房室瓣快速关闭以及心室射出的血液冲击大动脉壁引起的振动而产生。第一心音的特点是：音调较低，响度较大，持续时间较长（约为0.12s）在心尖部听诊最清楚。第一心音可反映心室肌收缩力的强弱和房室瓣的功能状态。

2. 第二心音 发生在心室舒张期，是心室舒张开始的标志。第二心音是由于心室舒张时，半月瓣快速关闭和血液冲击主动脉根部引起的振动而产生。第二心音的特点是：音调较高，响度较小，持续时间较短（约为0.08s），在心底部听诊最清楚。第二心音可反映动脉压力的高低和动脉瓣的功能状态。

3. 第三心音 见于心室舒张早期，是一种低频、低振幅的振动。可能与心室舒张早期血液从心房突然冲入心室，使心室壁和乳头肌等发生振动有关。

4. 第四心音 见于舒张晚期，是由于心房收缩使血液进入心室，引起心室壁振动而产生，故又称为心房音。

（四）心脏泵血功能的评价

心脏的主要功能是射血，对心脏的射血功能进行正确的评价，具有重要的生理学意义和临床实用价值。通常用单位时间内心脏射出的血量和心脏做的功作为评价指标。

1. 每搏输出量和射血分数　一侧心室每收缩一次所射出的血量，称为每搏输出量（stroke volume），简称搏出量。正常成人安静状态下的搏出量约70ml（60～80ml）。搏出量相当于心室舒张末期容积与收缩末期容积之差。左心室舒张末期容积约135ml，收缩末期容积约65ml。可见心室射血后，心室腔内仍有剩余血液。搏出量占心室舒张末期容积的百分比，称为射血分数（ejection fraction，EF）。正常成人安静时的射血分数为55%～65%。心交感神经兴奋时，心室肌收缩力增强，搏出量增多，射血分数增大。当心功能减退或心室出现病理性扩大时，心室舒张末期容积增大，虽然患者的搏出量与正常人差别不大，但是射血分数已明显下降。所以，与搏出量相比，用射血分数作为评价心功能的指标更有意义。

2. 每分输出量和心指数　一侧心室每分钟射出的血量，称为每分输出量，简称心输出量（cardiac output）。心输出量等于搏出量乘以心率。正常成人心率约为75次/min，搏出量为60～80ml，则心输出量为4.5～6.0L/min，平均约为5L/min。左、右心室的心输出量基本相等。心输血量与机体代谢水平相适应，并可因性别、年龄、体型等差异而不同。成年女性的心输出量比同体重男性约低10%，青年时期的心输出量高于老年时期。情绪激动时心排出量可增加50%～100%。重体力劳动或剧烈运动时，心输出量可比安静时提高5～7倍，高达25～35L/min。

研究表明，心输出量与体表面积成正比。因此，对不同身材的个体进行心功能测定时，若用心输出量作为指标进行比较是不合适的。临床常用心指数来比较。心指数（cardiac index）是指以每平方米（m^2）体表面积计算的心输出量。我国中等身材的成年人体表面积约为1.6～1.7m^2，安静和空腹时心输出量为4.5～6.0L/min，心指数为3.0～3.5L/（min·m^2）。心指数是分析比较不同个体静息时心功能的评定指标。心指数可以因不同生理条件而异。一般10岁左右的儿童，静息时心指数最大，可达4L/（min·m^2）以上。以后随着年龄增长逐渐下降，到80岁时，静息心指数降到接近于2L/（min·m^2）。运动、妊娠、情绪激动、进食等情况下，心指数均增高。

3. 心脏做功量　血液在心血管内流动过程中所消耗的能量是由心脏做功供给的。心脏做功所释放的能量，一方面表现为压强能，将静脉内较低的血压提升为动脉内较高的血压；另一方面表现为动能，驱使血液向前流动。心室所做的功是衡量心功能的主要指标之一。每搏功（stroke work）是指心室收缩一次所做的功。左心室每搏功可以用下式简化公式计算：

左心室每搏功（J）= 搏出量（L）×（平均动脉压 – 平均左心房压）（mmHg）×血液比重×13.6×9.807×（1/1000）

心室每分钟做的功称为每分功或分功（minute work）。

$$每分功（J）= 每搏功×心率$$

正常成人安静时平均动脉压为92mmHg，平均左心房压为6mmHg。

由此可见，心脏做功不仅与心输出量有关，还与血压有关。因此用心脏做功量来评价心脏的泵血功能要比单纯用心输出量更为全面，特别是在动脉压不相等的情况下。例如，正常情况下左右心室的搏出量基本相等，但肺动脉平均压仅为主动脉平均压的1/6，所以右心室做功量只有左心室的1/6。

（五）影响心输出量的因素

心输出量等于每搏输出量和心率的乘积，因此，凡能影响每搏输出量和心率的因素均可影响心输出量。

1. 每搏输出量 每搏输出量受心肌前负荷、后负荷和心肌收缩能力的影响。

（1）前负荷 心室收缩前所承受的负荷，称为前负荷，通常用心室舒张末期容积或压力来表示。以左心室舒张末期压力为横坐标，左室搏功为纵坐标绘出的曲线，称为心室功能曲线（图4-3）。从曲线上看，左心室充盈压为12～15mmHg时是人体心室的最适前负荷，这时，心室肌细胞的长度为最适初长度，心肌的收缩力最大。最适前负荷左侧的一段曲线说明在这期间搏出量随心肌初长度的增加而增加。这种心肌收缩强度因初长度变化而发生相应变化的现象属于心肌的自身调节。在充盈压超过

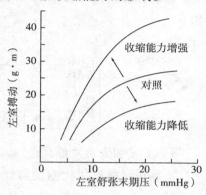

图4-3 心室功能曲线

最适前负荷后，心室功能曲线逐渐平坦，但不出现明显的降支，这是因为心肌细胞外的间质内含有大量的胶原纤维，使心肌伸展性较小，对抗被拉长的力量较大。所以，心肌达到最适初长度后，其长度便不再随充盈压的增加而增加，心肌的收缩强度也就不会随之而明显减小。只有当心肌发生严重的病理变化时，心室功能曲线才会出现明显的降支。心肌的这一特性对于心脏的正常泵血功能具有重要的生理意义。

总之，在一定范围内，随着心肌前负荷的增大，心肌初长度增加，心肌的收缩力增强，搏出量增多。若前负荷过大，心肌初长度超过一定限度，收缩力反而减弱，因此在输血或补液时，应严格控制输血、补液的速度和量，以防发生急性心力衰竭。

（2）后负荷 是指心室肌开始收缩后才遇到的负荷，即大动脉血压。当其他因素不变，大动脉血压增高时，心室的等容收缩期延长，而射血期缩短，使搏出量减少。在正常情况下，当动脉血压增高而使搏出量减少时，心室内余血量将增多，则心室舒张末期容积增大，可使前负荷增加，通过心肌的自身调节能使心肌收缩力增强，进而搏出量恢复正常。但是，如果动脉血压长期持续性增高，心室肌长期加强收缩，将会引起心室肌肥厚等病理性变化，导致心力衰竭。因此，对由后负荷增大引起的心力衰竭患者，可考虑用扩张血管的药物，降低动脉血压来改善患者的心功能。

（3）心肌的收缩能力 心肌收缩能力是指心肌不依赖于前、后负荷而改变其力学活动的内在特性。它是一种与心肌初长度无关、通过心肌本身收缩强度和速度的改变来影响心肌收缩力量的因素。心肌收缩能力受神经和体液因素的影响，例如，交感神经兴奋、血液中肾上腺素增多或使用洋地黄等强心药物时，心肌收缩能力增强，每搏

输出量增加；而迷走神经兴奋、乙酰胆碱增多时，心肌收缩能力减弱，每搏输出量减少。

2. 心率 在一定范围内，心率加快，则心输出量增多。但如果心率过快，超过180 次/min，将使心室舒张期明显缩短，导致心室充盈量不足，每搏输出量和每分输出量相应减少。如果心率过慢，低于 40 次/min，将使心室舒张期过长，此时心室充盈已达极限，心舒期的延长已不能进一步增加充盈量和每搏输出量，故每分输出量也将减少。因此，心率只有在最适宜时，心输出量才最大。现将影响心输出量的因素归纳如下。

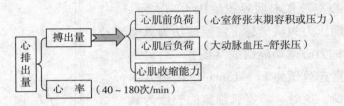

（六）心脏泵血功能储备

心输出量随机体代谢的需要而增加的能力，称为心脑泵血功能储备或心力储备（cardiac reserve）。健康成人安静时心输出量约为 5L，剧烈体力活动时心输出量可增加4 ~ 7 倍，达 25 ~ 35L，此时的心输出量称为最大心输出量。最大心输出量与安静时心输出量的差值可表示心力储备的大小，正常成人的心力储备约为 25L/min。心力储备的大小可反映心脏泵血功能对机体代谢需求的适应能力，取决于每搏输出量和心率能够提高的程度。因此，心力储备包括每搏输出量储备和心率储备两部分。

1. 每搏输出量储备

（1）收缩期储备 安静时左心室射血期末，心室内余血量约为 65ml。当心室做最大程度收缩，可使心室内余血量减少到 15 ~ 20ml。因此，动用收缩期储备，可使每搏输出量增加 45 ~ 50ml。可见收缩期储备是通过提高心肌收缩能力和射血分数来实现的。

（2）舒张期储备 安静时心室舒张末期容积约为 135ml，运动或激动时回心血量增加、心室容积增大。但由于心肌的伸展性很小，加之心包的限制，心室容积最大只能达到 150ml 左右，因此舒张期储备仅为 15ml 左右。

2. 心率储备

正常成人心率平均为 75 次/min，剧烈运动时可增加达到心率储备上限 180 ~ 200次/min，使心输出量增加 2 ~ 2.5 倍。一般情况下，动用心率储备是提高心输出量的主要途径。心率超过储备上限时，每搏输出量会明显减少，心输出量降低。

心力储备在很大程度上反映心脏的功能状况。经常进行体育锻炼的人，心力储备增大，心脏的射血能力增强。运动员的最大心输出量可为安静状态下的 8 倍。缺乏锻炼或心脏疾病的人，虽然在安静状态下心输出量能够满足代谢需要，但因心力储备较小，当体力活动增加（如上楼、爬山等）时，心输出量不能相应增加，因而出现心慌、气短不足的现象。加强体育锻炼是提高心力储备的有效途径。

二、心肌细胞的生物电现象

心脏的节律性收缩和舒张，是心脏实现泵血功能、推动血液循环的必要条件，而心肌细胞的动作电位则是触发心肌收缩和泵血的动因。心肌的各种生理特性与心肌细胞的电生理学特点也密切相关。因此，了解心肌细胞的生物电现象对于掌握心肌的生理特性和心脏的泵血功能具有十分重要的意义。

组成心脏的心肌细胞根据组织学和电生理学特点，可分为两类：一类是自律细胞，主要包括窦房结、房室交界的房结区、房室束以及浦肯野细胞，它们构成心脏的特殊传导系统，具有自动产生节律性兴奋的能力，控制心脏自动而有节律的活动，决定心脏活动的节律和频率，但因含肌原纤维甚少，故几乎没有收缩能力；另一类是非自律细胞，包括心房肌细胞和心室肌细胞，它们不具有自动产生节律性兴奋的能力，则在自律细胞发出和传导的兴奋作用下，进行有节律性的收缩和舒张活动，因富含肌原纤维，主要执行收缩功能，故又称工作细胞。心脏的泵血功能是通过这两类细胞相互配合和协调的工作来实现的。

心肌细胞的跨膜电位变化涉及多种离子运动。而且，不同类型心肌细胞的跨膜电位也不尽相同（图4-4）。同前述的生物电基本知识一样，心肌细胞的生物电位变化也是由于细胞内外存在着离子浓度梯度（表4-1）和细胞在不同状态下对离子的通透性不同引起的。

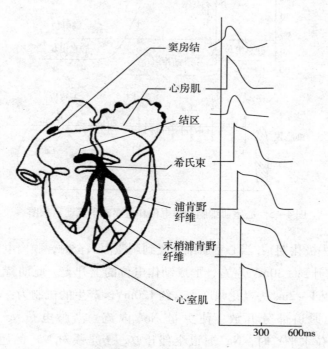

图4-4 心脏各部分心肌细胞的跨膜电位

表 4 - 1　心肌细胞内液和外液中几种主要离子的分布

离子	浓度（mmol/L）		平衡电位（mV）
	细胞内液	细胞外液	
Na^+	10	145	+70
K^+	140	4	-94
Ca^{2+}	10~4	2	+132
Cl^-	9	104	-65

1. 工作细胞的跨膜电位及其形成机制　属于工作细胞的心房肌和心室肌细胞的跨膜电位及其形成机制基本相同，因此现以心室肌细胞为例介绍如下。

（1）静息电位　心室肌细胞安静时的静息电位为 -90mV，其形成机制与神经细胞和骨骼肌细胞相似，主要是由于安静时细胞膜对 K^+ 通透性较高，K^+ 顺浓度差外流而形成的 K^+ 平衡电位。

（2）动作电位　心室肌细胞的动作电位与神经细胞和骨髓肌细胞明显不同，其主要特征是复极化过程复杂，历时长（200~300ms），动作电位的升支和降支明显不对称。心室肌细胞的动作电位通常分为 0、1、2、3、4 共五个时期（图 4 - 5）。

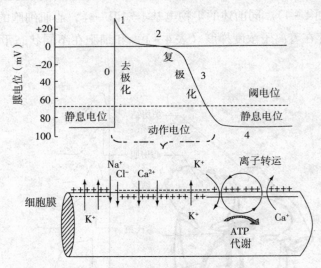

图 4 - 5　心室肌细胞动作电位和主要离子流动示意图

①0 期　（去极化期）：当心室肌细胞受到刺激而兴奋时，膜内电位由静息状态下的 -90mV 迅速上升到 +30mV 左右，形成动作电位的上升支。此期特点为：去极化速度快，历时短，仅 1~2ms 去极化幅度大，约 120mV。产生的机制为：心室肌细胞受到刺激后膜上 Na^+ 通道部分开放，使少量 Na^+ 内流，当膜电位从 -90mV 去极化达 -70mV（阈电位水平）时，Na^+ 通道全部开放，于是膜对 Na^+ 的通透性急骤升高，膜外 Na^+ 顺电化学梯度迅速内流，使膜内电位迅速上升到约 +30mV。钠通道属于快通道，激活开放和失活关闭的速度都很快，开放时间约 1ms，在膜去极化到 0mV 左右时

失活。

②1期（快速复极初期）：心室肌细胞复极化开始，膜内电位由 +30mV 快速下降到 0mV 左右，历时约 10ms。此期形成机制是：膜上的快 Na^+ 通道失活关闭，而 K^+ 通道被激活，K^+ 迅速外流。0 期与 1 期构成锋电位。

③2期（平台期）：1期复极膜电位达 0mV 左右后，复极化速度变慢，持续 100 ~ 150ms，形成平台状故称为平台期。2 期平台期是心室肌细胞动作电位的主要特征。此期的形成是由于膜上 Ca^{2+} 通道已开放，Ca^{2+} 缓慢内流，与 K^+ 外流相互抵消，从而使膜电位下降缓慢，维持 0mV 左右。

④3期（快速复极末期）：此期复极化速度加快，膜内电位由 0mV 快速下降至 -90mV 完成复极化过程，历时 100 ~ 150ms。3 期的形成是由于 Ca^{2+} 通道已关闭，Ca^{2+} 的内流停止，而膜对 K^+ 的通透性增高，K^+ 外流随时间递增所造成。

⑤4期（静息期）：此期膜内电位稳定在静息电位水平，故称静息期。但由于在形成动作电位过程中有一定量的 Na^+、Ca^{2+} 内流和 K^+ 外流，以致细胞内、外的原有离子浓度有所改变。因而，此期细胞膜上的离子泵活动增强，将内流的 Na^+、Ca^{2+} 泵出细胞，并摄回外流的 K^+，使细胞内、外的离子分布逐渐恢复到兴奋前的状态。

2. 自律细胞的跨膜电位及其形成机制 自律细胞与工作肌细胞动作电位的最大区别是在 4 期。工作肌细胞 4 期电位是稳定的；自律细胞 4 期的膜电位不稳定，当 3 期复极化达到最大复极电位之后，4 期即开始自动去极化，当去极化达到阈电位水平时，爆发一次新的动作电位，如此周而复始，动作电位就不断产生。

根据自律细胞动作电位 0 期去极化速度和产生机制不同，可分为快反应自律细胞和慢反应自律细胞。快反应自律细胞有房室束及束支和浦肯野细胞等，其动作电位 0 期与工作肌细胞相似，去极化速度快、幅度高，主要与细胞膜上快 Na^+ 通道开放、Na^+ 内流有关。慢反应自律细胞有窦房结 P 细胞和房室结细胞等，其动作电位 0 期去极化速度慢、幅度低，主要与膜上 Ca^{2+} 通道开放、Ca^{2+} 内流有关。

快反应细胞和慢反应细胞在特定条件下可发生相互转化。如心肌缺血缺氧、高血钾或洋地黄中毒时，可使心室肌细胞的静息电位变为 -60mV，此时，快反应细胞转变为慢反应细胞，兴奋传导速度减慢易于形成传导阻滞或形成兴奋折返，没有自律性的心室肌细胞表现出自律性，由此导致异位心律。

自律细胞在 4 期自动去极化是产生自动节律性兴奋的基础。不同类型的自律细胞，4 期自动去极化的速度和机制各不相同，以下主要讨窦房结 P 细胞和浦肯野细胞的跨膜电位。

（1）窦房结 P 细胞 窦房结动作电位分为 0，3，4 期共三个时期。与心室肌细胞动作电位相比，窦房结 P 细胞的动作电位具有以下特点：①0 期去极化速度慢、幅度小，膜内电位仅上升到 0mV 左右；②无明显的复极 1 期和 2 期；③3 期复极化时，最大复极电位较小，为 -70mV 左右；④4 期膜电位不稳定，由最大复极电位开始自动去极化，当去极化达到阈电位水平（约 -40mV）时，爆发一次动作电位；⑤4 期自动去极化速度快（图 4 – 6）。

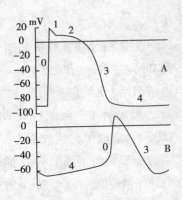

图 4 – 6　心室肌（A）与窦房结（B）细胞跨膜电位比较

窦房结 P 细胞的 0 期去极化是由于 Ca^{2+} 通道开放，Ca^{2+} 缓慢内流引起；3 期复极化是由于膜对 K^+ 通透性增高，K^+ 迅速外流所致；4 期自动去极化的机制比较复杂（图 4 – 7），是几种跨膜离子流的混合，包括 K^+ 外流进行性衰减、Na^+ 内流逐渐增强和 Ca^{2+} 内流，其中 K^+ 外流进行性衰减是 4 期自动去极化最重要的离子基础。

（2）浦肯野细胞　浦肯野细胞属快反应细胞，其动作电位的波形、幅度及形成机制与心室肌细胞基本相似，分为 0、1、2、3、4 期共五个时期。最大差别在于浦肯野细胞 4 期自动去极化。4 期自动去极化的机制也是由于 K^+ 外流进行性衰减，而 Na^+ 呈递增性内流。浦肯野细胞 4 期自动去极化的速度比窦房结 P 细胞慢，因而，浦肯野细胞的自律性比窦房结 P 细胞低。

三、心肌的生理特性

心肌细胞的生理特性包括自律性、兴奋性、传导性和收缩性。前三者是以心肌细胞的生物电活动为基础，故属于心肌细胞的电生理特性；而收缩性则是以细胞内收缩蛋白的功能活动为基础，因而属于心肌细胞的机械特性。

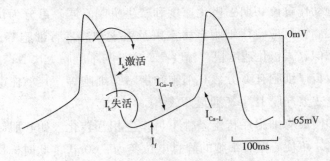

图 4 – 7　窦房结细胞的动作电位

（一）自动节律性

细胞、组织在没有外来刺激的情况下能够自动产生节律性兴奋的特性，称为自动节律性（autorhythmicity），简称自律性。心肌的自律性包括：反映心脏在单位时间内活动频率的自动性和反映心脏活动规则程度的节律性。心肌的自律性源于心肌自律细胞的 4 期自动去极化。自律性的高低的衡量指标是单位时间（每分钟）内自动发生兴奋的频率。

1. 自律细胞与心肌自律性的关系　心脏特殊传导系统（除结区外）都有自律性，但各部分的自律性高低有所不同。窦房结的自律性最高，约为 100 次/min；房室交界次之，约为 50 次/min；房室束约 40 次/min；末梢浦肯野细胞的自律性最低，约 25 次/min。正常心脏的节律性活动受自律性最高的窦房结控制，因而窦房结是主导心脏产生兴奋和收缩的正常起搏点（normal pacemaker）。以窦房结为起搏点的心脏节律，称为窦性节律（sinus rhythm）。其他自律组织在正常情况下并不表现出自身的自律性，而仅起传导兴奋的作用，故称为潜在起搏点。当窦房结下传兴奋受阻或潜在起搏点的自律性提高时，潜在起搏点可取代窦房结成为异位起搏点。由异位起搏点引起的心脏节律，称为异位节律。

2. 决定和影响自律性的因素 自律细胞的自动兴奋是 4 期膜自动去极化，使膜电位从最大复极电位达到阈电位而引起的。因此自律性的高低，既受最大复极电位与阈电位差距的影响，也取决于 4 期膜自动去极的速度（图 4-8）。

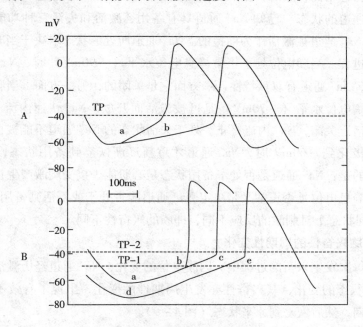

图 4-8 影响自律性的因素

A. 起搏电位斜率由 a 减小到 b 时，自律性降低；B. 最大复极电位水平由 a 达到 d，或阈电位由 TP-1 升到 TP-2 时，自律性均下降；TP：阈电位

（1）最大复极电位与阈电位之间的差距 最大复极电位的绝对值减小和（或）阈电位水平下移，均使两者之间的差距减小，4 期自动去极化达到阈电位水平所需的时间缩短，单位时间内产生兴奋的次数增多，即自律性增高；反之，自律性降低。例如，迷走神经兴奋时可使窦房结自律细胞 K^+ 通道开放率增高，故其复极 3 期 K^+ 外流增加，最大复极电位绝对值增大，与阈电位的差距增大，单位时间内产生兴奋的次数减少，即自律性降低，心率减慢。

（2）4 期自动去极化的速度 4 期自动去极化的速度与膜电位从最大复极电位水平达到阈电位水平所需要的时间密切相关，4 期自动去极化的速度越快，膜内电位上升到阈电位所需要的时间越短，单位时间内产生兴奋的次数就增多，即自律性增高；反之，自律性降低。例如，儿茶酚胺可以增强 4 期 Na^+ 内流，因而加速浦肯野细胞 4 期去极化速度，提高其自律性。

（二）兴奋性

兴奋性是指组织或细胞受到刺激后产生兴奋（动作电位）的能力。衡量兴奋性高低的指标主要用阈值来表示，阈值高表示兴奋性低，阈值低则表示兴奋性高。心肌细胞兴奋性的特点是：周期性明显。

1. 决定和影响心肌兴奋性的因素

（1）静息电位（或最大复极电位）与阈电位之间的差距　静息电位（或最大复极电位）的绝对值减小，或阈电位水平下移时，两者之间的差距减小，引起兴奋所需的阈值减小，兴奋性增高；反之，则兴奋性降低。

（2）Na^+ 通道的状态　已知 Na^+ 通道具有备用、激活和失活三种功能状态，兴奋的产生都是以 Na^+ 通道被激活作为前提的。Na^+ 通道所处的状态取决于当时的膜电位以及有关的时间进程。当膜电位处于正常静息电位水平（ $-90mV$ ）时，Na^+ 通道处于备用状态。此时，Na^+ 通道有双重特性，一方面它是关闭的，另一方面，当膜电位从静息电位去极化到阈电位水平（ $-70mV$ ）是可被激活而开放，Na^+ 快速内流。Na^+ 通道激活后便迅速失活、关闭，Na^+ 内流终止。处于失活状态的 Na^+ 通道不能被再次激活，只有当膜电位复极化到 $-60mV$ 时，Na^+ 通道才重新逐渐恢复到备用状态，此过程称复活。值得提出的是：Na^+ 通道是否处于备用状态是心肌能否接受刺激产生正常动作电位的先决条件。静息电位是否正常又是决定 Na^+ 通道能否处于或复活到备用状态的关键。Na^+ 通道在不同状态下对刺激的反应不同，即膜的兴奋性不同。

2. 心肌细胞兴奋性的周期性变化

心肌细胞每次发生兴奋的过程中，因膜电位的变化，Na^+ 通道经历激活、失活和复活（备用）等状态的变化，其兴奋性亦发生周期性的变化，出现了有效不应期、相对不应期和超常期，然后恢复到原来状态（图 4 - 9）。

（1）有效不应期（effective refractory period，ERP）　从 0 期去极化开始到 3 期膜电位复极达 $-55mV$ 的期间内，不论给予多么强大的刺激，都不能引起任何去极化反应，称为绝对不应期，表示此期兴奋性完全丧失。这是由于此期内膜电位过低，Na^+ 通道处于完全失活状态。从 3 期膜电位由 $-55mV$ 复极到 $-60mV$ 的期间内，如果给予足够强的刺激，可引起局部的去极化反应，称为局部反应期，表示此期兴奋性稍有恢复。这是由于 Na^+ 通道刚开始复活，如给予强刺激可引起少量 Na^+ 通道开放，产生局部去极化，但仍不能产生兴奋。因此，从 0 期去极化开始到 3 期复极至 $-60mV$ 这段期间内，任何刺激均不能使心肌细胞再次产生动作电位，称为有效不应期。

（2）相对不应期（relative refractory period，RRP）　有效不应期后，膜电位从 $-60mV$ 复极到 $-80mV$ 的期间内，给予阈上刺激时可以使心肌细胞产生动作电位，这段时间称为相对不应期，表示此期心肌的兴奋性已逐渐恢复，但仍低于正常。这是由于此期内 Na^+ 通道虽已逐渐复活，但开放能力尚未达到正常状态，细胞的兴奋性仍低于正常，产生的动作电位 0 期去极化的速度和幅度均小于正常，兴奋的传导速度也比较慢。

（3）超常期（supranormal period，SNP） 在膜电位从 -80mV 复极到 -90mV 的期间内，给予阈下刺激也可以使心肌细胞产生动作电位，这是由于此期内钠通道已基本恢复到备用状态，加之膜电位与阈电位的差距小于正常，引起兴奋所需的阈值较低，兴奋性高于正常，称为超常期。超常期之后，膜电位恢复到静息电位水平，兴奋性也就恢复正常。

在相对不应期和超常期由于钠通道尚未完全复活，发生的动作电位，其 0 期的速度、幅度均低于正常，局部电流较小，故兴奋的传播速度减慢，容易导致心律失常或形成折返。

3. 兴奋性的周期性变化与心肌收缩活动的关系

（1）不产生强直收缩 与神经细胞和骨髓肌细胞相比，心肌细胞的有效不应期特别长，横跨心肌收缩期并延续伸至舒张早期（图 4-9）。在此期内任何刺激均不能再次引起动作电位和收缩，故使心肌不会发生骨骼肌那样的完全强直收缩。而是始终进行收缩与舒张的交替活动，从而保证心脏的泵血功能。

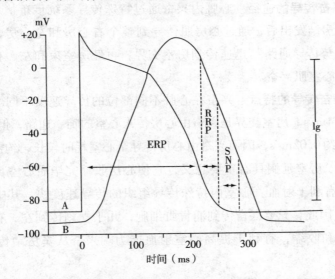

图 4-9 心肌细胞膜动作电位期间兴奋性的变化及其与机械收缩的关系

A. 动作电位；B. 机械收缩；ERP. 有效不应期；RRP 相对不应期；SNP 超常期

（2）期前收缩和代偿间歇 如果在心房或心室肌的有效不应期之后、下一次窦房结传来的兴奋到达之前，心房或心室受到一次人工刺激或异位起搏点传来的刺激，则可提前产生一次兴奋和收缩，分别称为期前兴奋和期前收缩。期前收缩也有自己的有效不应期，如果来自窦房结的下一次兴奋正好落在期前收缩的有效不应期中，便不能引起心室兴奋，即出现一次兴奋"脱失"（图 4-10），必须等到窦房结再一次传来兴奋，才能发生反应。因此在期前收缩之后常出现一个较长的心室舒张期，称为代偿间歇。

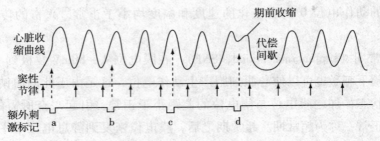

图 4-10　期前收缩与代偿间歇

虚箭头示刺激；a、b、c 刺激落在有效不应期内，无反应；

d 刺激落在有效不应期之后，引起期前收缩和代偿间歇

（三）传导性

细胞传导兴奋的能力或特性，称为传导性。传导性的高低可用动作电位的传导速度来衡量。同其他可兴奋细胞一样，心肌细胞膜任何部位产生的兴奋也是以局部电流学说的机制传导，不但可沿整个细胞膜传播，而且可通过闰盘传递到另一个心肌细胞，从而引起整块心肌的兴奋和收缩，保证两心室的同步收缩，产生强大的射血力量。

1. 心脏内兴奋传导的途径　心脏内兴奋通过特殊传导系统传布整个心脏。正常情况下，兴奋由窦房结发出后，通过心房肌传导到整个右心房和左心房，同时，兴奋沿着心房内的"优势传导通路"迅速传到房室交界，再经房室束和左、右束支传到浦肯野纤维网，引起心室肌兴奋。

2. 心脏内兴奋传导的特点　兴奋在心脏不同部位的传导速度不同。心房肌的传导速度较慢，约 0.4m/s。房室交界是兴奋由心房传入心室的唯一通路，但其传导速很慢、尤以结区最慢，约 0.02m/s，因而兴奋由心房传导至心室耗时较长，约需 0.1s，这种现象称为房室延搁。房室延搁具有重要意义，它使心房收缩完毕后心室再收缩，使心室得以充分充盈，有利于射血。心室内特殊传导组织的传导速度快，其中以浦肯野细胞最快，为 4m/s。因此，只要兴奋传到浦肯野细胞，几乎立刻传到左、右心室肌，引起两心室同步兴奋和收缩，有利于提高心室射血能力。兴奋从窦房结传到心室肌总共需 0.22s。

传导系统任何部位发生功能障碍，起源于窦房结的兴奋就不能正常向全心传播可能在某一部位发生停滞，称为传导阻滞。最常见的阻滞部位是房室交界区，称为房室传导阻滞。

3. 影响传导性的因素　心肌的传导性取决于心肌细胞的结构特点和电生理特性。

（1）心肌细胞的结构　心肌细胞的直径与细胞内的电阻呈反变关系，直径小的细胞，细胞内的电阻大，传导速度就慢；反之，传导速度就快。

（2）0 期去极化的速度和幅度　0 期去极化引起局部电流的产生，去极化的速度愈快，则局部电流形成愈快，使邻近未兴奋部位细胞膜去极化达阈电位所需的时间愈短，因而兴奋传导愈快；0 期去极化的幅度愈大，使兴奋与未兴奋部位之间的电位差愈大，

则形成的局部电流愈强，扩布愈远，因而兴奋传导愈快。

（3）邻近未兴奋部位膜的兴奋性　兴奋的传导是细胞膜依次兴奋的过程，只有邻近未兴奋部位膜的兴奋性正常时，才能正常传导。如果因某种原因造成邻近未兴奋部位膜的静息电位与阈电位之间的差距增大，则膜的兴奋性降低，去极化到阈电位所需的时间延长，所以传导速度减慢。

（四）收缩性

与骨骼肌细胞的收缩机制相似，心肌细胞也是先发生兴奋，然后经兴奋－收缩耦联导致肌丝滑行而引起收缩。但是心肌收缩还有其自身特点。

1. 心肌收缩的特点

（1）不发生强直收缩　如前所述，心肌细胞兴奋性变化的主要特点是有效不应期特别长，一直延续到舒张早期。在此期间无论多大刺激均不能引起心肌兴奋而收缩，因此，心肌不会像骨骼肌那样发生强直收缩，而始终保持收缩与舒张交替进行的节律性活动，以保证心脏有序的充盈与射血。

（2）对细胞外 Ca^{2+} 依赖性大　Ca^{2+} 是兴奋－收缩耦联的耦联因子。由于心肌细胞的肌质网不发达，Ca^{2+} 储存量少，因此，心肌的收缩对细胞外 Ca^{2+} 有明显的依赖性在一定范围内，细胞外 Ca^{2+} 浓度升高，细胞兴奋时 Ca^{2+} 内流增多，心肌收缩力增强；反之，则心肌收缩力减弱。当细胞外 Ca^{2+} 浓度显著降低到一定程度时，心肌虽仍然可以兴奋，但不发生收缩，称为兴奋－收缩脱耦联。

（3）同步收缩　由于心肌细胞之间的闰盘部位电阻很小，加之心房和心室内特殊传导组织的传导速度快，因此，可以把心房和心室看作是两个功能合胞体。心肌一旦兴奋后，整个心房的所有心肌细胞、整个心室的所有心肌细胞同时收缩，称为同步收缩或"全或无"式收缩。这种方式的收缩力量大，有利于提高心脏泵血的效率。

2. 影响心肌收缩的因素　影响搏出量的因素，如前负荷、后负荷和心肌收缩能力，以及细胞外 Ca^{2+} 浓度等，都能影响心肌的收缩。

四、体表心电图

心脏活动时产生的生物电变化可通过心脏周围的导电组织和体液传到体表，将测量电极置于体表的一定部位，用心电图机记录出来的心脏电变化曲线，称为心电图（electrocardiogram，ECG）。心电图是反映整个心脏兴奋的产生、传导和恢复过程中电位变化的综合波形，它不仅与单个心肌细胞动作电位曲线有明显不同，而且因测量电极的安放部位和连接方式不同而有所差异。

（一）心电图导联

人体不同部位放置电极，并通过导线与心电图机电流计的正负极相连，这种记录心电图的连线方式称为心电图导联。临床上检查心电图时，常用导联有 12 个，包括Ⅰ、Ⅱ、Ⅲ三个标准导联（双极肢体导联），aVR、aVL、aVF 三个加压单极肢体导联和 $V_1 \sim V_6$ 六个单极胸导联。由于导联不同，记录到的心电图波形可不完全相同，但是每一个心电图都包含几个基本波形。

（二）正常心电图的波形及其意义

心电图记录纸上纵线代表电压，每毫米为 0.1mV；横线代表时间，标准纸速为 25mm/s 时，横线 1mm 为 0.04s。根据记录纸可测量出正常心电图各波的电位值和时程。下面以标准 Ⅱ 导联心电图为例，介绍各波和间期的形态及其意义（图 4-11）。

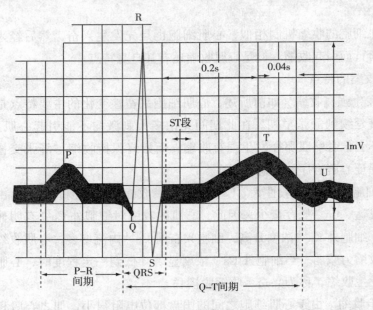

图 4-11　正常人的体表心电图

1. P 波　其反映左、右两心房的去极化过程，其波形小而圆钝，波幅不超过 0.25mV，历时 0.08~0.11s，当心房肥厚时，P 波时间和波幅超过正常。

2. QRS 波群　其反映左、右两心室的去极化过程。典型的 QRS 波群包括三个紧密相连的电位波动，先是向下的 Q 波，接着是向上的高而尖锐的 R 波，最后是向下的 S 波。正常 QRS 波群历时 0.06~0.1s，波幅在不同导联中变化较大。在心室肥厚或心室内兴奋传导异常时，QRS 波群将发生改变。

3. T 波　其反映心室的复极化过程，其波幅约为 0.1~0.8mV，历时 0.05~0.25s。正常 T 波方向与 QRS 波群的主波方向一致。如果 T 波低平、双向或倒置，常提示心肌缺血。

4. P-R 间期　其是指从 P 波起点到 QRS 波群起点之间的这段时间。它代表由窦房结产生的兴奋，经过心房、房室交界、房室束及其分支到心室肌开始去极化所需的时间。PR 间期正常为 0.12~0.2s，若时间超过正常，就表示有房室传导阻滞。

5. Q-T 间期　其是指从 QRS 波群起点到 T 波终点之间的这段时间。它表示从心室去极化开始到复极化结束所经历的时间，正常为 0.36~0.44s。心肌炎、心功能不全以及血 Ca^{2+} 过低时，Q-T 间期可延长。

6. ST 段　其是指从 QRS 波群终点到 T 波起点之间的线段。它表示心室肌细胞全部处于去极化状态，彼此之间无电位差存在，故正常时与基线平齐，一般上移不超过 0.1mV，下移不超过 0.05mV。若 ST 段偏离超过正常范围，常提示有心肌损伤或冠状动脉供血不足。

在上述心电图波形中，没有反映心房肌复极化过程的波形，这是由于心房复极化电位很低，可被 QRS 波群所掩盖。

临床疾病案例

案例一：心力衰竭

心力衰竭（心衰）是各种心脏结构或功能性疾病导致心室及（或）射血能力受损而引起的一组综合征。它反应心脏的泵血功能障碍，即心肌的舒缩功能不全，心输出量不能满足机体代谢需要，器官、组织血液灌注不足，同时出现肺循环和（或）体循环淤血，临床表现主要有呼吸困难和无力而致体力活动受限和水肿。从病理角度来看，心力衰竭的发生大致是：一方面因原发性心肌损害；另一方面是因心脏长期容量或压力负荷过重，导致心肌功能由代偿最终发展为失代偿，即心衰。

（1）造成原发性心肌损害的常见病因有：心肌缺血，例如，冠心病、心肌梗死；心肌炎、心肌病；心肌代谢障碍性疾病，例如，糖尿病心肌病，继发于甲状腺功能功能亢进或减低的心肌病，心肌淀粉样变性等。

（2）造成心脏长期负荷过重的病因有：压力负荷（后负荷）过重，见于高血压、主动脉瓣狭窄、肺动脉高压、肺动脉瓣狭窄等疾病，可使左、右心室射血阻力（后负荷）加重，心室等容收缩期延长，射血期缩短，每搏输出量减少。为克服增高的后阻力，心室肌代偿性肥厚以保证射血量。持久的负荷过重，心肌必然发生结构和功能改变而终至失代偿，逐渐发展为心衰；容量负荷（前负荷）过重，见于两种情况：心脏瓣膜关闭不全，如主动脉瓣关闭不全，在心舒期部分血液返流回左心室；二尖瓣关闭不全，在心缩期部分血液返回左心房。左、右心或动静脉分流性先天性心脏病，如房间隔、室间隔缺损，动脉导管未闭等，均因血液返流而至心室容量负荷增加。此外，如贫血患者伴有全身血容量增多、甲亢患者因高输出量而至循环血量增多。心脏的容量负荷增加，即心肌初长增加，容量负荷增加早期，心肌收缩功能尚能维持正常，但超过一定限度心肌功能发生改变即出现失代偿（心衰）表现。

（3）心力衰竭治疗的原则和目的是：防止和延缓心衰的发生；缓解临床心衰患者的症状；改善其长期预后和降低死亡率。为此，要从长计议，采取综合防治措施，重在预防，增加锻炼，提高身体素质；早期治疗一些能导致心功能受损的危险因素（疾病），如冠心病、高血压和糖尿病，阻止心肌重塑的进展；对临床心衰患者，除缓解症状外，还要达三个目的：提高运动耐量，改善生活质量；阻止或延缓心肌损害进一步发展；降低死亡率。

案例二：心脏杂音

血液在结构和功能正常的心脏和大血管中流动时，并不产生异样的声音。但血液在已发生了结构和功能改变的心脏和血管中流动时将遇到障碍,就会在障碍物边缘形成漩流,并引起心脏的瓣膜及血管壁的振动。这时,在正常心音之外就产生杂音。医生借助于听诊器,可在人体心脏心音听诊区听到它不同的响声。

杂音分为生理性杂音和病理性杂音。生理性杂音可出现于正常人,尤其是青少年。病理性杂音则不同,出现在心动周期的不同时期、不同的心脏听诊部位及音调、强度、频率均不同,能或可反映心脏的结构和功能改变的程度不同。例如,在二尖瓣区的收缩期听到模拟风吹或拉锯的音调,提示二尖瓣关闭不严;若在舒张期出现隆隆如雷般的声音,就表明二尖瓣环口已狭窄了,血流已受到影响,这是风湿性心脏病的重要体征。有一种杂音,音质和谐、音调较高、音量也较大,常常模拟哨笛声、提琴声、鸟叫声,即所谓的"音乐性杂音"提示心脏瓣膜已有穿孔或心室内乳头肌或腱索已断裂,室间隔有了孔洞等。常见于急性心肌梗死并发室间隔穿孔或乳头肌断裂、梅毒性心脏病等等。还有很难听的一种杂音"心包摩擦音"。听起来就像人们踏在积雪上发出那种嚓嚓嚓的声音,显得干涩而沙哑。但提示医生,患者的心包膜脏层和壁层都已增厚,变得粗糙了。尿毒症病人的心前区如果有这种心包摩擦声,说明病人已合并有尿毒症心包炎,这是病情危重的特征。所以有时把它说成是"送葬的钟声"。

案例三:心律失常

心脏的激动起源于窦房结,按一定顺序,依次下传至心房、房室连接处、房室束、左右束支及蒲金野氏纤维和心室肌,使全心肌激动。当激动的产生或传导发生异常时,就使心脏活动的频率和节律发生紊乱,称为心律失常。

1. 心律失常的临床分型 心律失常种类很多,分类方法也不同,临床常分快速型与缓慢型两种类型。①快速型又见以下几种:窦性心动过速;阵发性室上性(室性)心动过速;房性、结性、室性早搏;心房纤颤;非阵发性室性心动过速等。②缓慢型心律失常可分为:窦性心动过缓;房室传导阻滞;窦房传导阻滞;窦性停搏;束支传导阻滞等。

2. 心律失常病因 心律失常的起因很多,归纳起来可分为以下三类。①心脏本身的因素:这是最重要而常见的一种原因。如心肌炎、风心病、高心病等。②全身性因素:各种感染、中毒、电解质紊乱(高钾血症、低钾血症)、酸碱中毒以及药物影响。③其他器官障碍的因素:心脏以外的其他器官,在发生功能性或气质性改变时也可诱发心律失常。

3. 心律失常的诱发因素

(1)体位 人体在体位发生改变的情况下,除迷走神经张力有变化外,血液动力学也会发生程度不同的改变。在由立位到卧位或由卧位到立位时,可出现短暂的心律失常。

(2)吃 有些人在吞咽食物 3～6s 时可突发心悸、头昏,甚至昏厥;有的出现心动过速、频繁早搏;有的则发生心动过缓、传导阻滞,"狼吞虎咽"时症状更明显。因此吃东西时还是应该细嚼慢咽,这样也有助于消化吸收,对健康有益。

（3）衣服 合成纤维衣服可使一些人出现室性早搏。这由于机体对合成纤维过敏导致组织胺类物质释放有关，或改变体表电位差，从而使心脏电传异常。

（4）烟 烟草中的多种有害物质可直接刺激植物神经，常会引起心律失常。

（5）饮 多饮酒可加重心脏负担，增加心肌耗氧量，大量喝咖啡也会导致同样结果。

（6）外界的刺激 机体突然受寒、受惊吓、神经系统受刺激，血管突然收缩，血压升高，引起心律失常。

（7）运动 运动时通过降低副交感神经张力，增加交感神经张力，会使心率增快，房室传导改变，心肌耗氧量增加，诱发心律失常。

（8）情绪 喜、怒、哀、乐、惊、恐、悲、这七情的调节失控均可通过大脑中枢神经系统，使心脏神经功能及内分泌激素释放失衡，导致心律不齐。

4. 心律失常的危害

（1）心律失常可使血液循环失常 当发生心律失常时，心房和心室收缩程序改变，能使心排血量下降30%左右，引起病人心虚、胸闷、无力等症状。

（2）心律失常较严重可致窦性停搏、窦房阻滞和心动过缓，出现心动过速综合征（又称慢－快综合征）。

（3）心律失常可导致猝死 发生猝死最多的原因是心律失常，其中以室性心动过速、室颤及传导阻滞引起猝死的发生率最高。

5. 心律失常预防 心律失常的发生多由心脏疾患引起，故防止心律失常患者发生意外，首先要积极治疗原发病。需要服药治疗的心律失常患者，一定要按时服药，以免加重心律失常，导致不良后果。

心律失常患者所服药物及剂量，一定要经医生认可，对于严重的窦性心动过缓、窦性停搏、窦房阻滞的患者，应避免使用一切足以减慢心率的药物，以避免发生晕厥、猝死等意外。

同时应注重如下几点：

（1）注重休息，轻者可做适当活动，严重者需绝对卧床静养，室内光线一般不宜过强。

（2）保持环境清静，禁止喧哗、嘈杂，尤其对严重心律失常的病人更应注重。嘈杂声音的刺激可以加重病情。

（3）避免喜怒忧思等精神刺激，要善于做患者的思想工作，使之配合治疗，以利于康复。

（4）患者的衣服不要太紧，尤其呼吸困难时，应将纽扣松开。

（5）喘息不能平卧者，应用被褥垫高背部或采用半卧位。

（6）如发现病人呼吸困难，唇色发绀，出汗，肢冷等情况，应先予吸氧，同时报告医生，及时处理。

（7）医护人员操作宜轻稳，避免触动病人的卧床而引起病人情绪波动，加重病情。

第二节 血管生理

血管与心脏互相串连成一个基本密闭的循环管道。由心室射出的血液依次流经动脉、毛细血管和静脉，再返回心房。血管主要起着运送血液、形成和维持血压、分配血量和进行物质交换的作用。各类血管的结构不尽相同，构成管壁的内皮、弹性纤维、平滑肌、胶原纤维的比例也不相同，使得血液流经其中时表现出不同的血流特点。

一、各类血管的功能特点

根据各类血管的形态结构和功能特点不同，将血管分为以下几类。

1. 弹性储器血管　是指主动脉、肺动脉主干及其发出的最大分支。这类血管管壁坚厚，富含弹性纤维，有明显的可扩张性和弹性，称为弹性储器血管。心室收缩射血所释放的能量，一方面推动血液向前流动，另一方面使大动脉扩张，暂时储存部分血液。心室舒张时，被扩张的大动脉发生弹性回缩，促使其中的部分血液流向外周，从而使心脏间断的射血变成血管系统中连续的血流，并减小每个心动周期中血压的波动幅度。

2. 分配血管　中动脉及其分支，其功能是将血液输送到各器官组织，故称为分配血管。

3. 阻力血管　小动脉和微动脉血管管径小，管壁富含平滑肌，对血流的阻力大，故称为阻力血管或毛细血管前阻力血管。

4. 交换血管　指毛细血管（尤其是真毛细管），其管壁仅由一层扁平内皮细胞和外裹的基膜构成，因其管壁薄，故通透性很大，加之数量多，分布广，血流速度缓慢，成为血液与组织液之间进行物质交换的场所，故称为交换血管。

5. 容量血管　静脉血管管径大、管壁较薄、易扩张，安静状态下，整个静脉系统容纳了全身循环血量的60%～70%，故称容量血管。

二、血流量、血流阻力和血压

由于血管是有弹性和可扩张的系统，血液又是含有血细胞和胶体物质等多种成分的液体，故血流动力学除具有一般液体力学的共同特点外，又有它自身的特点。

（一）血流量和血流速度

1. 血流量　单位时间内流经血管某一截面的血量，称为血流量（blood flow），也称容积速度，单位通常为 ml/min 或 L/min。按照血流动力学原理，血流量（Q）与该段血管两端的压力差（ΔP）成正比，与血流阻力（R）成反比，即：$Q = \Delta P/R$。

在闭合的血管系统中，每一截面的血流量是相等的，即等于心排血量。以体循环为例，上式中的 Q 就是心排血量，R 为血流阻力，ΔP 为主动脉血压与右心房压之差。由于右心房压接近于零，主动脉压（P_A）即可代表 ΔP。因此上式可表达为：$Q = P_A/R$

对于某个器官来讲，器官血流量（Q）取决于灌注该器官的动脉压和静脉压之差

（ΔP）与该器官内的血流阻力（R）。整体情况下供应不同器官血液的动脉血压基本相同，静脉压很低，所以血流阻力就成为决定器官血流量的主要因素。

2. 血流速度 血液中的一个质点在血流中前进的线速度称为血流速度。血流速度与血流量成正比，与血管的总横截面积成反比。主动脉的总横截面积最小，毛细血管的总横截面积最大，因此，血流速度在主动脉内最快，在毛细血管内最慢。

（二）血流阻力

血液在血管中流动时所遇到的阻力，称为血流阻力（R），来源于血液流动时血液内各成分之间以及血液与管壁之间的摩擦力。血流阻力与血管长度（L）和血液黏滞度（η）成正比，与血管半径（r）的 4 次方成反比，即：

$$R = 8\eta L / \pi r^4$$

生理条件下，血管长度和血液粘滞度变化很小，因此，血流阻力主要受血管管径的影响。

在体循环总血流阻力中，大动脉、中动脉约占 19%，小动脉和微动脉约占 47%，毛细血管约占 27%，静脉约占 7%，可见小动脉和微动脉是形成外周血流阻力的主要部位，这些血管常称为阻力血管，其管径变化对血流阻力的影响最大。

（三）血压

血压（blood pressure，BP）是指血管内流动的血液对单位面积血管壁的侧压力或压强。血压的法定计量单位是千帕（kPa），但临床上血压数值习惯采用毫米汞柱（mmHg）来表示（1mmHg = 0.133kPa）。在整个血管系统中存在着一定的压力差，即动脉血压 > 毛细血管血压 > 静脉血压，这个压力差是推动血液流动推动的基本动力。压力差的产生是由于血液从大动脉经毛细血管、静脉流向心房的过程中需要克服阻力，消耗能量，势能不断转化成动能，故血压逐渐降低。机体处于安静状态时，体循环中小动脉和微动脉部分因阻力最大，故血压降落幅度最大，血液流至右心房时压力已接

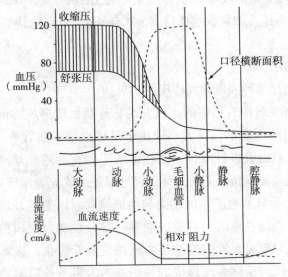

图 4-12 各段血管的血压、口径总面积与血流速度关系示意图

近于零（图 4 - 12），另外，由于心脏射血是间断性的，在心动周期中动脉血压也会发生周期性的变化。

三、动脉血压与动脉脉搏

（一）动脉血压的概念和正常值

1. 动脉血压 动脉血管内流动的血液对单位面积血管壁的侧压力，称为动脉血压（arterial blood pressure），通常是指主动脉内的血压。在大动脉中血压降落很小，故通常将在上臂测得的肱动脉压代表主动脉压，即通常所说的血压。心室收缩时主动脉压升高达最高值，称为收缩压（systolic pressure）。心室舒张时主动脉压下降达最低值，称为舒张压（diastolic pressure）。收缩压与舒张压之差称为脉搏压，简称脉压（pulse pressure）。在一个心动周期中每一瞬间动脉血压的平均值，称为平均动脉压（mean arterial pressure），平均动脉压约等于舒张压加 1/3 脉压。

2. 动脉血压的正常值及生理变异 我国健康青年人安静状态下的收缩压为 100 ~ 120mmHg，舒张压为 60 ~ 80mmHg，脉压为 30 ~ 40mmHg，平均动脉压为 100mmHg。动脉血压除存在个体差异外，并随性别、年龄及机体状态而不同。一般来说，女性在更年期前动脉血压比同龄男性低，更年期后后动脉血压升高。男性和女性的动脉血压都随年龄增大而逐渐升高，收缩压升高比舒张压的升高更为显著。新生儿的收缩压仅为 40mmHg，到第一个月末可达到 80mmHg。以后，收缩压继续升高，到 12 岁时约 105mmHg。17 岁的男性青年，收缩压可达 120mmHg。在青春期及青春期以后，收缩压随年龄增长而缓慢升高。至 60 岁时较快上升，收缩压约为 140mmHg。安静时动脉血压相对稳定，体力劳动或情绪激动时，血压可暂时升高。

稳定的血压是推动血液循环和保持各器官有足够血流量的必要条件。血压的过高或过低都对健康不利。如果成年人安静时的收缩压持续 ≥140mmHg，舒张压持续 ≥ 90mmHg，可视为高血压。如果收缩压持续 <90mmHg，舒张压持续 <60mmHg，则视为低血压。

（二）动脉血压的形成

动脉血压的形成是多种因素相互作用的结果。

（1）首先，循环系统内有足够的血液充盈，这是血压形成的前提。血液充盈的程度用循环系统平均充盈压表示，其大小取决于循环血量和血管容量之间的相对关系。如果循环血量增多，或血管容量减少，循环系统平均充盈压就增高；反之，则循环系统平均充盈压就降低。正常情况下，人体的循环系统平均充盈压接近于 7mmHg。

（2）心室收缩向动脉射血产生的动力与血液流动时所遇的外周阻力是形成动脉血压的两个基本因素。心脏收缩时所释放的能量一部分推动血液向前流动，是血液的动能；另一部分转化成形成对血管壁的侧压力，并使血管扩张，这部分是势能，表现为血压，即形成动脉血压。动脉血压形成的另一基本因素是外周阻力，主要来自于小动脉和微动对血流的阻力。如果不存在外周阻力，心室射入动脉的血液将全部流至外周，即心室收缩时所释放的能量将全部表现为血液的动能，而不对血管壁产生侧压力，即不能形成动脉血压。一般情况下，由于小动脉和微动脉对血流有较高的阻力，心室一次收缩所射出的血液，在收缩期内大约只有1/3流至外周，其余约2/3暂时贮存在主动脉和大动脉内，因此收缩期动脉血压升高。

（3）在动脉血压形成中，还有一个不可忽视的因素，就是大动脉的弹性缓冲作用。主动脉、肺动脉主干及其大分支动脉的管壁厚，富含弹性纤维，有明显的可扩张性和弹性。在血压升高的情况下，主动脉和大动脉可以发生弹性扩张，这样，心室收缩时释放的能量中有一部分以势能的形式储存在动脉的管壁中，主动脉和大动脉因此被称为弹性储器血管。心室舒张时，半月瓣关闭，射血停止，被扩张的弹性储器血管壁发生弹性回缩，将在心缩期储存的那部分血液继续推向外周。并使主动脉压在心舒期仍能维持在较高的水平，例如 80mmHg 左

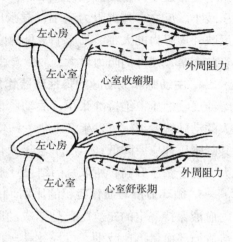

图 4 - 13　主动脉的弹性储器作用示意图

右。由此可见，由于弹性储器血管的作用，心室的间断射血变为动脉内的连续血流；舒张压是由主动脉和大动脉弹性回缩力提供血流动力和外周阻力共同形成的。还可使每个心动周期中动脉血压的变动幅度变小。

简言之，动脉血压的形成需要一个前提，即有足够血量充盈循环系统；两个基本因素是心脏射血和外周阻力；主动脉和大动脉的弹性能缓冲收缩压、维持舒张压、保持血液的连续流动（图 4 - 13）。

（三）影响动脉血压的因素

凡是能影响心输出量和外周阻力的各种因素，都能影响动脉血压。循环血量和血管系统容量之间的相互关系，即循环系统内血液充盈程度，也能影响动脉血压。影响动脉血压因素主要有：

1. 每搏输出量　在心率和外周阻力变化不大的情况理，如果每搏输出量增大，心缩期射入主动脉的血液量增多，心缩期中主动脉和大动脉内增加的血量较多，对管壁的侧压力增大，故收缩压升高更加明显。由于收缩压升高，血流速度加快，流向外周的血量增多，到心舒末期大动脉内存留的血量并无明显增多，所以舒张压升高较少，故脉压增大。反之，如果每搏输出量减少，则主要使收缩压降低，脉压减小。可见在一般情况下，收缩压的高低主要反映每搏输出量的多少。

2. 心率　如果心率加快，而每搏输出量和外周阻力都不变，由于心舒期明显缩短，在心舒期流向外周的血流减少，故舒张期末存留在大动脉内的血量增多，舒张期血压就升高。由于动脉血压升高可使血流速度加快，因此在心缩期内可有较多的血液流至外周，收缩压升高不如舒张压升高明显，脉压比心率增加前减小。相反心率减慢时，

舒张压降低的幅度比收缩压降低的幅度大，故脉压增大。

3. 外周阻力 如果心输出量不变而外周阻力加大，则心舒期内血液流向外周流动的速度减慢，心舒期末存留在主动脉中的血量增多，故舒张压明显升高。在心缩期，由于动脉血压升高使血流速度加快，因此，收缩压升高的幅度不如舒张压明显，故脉压减小。反之，外周阻力变小，舒张压降低。可见在一般情况下，舒张压的高低主要反映外周阻力的大小。临床上常见的原发性高血压多是由于小动脉、微动脉弹性降低、管腔变窄，使外周阻力增大，故以舒张压增高为主。

4. 主动脉和大动脉的弹性储器作用 由于主动脉和大动脉的弹性储器作用，可发缓冲展收缩压，维持舒张压，故动脉血压的波动幅度小于心室内压波动的幅度。老年人的动脉管壁组织可发生纤维化、钙化、管壁增厚、弹性储器作用减弱，收缩压升高，其舒张压理应要降低；但由于老年人往往有不同程度的中小动脉硬化，致外周阻力增大，使舒张压升高，所以总的结果舒张压变化不明显，脉压增大。

5. 循环血量与血管容积的比例 正常机体的循环血量与血管容量相适应，使血管内血液保持一定的充盈度，是形成动脉血压的基本条件。如果血管容量不变，大失血造成循环血量迅速减少，可导致动脉血压急剧下降，甚至危及生命，故对大失血患者的急救措施主要是补充血量。如果血管容量增大而循环血量不变，例如青霉素等药物过敏或细菌毒素的作用，使外周血管广泛扩张，血管容积增大，血管充盈度降低，导致血压急剧下降。对这种患者的急救措施主要是应用血管收缩药物使小血管收缩，血管容量减小使血压回升。

上述对于各种影响动脉血压因素的分析，都是在假设其他因素不变的前提下，分析某一因素对动脉血压的影响。实际上，在不同的生理和病理状态下，只影响动脉血压的单个因素而其他因素不变的情况几乎是不存在的，影响动脉血压的各种因素都可能不同程度地同时发生变化。因此，要综合分析多因素作用。

（四）动脉脉搏

动脉血压随心室的节律性收缩和舒张发生周期性的波动，这种周期性的压力变化所引起的动脉血管的扩张与回缩，称为动脉脉搏（arterial pulse），简称脉搏。当左心室收缩时，将血液快速射入主动脉，接近左心室的一段主动脉内压力急剧上升，使这段血管管壁向外扩张。这段血管回缩时把能量传给下一段血管内的血液，又引起下一段血管管壁向外扩张。如此逐段传递下去，就形成了沿血管壁波浪式向前传播的脉搏波。

在一些浅表动脉（如桡动脉、足背动脉等）部位，用手指能摸到动脉搏动。脉搏的频率和节律能反映心率和心律，如心率快，脉搏也快，心律失常，脉搏也不规则。脉搏的紧张度取决于收缩压的高低。临床高血压患者的脉搏紧张度高；反之则低。脉搏的强弱取决于血管内血液的充盈度和脉压的大小，血管内血液充盈度高、脉压大，脉搏则强，反之则弱。可见在一定程度上，脉搏可反映心血管的功能状态。

四、静脉血压和静脉回心血量

静脉是血液返回心脏的通道，易于扩张又能收缩，起着储血库的作用并可调节回心血量和心输出量。

（一）静脉血压

当体循环血液不断克服阻力，消耗能量，通过微动脉和毛细血管汇集到小静脉时，血压已降到 $15 \sim 20mmHg$；流经下腔静脉时血压为 $3 \sim 4mmHg$；到右心房时血压降至最低，已接近于零。

1. 中心静脉压（central venous pressure，CVP）　通常将右心房和胸腔内大静脉的血压，称为中心静脉压。由于中心静脉压较低，常用水检压计测量，用厘米水柱为（cmH_2O）单位。中心静脉压的正常变动范围为 $4 \sim 12cmH_2O$。

中心静脉压的高低取决于心脏射血能力和静脉回心血量之间的相互关系。如果心脏射血能力较强，能及时将回心血量射入动脉，中心静脉压就较低；反之，心脏射血能力减弱时，中心静脉压就升高。另一方面，若静脉回心血量过多或静脉回流速度过快，中心静脉压也会升高；反之则降低。可见，中心静脉压是反应心血管功能的又一指标。临床上在输液治疗休克时，除须观察动脉血压外，也要观察中心静脉压的变化。如果中心静脉压偏低或有下降趋势，提示输液不足；如果中心静脉压高于正常并有进行性上升趋势，则提示输液过快或心脏射血功能不全。

2. 外周静脉压　各器官或肢体的静脉血压称为外周静脉压，通常以人体平卧时的肘静脉为代表，正常值为 $5 \sim 14cmH_2O$。当右心衰时可导致静脉回流减慢，血液滞留于外周静脉内，使外周静脉压增高。因此，外周静脉压也可作为判断心脏射血功能的参考指标。

（二）静脉回心血量及其影响因素

单位时间内由静脉回流入心脏的血量，称为静脉回心血量。促进静脉血回流的动力是外周静脉压与中心静脉压之间的压力差，凡能改变两者之间压力差的因素，都能影响静脉回心血量。此外，由于静脉管壁薄、易扩张，静脉回流还易受到重力和体位的影响。

1. 体循环平均充盈压　体循环平均充盈压是反应血管系统充盈程度的重要指标，实验证明，血管系统内血液充盈程度愈高，静脉回心血量也就愈多。当血量增加或容量血管收缩时，体循环平均充盈压升高，静脉回心血量也就增多；反之，当血量减少或容量血管舒张时，体循环平均充盈压降低，静脉回心血量减少。

2. 心脏收缩力量　心脏收缩时将血液射入动脉，舒张时则可以从静脉"抽吸"血液。如果心脏收缩力强，射血时心室排空较完全，在心舒期心室压力就较低，对右心房和大静脉内血液的抽吸力量也就较大。如右心衰竭，射血力量显著减弱，心舒期右心室内压较高，血液淤积于右心房和腔静脉内，回心血量大减少。患者可出现颈外静脉怒张、肝充血肿大、下肢水肿等特征。左心衰竭时，可引起肺静脉回流受阻，造成肺淤血和肺水肿。

3. 重力和体位改变　血管内的血液因受地球重力场的影响，产生一定的静水压。处在同一水平上的动脉和静脉的静水压是相同的，但是静脉管壁较薄，管壁中弹性纤维和平滑肌都较少，易扩张，因此静脉血液回流易受重力和体位改变的影响。在平卧位时，全身静脉与心脏基本处于同一水平，血液重力对静脉回心血量影响不大。当人体由卧位变为立位时，因为静水压变化，心脏水平以下部位的静脉扩张充血，可多容纳 400～600ml 血液，使回心血量减少。故下肢静脉瓣膜受损的人，常不能长久站立。即使在正常人，如长久站立不动，也会导致回心血量减少，动脉血压降低。在高温环境中，皮肤血管舒张，皮肤血管中容纳的血量增多。因此，人在高温环境中长时间站立不动，回心血量就会明显减少，导致心输出量减少和脑供血不足，可引起头晕甚至昏厥。长期卧床或体弱久病的患者，静脉管壁的紧张性较低更易扩张，加上肌肉无力，抗重力的挤压作用减弱，故由平卧位或蹲位突然转为直立位时，可因血液淤积于下肢，使静脉回心血量减少，心排出量减少，动脉血压骤降，引起眼前发黑（视网膜缺血），甚至晕厥（脑缺血）等症状式分解。

4. 骨骼肌的挤压作用 静脉内有瓣膜存在，使静脉的血液只能向心脏方向流动而不能倒流。肌肉收缩时，挤压肌肉内和肌肉间的静脉血管，使静脉血流加快，肌肉舒张时，静脉不受挤压，静脉内血压下降，有利于毛细血管血液流入静脉。因此，肌肉的节律性舒缩活动和静脉瓣膜共同对静脉回流起着"泵"的作用，称为"肌肉泵"。步行或跑步时，下肢肌肉进行节律性舒缩活动，肌肉泵作用得到很好地发挥，对心脏的泵血起辅助作用。肌肉泵的这种作用，对于在立位情况下降低下肢静脉压、减少血液在下肢静脉内潴留有十分重要的生理意义。但是，如果肌肉不是作节律性舒缩，还是维持在紧张性收缩状态，则静脉持续受压，静脉回流反而减少。

5. 呼吸运动 呼吸运动对静脉血液回流起着"呼吸泵"的作用。通常情况下的胸膜腔内压低于大气压，称为胸膜腔负压。吸气时，胸腔容积增大，胸膜腔负压值增大，使胸腔内薄壁的心房和大静脉扩张，中心静脉压降低，加速外周静脉血液回心；相反，呼气时，胸膜腔负压值减小，静脉回心血量减少。

五、微循环

微循环（microcirculation）是指微动脉与微静脉之间的血液循环。它是血液循环与组织细胞直接接触的部分，是血液循环的基本单位。微循环的基本功能是进行血液与组织液之间的物质交换，调节局部组织血流量，使内环境的理化性质维持相对稳定，保证组织细胞的新陈代谢得以正常进行。

（一）微循环的组成

各器官、组织的结构和功能不同，微循环的结构也不同。人手指甲及皮肤的微循环形态比较简单；骨骼肌和肠系膜的微循环形态比较复杂。典型的微循环由微动脉、后微动脉、毛细血管前括约肌、真毛细血管、通血毛细血管、动－静脉吻合支和微静脉等七个部分组成（图 4－14）。

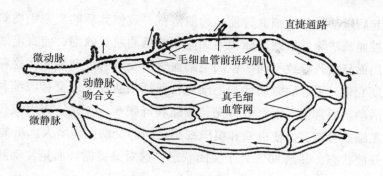

图 4 - 14　微循环模式图

（二）微循环的血流通路

微循环有三条血流通路，它们具有不同的结构和功能。

1. 迂回通路　血液经微动脉、后微动脉、毛细血管前括约肌、真毛细血管网到微静脉流出。这条通路中真毛细血管交织成网，迂回曲折，穿行于细胞之间，血流缓慢，加之真毛细血管管壁薄，通透性好，是血液和组织细胞进行物质交换的主要场所。故此通路又称营养通路。

2. 直捷通路　血液经微动脉、后微动脉、通血毛细血管到微静脉流出。该通路直接贯穿于微动脉与微静脉，其血管口径较大，弯曲少，阻力小，血流速率较快，在物质交换上意义不大，安静时经常处于开放状态。直捷通路的主要功能是使部分血液及时通过微循环经静脉系统回流入心脏，以保证静脉回心血量。在骨髓肌中这类通路较多。

3. 动 - 静脉短路　是吻合微动脉和微静的通路。在人体某些部分的皮肤和皮下组织，特别是手指、足趾、耳廓等处，这类通路较多。主要参与体温调节，当人体需要大量散热时，皮肤内的动 - 静脉短路开放，使皮肤血流量增加，皮肤温度升高，有助于体热散发。环境温度低时，则动 - 静脉短路关闭，皮肤血流量减少，有利于保存体热。在某些病理状态下，例如感染性和中毒性休克时，动 - 静脉短路大量开放，可加重组织缺氧状况。患者处于休克状态而皮肤温暖，此即所谓的"暖休克"。此通路途径短，压力大，血流速率快，加之动 - 静脉吻合支管壁较厚，常处于关闭状态，因此该通路不能进行物质交换，故又称非营养通路。这一通路在皮肤中多见。

（三）微循环的调节

微动脉和微静脉主要受交感神经支配，毛细血管前括约肌主要受体液因素调节。

正常情况时，微动脉在交感神经作用下，其管壁平滑肌保持一定紧张性，维持微循环有足够的血流量。微动脉舒张，进入微循环的血流量增多，而收缩时则减少，故微动脉在功能上起控制微循环血流量"总闸门"的作用。

毛细血管前括约肌是微循环的"分闸门"它控制从微动脉进入真毛细血管的血流量。真毛细血管的开闭是轮流交替的，受毛细血管前括约肌控制。当某段真毛细血管网关闭一段时间后，该毛细血管网周围组织中乳酸、CO_2、组胺等代谢产物积聚，氧分压降低，引起后微动脉和毛细血管前括约肌舒张，致使其后的真毛细血管网开放，继之代谢产物被血流清除，后微动脉和毛细血管前括约肌又收缩，使真毛细血管网再次关闭。如此周而复始，导致不同部位的毛细血管网交替开放和关闭。这种由于局部代谢产物的浓度变化，引起后微动脉和毛细血管前括约肌发生的交替收缩和舒张，称为血管的舒缩活动。通常情况下每分钟交替收缩和舒张 5～10 次。当组织代谢活动增强时，开放的毛细血管增多，使血液和组织细胞之间的交换面积增大。正常时 20% 真毛细血管处于开放状态，其余 80% 处于关闭状态，这对维持循环血量和动脉血压具有重要意义。

微静脉微循环的"后闸门"，它的舒缩决定毛血管后阻力的大小，从而影响微循环的血液流出量。在生理情况下，后阻力变化不大；在病理情况下，如休克时，因微静脉收缩使后阻力增大，大量血液淤滞在真毛细血管内，造成回心血量减少，心输出量减少，血压进一步下降而加重病情发展。

六、组织液的生成

组织液存在于组织、细胞的间隙内，绝大部分呈胶冻状，不能自由流动，因此不会因重力作用而流至身体的低垂部位，也难从组织间隙中抽吸出来。组织液中只有极小一部分呈液态，可自由流动。组织液中除蛋白质浓度明显低于血浆外，各种离子成分与血浆相同。

（一）组织液的生成与回流

组织液是血浆滤过毛细血管壁而形成的。液体通过毛细血管壁的滤过和吸收取决于 4 个因素，即毛细血管血压、组织液静水压、血浆胶体渗透压和组织胶体渗透压。其中，毛细血管血压和组织胶体渗透压是促使液体由毛细血管内向毛细血管外滤过的力量，而血浆胶体渗透压和组织液静水压是将液体从毛细血管外重吸收入毛细血管内的力量。滤过的力量和重吸收的力量之差，称为有效滤过压。可用下式表示：

有效滤过压 =（毛细血管血压 + 组织液胶体渗透压）–（血浆胶体渗透压 + 组织液静水压）。

以图 4 – 15 所设的各种压力数值为例，可见在毛细血管动脉端的有效滤过压为正值（10mmHg），液体滤出毛细血管，组织液生成；而在毛细血管静脉端的有效滤过压为负值（–8mmHg），故液体被重吸收回毛细血管，即组织液回流。总的说来，流经毛细血管的血浆，约有 0.5% 在毛细血管动脉端以滤过的方式进入组织间隙——生成组织液，一般情况下，生成的组织液约 90% 在静脉端被重吸收回血液，其余约 10% 进入组织间隙中的毛细淋巴管，成为淋巴液，再经淋巴系统回流入血液，使组织液的生成与回流保持动态平衡。

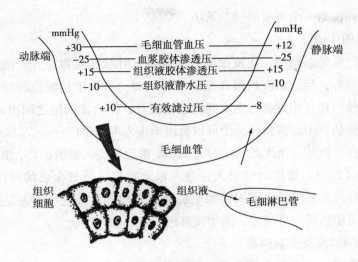

图 4-15　组织液生成与回流示意图

（二）影响组织液生成的因素

在正常情况下，组织液不断生成，又不断被重吸收，保持动态平衡，故血量和组织液量能维持相对稳定。如果这种动态平衡遭到破坏，发生组织液生成过多或重吸收减少，组织间隙中就有过多的组织液潴留，形成组织水肿。上述决定有效滤过压的各种因素，如毛细血管血压升高和血浆胶体渗透压降低时，都会使组织液生成增多，甚至引起水肿。影响影响组织液生成的因素有：

1. 毛细血管血压　毛细血管血压的高低取决于毛细血管前阻力和毛细血管后阻力的比值。当微动脉舒张，如炎症部位，毛细血管前阻力下降；或者微静脉回流受阻，如右心衰竭时，静脉回流障碍，可使毛细血管后阻力升高，都可使毛细血管血压升高，有效滤过压升高，组织液生成增多，形成水肿。

2. 血浆胶体渗透压　由于营养不良，机体摄入蛋白不足；或者某些疾病，如肝硬化时白蛋白合成减少；或肾病综合征时，机体丢失大量血浆蛋白；都可使血浆胶体渗透压降低，有效滤过压升高，组织液生成增多而重吸收减少，形成水肿。

3. 毛细血管壁通透性　在正常情况下，蛋白质通过毛细血管壁的数量非常少，所以血浆胶体渗透压比组织液胶体渗透压高。在某些病理情况下，如过敏反应时，机体局部释放大量的组胺，使毛细血管壁的通透性升高，血浆中的蛋白大量进入组织液，导致机体局部组织液胶体渗透压升高，有效滤过压升高，组织液生成增多而产生局部水肿。

4. 淋巴液回流　约10%的组织液是经过淋巴管回流入血的。当局部淋巴管病变或淋巴管阻塞时，其远端的组织间隙内组织液积聚，导致水肿。丝虫病、肿瘤压迫等可出现这种现象。

七、淋巴液的生成与回流

组织液进入淋巴管，即成为淋巴液。淋巴液在淋巴系统内流动称为淋巴循环，是组织液向血液回流的一个重要的辅助系统。

1. 淋巴液的生成

在毛细淋巴管的起始端，内皮细胞的边缘像瓦片状相互覆盖，形成向管腔内开放的单向活瓣。另外，当组织液积聚在组织间隙内时，组织中的胶原纤维和毛细淋巴管之间的胶原细丝可将互相重叠的内皮细胞边缘拉开，使内皮细胞之间出现较大的缝隙。因此，组织液包括其中血浆蛋白分子可以自由地进入毛细淋巴管。

正常成人在安静状态下大约每小时有 120ml 淋巴液流入血液循环，其中的 100ml 经由胸导管，20ml 经由右淋巴导管进入血液。以此推算，每日生成的淋巴液为 2 ~ 4L，大约相当于全身的血浆总量。组织液和毛细淋巴管内淋巴液的压力差是组织液进入淋巴管的动力。组织液压力升高时，能加快淋巴液生成的速度。

2. 淋巴液的回流及影响因素

毛细淋巴管汇合形成集合淋巴管，后者的管壁中有平滑肌，可以收缩。另外，淋巴管中有瓣膜，使淋巴液不能倒流。可见，淋巴管壁平滑肌的收缩活动和瓣膜共同构成"淋巴管泵"，推动淋巴液流动。淋巴管周围组织对淋巴管的挤压也能推动淋巴液流动，例如，肌肉收缩、相邻动脉搏动，以及外部物体对身体组织的挤压和按摩等，都能增加淋巴液的回流量。

3. 淋巴液回流的生理功能

主要是将组织液中的蛋白质分子带回至血液中，维持血管内外胶体渗透压平衡，维持血浆和组织液之间的水平衡；清除组织液中不能被毛细血管重吸收的较大的分子以及组织中的红细胞、细菌等；小肠绒毛的淋巴管对营养物质特别是脂肪的吸收起重要作用，由肠道吸收的脂肪 80% ~ 90% 是经过这一途径输送入血的，因此小肠的淋巴液呈乳糜状；淋巴结所产生的淋巴细胞和浆细胞参与机体的免疫调节，具有防御屏障作用。由此可见，淋巴循环具有重要的生理意义。

第三节　心血管活动的调节

人体在不同生理状况下，各器官组织的代谢水平不同，对于血流量的需求也不同。机体的神经系统和体液机制可对心脏和各部分血管的活动进行调节，从而调整各器官的血流量，满足各器官组织在不同状态下对血流量的需要，以保证其功能活动的正常进行。

一、神经调节

心肌和血管平滑肌接受自主神经支配。机体对心血管活动的神经调节是通过各种心血管反射实现的。

（一）心脏的神经支配

心脏接受交感神经和迷走神经双重支配。前者对心脏具有兴奋作用，后者对心脏具有抑制作用，两者既对立又统一地调节心脏的功能活动。

1. 心交感神经及其作用　支配心脏的交感神经节前纤维来自位于脊髓第 1~5 胸段灰质侧柱的神经元。节前纤维在交感神经节内换元后，节后纤维组成心上、心中、心下神经，进入心脏后支配窦房结、房室交界、房室束、心房肌和心室肌。两侧心交感神经对心脏不同部位的支配存在差异：右侧以支配窦房结为主，兴奋时心率加快；左侧主要支配房室交界和心室肌，兴奋时房室传导加快和心室收缩力增强。

心交感神经兴奋时，其节后纤维末梢释放去甲肾上腺素，与心肌细胞膜上的 β_1 肾上腺素受体结合，使细胞膜对 Na^+ 和 Ca^{2+} 的通透性增大，对 K^+ 的通透性降低，从而引起心率加快、兴奋传导加速、心肌收缩力加强。这些分别称为正性变时作用、正性变传导作用和正性变力作用。总的结果是对心脏活动起兴奋作用。β 受体阻断剂（如普萘洛尔等）可阻断心交感神经对心脏的兴奋作用。

2. 心迷走神经及其作用　心迷走神经的节前纤维起源于延髓迷走神经背核和疑核内。节前纤维在迷走神经干中下行至胸腔后，与心交感神经一起组成心脏神经丛。心迷走神经节后纤维支配窦房结、心房肌、房室交界、房室束及其分支，心室肌只有少量迷走神经支配。两侧迷走神经对心脏的支配也有一定差异：右侧以支配窦房结为主，兴奋时心率减慢；左侧主要支配房室交界区，兴奋时房室传导减慢。

心迷走神经兴奋时，节后纤维末梢释放乙酰胆碱，与心肌细胞膜上的 M 胆碱能受体结合，使细胞膜对 K^+ 的通透性增大，而对 Ca^{2+} 的通透性减小，从而引起心率减慢、心房肌收缩能力减弱、房室传导速率减慢，既具有负性变时、变力和变传导的作用。总的结果是对心脏活动起抑制作用。阿托品是 M 胆碱能受体阻断剂，它能阻断心迷走神经对心脏的抑制作用。

（二）血管的神经支配

除真毛细血管外，其他血管壁内都有平滑肌分布。不同血管的平滑肌的生理特性有所不同，绝大多数血管平滑肌均接受自主神经的支配。支配血管平滑肌的神经纤维可分为缩血管神经纤维和舒血管神经纤维两大类。

1. 缩血管神经纤维　都属于交感神经纤维，故一般称为交感缩血管神经纤维。其节前纤维发自脊髓胸、腰段的灰质侧柱的神经元，在椎旁和椎前神经节内换元，节后纤维末梢释放去甲肾上腺素。血管平滑肌细胞膜上有 α 和 β 两类肾上腺素受体。去甲肾上腺素与 α 肾上腺素受体结合，可导致血管平滑肌收缩；与 β 肾上腺素受体结合，则导致血管平滑肌舒张。去甲肾上腺素与 α 肾上腺素受体结合的能力较与 β 受体结合的能力强。故交感缩血管神经兴奋时，主要产生血管收缩的效应。

体内几乎所有血管的平滑肌都受交感缩血管纤维支配，但不同部位的血管中缩血管纤维分布的密度不同。皮肤血管中缩血管纤维分布最密，骨骼肌和内脏的血管次之，冠状血管和脑血管中分布较少。在同一器官中，动脉中缩血管纤维的密度高于静脉，微动脉中密度最高，但毛细血管前括约肌中缩血管神经纤维很少。

体内绝大多数血管只接受交感缩血管神经纤维的单一支配。正常安静状态下，交感缩血管纤维持续发放 1～3 次/秒低频的神经冲动，称为交感缩血管紧张。这种紧张性活动使血管平滑肌经常维持一定程度的收缩状态。当交感缩血管纤维紧张性增强时，血管平滑肌的收缩增强，血管口径变小，血流阻力增大，血压增高；当交感缩血管纤维紧张性减弱时，血管平滑肌的收缩程度也减弱，血管口径变大，血流阻力减小。在不同的生理状况下，交感缩血管神经纤维的放电频率变动，使血管口径发生变化，从而调节不同器官的血流阻力和血流量。当支配某一器官血管床的交感神经纤维兴奋时，可引起该器官血管床的血流阻力增高，血流量减少；同时该器官毛细血管前阻力和后阻力的比值增大，使毛细血管血压降低，组织液生成减少而有利于重吸收；此外，该器官血管床的容量血管收缩，器官内的血容量减少。

2. 舒血管神经纤维　体内有少部分血管除接受缩血管神经纤维的支配外，还接受舒血管神经纤维的支配。舒血管神经纤维主要有以下两种。

（1）交感舒血管神经纤维　主要分布于骨骼肌微动脉中。交感舒血管纤维末梢释放乙酰胆碱，与血管平滑肌细胞膜上的 M 胆碱能受体结合，使血管舒张。这类神经纤维在静息状态下无紧张性活动，只在情绪激动、恐慌或准备做剧烈运动时才发放冲动，使骨骼肌血管舒张，血流量增加，从而使运动着的骨骼肌得到充足的血液供应。

（2）副交感舒血管神经纤维　少数器官如脑、唾液腺、胃肠道外分泌腺和外生殖器等，其血管平滑肌除接受交感缩血管纤维支配外，还接受副交感舒血管纤维支配。这些纤维末梢释放的递质为乙酰胆碱，与血管平滑肌细胞膜上的 M 胆碱能受体结合，引起血管舒张。副交感舒血管神经纤维的活动主要对所支配的器官、组织的局部血流起调节作用，对循环系统总外周阻力的影响很小。

（三）心血管中枢

中枢神经系统内与调节心血管活动有关的神经元集中的部位，称为心血管中枢（cardiovascular center）。心血管中枢并不集中在中枢神经系统的某一部位，而是广泛地分布在从脊髓至大脑皮质的各级水平，它们各具不同的功能，又互相联系，密切配合，使心血管系统的活动协调一致，以适应整个机体的需要。

1. 延髓心血管中枢　一般认为延髓是调节心血管活动的基本中枢，这一概念最早在 19 世纪 70 年代提出的。它基于以下的动物实验结果：在延髓上缘横断脑干，血压并无明显的变化，刺激坐骨神经引起的升压反射也仍存在；而当横断水平逐渐下移至延髓尾端，血压逐渐下降，刺激坐骨神经引起的升压反射也逐渐减弱；在延髓和脊髓之间横断，血压迅速下降至 40mmHg。只要保留延髓及其以下中枢部分的完整，就可以维持心血管正常的紧张性活动，并完成一定的心血管反射活动。由此认为，延髓是调节心血管活动的基本中枢。需要指出的是，在整体情况下，各种心血管反射并不是由延髓心血管中枢独立完成，而是在延髓以上各有关中枢的参与下共同完成的。

延髓心血管中枢主要包括心迷走中枢、心交感中枢和交感缩血管中枢。心迷走中枢位于延髓的迷走神经背核和疑核，心迷走神经的节前纤维即是从这里发出。心交感中枢和交感缩血管中枢位于延髓腹外侧部，分别发出神经纤维，控制脊髓内心交感神经和交感缩血管神经的节前神经元。心迷走、心交感和交感缩血管中枢的神经元平时都有一定的紧张性活动，它们经常发放一定频率的冲动，通过各自的传出神经调节心脏和血管的活动。心迷走中枢和心交感中枢的紧张性活动对心脏的作用是相对拮抗的，并且人体在安静状态下，心迷走中枢紧张性比心交感中枢紧张性占优势，使窦房结的自律性受到一定抑制。人体安静时的心率为75次/分，正是两者相互作用的表现。交感缩血管中枢的紧张性活动，通过交感缩血管神经纤维传出冲动，使血管处于适当的收缩状态，维持一定的外周阻力。

2. 延髓以上的心血管中枢 在延髓以上的脑干、下丘脑、小脑和大脑中均存在与心血管活动有关的神经元，对心血管活动的调节作用更加高级。它们根据不同的环境刺激或机体不同的功能状态，对心血管活动和机体其他功能之间进行更加复杂的整合作用。例如下丘脑是一个非常重要的整合部位，在体温调节、摄食、水平衡以及发怒、恐惧等情绪反应的整合中都起着重要的作用。这些反应都包含有相应的心血管活动的变化。例如，电刺激下丘脑的"防御反应区"，可立即引起实验动物的防御反应，表现为警觉状态，骨骼肌肌张力增加，表现出准备防御的姿势等行为反应；与此同时，心血管活动也发生相应的反应，如心率加快、心搏加强、心输出量增加、皮肤和内脏血管收缩、骨骼肌血管舒张、血压略升高等。这些心血管反应与当时机体所处的状态相协调的，主要是使骨骼肌有充足的血液供应，以适应防御、搏斗或逃跑等行为的需要。这说明下丘脑对心血管的活动有整合作用。

（四）心血管反射

动脉血压能保持相对稳定，主要是通过神经调节实现的。心血管反射活动时刻随人体的功能状态、活动水平、环境变化以及心理状况的不同而调整。这种及时、准确的调整是通过心血管反射实现的，其意义在于维持人体内环境的相对稳定并适应外环境的各种变化。

1. 颈动脉窦和主动脉弓压力感受器反射 颈动脉窦和主动脉弓血管壁的外膜下存在感觉神经末梢，能感受突发血压升高对血管壁的机械牵张，称为压力感受器（图4-16）。

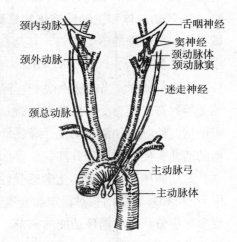

图4-16 颈动脉窦区与主动脉弓区的压力感受器与化学感受器

颈动脉窦压力感受器的传入神经为窦神经，汇入舌咽神经，进入延髓。主动脉弓压力感受器的传入纤维行走于迷走神经干内，然后进入延髓，再与心血管中枢发生广泛的联系，最终引起延髓心血管中枢紧张性活动的改变。

正常的血压变化对动脉管壁已具有一定的牵张作用，因此，颈动脉窦和主动脉弓压力感受器经常发放一定数量的传入冲动传至延髓，使心血管中枢保持一定的紧张性。当动脉血压突然升高时，动脉管壁被牵张的程度增大，压力感受器发出传入冲动的频率增加，通过中枢的整合作用，使心迷走中枢的紧张性活动增强，心交感中枢和交感缩血管中枢紧张性活动减弱，通过传出神经心迷走神经、心交感神经和交感缩血管纤维传出到达效应器心脏和血管，使心率减慢、心肌收缩力减弱、心输出量减少、外周血管紧张性降低、阻力减小，总的结果是血压下降，故压力感受性反射又称为降压反射。反之，当动脉血压下降时，压力感受器所受刺激减弱，传至延髓心血管中枢的冲动减少，使降压反射活动减弱，血压回升到正常范围。颈动脉窦和主动脉弓压力感受性反射的过程总结如下：

动脉血压突然升高 → 颈动脉窦和主动脉弓压力感受器受到的牵张刺激增加 → 传入神经冲动增加 → 延髓心迷走中枢兴奋，心交感中枢和交感缩血管中枢抑制 → 心迷走神经传出冲动增多，心交感神经和交感缩血管神经纤维传出冲动减少 → 心脏活动减弱、血管舒张 →心排血量减少、外周阻力降低 → 血压下降；反之亦然。

实验表明，窦内压在 $60 \sim 180 mmHg$ 范围内迅速变化时，通过压力感受性反射可维持动脉血压相对稳定。但当窦内压高于 $180 mmHg$ 左右时，动脉血压不再下降，即失去调节作用；当窦内压低于 $60 mmHg$ 左右时，动脉血压也不再升高，没有了调节作用；只有窦内压在 $100 mmHg$（相当于平均动脉血压）上下变化时，压力感受性反射最敏感，即纠正异常血压的能力最强。

综上所述，颈动脉窦和主动脉弓压力感受性反射是一种负反馈调节，其生理意义是对动脉血压进行快速、准确的调节，以维持动脉血压的相对稳定。此反射对缓慢的血压升高和降低不敏感，故不能纠正高血压病和低血压患者的血压症状。

2. 颈动脉体和主动脉体化学感受性反射 在颈总动脉分叉处和主动脉弓的下方区域存在一些特殊的感受装置，其是一些由上皮细胞组成的小体，能感受血液中某些化学成分，如 PO_2、PCO_2 和 $[H^+]$ 的变化，称为颈动脉体和主动脉体化学感受器（chemoreceptor）。当动脉血中 PO_2 降低、PCO_2 增高和 $[H^+]$ 增高时．均可刺激化学感受器兴奋，其感受信息分别沿颈动脉窦神经和迷走神经传入延髓，主要兴奋延髓呼吸中枢，使呼吸加深、加快，通气量增多（见第五章呼吸），同时也提高延髓心血管中枢的活动，使动脉血压升高。

颈动脉体和主动脉体化学感受性反射主要对呼吸具有经常性调节作用，对维持血中 O_2 和 CO_2 含量的相对稳定起着重要作用。正常情况下对心血管的调节作用较小，主要参与应急状态时循环功能的调节。在机体缺氧、窒息、失血、动脉血压过低和酸中毒等异常情况下发挥作用，使心、脑以外的器官血管收缩，血压升高，对体内血液进行重新分配，优先保证心、脑等重要器官的血液供应。

3. 心肺感受器反射 在心房、心室和肺循环大血管壁内存在许多感受器，总称为心肺感受器（cardiopulmonary receptor），其传入纤维主要走行于迷走神经干内。引起心肺感受器兴奋的刺激有两类。一类是机械牵张刺激。在生理条件下，心房壁的牵张刺激主要是由血容量增多而引发的。故心房壁的牵张感受器又称为容量感受器。另一类是化学物质刺激，如前列腺素、缓激肽等。有些药物如藜芦碱等也能刺激心肺感受器。

大多数心肺感受器兴奋时引起的效应都是使交感神经紧张性降低，心迷走神经紧张性增强，从而导致心率减慢，心输出量减少，外周阻力降低，因此血压降低。心肺感受器兴奋后，还具有抑制血管升压素释放等作用。

此外，其他感受器也可引起心血管反应。扩张胃、肠、膀胱等空腔器官，挤压睾丸等，均可引起心率减慢和外周血管舒张的效应。压迫眼球可反射性地引起心率变慢，称为眼－心反射。脑缺血可引起交感缩血管纤维紧张性显著加强，外周血管强烈收缩，动脉血压升高，称为脑缺血反应（brain ischemic response）。在平时，肌肉肌肉活动、皮肤冷、热刺激以及各种伤害性刺激都能引起心血管反射。中医针刺治疗某些心血管疾病的生理基础，就在于激活肌肉或皮肤的一些感受器传入活动，通过中枢神经系统内复杂的机制，使异常的心血管活动得到调整。

二、体液调节

心血管活动的体液调节是指体液中一些化学物质对心血管活动的调节作用。这些体液因素中有些通过血液运输，广泛作用于心血管系统，有些在组织中生成，主要作用于局部血管，对局部组织的血流量起调节作用。

（一）肾上腺素和去甲肾上腺素

血液中的肾上腺素（epinephrine，E）和去甲肾上腺素（norepinephrine，NE，或noradrenaline，NA）化学结构都属于儿茶酚胺，主要来自于肾上腺髓质，其中肾上腺素约占80%，去甲肾上腺素约占20%。而交感神经末梢释放的去甲肾上腺素只有极少量进入血液循环，一般只在局部发挥作用。

肾上腺素和去甲肾上腺素对心脏和血管的作用有许多相似之处，但又不完全相同，这主要是因为两者跟心肌细胞膜和血管平滑肌上受体的亲和力存在差异，不同受体被激活后产生的效应也不同。

肾上腺素可与 α 和 β 两类肾上腺素受体结合。在心脏，肾上腺素与 β_1 受体结合后，使心率加快、心肌收缩力增强、房室传导加速，导致心排血量增多。肾上腺素对血管的作用取决于血管平滑肌上 α 和 β_2 受体的分布情况。在皮肤、肾脏和胃肠道的血管平滑肌上，α 受体在数量上占优势，肾上腺素能使这些器官的血管收缩；而使 β_2 受体占优势的冠脉血管、骨骼肌血管、肝脏血管舒张，因此总外周阻力变化不大。临床上常用肾上腺素作为"强心"的急救药。

去甲肾上腺素主要与血管平滑肌上 α 受体结合，也可与心肌上 β_1 受体结合，而与血管平滑肌上 β_2 受体的结合能力很弱，故对全身的血管平滑肌普遍具有收缩作用，使外周阻力增大，动脉血压升高。去甲肾上腺素对心脏的直接作用与肾上腺素作用相似，但较弱。在整体条件下，静脉注射去甲肾上腺素可使全身血管广泛收缩，外周阻力增大，血压明显升高，同时可引起压力感受性反射活动加强，其引发的心率减慢效应超过去甲肾上腺素对心脏的直接兴奋作用，故心率反而减慢。故临床上常将去甲肾上腺素作为缩血管的"升压"药物。

（二）肾素－血管紧张素－醛固酮系统

肾素（renin）是由肾近球细胞合成和并分泌的一种蛋白水解酶，进入血液循环后使血浆中来自肝脏的血管紧张素原水解，形成血管紧张素 I，后者在血管紧张素转换酶（主要是肺循环血管内皮表面）的作用下，水解为血管紧张素 II（angiotensin II）。血管紧张素 II 还可在氨基肽酶的作用下进一步水解为血管紧张素 III。其中血管紧张素 II 对循环系统的作用最强，总的作用是使血压升高，主要表现为：①作用于血管平滑肌，可使全身微动脉收缩，动脉血压升高。血管紧张素 II 是已知最强的缩血管活性物质之一。②作用于交感神经末梢的血管紧张素受体，使其释放递质去甲肾上腺素增多。③作用于脑的室周器，使交感缩血管中枢的紧张性加强，并引起渴觉，导致饮水行为。④与血管紧张素 III 一起促进肾上腺皮质释放醛固酮，而醛固酮可促进肾小管对 Na^+、水的重吸收，使循环血量增加。由于肾素、血管紧张素和醛固酮三者关系密切，故将它们联系起来称为肾素－血管紧张素－醛固酮系统（见第八章排泄）。这一系统对动脉血压的长期调节具有重要意义。

正常情况下，血液中仅含微量血管紧张素，故平时对血压调节作用不大。但当机体因某种原因（如大失血）引起血压显著下降，肾血流量减少时，可刺激肾近球细胞分泌大量肾素，使血液中血管紧张素增多，从而引起血压回升和血量增多。这有利于改善心、脑、肾等重要器官的血液供应，是机体对抗低血压的一种机制。某些肾脏疾病因肾组织长期缺血，可使肾素和血管紧张素长期增多，导致肾性高血压。

（三）血管升压素

血管升压素（vasopressin，VP）由下丘脑的视上核和室旁核的神经细胞合成和分泌，经下丘脑－垂体束运输到神经垂体储存，需要时释放入血。生理情况下，血浆中血管升压素浓度为 1~4ng/L，主要作用于肾脏，促进远曲小管和集合管对水的重吸收，使细胞外液量和循环血量增加，尿量减少，故又称为抗利尿激素（antidiuretic hormone，ADH）。当血管升压素浓度高于正常血浆浓度 100 倍时，作用于血管平滑肌上的相应受体，可引起全身血管平滑肌收缩，使血压升高。在生理情况下，血管升压素在血压调节中可能不起重要作用，但在人体大量失血、严重失水等情况下，血管升压素大量释放，对保持细胞外液量、血浆渗透压和动脉血压的稳定都具有重要作用。

（四）血管内皮生成的血管活性物质

近年已经证实，血管内皮细胞能生成和释放多种血管活性物质，引起血管平滑肌的舒张或收缩。

1. 血管内皮生成的舒血管物质 血管内皮生成和释放的舒血管物质有多种。现认为，内皮生成的舒血管物质最重要的是内皮舒张因子（endothelium－derived relaxing factor，EDRF），目前多数人 EDRF 的化学结构是一氧化氮（nitric oxide，NO）。一氧化氮能激活血管平滑肌细胞内的鸟苷酸环化酶，使 cGMP 浓度升高、游离 Ca^{2+} 浓度降低，引起血管舒张。与此同时，它还可减弱缩血管物质对血管平滑肌的收缩效应。

2. 血管内皮生成的缩血管物质 血管内皮细胞也可生成多种缩血管物质，称为内皮缩血管因子（endothelium – derived vasoconstrictor factor，EDVF）。近年来研究较为深入的是内皮素（endothelin）。内皮素是由 21 个氨基酸残基组成的多肽，是目前已知的最强烈的缩血管物质之一。给动物注射内皮素可引起持续时间较长的升血压效应。其作用机制是与血管平滑肌细胞膜上的特异受体结合，使细胞内 Ca^{2+} 浓度升高，从而使血管平滑肌收缩加强。

（五）心房钠尿肽

心房钠尿肽（atrial natriuretic peptide，ANP）又称为心钠素或心房肽，是由心房肌细胞合成和释放的一类多肽类激素。心房容积扩张使房壁受牵拉刺激时，可引起心房钠尿肽的释放。其主要作用于肾脏，抑制 Na^+ 的重吸收，具有强大的利钠和利尿作用；同时可使血管平滑肌舒张、外周阻力降低；另外心房钠尿肽还能抑制肾素、血管紧张素、醛固酮、血管升压素的释放，导致体内细胞外液量减少，血压降低。在临床上，应用人工合成的心房钠尿肽治疗肾功能不全、高血压等疾病，已取得了良好效果。

（六）其他体液因素

1. 激肽释放酶－激肽系统　血浆中存在一种称为激肽原的蛋白质，在血浆激肽释放酶和组织激肽释放酶的作用下，分别生成两种具有活性的激肽，即缓激肽和胰激肽（血管舒张素）。在人体和动物实验中证实，它们是目前已知最强的舒血管活性物质。可使血管平滑肌舒张和毛细血管的通透性增高，使局部血流量增加。循环血液中的激肽也参与动脉血压的调节，使血管舒张，血压降低。

2. 组胺　组胺（histamine）由组氨酸在脱羧酶的作用下产生的。皮肤、肺和肠系膜的肥大细胞中含有大量的组胺。当组织受损伤时或炎症和过敏反应发生时都可引起组胺释放。组胺具有强烈的舒血管作用，并能使毛细血管壁和微静脉通透性增加，血浆渗漏入组织，形成局部组织水肿；严重时造成血管容量增大，循环血量相对减少，致使血压下降，甚至引起休克。

3. 前列腺素　前列腺素（prostaglandin，PG）是一类活性强、种类多、功能复杂的脂肪酸衍生物，其前体是花生四烯酸或其他二十碳不饱和脂肪酸。全身各种组织细胞中几乎都含有生成前列腺素的前体及酶，都能产生前列腺素。不同类型的前列腺素对于血管平滑肌的作用不同。如前列腺素 E_2（PGE_2）和前列环素（PGI_2）具有强烈的舒血管作用。前列腺素 $F_{2\alpha}$（$PGF_{2\alpha}$）则使静脉血管收缩。

此外，人不仅具有生物属性，还具有社会属性。因此，心血管活动除了受到自然因素的影响外，还受社会心理因素的影响。此外，吸烟、过度饮酒、高胆固醇饮食等不良生活方式也是引起心血管病的主要高危因素。

第四节　器官循环

体内各器官的血流量通常与该器官的动、静脉之间的压力差成正比，与该器官的血流阻力成反比。由于各器官的结构和功能以及内部血管分布的特点不同，因此各器官血流量的调节除服从血流动力学的一般规律，还有其本身的特征。本节叙述心、肺、脑几个主要器官的血液循环特点与调节。

一、冠状动脉循环

（一）冠状动脉循环的解剖特点

冠状动脉（冠脉）循环（coronary circulation）是指营养心脏自身的血液循环。心脏的血液供应来自左、右冠状动脉。冠状动脉的主干走行于心脏的表面，其小分支常以垂直于心脏表面的方向穿入心肌，并在心内膜下层分支成网。这种分支方式使冠脉血管在心肌收缩时容易受到压迫。分支最终形成毛细血管网分布于心肌纤维之间，并与之走行相平行。心肌的毛细血管网分布极为丰富，通常毛细血管数和心肌纤维数的比例几乎为 1∶1，有利于心肌和冠脉血液之间进行物质交换。当心肌肥厚时，心肌纤维直径增大，但毛细血管数量并无相应增加，所以肥厚的心肌容易发生血液供应不足。正常心脏冠状动脉之间有侧支相互吻合，且在心内膜较多见，但冠脉侧支较细小，血流量少，因此当冠状动脉突然阻塞时，不易很快建立侧支循环，极易导致心肌梗死，严重者数小时内即心脏停搏而死亡。但如果阻塞是缓慢形成的，则侧支可逐渐扩张，并可建立新的侧支循环，起到代偿作用。

（二）冠状动脉循环的生理特点

1. 途径短，血压较高　冠状动脉直接开口于主动脉根部，加之冠状循环途径短，故血压较高，血流快，循环时间仅几秒钟即可完成。

2. 血流量大　正常成人安静状态下，平均每 100g 心肌组织的冠脉血流量为 60～80ml/min，中等体重的人，总的冠脉血流量约为 225ml/min，占心输血量的 4%～5%，而心脏重量仅占人体总重的 0.5% 左右。冠脉血流量的多少主要取决于心肌的活动，当剧烈运动心肌活动增强时，冠脉血流量可增加到安静状态时的 4～5 倍，即每 100g 心肌血流量可增至 300～400ml/min。这一特点可适应心脏工作量大，耗氧量多的需要。

3. 摄氧率高，耗氧量大　安静状态下，正常成人动脉血流经心脏后，其中 65%～70% 的氧被心肌摄取，比骨骼肌的摄氧率高 1 倍左右，从而满足心肌组织对氧的需求。因此，当机体剧烈运动，心肌耗氧量增加时，但心肌依靠提高从单位血液中摄氧的潜力较小，此时主要依靠扩张冠脉，增加血流量来满足心肌对氧的需求。

4. 血流量受心肌收缩的影响　由于冠状动脉的分支垂直穿行于心肌组织之中，因此，心肌每次收缩时对埋于其内的血管产生压迫，从而影响冠脉血流量，尤其对左冠状动脉血流的影响更为显著（图 4 - 17）。

在左心室收缩时可压迫肌纤维之间的小血管，使冠状动脉血流阻力增大，血流量明显减少，而左心室舒张时，小血管受压减轻，血流阻力减小，血流量增多，并且心舒期较心缩期长，因而心舒期左冠状动脉血流量明显多于心缩期。由于右心室肌肉较薄弱，故右冠状动脉血流量在心缩期和心舒期差不多。因此，舒张压的高低和心舒期的长短是影响冠状动脉血流量的重要因素。心舒期缩短或血压低，均可导致冠状动脉血流量减少。

（三）冠脉血流量的调节

与其他器官相似，冠脉循环血流量也受神经调节和体液调节，但最重要的是受心肌活动时自身代谢产物的调节。

1. 心肌代谢水平的影响　心肌收缩的能量来源几乎唯一依靠有氧代谢。当心肌耗氧量增加或心肌组织氧分压降低时，均可引起冠脉舒张，冠脉血流量明显增多以满足心肌对氧的需求。实验证明，冠脉血流量与心肌代谢水平成正比。引起冠脉舒张的主要原因是心肌代谢产物增多，如 H^+、CO_2、乳酸、缓激肽、腺苷等的作用，其中腺苷最为重要。腺苷是心肌在代谢增强和局部氧分压降低的情况下，ATP 分解过程中的产物，对小动脉具有强烈的舒张作用。腺苷生成后几秒钟内即被破坏，因而不会引起其他器官的血管舒张。

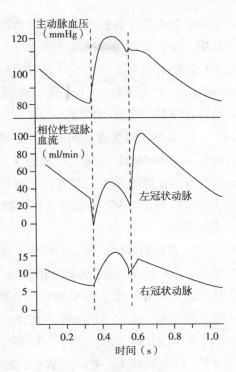

图 4 – 17　心动周期中左、右冠状动脉血流量的变化

2. 神经调节　冠状动脉主要受交感神经支配，迷走神经分布较少。交感神经对冠脉的直接作用是使其收缩，这主要是通过激活血管平滑肌上的 α 受体实现的。但实际上交感神经兴奋时，也可通过激活心肌上的 β 受体，使心肌活动增强，代谢产物增多，因而可继发性引起冠脉舒张，使交感神经的缩血管作用很快被掩盖，因此表现为先收缩后舒张。迷走神经对冠脉的直接作用是使其舒张，这主要是通过激活血管平滑肌上的 M 受体实现的；但同样，迷走活动加强，抑制了心脏活动，心肌代谢水平则降低，继发性引起冠脉收缩，使其直接的舒血管作用被继发性缩血管作用所抵消。总之，在完整情况下，安静时神经因素对冠脉血管的舒缩活动影响并不大。

3. 体液调节　肾上腺素和去甲肾上腺素主要通过增强心肌的代谢水平和耗氧量使冠脉血流量增加，也可直接作用于冠脉上的 α 或 β 肾上腺素受体，引起冠脉血管收缩或舒张。大剂量的血管升压素和血管紧张素 Ⅱ 可使冠脉收缩，血流量减少。甲状腺激素增多时，心肌代谢增强，使冠脉舒张，血流量增大。

二、肺循环

肺循环（pulmonary circulation）是指从右心室到左心房的血液循环。其主要功能是使血液在流经肺泡时与肺泡气之间进行气体交换，将静脉血转变为动脉血。

（一）肺循环的生理特点

1. 低阻力、低血压　肺动脉及其分支短而粗，管壁薄，易于扩张，而且肺循环的全部血管都位于胸腔内，而胸腔内的压力始终低于大气压，即胸膜腔负压，故肺循环的阻力小。正因为肺循环的阻力小，所以，虽然右心室的心输出量与左心室基本相等，但肺动脉远低于主动脉压。正常成人安静时肺动脉收缩压平均为22mmHg，舒张压平均8mmHg，平均压约为13mmHg。肺循环的终点，即肺静脉和左心房内压仅1～4mmHg，故肺循环是一个低压系统。

2. 无组织液生成　如前所述，肺毛细血管血压平均为7mmHg，远低于血浆胶体渗透压（25mmHg），组织液生成的动力有效滤过压是负值，因此，肺泡间隙中基本没有组织液，使肺泡膜和毛细血管壁相互紧贴，有利于肺泡与血液之间进行气体交换。在病理情况下，如左心衰竭时，因肺静脉和肺毛细血管血压升高，组织液生成增多，形成肺水肿。

3. 血容量较大、变化范围大　安静状态下，肺血容量约为450ml，约占全身血量的9%。由于肺组织和肺血管的顺应性大，因此，肺血容量的变动范围较大。用力呼气时，肺血容量可减少至约200ml，而深吸气时可增加至1000ml，由于肺血容量较多，变化范围较大，故有"贮血库"的作用。当机体失血时，肺循环可将一部分血液转移到体循环，起代偿作用。在每一个呼吸周期中，肺血容量也会发生周期性变化，吸气时增多，呼气时减少，并使动脉血压随着发生周期性波动，产生动脉血压的呼吸波。

（二）肺循环的调节

1. 肺泡气氧分压的调节　肺泡气氧分压可显著的影响肺血管的舒缩活动。当部分肺泡通气不足致使氧分压降低时，肺泡周围的微动脉和毛细血管前括约肌收缩，局部血流阻力增大，血流量减少，这一反应使更多的血液流经通气充足、肺泡气氧分压高的肺泡，进行有效的气体交换，避免血液氧合不充分，影响体循环血液的氧含量。常居高海拔地区的人，由于空气中氧气稀薄，肺泡内普遍低氧，引起肺循环微动脉广泛收缩，肺血流阻力加大，常因此引发肺动脉高压可能发展成右心室肥厚。

2. 神经和体液调节　肺循环血管受交感神经和迷走神经支配。刺激交感神经直接引起肺血管收缩，血流阻力加大。刺激迷走神经可使肺血管轻度舒张。在体液调节因素中，肾上腺素、去甲肾上腺素、血管紧张素Ⅱ等均能引起肺循环血管收缩，而乙酰胆碱、前列腺素 E_2 等则使肺血管舒张。

三、脑循环

脑血液供应来自于颈内动脉和椎动脉，在脑底部形成脑底动脉环，再由此发出分支，供给脑的不同部位。脑静脉血先汇入静脉窦，主要经颈内静脉回流入腔静脉。

（一）脑循环的生理特点

1. 血流量大、耗氧量多　脑的重量虽仅占体重的2%左右，但安静状态下，脑循环总的血流量约为750ml/min，约占心排血量的15%。且脑组织的耗氧量很大，安静时每100g脑组织耗氧3～3.5ml/min，整个脑组织耗氧量占机体总耗氧量的20%左右。因此，脑对缺氧、缺血极为敏感。在正常体温条件下，停止脑部供血10s左右，可导致意识丧失，停止供血 5~6min 即可引起不可逆性脑损伤，因此保证脑的血液供给非常重要。

2. 血流量变化小　颅腔壁是骨性的，因此颅腔的容积是固定的。颅腔内除脑组织外，还有脑血管和脑脊液。脑组织、脑血管和脑脊液三者容积之和是固定的。由于脑组织和脑脊液均不可压缩，故脑血管的舒缩程度就受到很大限制。所以，脑血流量的变化明显小于其他器官。

3. 脑血管的吻合支较少　由于脑血管的吻合支较少，一旦栓塞，不易建立侧支循环，从而造成脑损害。

4. 存在血-脑脊液屏障和血-脑屏障　在血液和脑脊液之间存在限制某些物质自由扩散的屏障，称为血-脑脊液屏障。在毛细血管血液和脑组织之间也存在类似的屏障，称为血-脑屏障。脂溶性物质（如 O_2、CO_2）、某些麻醉药物等容易通过血-脑脊液屏障和血-脑屏障，而甘露醇、蔗糖和许多离子的通透性则难以通过甚至不能通过。血-脑脊液屏障和血-脑屏障的存在，对保持神经元周围化学环境的稳定和防止血液中的有害物质进入脑内具有重要的生理意义。

（二）脑血流的调节

1. 自身调节　脑血流量取决于脑动、静脉之间的压力差成正比，与脑血管的血流阻力成反比。但在正常情况下，脑血管存在良好的自身调节机制。当平均动脉压变动于 60~140mmHg 的范围内时，通过脑血管的自身调节可使脑血流量维持相对稳定，但若平均动脉压低于 60mmHg，脑血流量明显减少，可引起脑功能障碍；若平均动脉压高于 140mmHg，超过自身调节的下线，脑血流量显著增加，脑毛细血管血压过高，可导致脑水肿。

2. 脑组织局部化学因素的调节　脑血管的舒缩活动主要受血液中化学因素如 CO_2、O_2 和 H^+ 等的影响，其中 CO_2 起着主导作用。当血液中 PCO_2 升高时可引起脑血管舒张，血流量增加。因此，脑力劳动时，脑代谢增强，CO_2 增多，使脑血流量增大，有利于活动最多的脑组织得到更多的血液供给。反之，过度通气时，PCO_2 降低，脑血流量减少，可引起头晕。CO_2 的舒血管作用是通过 H^+ 实现的。此外，脑血管对 PO_2 很敏感，PO_2 降低可使脑血管舒张，血流量增大；反之，脑血管收缩。

3. 神经调节　脑血管接受交感缩血管纤维和副交感缩血管纤维的支配，但分布量少，调节作用不明显小。

临床疾病案例

案例一：冠心病

冠心病是冠状动脉粥样硬化性心脏病的简称，是由于冠状动脉器质性（动脉粥样硬化或动力性血管痉挛）狭窄或阻塞引起的心肌缺血、缺氧（心绞痛）或心肌坏死（心肌梗死）的心脏病，亦称缺血性心脏病。冠状动脉狭窄多因脂质等物质沿血管内壁堆积所致，这一过程称为动脉硬化。动脉硬化发展到一定程度，冠状动脉狭窄逐渐加重，冠脉血流减少，心脏供血不足，患者自感胸部不适及"压迫感"、"憋闷感"、"闷胀感"等心绞痛发作时的表现，休息或者含服硝酸甘油能缓解。冠心病的严重后果为心肌梗死，多数由于狭窄部位形成血凝块、粥样斑块破裂或血管痉挛等因素引起，冠状动脉完全阻塞，由其供血的心肌因缺氧而坏死。患者胸痛症状持久、剧烈，休息或含服硝酸甘油无效。

冠心病好发人群：①40 岁以上的中、老年人；②血脂异常者，脂质代谢异常是动脉粥样硬化最重要的因素；③高血压患者，60% ~70% 的冠状动脉粥样硬化患者患有高血压；④有吸烟习惯者；⑤糖尿病和糖耐量异常者。其他危险因素有：肥胖、从事体力劳动少，喜高热量、高脂、高糖及高盐食物者；性情急躁者也易患此病。近年提出：肥胖与血脂异常、高血压、糖尿病和糖耐量异常同时存在时称为"代谢综合征"是本病的重要危险因素。

冠心病的防治措施：提高易患人群对本病的认识，积极预防动脉粥样硬化的发生。如已发生，应积极治疗，防止病变发展并争取逆转。具体做法是：合理饮食，提倡清淡、富含维生素 C 和植物蛋白的食物；适当的体力劳动和体育活动能预防肥胖，锻炼循环系统的功能和调节血脂代谢，是预防本病的一项积极的措施；保持健康的心理状态、戒烟、戒酒；根据病情，配合医生，适当用药。

案例二：高血压

高血压是以血压升高为主要临床表现伴或不伴有多种心血管危险因素的综合征。高血压是多种心、脑血管疾病的重要病因和危险因素，影响重要脏器，如心、脑、肾的结构与功能，最终导致这些器官的功能衰竭。目前，我国对高血压的诊断标准是收缩压≥140mmHg 和（或）舒张压≥90mmHg。一般认为，引发高血压的主要病因是遗传因素和环境因素相互作用的结果。高血压主要引起心脏改变和全身小动脉病变。一般常见症状有头晕、头痛、疲劳、心悸等，在紧张或劳动后加重。累及器官时可有胸闷、气短、心绞痛、多尿等症状。

高血压早期无明显的病理改变和症状，长期高血压则引起心脏和血管改变，主要是左心室肥厚和扩大，称为高血压心脏病。全身小动脉壁/腔比值增加和管腔内径缩小，导致心、脑、肾等重要器官缺血。现在认为血管内皮功能障碍是高血压最早期和最重要的血管损害。它可促进冠状动脉粥样硬化和微血管病变，最终可导致心力衰竭或严重心律失常，甚至猝死；脑血管缺血与变性，形成微动脉瘤，从而发生脑出血；肾动脉硬化，肾小球纤维化，萎缩，慢性肾功能衰竭，最终出现肾衰竭。

高血压的治疗目的和措施：高血压治疗的目的是降低血压，目前一般主张血压控制目标值至少＜（140~150）/90mmHg。最终目的是减少高血压患者心、脑血管病的发生率和死亡率。高血压治疗的有效措施，重要的一面是，改善生活行为，控制好自身体重；减少钠盐摄入，6g/d 为宜；补充钙和钾盐，可通过吃新鲜蔬菜和喝牛奶补充；戒烟限酒；增加运动量，可选择慢跑或步行，3~5 次/周，每次 20~60min。药物治疗，要遵照医嘱，合理用药。

案例三：下肢静脉曲张

下肢静脉曲张是常见病、多发病。由于各种原因引起静脉压力增高而导致静脉迂曲、扩张。病变早期可无不适，随着病变的进展，可出现久站或行走后患肢酸胀、易疲劳，也可有小腿肌肉痉挛发作。站立时，患肢出现隆起、迂曲、扩张的静脉，重者呈团块状，久病者可于足靴区（小腿中下前面）出现淤滞性皮炎、色素沉着、皮肤变硬及慢性溃疡等，也可继发曲张静脉的血栓性静脉炎。

（1）下肢静脉曲张发病机制　由于先天性静脉壁薄弱和静脉瓣膜发育不良或缺失，或因后天性长期工作原因，像长期站立，劳累过度，洗凉水受寒凉刺激，外伤，重大手术，妊娠等影响，瓣膜不能正常的关闭，或静脉壁薄弱不能正常地承受静脉内的压力而极度扩张，导致下肢深静脉瓣膜相对性的关闭不全，关闭不全的静脉瓣膜以远静脉压力进一步增高，久而久之导致远段静脉扩张，延伸，迂回，静脉血液淤滞（血淤），静脉壁弹力纤维破坏而发病。

（2）下肢静脉曲张并发症　①血栓性浅静脉炎；②浅静脉出血；③淤血性皮炎；④继发；⑤淤血性溃疡。

（3）下肢静脉曲张的预防　下肢静脉曲张的预防主要是加强静脉管壁、保护浅静脉，具体的措施有：①应进行适当的体育锻炼，在增强全身体质的条件下，可起到加强静脉管壁。②长期从事站立工作或强体力劳动者，宜穿弹力袜套保护，使浅静脉能处于萎陷状态；③长期从事站立工作者，应强调做工作体操，或能经常走动，至少多做踝关节的伸屈活动，使腓肠肌能发挥有效的泵作用，促进下肢血液的回流，以减轻浅静脉内的压力。若已发生下肢静脉曲张，一定要尽早就诊血管外科，在医生的指导下，采取合理的治疗方法，以免产生下肢溃疡等严重的并发症。

课后思考题

1. 名词解释：心率、心动周期、心指数、心输出量、射血分数、房-室延搁、血压、动脉血压、收缩压、舒张压、平均动脉压、外周阻力、窦性节律、有效不应期、期前收缩、代偿间期、心肌前负荷、心肌后负荷、心音、自动节律性。

2. 请以左心室为例说明一个心动周期中心腔压力、瓣膜开闭、血流方向和心室容积的变化。

3. 影响心排血量的因素有哪些？各是怎样影响的？

4. 第一心音和第二心音是怎样产生的？各有何特点？心音听诊的意义何在？

5. 心室肌细胞．窦房结细胞的动作电位各分几期？其形成机制如何？

6. 正常心脏内兴奋传导的途径如何？有何特点和意义？

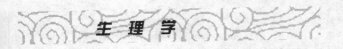

7. 心肌兴奋后兴奋性有哪些变化？期前收缩和代偿间歇是怎样产生的？

8. 正常体表心电图的波形及其意义是什么？

9. 动脉血压是如何形成的？影响动脉血压的因素有哪些？

10. 试述微循环的血流通路及其主要功能。

11. 支配心脏和血管的神经有哪些？各有何效应？

12. 试述颈动脉窦和主动脉弓压力感受性反射的过程及其生理意义。

13. 试比较肾上腺和去甲肾上腺素作用的异同点。

第五章

呼　吸

👉 **学习目标**

1. 掌握肺通气的直接动力和原动力；胸膜腔内压的形成和意义；肺的弹性阻力，肺表面活性物质及其作用，肺泡通气量；肺换气及其影响因素；O_2 和 CO_2 在血液中的主要运输形式，血氧饱和度，氧解离曲线及其影响因素；化学感受性反射。

2. 熟悉呼吸运动；肺内压及其周期性变化，胸廓的弹性阻力，非弹性阻力，肺容积和肺容量，肺通气量和无效腔；气体交换的原理，组织换气的过程；肺牵张反射。

3. 了解呼吸的意义和呼吸的过程；肺和胸廓的顺应性；影响组织换气的因素；呼吸中枢与呼吸节律的形成。

机体在生命活动过程中，需要不断地从外环境中摄取氧（O_2），并把自身产生的二氧化碳（CO_2）排出体外。这种机体与外界环境之间进行气体交换的过程，称为呼吸（respiration）。呼吸的生理意义是在于维持体内 O_2 和 CO_2 含量的相对稳定，保证组织细胞新陈代谢的正常进行。

人体呼吸的全过程可分成相互衔接并同时进行的四个环节：肺通气，即肺与外界环境之间气体交换的过程；肺换气，即肺泡与肺毛细血管血液之间的气体交换过程；气体在血液中的运输；组织换气，即组织细胞与毛细血管血液之间进行的气体交换过程（有时也将细胞内的生物氧化过程包括在内），也称为内呼吸。肺通气与肺换气又合称外呼吸。通常所说的呼吸，一般是指外呼吸（图 5-1）。由此可见，呼吸是由呼吸系统和血液循环系统协同完成的。因此，任一环节发生障碍，均可引起机体缺 O_2 和 CO_2 潴留，从而影响组织细胞新陈代谢的正常进行和内环境稳态，甚至危及生命。

呼吸系统还有许多非呼吸功能，如发音、言语、吸吮和咳嗽等活动需要呼吸活动的配合。此外，呼吸系统对机体免疫防御功能和内分泌功能等具有间接的辅助作用。

109

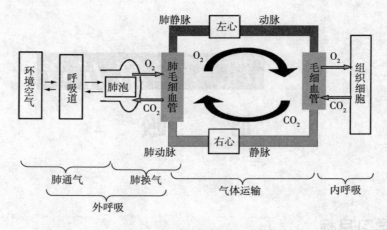

图 5-1　呼吸的全过程示意图

第一节　肺通气

　　肺通气（pulmonary ventilation）是指肺泡与外界环境之间进行气体交换的过程。肺通气是在肺通气的动力作用下克服肺通气的阻力而实现的。实现肺通气的结构基础包括呼吸道、肺泡、胸廓、呼吸肌和胸膜腔等。呼吸道是气体进出肺泡的通道，对吸入的气体具有加温、加湿、过滤、清洁以及发生防御反射等功能，呼吸道平滑肌的收缩和舒张可改变气道的阻力并调节通气量；肺泡是气体交换的主要场所；胸廓的节律性运动是实现肺通气的动力来源；胸膜腔则是在肺与胸廓之间起偶联作用的结构。

一、肺通气的动力

　　根据流体力学的原理，气体总是从压力高的区域流向压力低的区域，所以，气体进出肺泡取决于肺与大气压之间的压力差。肺扩张时，肺内压下降，当低于大气压时，气体进入肺内，称为吸气；肺回缩时，肺内压升高，当高于大气压时，气体流向肺外，称为呼气。肺本身并没有主动的伸缩能力。肺的扩张和缩小需要胸廓来带动，而胸廓的扩大和缩小又是通过呼吸肌的舒缩活动来实现的。可见，肺与大气之间的压力差是实现肺通气的直接动力，而呼吸肌收缩和舒张造成的胸廓的扩大与缩小则是肺通气的原动力。

（一）呼吸运动

　　呼吸肌的收缩和舒张引起的胸廓节律性扩大和缩小，称为呼吸运动（respiratory movement）。每分钟呼吸运动的次数，称为呼吸频率，可因年龄、肌肉活动和情绪变化等因素不同而变化。正常成人平静呼吸时，呼吸频率为 12~18 次/min。新生儿呼吸频率比成人快，劳动或运动时的呼吸频率加快。

　　1. 平静呼吸与用力呼吸　人体在安静时，平稳而均匀的自然呼吸，称为平静呼吸（eupnea）。平静呼吸时，吸气主要是由吸气肌，即膈肌和肋间外肌的收缩引起的，是一个主动过程。当膈肌收缩时，膈顶下降，增大胸廓上下径（图5－2a，图5－2b）；同时肋间外肌收缩，使肋骨上提并外展，胸骨上举，增大胸廓的前后径和左右径（图5－2b，图5－2c）。因此，膈肌和肋间外肌的共同收缩使胸腔扩大。通过密闭胸膜腔的耦联作用，使肺随着胸廓扩张，肺容积增大，肺内压力降低。当肺内压低于大气压（1~2mmHg）时，外界气体顺压力差经呼吸道进入肺内，形成吸气。随着气体的进入，肺内压升高，当升至等于大气压时，吸气停止。

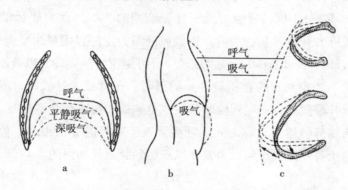

图5－2 膈、胸腹及肋骨在呼吸运动中的位置变化
a. 膈；b. 胸腹；c. 肋骨

平静呼吸的呼气过程并不是由呼气肌收缩引起的，而是由膈肌和肋间外肌舒张所致，是一个被动过程。当膈肌舒张时，由于腹腔内压力的作用，使膈顶上移，使胸廓的上下径缩小，同时肋间外肌舒张，胸廓因重力及其本身的弹性作用而发生回位，使胸廓的前后径和左右径缩小，结果胸廓缩小。肺随之回缩时，肺容积缩小，肺内压升高。当肺内压高于大气压（1~2mmHg）时，气体从肺内流出，形成呼气。随着肺内气体的呼出，肺内压又逐渐下降，当肺内压降低到等于大气压时，呼气停止。由此可见，平静呼吸时，吸气是由于吸气肌收缩使胸廓和肺扩大引起，为主动过程；呼气则是由于吸气肌舒张所致，呼气肌不参与活动，是被动过程。因此，平静呼吸是一种节省机体能量消耗的最佳呼吸运动形式。

胸腔呈圆锥形，其横截面积上部较小，下部明显增大。因此膈顶稍下降，就可显著增加胸腔的容积。据估计，平静呼吸时，因膈肌收缩而增加的胸腔容积相当于肺通气总量的4/5，所以膈肌收缩在肺通气中起重要作用。

当机体活动增强，如劳动或运动时，呼吸运动将加深加快，通气量增加，称为用力呼吸（labored breathing）或深呼吸。用力吸气时，除膈肌和肋间外肌加强收缩外，胸锁乳突肌和斜角肌等辅助吸气肌也参与收缩，使胸廓和肺进一步扩大，肺内压也比平静吸气时更低，因此更多的气体被吸入肺内。用力呼气时，除吸气肌舒张外，肋间内肌、腹壁肌肉等呼气肌也参与收缩。肋间内肌走行方向与肋间外肌相反，收缩时使肋骨和胸骨下移，使胸腔前后径和左右径缩小；腹壁肌收缩，一方面牵拉下部肋骨向下内移位，同时压迫腹腔器官，推动膈上移，使胸腔上下径缩小；两者都使胸廓容积缩小，使肺和胸腔容积在平静呼气末基础上进一步缩小，肺内压比平静呼气时更高，因而呼出更多的气体。用力呼吸时，吸气和呼气都是主动过程，消耗能量较多。在某些疾病（如心力衰竭或肺通气阻力增大等）情况下，不仅呼吸加深加快，而且出现鼻翼扇动等现象，同时有喘不过气来的主观感觉，称为呼吸困难。

2. 胸式呼吸和腹式呼吸 根据参与呼吸的主要肌群不同，可将呼吸运动分为胸式呼吸和腹式呼吸。以肋间外肌舒缩为主，伴以明显胸壁起伏的呼吸运动，称为胸式呼吸（thoracic breathing）。胸式呼吸可见于妊娠晚期的孕妇以及腹肌运动受限（如腹膜炎、腹水和腹腔巨大肿瘤等）的患者。以膈肌舒缩为主伴以明显腹壁起伏的呼吸运动，称为腹式呼吸（abdominal breathing）。腹式呼吸可见正常的婴幼儿以及肋间外肌运动受限（如肋骨骨折、胸膜炎和胸腔积液等）的患者。正常成人呼吸时，膈肌和肋间肌均参与收缩，胸壁和腹壁均有一定程度的起伏，呈胸式和腹式混合型呼吸。

用人工方法维持肺通气，称为人工呼吸。人工呼吸的方法很多，但其基本原理都是人为造成肺内压与外界气压间压力差，以来达到肺通气的目的。

（二）肺内压

肺泡内的压力称为肺内压（intrapulmonary pressure）。在呼吸运动过程中，肺内压随着肺泡容积的变化而呈现周期性的变化（图5-3）。平静吸气初，肺容积随胸廓容积的增大而增大，肺内压降低，低于大气压 $0.13 \sim 0.27$ kPa（$1 \sim 2$ mmHg），外界气体经呼吸道进入肺泡，随着肺泡内气体逐渐增多，肺内压也逐渐升高，当肺内压与大气压相等时，吸气停止；呼气开始时，肺容积随着胸廓的回缩而减小，肺内压升高，高于大气压 $0.13 \sim 0.27$ kPa（$1 \sim 2$ mmHg），肺泡内气体流向外界，随着肺内气体的呼出，肺内压降低，当肺内压又与大气压相等时，呼气停止。呼吸运动过程中，肺内压的变化幅度与呼吸运动的深浅、缓急和呼吸道是否通畅等因素有关。平静呼吸或呼吸道通畅时，肺内压变化幅度小，而用力呼吸或呼吸道阻塞时，肺内压变化幅度较大。

（三）胸膜腔内压

在肺与胸廓之间存在着一个潜在密闭的腔隙，称为胸膜腔，是由紧贴于肺表面的胸膜脏层和紧贴于胸廓内表面的胸膜壁层共同围成的腔隙。胸膜腔内没有气体，只有少量的浆液。浆液一方面起润滑作用，减少呼吸时两层胸膜间的摩擦；另一方面，由于浆液分子间的内聚力，使两层胸膜紧紧相贴，不易分开。因此，密闭的胸膜腔将肺和胸廓两个弹性体耦联在一起，使没有主动伸缩能力的肺能随胸廓容积的变化而变化，从而实现肺通气。

胸膜腔内的压力称为胸膜腔内压（intrapleural pressure），简称胸内压。胸膜腔内压可用检压计直接测定，也可通过测定食管内压来间接反映胸膜腔内压。正常人在平静呼吸时，胸膜腔内压始终低于大气压。由于在肺通气过程中大气压是不变的，因而可以看作为零，则胸膜腔内为负压，称为胸膜腔负压。

胸膜腔内负压是在出生后才形成的，与肺和胸廓的自然容积不同有关。在人的生长发育过程中，胸廓的发育比肺快，因此胸廓的自然容积大于肺的自然容积。由于两层胸膜的紧密相贴，所以人从出生后第一次呼吸开始，肺就一直处于被动扩张状态，处于被动扩张状态的肺总是倾向于回缩。出生后肺泡内始终充满气体，具有肺内压，肺内压通过脏层胸膜作用于胸膜腔。因此，胸膜腔内压就取决于肺内压与肺回缩力这两种方向相反的力的差，即

$$胸膜腔内压 = 肺内压 - 肺回缩力$$

由于每个肺泡都通过呼吸道与大气直接相通，而且在吸气末和呼气末，肺内压都与大气压相等，因而此时

$$胸膜腔内压 = 大气压 - 肺回缩力$$

若将大气压视为零，则

$$胸膜腔内压 = - 肺回缩力$$

由此可见，胸膜腔负压实际上是由肺回缩力所形成的。在呼吸运动过程中，肺回缩力随着肺容积的变化而变化，因而胸膜腔负压也随之发生相应的周期性的变化。吸气时肺扩张，肺回缩力增大，胸膜腔负压也增大；呼气时肺缩小，肺回缩力减小，胸膜腔负压也减小。通常在平静呼吸时，吸气末胸膜腔负压为 $-1.33 \sim -0.665kPa$（$-10 \sim -5mmHg$），呼气末约为 $-0.665 \sim -0.399kPa$（$-5 \sim -3mmHg$）。当紧闭声门用力吸气时，胸膜腔负压可达 $-11.97kPa$（$-90mmHg$），而紧闭声门用力呼气时，胸膜腔负压则可升高至 $14.63kPa$（$110mmHg$）。

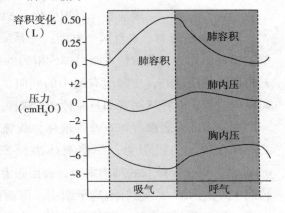

图 5-3 呼吸过程中肺容积、肺内压和胸内压的变化

胸膜腔负压有着重要的生理意义。首先，由于胸膜腔负压的牵拉作用，可使肺总是处于扩张状态而不至于萎陷，并使肺能随着胸廓的扩大而扩大；其次，胸膜腔负压还增加了腔静脉和胸导管等大静脉和大淋巴管的管壁内外压力差，从而有利于胸腔内静脉血液和淋巴液的回流。如果胸膜腔被刺破，胸膜腔与大气相通，空气将立即进入胸膜腔形成气胸，使脏壁两层胸膜彼此分开，肺将因其本身的弹性回缩力而塌陷，同时因为腹内压与胸内压之间的压力差小，也会造成静脉血液与淋巴液回流障碍。这时尽管呼吸运动仍在进行，肺却不能随着胸廓的运动而伸缩，从而严重影响了肺的通气功能，甚至危及生命。

二、肺通气的阻力

肺通气必须在动力克服阻力才能实现。肺通气阻力增大是临床上肺通气功能障碍最常见的原因。肺通气的阻力可分为弹性阻力和非弹性阻力两类。弹性阻力是平静呼吸的主要阻力，约占肺通气总阻力的70%，非弹性阻力，包括气道阻力、惯性阻力和

组织的黏滞阻力，约占肺通气总阻力的30%，其中以气道阻力为主。

（一）弹性阻力

弹性物体在外力作用下发生变形时所产生的对抗外力作用的力，称为弹性阻力。弹性阻力的大小可用顺应性来度量。顺应性是指弹性体在外力作用下发生变形的难易程度。顺应性与弹性阻力成反比，即顺应性越大，弹性阻力就越小，在外力作用下容易发生变形；反之，顺应性越小，弹性阻力则越大，在外力作用下不易发生变形。

肺和胸廓都是弹性组织，在肺通气过程中都会产生弹性阻力，因此，肺通气的总弹性阻力等于肺和胸廓的弹性阻力之和。肺和胸廓的弹性阻力大小也都可以用顺应性来表示。肺和胸廓的顺应性常用单位压力变化（ΔP）所引起的容积变化（ΔV）来度量，即

$$顺应性 = 容积变化（\Delta V）／压力变化（\Delta P）$$

1. 肺弹性阻力　来自两个方面：一是肺泡液－气界面的表面张力；二是肺弹性纤维的弹性回缩力。前者约占肺总弹性阻力的2/3，后者约占1/3。由于肺的弹性阻力总是指向肺泡的球心，使肺泡有缩小的倾向，因而肺的弹性阻力是一种单向阻力，只阻碍吸气过程，对呼气而言却是一种动力来源。

在肺泡的内表面覆盖着薄层液体，与肺泡内的气体形成液－气界面。因液体分子之间存在较大的吸引力，而使液体表面产生趋向缩小的力，即表面张力（surface tension）。对于半球状的肺泡来说，表面张力沿曲面切线方向拉紧液面，合力构成指向肺泡中央的回缩力，使肺泡趋于缩小，因而阻碍肺泡的扩张，增加吸气的阻力。在肺泡液－气界面上存在肺表面活性物质，能大大降低表面张力，因而可以大大减小吸气时的阻力。

肺表面活性物质主要由肺泡Ⅱ型上皮细胞合成和分泌，是一种复杂的脂蛋白混合物，其主要成分是二棕榈酰卵磷脂。肺表面活性物质的主要作用是降低肺泡液－气界面的表面张力，使肺泡的回缩力减小。这种作用具有重要的生理意义：①减小吸气时的阻力，有利于肺泡的扩张；②有助于维持大、小肺泡的容积以及肺内压的相对稳定；③减小肺部组织液生成，防止肺水肿的发生。

在肺炎和肺血栓等病理情况下，肺泡Ⅱ型上皮细胞的功能降低，肺表面活性物质分泌减少，表面张力增大，肺的顺应性降低，患者可发生肺不张。早产儿可因肺泡Ⅱ型上皮细胞发育不成熟，缺乏肺表面活性物质，导致肺不张和肺泡内表面透明质膜的形成，出现新生儿呼吸窘迫综合征，导致死亡。

肺组织含弹性纤维及胶原纤维，具有弹性回缩力。在一定范围内，肺被扩张得越大，弹性回缩力也越大，对吸气所形成的阻力也越大。肺气肿时，肺弹性纤维被破坏，肺泡弹性回缩力也减小，顺应性变大，弹性阻力减小，致使呼气末肺内残余气量增大，不利于肺通气。而肺纤维化时肺的弹性回缩力增大，吸气时的阻力增大。

2. 胸廓的弹性阻力　胸廓是一个双向弹性组织，其弹性阻力来自胸廓的弹性成分。胸廓的弹性阻力的方向视胸廓所处的位置而改变。胸廓处于自然位置（如平静吸气末，

肺容量约为肺总容量的67%）时，此时胸廓不变形，即弹性阻力为零；胸廓小于自然位置时（如平静呼气或深呼气，肺容量小于肺总容量的67%）时，其弹性回缩力向外，是吸气的动力，呼气的阻力；胸廓大于自然位置（如深吸气，肺容量大于肺总容量的67%）时，胸廓被牵引向外而扩大，其弹性阻力向内，成为吸气的阻力，呼气的动力。可见，与肺的弹性阻力不同，胸廓的弹性阻力既可是吸气或呼气的阻力，也可能是吸气或呼气的动力。胸廓的弹性阻力可因肥胖、胸廓畸形、胸膜增厚或腹腔内占位性病变等因素而增大，但由此而引起的肺通气障碍并不多见，所以其临床意义相对较小。

（二）非弹性阻力

非弹性阻力包括气道阻力、惯性阻力和黏滞阻力。气道阻力是气体在呼吸道内流动时，气体分子之间以及气体分子与呼吸道管壁之间产生的摩擦力。是非弹性阻力的主要来源，约占80%～90%。气道阻力主要发生在鼻（约占总阻力的50%）、声门（约占25%）及气管和支气管（约占15%）等部位，仅10%发生在口径小于2mm的细支气管。

气道阻力受气流速度、气流形式气道口径等因素的影响。气流速度快，则阻力大；气流速度慢，则阻力小。气流形式上层流和湍流，层流阻力小，湍流阻力大。在层流时，流体阻力（R）与管道半径（r）的4次方成反比，即$R \propto / r^4$。因此，气道口径是影响气道阻力的最重要因素。

呼吸肌及上呼吸道肌肉受躯体神经支配，故可随意改变呼吸形式、频率及气流方向而完成一些非呼吸功能，如说话、唱歌、闭气、咳嗽等。呼吸道平滑肌受交感神经和副交感神经的双重支配。交感神经节后纤维释放去甲肾上腺素，与呼吸道平滑肌上的β_2受体结合，使呼吸道平滑肌舒张，管径变大，气道阻力减小。副交感神经节后纤维释放乙酰胆碱，作用于呼吸道平滑肌上的M受体，使呼吸道平滑肌收缩，管径变小，气道阻力增大。现已证明，肺内还有肽能神经纤维及神经小体，释放的化学物质称为肺内神经肽，参与调控气道平滑肌舒缩、上皮损伤后修复及肺表面活性物质的释放等多种功能。

三、肺通气功能的评价

肺通气是呼吸的一个重要环节，肺通气功能可用肺容积、肺容量及肺通气量等指标来衡量。

（一）肺容积和肺容量

肺容积和肺容量是评价肺通气功能的基础。

1. 肺容积 肺内气体的容积称为肺容积（pulmonary volume），可分为潮气量、补吸气量、补呼气量和余气量（图5-4），它们互不重叠，全部相加后等于肺总量。

（1）潮气量（tidal volume，TV） 潮气量是指平静呼吸时每次吸入或呼出的气量。正常成人平静呼吸时的潮气量为400～600ml，平均为500ml。

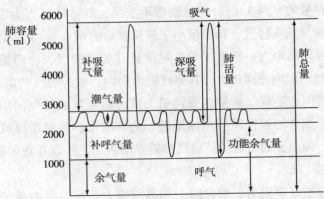

图 5 – 4 肺容积和肺容量示意图

（2）补吸气量（inspiratory reserve volume，IRV） 补吸气量是指平静吸气末，再尽力吸气所能吸入的气体量。正常成人的补吸气量为 1500～2000ml。补吸气量反映吸气的储备量。

（3）补呼气量（expiratory reserve volume，ERV） 补呼气量是指平静呼气末，再尽力呼气所能呼出的气体量。正常成人的补呼气量为为 900～1200ml。补呼气量反映呼气的储备量。

（4）余气量（residual volume，RV） 余气量是指最大呼气末，肺内仍残留不能呼出的气体量，正常成人的余气量为 1000～1500ml。余气量过大，表示肺通气功能不良。支气管哮喘和肺气肿患者的余气量会增大。

2. 肺容量（pulmonary capacity） 其是指肺容积中两项或两项以上的联合气体量，包括深吸气量、功能余气量、肺活量和肺总量。

（1）深吸气量 从平静呼气末做最大吸气时所能吸入的气体量，称为深吸气量（inspiratory capacity，IC），它是潮气量与补吸气量之和，是衡量最大通气潜力的一个重要指标。胸廓、胸膜、肺组织和呼吸肌等发生病变时，均可使深吸气量减少，最大通气潜力降低。

（2）功能余气量 平静呼气末所余留在肺内的气体量，称为功能余气量（functional residual capacity，FRC），功能余气量等于补呼气量与余气量之和，正常成人约 2500ml。肺弹性回缩力降低（如肺气肿），功能余气量增大；肺弹性阻力增大（如肺纤维化）时，功能余气量减小。功能余气量的生理意义在于缓冲呼吸过程中肺泡气 O_2 分压和 CO_2 分压的变化幅度。由于功能余气量的缓冲作用，使吸气时肺内 O_2 分压不至于升得太高、CO_2 不至于降得太低，以保证肺换气的正常进行。如果余气量和功能余气量过多（如老年人和肺气肿患者），吸入的新鲜空气被过度稀释，使肺内气体交换的效率降低。

（3）肺活量和用力呼气量 尽力吸气后，再尽力呼气，从肺内所能呼出的最大气体量称为肺活量（vital capacity，VC）。肺活量等于潮气量、补吸气量与补呼气量之和。肺活量有较大的个体差异，与身材大小、性别、年龄、体位、呼吸肌强弱等有关，正常成人男性平均约为3500ml，女性平均约为2500ml。肺活量反映了肺一次通气的最大能力，是测定肺通气功能的常用指标。

由于测定肺活量时不受呼气时间的限制，临床上肺弹性下降（如肺气肿）或呼吸道狭窄时（如支气管哮喘）的患者，肺通气功能虽然已受到明显影响，但其肺活量仍可在正常范围之内，因此，肺活量不是衡量肺通气功能的理想指标，为此提出了用力呼气量的概念。用力呼气量（forced expiratory volume，FEV），又称时间肺活量，是指最大吸气后再尽力尽快呼气，分别测定第1、2、3秒末呼出的气体量占肺活量的百分比。正常人第1、2、3秒末的用力呼气量分别为83%、96%和99%，其中第1秒末用力呼气量最有意义。用力呼气量是一种动态指标，它不仅能反映肺活量的大小，而且还能反映呼吸阻力的变化，因此是衡量肺通气功能的一项理想的指标。肺弹性降低或阻塞性肺疾病时，用力呼气量可显著降低，第1秒用力呼气量可低于60%。

（4）肺总量 肺总量（total lung capacity，TLC）是指肺所能容纳的最大气体量。肺总量等于肺活量与余气量之和，其大小因性别、年龄、身材、运动锻炼情况和体位改变而异，成人男性平均约为5000ml，女性约为3500ml。

（二）肺通气量和肺泡通气量

1. 肺通气量 每分钟吸入或呼出的气体总量，称为肺通气量（pulmonary ventilation），也称每分通气量，等于潮气量与呼吸频率的乘积。正常成人安静时的呼吸频率为12～18次/min，潮气量约为500ml，则肺通气量为6000～8000ml。

肺通气量随性别、年龄、身材和活动量的不同而有差异。劳动或体育运动时，肺通气量增大。人体尽力做深而快的呼吸时，每分钟所能吸入或呼出的最大气体量，称为最大随意通气量。正常成年男性最大随意通气量为100～120L/min，女性为70～80L/min。最大随意通气量能反映肺通气功能的最大潜力，是估价一个人能进行多大运动量的生理指标。

2. 肺泡通气量 每分钟吸入肺泡的实际能与血液进行气体交换的有效通气量，称为肺泡通气量（alveolar ventilation）。在通气过程中，每次吸入的气体并不能完全进入肺泡内，一部分将留在鼻部与终末细支气管之间的呼吸道内，因其解剖特征而没有气体交换的功能，不能参与肺泡与血液之间的气体交换，所以，管腔内的气体就气体交换而言是无效的，故这部分呼吸道容积称为解剖无效腔，正常成人约为150ml。由于解剖无效腔的存在，吸气时，首先进入肺泡的气体是上次呼气末停留在解剖无效腔内的肺泡气，随后才有新吸入气体的前一部分进入肺泡，新吸入气体的后一部分则留在解剖无效腔内。呼气时，首先把留在解剖无效腔中气体呼出，随后才呼出肺泡中的气体，到呼气末还有部分肺泡气停留在解剖无效腔内，待下次吸气时将首先被吸入肺泡。也就是说，每次吸入肺的新鲜气体量中，除去停留在解剖无效腔中的部分，才是进入肺泡与血液进行气体交换的有效通气量。此外，进入肺泡的气体，也可能由于血液在肺内分布不均而不与血液进行气体交换。例如，当部分肺泡周围的血流不畅或阻塞时，这部分肺泡气便不能与血液进行气体交换。未能发生气体交换的这部分肺泡容量，称为肺泡无效腔。解剖无效腔与肺泡无效腔，合称为生理无效腔。

正常人的肺泡无效腔接近于零，因此，健康人平卧时，生理无效腔等于或接近于解剖无效腔。当解剖腔增大（如支气管扩张症）或肺泡无效腔增大（如肺动脉部分梗死），都可减少肺泡通气量，降低肺换气率。由以上分析可知：

$$肺泡通气量 = （潮气量 - 无效腔气量） \times 呼吸频率$$

如果某人的呼吸频率为 12 次/min，潮气量为 500ml，无效腔气量为 150ml，则肺通气量为 6000ml，而肺泡通气量则为 4200ml，相当于肺通气量的 70%。当潮气量加倍而呼吸频率减半，或呼吸频率加倍而潮气量减半，肺通气量不变，而肺泡通气量却发生了很大变化（表 5-1）。由此可以看出，在一定范围内，深而慢的呼吸可增加肺泡通气量，有利于为机体提供足够的氧气，而浅而快的呼吸则降低肺泡通气量，不利于气体交换。因此，肺泡通气量是反映肺通气效率的重要指标；也是临床用于鉴别阻塞性通气障碍与限制性通气障碍的常用指标。

表 5-1　不同呼吸深度、频率时的每分通气量和肺泡通气量

项目	潮气量 （ml）	呼吸频率 （次/min）	每分通气量 （ml/min）	肺泡通气量 （ml/min）
平静呼吸	500	12	6000	4200
浅快呼吸	250	24	6000	2400
深慢呼吸	1000	6	6000	5100

第二节　呼吸气体的交换

肺通气使肺泡气不断更新，保持肺泡气 PO_2 和 PCO_2 的相对稳定，这是气体交换得以顺利进行的前提。呼吸气体的交换包括肺换气与组织换气两个过程。

一、气体交换的原理

肺换气与组织换气都是通过气体扩散的方式进行的。所谓扩散是指气体分子从分压高处向分压低处发生的净移动。单位时间内气体扩散的容积，称为气体扩散率。它受下列多种因素的影响。

1. 气体的分压差　在混合气体中，某种气体所产生的压力称为该气体的分压（partial pressure，P）。气体的分压等于混合气体的总压力乘以该气体在混合气体中所占的容积百分比。空气是混合气体，在标准状态下其总压力约为 760mmHg，O_2 约占 20.9%，CO_2 约占 0.04%，空气中的 O_2 分压（PO_2）为 159mmHg，CO_2 分压（PCO_2）为 0.3mmHg。O_2 和 CO_2 在体内各部位的分压见表 5-2。

两个区域之间的某种气体分压的差值，称为该气体的分压差。气体的分压差是气体扩散的动力，分压差越大，气体扩散的速率就越快。气体分压差也决定了气体扩散的方向，每种气体扩散总是顺着各自分压差的方向，与其他气体的分压高低无关。

表 5-2 肺泡气、血液和组织内的 PO_2 和 PCO_2 （单位：mmHg）

项目	肺泡气	动脉血	静脉血	组织
PO_2	102	100	40	30
PCO_2	40	40	46	50

2. 气体的相对分子质量和溶解度 气体扩散速率与气体相对分子质量的平方根成反比，因此，相对分子质量轻的气体扩散较快。如果扩散发生在气－液界面上，气体扩散速率还与气体在溶液中的溶解度成正比。溶解度是单位分压下溶解于单位容积溶液中的气体量。溶解度大的气体扩散快。正常情况下，肺泡气与静脉血之间的 O_2 和 CO_2 的分压差之比为 10：1，溶解度之比为 1：24，相对分子质量的平方根之比为 1：1.14。综合以上因素，CO_2 扩散速率大约是 O_2 的扩散速率的 2 倍。所以临床上缺 O_2 比 CO_2 潴留更易发生，呼吸困难的患者也常常首先表现为缺氧。

此外，气体扩散速率还与温度和扩散面积成正比，与扩散距离成反比。

二、气体交换的过程

1. 肺换气 来自肺动脉的混合静脉血流经肺组织时，由于肺泡气中 PO_2 高于静脉血的 PO_2，而静脉血的 PCO_2 又高于肺泡气中 PCO_2，因此在各自分压差的作用下，O_2 便从肺泡扩散到静脉血，而 CO_2 则从静脉血液扩散到肺泡，完成肺换气过程（图 5-5）。经过肺换气，流经肺组织的静脉血就变成了 PO_2 相对较高，PCO_2 相对较低的动脉血。实验表明，肺换气的速度非常快，安静时血液流经肺毛细血管的时间约为 0.7s，而气体交换仅需用 0.3s 即可完成。可见，肺的换气功能有着很大的储备能力。

2. 组织换气 在组织内，由于组织的有氧代谢，不断地消耗 O_2 并产生 CO_2，致使组织内的 PO_2 低于动脉血，而 PCO_2 则高于动脉血（表 5-2）。因此，当动脉血流经组织时，O_2 便顺分压差由血液经毛细血管壁和组织液扩散

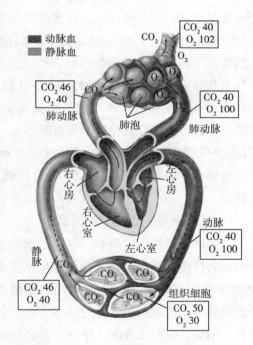

图 5-5 气体交换示意图
图中数字为气体分压，单位是 mmHg

到组织细胞内，而 CO_2 则由组织细胞经组织液和毛细血管壁扩散到血液，从而完成组织换气过程（图 5-5）。经过组织换气后，动脉血又变成了 PO_2 相对较低，PCO_2 相对较高的静脉血。

三、影响气体交换的因素

肺换气和组织换气除气体本身的分压差、相对分子质量及溶解度等到因素的影响外，还受到体内其他因素的影响。

（一）影响肺换气的因素

1. 呼吸膜的厚度和面积　　肺泡与毛细血管血液之间气体交换所通过的膜性结构称为呼吸膜。正常成人呼吸膜的平均厚度不到 $1\mu m$，通透性很大；呼吸膜的面积很大，平静呼吸时，可供气体交换的面积约为 $40m^2$，而劳动或体育运动时，由于肺毛细血管开放增多，用于气体交换的面积可增大到 $70m^2$，呼吸膜巨大的面积及良好的通透性，保证了肺泡与血液间能迅速地进行气体交换。临床上某些病理情况可导致呼吸膜面积减小（如肺气肿、肺不张、肺实变或肺梗死等）或呼吸膜的厚度增加（如肺炎、肺水肿、肺纤维化等），这都将导致气体扩散量减少，引起低氧血症。

2. 通气/血流比值（ventilation/perfusion ratio）　　是指每分钟肺泡通气量（V_A）与每分钟肺血流量（Q）之间的比值，简称 V_A/Q 比值。该比值反映了肺泡通气量与肺血流量之间的匹配程度。正常成人安静时，每分肺泡通气量约为 4.2L，每分钟肺血流量（即心排出量）约为 5L，则 V_A/Q 比值约为 0.84。此时两者的匹配最为合适，肺换气效率最高，即流经肺部的混合静脉血全部都变成了动脉血。当运动或劳动时，肺通气量和肺血流量都相应增加，V_A/Q 比值仍为 0.84。如果 V_A/Q 比值增大，意味着通气过剩（如过度换气）和（或）血流减少（如肺血管栓塞），这时部分肺泡气不能与血液气体充分交换，致使肺泡无效腔增大；反之，如果 V_A/Q 比值减小，意味着通气不足（如支气管痉挛）或血流过多，这时部分静脉血中的气体得不到充分交换，犹如发生了功能性动－静脉短路。可见，V_A/Q 比值大于或小于 0.84，都会影响肺换气效率，导致缺氧。

（二）影响组织换气的因素

影响组织换气的因素，主要是组织细胞的代谢强度和组织血流量的多少。当组织细胞的代谢增强时，耗氧量和 CO_2 产生量增多，使动脉血与组织间的 O_2 及 CO_2 的分压差增大，气体交换增多，同时组织细胞代谢产生酸性产物，使毛细血管大量开放，血流量增多，也有利于气体的交换。此外，组织细胞与毛细血管间的距离也可影响气体交换。例如，组织水肿时，细胞与毛细血管间的距离增大，换气将减少。

第三节　气体在血液中的运输

组织细胞在代谢过程中消耗的 O_2 需经血液由肺部运输而来，而在代谢过程中产生的 CO_2 也需经血液运输至肺部而排出体外。因此，O_2 和 CO_2 的运输都是以血液为媒介的。O_2 和 CO_2 在血液中的运输有物理溶解和化学结合两种方式，其中化学结合是气体运输的主要形式。虽然以物理溶解形式运输的气体量很少，却有很重要的生理意义：

一是气体必须先溶解到血浆中才能转化为化学结合的形式；二是肺换气和组织换气都只能以游离的单分子气体形式进行。物理溶解和化学结合之间可以相互转化并处于动态平衡。

一、氧的运输

血液中以物理溶解形式运输的氧仅占血液总氧含量的 1.5% 左右，98.5% 的氧是以主要的形式被运输的。

（一）氧与血红蛋白的结合

O_2 能进入到红细胞内与血红蛋白（hemoglobin，Hb）结合，形成氧合血红蛋白（oxyhemoglobin，HbO_2）。这是氧在血液中运输的主要形式。

O_2 与 Hb 分子中的 Fe^{2+} 的结合能力很强，Fe^{2+} 与 O_2 结合后仍为二价铁，故不属于氧化，是一种快速、可逆、不需酶催化的结合。氧结合的特点是既能结合也能迅速解离，其结合与解离取决于 PO_2 的高低。当血液流经肺时，因肺泡气 PO_2 高，O_2 从肺泡扩散入血液，与红细胞内的 Hb 结合形成 HbO_2；血液流经组织时，因组织中 PO_2 低，HbO_2 解离出 O_2，成为去氧 Hb。以上过程可用下式表示：

$$Hb + O_2 \xrightleftharpoons[\text{（组织）} PO_2 \text{ 低}]{\text{（肺）} PO_2 \text{ 高}} HbO_2$$

HbO_2 呈鲜红色，去氧 Hb 呈紫蓝。当血液中去氧 Hb 含量达到 50g/L 以上时，在毛细血管丰富的表浅部位，如口唇、甲床等处可出现青紫色，称为发绀。发绀是机体缺 O_2 的指征之一。值得注意的是，严重贫血的患者，其机体虽然存在缺氧，但由于其去氧 Hb 含量达不到 50g/L，因而并不出现发绀。相反，红细胞增多症的患者，因其去氧 Hb 总量高于正常，即使机体不缺氧，也可出现发绀。此外，由于 CO 与 Hb 的亲和力是 O_2 的 250 倍，因此当 CO 中毒时，形成大量一氧化碳血红蛋白（HbCO），使 Hb 失去与 O_2 结合的能力，也可造成人体严重缺氧，但此时去氧 Hb 并未增多，患者可不出现发绀，而是出现一氧化碳中毒特有的樱桃红色。

（二）血氧饱和度

血液含氧的多少通常用血氧饱和度表示。在足够的 PO_2（$\geqslant 100mmHg$）下，1gHb 最多可结合 1.34ml 的 O_2，由于血液中的 O_2 绝大部分与 Hb 结合，因此，通常将每升血液中 Hb 所能结合的最大 O_2 量，称为血氧容量或氧容量。血氧容量主要取决于 Hb 的浓度。若 Hb 浓度以 150g/L 血液计算，血氧容量应为 201ml/L 血液。但实际上，血液中的含氧量并非都能达到最大值。每升血液中的实际含氧量，称为血氧含量或氧含量。血氧含量主要受 PO_2 的影响。正常情况下，动脉血 PO_2 较高，血氧含量约为 194ml/L；静脉血 PO_2 较低，血氧含量只有 144ml/L。血氧含量占血氧容量的百分比，称为血氧饱和度或氧饱和度。动脉血氧饱和度约为 98%，静脉血氧饱和度约为 75%。

（三）氧解离曲线及其影响因素

1. 氧解离曲线 表示 PO_2 与血氧饱和度之间关系的曲线，称为氧解离曲线（oxygen

dissociation curve），简称氧离曲线（图5-6）。在一定范围内，血氧饱和度与PO_2呈正相关，但并非完全呈线性关系，而是呈近似"S"形曲线。氧解离曲线可分为三段，各段具有不同的特点和功能意义。

（1）氧离曲线的上段　相当于PO_2在60～100mmHg之间的血氧饱和度，是反映Hb与O_2结合的部分。这段曲线的特点是比较平坦，表明PO_2的变化对血氧饱度影响不大。例如，PO_2在100mmHg时，血氧饱和度约为98%；当PO_2降到60mmHg时，血氧饱和度也可保持在90%以上。这一特性使生活在高原地区的人们及处于特殊环境下工作的人或患有某些呼吸疾病的患者，只要吸入气或肺泡气PO_2不低于60mmHg，血氧饱和度便可维持在90%以上，不至于出现明显的缺氧。这一特性也表明，当吸入气中PO_2大于100mmHg时，血氧饱和度变化很小，最多能增加2%，提示此时仅靠再增大吸入气中的PO_2并无助于O_2的摄取。

（2）氧离曲线的中段　相当于PO_2在40～60mmHg之间的血氧饱和度。这段曲线较陡，说明血氧饱和度随PO_2的下降而下降，是反映HbO_2释放O_2的部分。安静状态时，组织PO_2约为30mmHg，当动脉血液流经组织后，血氧饱和度由98%降至75%，血氧含量由194ml/L降至144ml/L，即每1L血液约释放50ml O_2。其意义是当血液流经组织时可释放适量的O_2，保证安静状态下组织代谢所用。

（3）氧离曲线的下段　相当于PO_2在15～40mmHg之间的血氧饱和度。这段最陡，表明PO_2稍有下降，血氧饱和度就有明显降低，即有较多的O_2从HbO_2中解离出来，也是反映HbO_2释放O_2的部分。其意义是保证组织活动加强时有足够的O_2供组织细胞摄取。在组织活动加强时，耗氧量增加，PO_2可降至15mmHg。血液流经这样的组织时，血氧饱和度可以降到22%左右，血氧含量只有44ml/L，也就是每1L血液可释放150ml O_2，为安静时的3倍。同时，这一特点还提示，当动脉血PO_2较低时，只要吸入少量的O_2，就可以明显提高血氧饱和度和血氧含量。这就为慢性阻塞性呼吸系统疾病的低氧血症患者进行低流量持续吸氧治疗提供了理论基础。

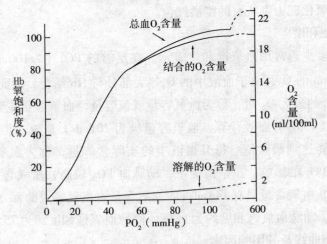

图5-6　氧离曲线

2. 影响氧解离曲线的因素 氧解离曲线主要受血液 pH、PCO_2 和温度等因素的影响（图 5-7）。当血液中 PCO_2 升高、pH 降低、温度升高时，氧解离曲线右移，即 Hb 与 O_2 的亲和力降低，促进更多的 HbO_2 解离，为组织提供更多的 O_2。此外，红细胞无氧糖酵解的产物 2，3 -二磷酸甘油酸（2，3 - DPG）生成增多时，也能使氧解离曲线右移。相反，当血液中 PCO_2 降低、pH 升高、温度下降和 2，3 - DPG 生成减少时，则使氧解离曲线左移，不利于 O_2 的释放。

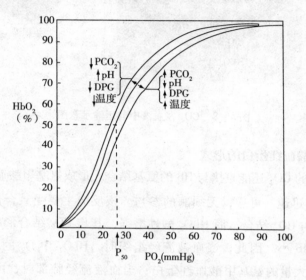

图 5-7 影响氧离曲线的主要因素

二、二氧化碳的运输

血液中物理溶解的 CO_2 约占 CO_2 运输总量的 5%，其余 95% 以化学结合的形式运输。化学结合中，以碳酸氢盐形式运输占 88%，以氨基甲酸血红蛋白形式运输的占 7%。

（一）碳酸氢盐的形式

组织细胞生成的 CO_2 扩散入血浆，溶解于血浆后迅速进入红细胞，在碳酸酐酶（CA）的催化下，CO_2 与 H_2O 反应生成 H_2CO_3 再解离成 H^+ 和 HCO_3^-。生成的小部 HCO_3^- 与细胞内的 K^+ 结合生成 $KHCO_3$ 外，大部分扩散至血浆与 Na^+ 结合生成 $NaHCO_3$。同时，血浆中的 Cl^- 则向细胞内转移，以使红细胞内外保持电荷平衡，这种现象称 Cl^- 转移。红细胞中生成的 HCO_3^- 与血浆中 Cl^- 互换的结果，避免了 HCO_3^- 在细胞内的堆积，有利于 CO_2 的运输。因为红细胞膜不允许正离子自由通过，所以 H_2CO_3 解离出的 H^+ 便不能伴随 HCO_3^- 外移，而与 HbO_2 结合，形成酸性 Hb（HHb），同时释放出 O_2（图 5-8）。由此可见，进入血浆的 CO_2 最后主要以 $NaHCO_3$ 的形式在血浆中运输，但 HCO_3^- 是在红细胞中生成的，所以 CO_2 的运输也依赖于红细胞。

当静脉血流至肺部时，由于肺泡内 PCO_2 较低，CO_2 向肺泡扩散，上述反应向相反方向进行，解离出 CO_2，然后扩散入肺泡，排出体外。

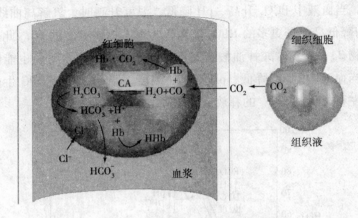

图 5 – 8 CO_2 在血液中的运输示意图

（二）氨基甲酸血红蛋白的形式

进入红细胞中的 CO_2 还能直接与 Hb 的氨基结合，形成氨基甲酸血红蛋白（HbNH – COOH）。这一反应迅速、可逆，无须酶的参与。该反应主要受氧合作用的影响。去氧 Hb 酸性低，容易与 CO_2 结合，而 HbO_2 酸性增强，其与 CO_2 结合形成氨基甲酸血红蛋白的能力比去氧 Hb 小。因此，当血液流经组织时，HbO_2 中 O_2 的释放可促进 Hb 与 CO_2 的结合，形成大量的氨基甲酸血红蛋白；当血液流经肺部时，由于 HbO_2 的形成，则促使氨基甲酸血红蛋白释放 CO_2，再扩散肺泡。以上过程可用下式表示：

$$HbNH_2 + CO_2 \underset{(肺)}{\overset{(组织)}{\rightleftharpoons}} HbNHCOOH$$

以氨基甲酸血红蛋白形式运输的 CO_2 量，虽然只占 CO_2 运输总量的 7%，但肺部排出的 CO_2 中约有 18% 是由氨基甲酸血红蛋白释放的，可见这种形式的运输对 CO_2 排出具有重要的意义。

第四节 呼吸运动的调节

呼吸运动是一种节律性活动，其深度和频率随内环境的变化而变化，并在一定限度内受主观意识的控制，从而使肺通气量与机体的代谢水平相适应，保持内环境中 O_2 和 CO_2 含量的相对恒定。这种节律性呼吸运动的产生，以及频率和深度的适应性变化，是通过机体调控机构的调节实现的。机体对呼吸运动的调节包括中枢神经性调节、呼吸的反射性调节等。

一、呼吸中枢与呼吸节律的形成

（一）呼吸中枢

呼吸中枢（respiratory center）是指中枢神经系统内产生和调节呼吸运动的神经元

群。呼吸中枢广泛分布在大脑皮质、间脑、脑桥、延髓、脊髓等各级部位。呼吸中枢的不同部位对呼吸的调节作用不同。正常的节律性呼吸运动是在各级呼吸中枢相互协调和相互配合的下实现的。

1. 脊髓呼吸中枢　脊髓中支配呼吸运动的神经元位于颈胸段的脊髓前角，它们分别通过膈神经和肋间神经支配膈肌和肋间肌活动，以进行呼吸运动。若切断动物延髓与脊髓之间的联系，则呼吸运动立即停止。说明脊髓的呼吸运动神经元是在高位中枢的控制下进行活动的。

2. 延髓呼吸中枢　延髓是调节呼吸运动的基本中枢。在延髓，与呼吸运动有关的神经元分为有背侧呼吸组和腹侧呼吸组。背侧呼吸组大多数属吸气神经元，主要作用是使吸气肌收缩而引起吸气。腹侧呼吸组有多种类型的神经元，主要作用是使呼气肌收缩而引起主动呼气。

3. 脑桥呼吸中枢　在脑桥上部存在呼吸调整中枢，它可抑制延髓吸气中枢的活动，促使吸气向呼气转化，防止吸气过长。动物实验证明，保留脑桥与延髓的正常联系，动物可维持基本正常的呼吸节律，说明脑桥也是维持节律性呼吸的重要部位。

4. 高级中枢　大脑皮质、边缘系统、下丘脑等对呼吸运动均有调节作用。尤其是大脑皮质可在一定限度内随意控制呼吸的频率和深度，并能通过条件反射改变呼吸的深度和频率。

（二）呼吸节律的形成

呼吸肌属骨骼肌，由躯体神经支配，无自主性，但在一般情况下，呼吸运动是不受意识支配的。这种自主的呼吸节律是如何形成的，确切的机制尚不完全清楚。目前关于呼吸节律形成机制的学说之一是神经元网络学说。该学说认为，呼吸节律的产生依赖于延髓内呼吸神经元之间的相互联系和相互作用。在延髓内存在一些起中枢吸气活动发生器和吸气切断机制作用的神经元。中枢吸气活动发生器神经神经元兴奋时，其冲动沿轴突传出至脊髓吸气肌运动神经元，引起吸气过程。与此同时，中枢吸气活动发生器神经元的兴奋还能通过三条途径使延髓吸气切断机制神经元兴奋：增强脑桥呼吸调整中枢的活动；增加肺牵张感受器传入冲动；直接兴奋吸气切断机制神经元。当吸气切断机制神经元兴奋时，其以负反馈形式抑制中枢吸气活动发生器神经元的活动，使吸气及时终止，转为呼气（图5-9）。

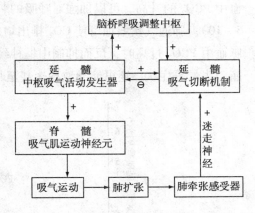

图 5-9　呼吸节律形成机制模式图

＋：表示兴奋；⊖：表示抑制

二、呼吸运动的反射性调节

中枢神经系统接受各种感受器的传入冲动，实现对呼吸运动调节的过程，称为呼吸运动的反射性调节。主要包括化学和机械两类感受性反射调节。

（一）化学感受性反射

动脉血或脑脊液中 PO_2、PCO_2 和 H^+ 浓度的变化，通过化学感受器反射性地改变呼吸运动，称为化学感受性反射。化学感受性反射是一种经常发挥作用的调节活动，对维持血液中 PO_2、PCO_2 及 H^+ 水平的相对恒定有着十分重要的作用。

1. 化学感受器　根据所在部位不同，化学感受器分为外周化学感受器和中枢化学感受器。

（1）外周化学感受器　是指颈动脉体和主动脉体。动脉血液中 PCO_2 升高、PO_2 降低或 H^+ 浓度升高均可使外周化学感受器兴奋，其冲动分别经窦神经和主动脉神经传入延髓呼吸中枢，反射性地引起呼吸加深加快。在呼吸运动的调节中，颈动脉体的作用大于主动脉体。

（2）中枢化学感受器　位于延髓腹外侧浅层部位，对脑脊液或局部细胞外液中 H^+ 浓度的变化敏感。而对动脉血中 PO_2 的变化不敏感。

2. CO_2、H^+ 和低 O_2 对呼吸运动的调节

（1）CO_2 对呼吸运动的影响　CO_2 是调节呼吸运动最重要的化学因素。血液中保持一定浓度的 CO_2，对于维持呼吸中枢的兴奋性是必要的。过度通气可引起呼吸暂停，就是由于 CO_2 排出过多，以致对呼吸中枢的兴奋减弱所造成的。在一定范围内，动脉血中 PCO_2 的升高，可以加强对呼吸的刺激作用，使呼吸加深加快，肺通气量增加（图 5-10）。肺通气量增加可使 CO_2 排出增加，使动脉血 PCO_2 重新接近正常水平。但当动脉血中 PCO_2 过高时，反而抑制中枢神经系统包括呼吸中枢的活动，引起呼吸困难、头痛、头晕等症状，还可能导致昏迷甚至呼吸停止，临床上称为 CO_2 麻痹。

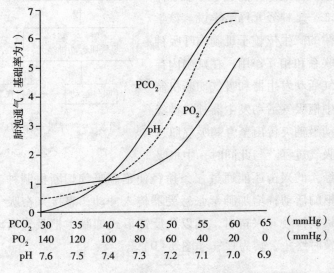

图 5-10　血液中 PCO_2、PO_2、pH 单一因素改变，
其他两项正常时的肺泡通气反应

CO_2 兴奋呼吸的作用，是通过刺激中枢化学感受器和外周化学感受器两条信息系统实现的，但以前者为主，实验证明，动脉血中 PCO_2 升高时，通过中枢化学感受器引起的通气增强约占总效应的 80%。由于血液中的 CO_2 能迅速通过血 - 脑屏障，在碳酸酐酶的作用下与 H_2O 反应成 H_2CO_3，继而解离出 H^+，因此，动脉中 PCO_2 升高，是通过 H^+ 的作用使中枢化学感受器兴奋。

（2）低 O_2 对呼吸运动的调节　动脉血 PO_2 降低时，可引起呼吸加深加快，肺通气量增加。但需动脉血 PO_2 降低到 80mmHg 以下时，才有明显效应。因此，在海平面地区，动脉血 PO_2 的改变对正常呼吸的调节作用不大，但高原或高空区，由于大气压较在海平面低，动脉血中 PO_2 明显降低，可通过刺激外周化学感受器，反射性引起呼吸加深、加快。

实验证明，低氧对呼吸中枢的兴奋作用完全是通过刺激外周化学感受器实现的。低氧本身对呼吸中枢的直接作用是抑制性的。轻度低氧时，通过外周化学感受器对呼吸中枢的兴奋作用可对抗低氧对呼吸中枢的直接抑制作用，反射性引起呼吸加强。但严重低氧（当脉血 PO_2 降低到 40mmHg 以下）时，外周化学感受器的反射性兴奋作用不足以克服低氧对呼吸中枢的直接抑制作用，导致呼吸抑制。

（3）H^+ 对呼吸运动的影响　当血液中 H^+ 浓度升高时，可使呼吸加深加快，肺通气量增加；反之，则呼吸运动受到抑制，肺通气量减少。虽然中枢化学感受器对 H^+ 的敏感性很高，但由于血液中的 H^+ 不易透过血 - 脑脊液屏障，因此，血液中的 H^+ 对呼吸运动的影响主要是通过刺激外周化学感受器而实现的。

上面分别讨论了 CO_2、低氧及 H^+ 浓度对呼吸运动的影响。然而在整体内，不可能出现只有单一因素改变的情况，一种因素的改变往往会引起另外一种或两种因素的相继改变，或几种因素同时改变。在体内，这三者之间相互影响，互为因果。对肺通气的调节作用既可因发生总和而加大，也可相互抵消而减弱。图 5 - 11 为一种因素改变而对另两种因素不加控制时肺通气量的改变情况。可以看出，CO_2 增加肺通气量的作用最强，而且比单因素作用时还要强；H^+ 的作用次之；低氧的作用最弱。例如，当动脉血中 PCO_2 升高时，H^+ 浓度也随之升高，两者的作用发生总和，使肺通气反应比单纯 PCO_2 升高时大大增强；当动脉血中 H^+ 浓度增加时，因肺通气量增大而使 CO_2 排出增多，导致血中 PCO_2 下降，H^+ 浓度也有所降低，因此可部分抵消 H^+ 刺激呼吸的作用，使肺通气量的增加比单一因素 H^+ 浓度升高时小；血液中 PO_2 下降时，也因肺通气量增加，呼出较多的 CO_2，结果使血中 PCO_2 和 H^+ 浓度下降，从而使低氧对呼吸的刺激作用大为减弱。

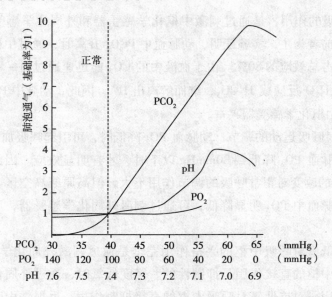

图 5 – 11 血液中 PCO_2、PO_2、pH 三者之一改变，
而不控制另外两个因素时的肺泡通气反应

（二）肺牵张反射

肺牵张反射（pulmonary stretch reflex）又称黑 – 伯反射，是由肺扩张或缩小引起的吸气抑制或吸气兴奋的反射。它包括肺扩张反射和肺缩小反射两种。

1. 肺扩张反射　是肺扩张时抑制吸气的反射，感受器位于从气管到细支气管的平滑肌中，对牵拉刺激敏感，适应慢。当吸气时，肺扩张，牵拉呼吸道，使呼吸道扩张，使感受器受到扩张刺激而兴奋，冲动沿迷走神经传入延髓，通过吸气切断机制使吸气神经元抑制，结果吸气停止，转入呼气。肺扩张反射的生理意义是防止吸气过深过长，加速吸气向呼气转换，以保持较快的呼吸频率。切断动物颈部双侧迷走神经后，可见其吸气明显延长，吸气加深，表现为深而慢的呼吸。

肺扩张反射有很明显的种属差异。在动物，尤其是家兔，这一反射最为敏感。人类呼吸中枢对迷走传入冲动有较高阈值。正常成年人只有在深吸气（潮气量超过1500ml）时，才能引起肺扩张反射。因此，成年人在平静呼吸时，肺扩张反射并不发挥重要的调节作用。病理情况下，例如肺炎、肺水肿、肺充血等，由于肺顺应性降低，肺不易扩张，吸气时对气道的牵张刺激较强，可引起这一反射，使呼吸变浅变快。

2. 肺缩小反射　肺缩小时引起吸气的反射称为肺缩小反射。该反射在平静呼吸的调节中不起作用，只有肺在极度缩小时才出现，可见对阻止呼气过深和肺不张等起一定的作用。

（三）其他反射

1. 呼吸肌本体感受性反射　肌梭是呼吸机的本体感受器。当肌梭受到牵张刺激时可以反射性地引起受牵张刺激肌梭所在的骨骼肌收缩，是骨骼肌牵张反射（见第十章神经系统），属本体感受性反射。其在克服气道阻力上起重要作用。

2. 防御性呼吸反射 呼吸道黏膜受到刺激时，引起的一些对人体具有保护作用的呼吸反射，称为防御性呼吸反射，主要包括咳嗽反射和喷嚏反射。

咳嗽反射的感受器存在于喉、气管、支气管黏膜中，传入纤维在迷走神经中上行进入延髓。咳嗽时先深吸气，随后声门紧闭，呼气肌强烈收缩，肺内压讯速升高，然后声门突然开放，肺泡内气体高速冲出，将肺和呼吸道内的分泌物或异物排出体外。咳嗽反射起着清洁和疏通呼吸道的作用，但咳嗽过频或过剧对人体不利。

喷嚏反射是鼻腔黏膜受刺激而引起，传入神经是三叉神经，反射动作类似咳嗽过程，不同的是当肺泡内气体高速冲出时，伴有腭垂下降，舌压向软腭，气流从鼻腔冲出，清除鼻腔中的刺激物。

临床疾病案例

案例一：一氧化碳（CO）中毒

在空气不流通的环境中生火易产生较高浓度的CO。CO与Hb的亲和力比氧与Hb的亲和力大250倍，人体吸入较低浓度的CO，血液中即可产生大量的HbCO。血液中HbCO的存在能使氧离曲线左移，血氧不能释放，所以CO中毒主要是组织缺O_2；患者口唇呈樱桃红色；脑组织细胞对缺氧较其他组织细胞更加敏感，脑电图可见弥漫性低波幅慢波，瞳孔对光反射和角膜反射迟钝。预防CO中毒的注意事项是：不能关闭门窗在室内生火，一旦发生CO中毒，要尽快将患者移至通风处，给病人吸入纯O_2，有助于快速置换与Hb结合的CO；吸入含5%CO_2混合气体将刺激呼吸中枢增加肺泡通气，也有助于排出CO。

案例二：慢性肺源性心脏病（慢性肺心病）

慢性肺心病是我国呼吸系统的常见病，患病年龄多在40岁以上，吸烟者比不吸烟者患病明显增高。呼吸是由呼吸系统和血液循环系统协同完成的。慢性肺心病由于肺组织、肺血管或胸廓的慢性病变引起肺组织结构和（或）功能异常，产生肺血管阻力增加，肺动脉压力增高，使右心室扩张和（或）肥厚，伴或不伴右心功能衰竭的心脏病。患者主要有右心扩大、肥厚，反复发生气道感染和低氧血症。因反复气道感染，支气管黏膜充血、水肿或分泌物积聚于支气管管腔内而引起咳嗽、咳痰；由于支气管的慢性炎症，破坏小支气管壁软骨，失去支气管正常的支架作用而陷闭，使气管狭窄，形成不完全阻塞，阻碍气体排出，肺泡内积聚大量气体，使肺泡明显膨胀和压力升高，继而受损肺泡融合成肺大泡或肺气肿；肺内压力升高、缺氧；肺血管因缺氧收缩、痉挛，受压损毁，肺毛细血管床减损，肺循环阻力增大，右心发挥代偿作用而引起右心室肥厚，随着病情进展，肺动脉压持续升高，超过右心室的代偿能力，右心失代偿而致右心衰竭。减少吸烟或不吸烟是预防此病的有效措施，治疗原则是控制感染、氧疗及控制心力衰竭。

课后思考题

1. 名词解释：呼吸运动、潮气量、肺活量、肺泡通气量、肺牵张反射。

2. 试述肺表面活性物质的来源、成分及生理作用。

3. 胸膜腔负压是是怎样形成的？有何生理意义？

4. 为什么长跑时宜作深而慢的呼吸？

5. 影响肺换气的因素有哪些？为什么通气/血流比值增大或减小都使换气效率降低？

6. 试述 CO_2、H^+ 和低 O_2 对呼吸运动的调节。

7. 切断家兔颈部双侧迷走神经后，其呼吸运动有何变化？为什么？

第六章

消化和吸收

☞ **学习目标**

1. 掌握消化和吸收的概念。
2. 掌握胃液的成分和作用、胃的运动形式。
3. 熟悉胰液、胆汁的成分和作用。
4. 熟悉小肠在吸收中的重要作用；糖、蛋白、脂肪的吸收形式和途径。
5. 了解消化道平滑肌的一般生理特性及三种胃肠激素的作用。
6. 了解小肠的运动形式与意义。

人体在新陈代谢过程中，不仅要从外界环境中摄取氧气，还必须从食物中获取足够的营养物质，包括糖、蛋白质、脂肪、维生素、水和无机盐。其中糖、蛋白质、脂肪属于结构复杂且难溶于水的大分子物质，不能被机体直接吸收利用，必须在消化道内分解为结构简单，易溶于水的小分子物质，才能被吸收利用。

消化（digestion）是食物在消化道内被加工分解为可吸收的小分子物质的过程，它包括两种方式。①机械性消化：即通过消化道的运动，将食物磨碎，与消化液充分混合，并向消化道的远端推送。②化学性消化：即通过消化液中的各种消化酶的化学作用，将食物中的大分子物质（主要是蛋白质、脂肪和多糖）分解为可吸收的小分子物质。通常这两种消化方式相互配合，同时进行。机械性消化是初步的，使食物发生物理性状的改变；化学性消化是彻底的，最后完成消化全过程。吸收（absorption）是指经过消化后的小分子物质，以及维生素、无机盐和水透过消化道黏膜，进入血液和淋巴的过程。消化和吸收是两个相辅相成、紧密联系的过程。不能被消化和吸收的食物残渣，最终形成粪便，排出体外。

第一节 概 述

一、消化道平滑肌的生理特性

在整个消化道中，除口、咽、食管上端和肛门外括约肌是骨骼肌外，其余部分的肌肉均由平滑肌组成的。

（一）消化道平滑肌的一般生理特性

消化道平滑肌具有肌肉组织的一般特性，如兴奋性、传导性和收缩性。与骨骼肌和心肌相比，消化道平滑肌的兴奋性较低；收缩缓慢；伸展性大；经常保持微弱的持续收缩状态，维持了胃肠等器官的形态和位置，保持消化管腔内具有一定的基础压，利于消化与吸收；消化道平滑肌对电刺激、切割不敏感，而对机械牵张、温度变化和化学刺激敏感；有自动节律性，但频率慢且节律不稳定。微量的乙酰胆碱能引起其收缩，微量的肾上腺素则使其舒张。消化道内容物是消化管平滑肌的自然刺激物，这对于内容物的推进和排空具有重要的生理意义。

（二）消化道平滑肌的电生理特性

1. 静息电位 消化道平滑肌细胞的静息电位为 $-40 \sim -80mV$。其形成原因主要为 K^+ 向膜外的扩散和钠钾泵生电作用。此外，静息状态下存在少量的 Na^+ 向膜内扩散和 Cl^- 向膜外扩散，对静息电位也产生一定影响。

2. 慢波电位 消化道平滑肌细胞可在静息电位基础上产生自发性去极化和复极化的节律性电位波动，其频率较慢，故称为慢波电位，又称为基本电节律（basic electrical rhythm，BER）。消化道不同部位的慢波频率不同，人的胃平滑肌慢波为 3 次/min，十二指肠为 12 次/min，回肠末端为 8~9 次/min。慢波波幅约为 10~15mV，持续时间由数秒至十几秒。用细胞内微电极记录到的慢波多为单向波，包括快速的去极化相和缓慢的形成平台的复极化相。关于慢波产生的离子机制尚未完全阐明。慢波本身不引起肌肉收缩，但它可使静息电位减少，一旦达到阈电位水平，膜上的电压依从性离子通道开放而产生动作电位。

3. 动作电位 当慢波去极化达阈电位时，在慢波基础上会产生一个至数个动作电位（图 6-1）。消化道平滑肌动作电位时程较骨骼肌长（约 10~20ms），幅值较低，它的去极化相主要是由慢钙通道开放，Ca^{2+}（以及少量 Na^+）内流造成的。Ca^{2+} 内流可加强平滑肌的收缩，因此，动作电位的频率越高，平滑肌收缩的幅度越大。复极化相是由于 K^+ 通道的开放，K^+ 外流引起的。

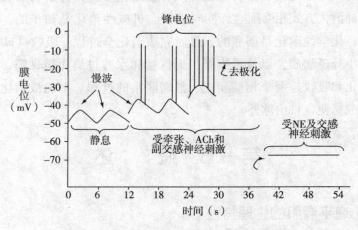

图 6-1 消化道平滑肌的电活动示意图

二、消化腺的分泌功能

消化腺包括分布于消化道黏膜的许多腺体以及附属于消化道的唾液腺、胰腺和肝脏。消化腺的分泌过程是腺细胞主动分泌的过程，需要消耗能量。分泌过程包括由血液内摄取原料、在细胞内合成分泌物，以及将分泌物由细胞内排出等一系列复杂的活动。对消化腺分泌细胞的刺激-分泌耦联的研究表明，腺细胞膜上存在着多种受体，不同的刺激物与相应的受体结合，可引起细胞内一系列的生化反应，最终导致分泌物的释放。

正常人每日由消化腺分泌的消化液总量达 6 ~ 8L，其中唾液 1.0 ~ 1.5L，胃液 1.5 ~ 2.5L，胰液 1.0 ~ 2.0L，胆汁 0.8 ~ 1.0L，小肠液 1.0 ~ 3.0L，大肠液约 0.5L。消化液的主要成分是水、无机物和有机物（包括各种消化酶、黏液、抗体等）。消化液的主要功能有：①分解食物中的营养物质；②为各种消化酶提供适宜的 pH 环境；③稀释食物，使消化道内容物的渗透压与血浆渗透压接近，有利于营养物质的吸收；④通过分泌黏液、抗体和大量液体，保护消化道黏膜，防止物理和化学性损伤。

三、消化道的神经支配

胃肠的神经支配包括内在神经系统和外来神经系统两大部分。两者相互协调，共同调节胃肠功能（图 6 - 2）。

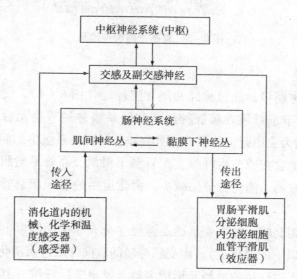

图 6 - 2 消化系统的神经反射通路

（一）内在神经

胃肠道的内在神经系统又称肠神经系统，包括肌间神经丛和黏膜下神经丛（图 6 - 3），是由大量的神经元和神经纤维组成的复杂的神经网络。其中的感觉神经元可以感受胃肠道内化学、机械和温度等刺激；运动神经元支配消化道的平滑肌、腺体和血管；还有大量的中间神经元。各神经元之间以及两种神经丛之间都通过中间神经元互相联系，共同组成一个完整的、可以独立完成反射活动的整合系统。肠神经系统释放的递质和调质种类繁多，包括乙酰胆碱（ACh）、去甲肾上腺素（NE）、5-羟色胺（5-HT）、多巴胺（DA）、r-氨基丁酸（GABA）、一氧化氮（NO）和多种肽类，如脑啡肽、血管活性肠肽（VIP）、神经肽Y（NPY）、胆囊收缩素（CCK）、P物质等。

总之，黏膜下神经丛主要参与消化道腺体和内分泌细胞的分泌，肠内物质的吸收和局部血流的调节；肌间神经丛主要参与对消化道运动的控制。虽然肠神经系统能独立的行使其功能，但外来神经的活动可进一步加强或减弱它的活动。

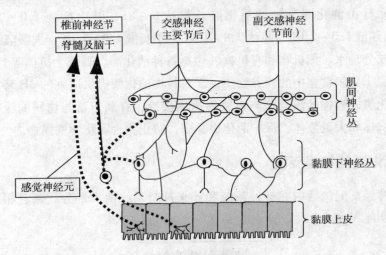

图 6-3　胃肠壁内的神经丛

（二）外来神经

胃肠道的外来神经包括交感神经和副交感神经（图 6-4）。交感神经起自脊髓胸5~腰2段的侧角，节前纤维在腹腔神经节和肠系膜神经节换元后，发出的节后纤维（其末梢释放的递质为去甲肾上腺素）主要终止于肠神经系统中的胆碱能神经元，抑制其释放乙酰胆碱；少量交感节后纤维支配胃肠平滑肌、血管平滑肌和胃肠道腺体。主要引起消化道运动减弱，消化腺分泌减少，消化道括约肌（胆总管括约肌、回盲瓣括约肌）收缩。

支配消化道的副交感神经主要是迷走神经（分布于横结肠以上的消化道）和盆神经（分布于降结肠以下的消化道）。副交感神经的节前纤维进入消化道管壁后，主要与肌间神经丛和黏膜下神经丛的神经元形成突触，发出节后纤维（其末梢释放的递质为乙酰胆碱）支配胃肠平滑肌、血管平滑肌及分泌细胞。副交感节后纤维主要为胆碱能纤维，少量为非肾上腺素能纤维。主要引起消化道运动增强，消化液分泌增多，胆囊收缩，消化道括约肌舒张，胆汁排放。

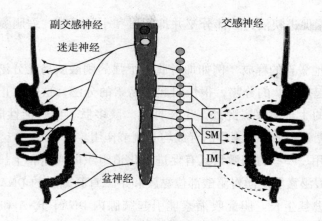

图 6-4　胃肠的外来神经支配

C：腹腔神经节；SM：肠系膜上神经节；IM：肠系膜下神经节；

实线：节前纤维；虚线：节后纤维

四、胃肠激素

消化器官的功能除了受神经调节外，还受激素的调节。这些激素是由存在于胃肠黏膜层和胰腺的内分泌细胞所分泌，以及由胃肠壁的神经末梢释放的。由胃肠黏膜的内分泌细胞合成与分泌的激素，统称为胃肠激素（gut hormones）。胃肠激素大多数是肽类，故又称之为胃肠肽。迄今已发现的胃肠肽多达 20 多种，其中认为起生理性调节和循环的激素有 5 种，即胃泌素、胆囊收缩素（CCK）、促胰液素、抑胃肽（GIP）和胃动素（表 6-1）。

表 6-1　主要胃肠激素名称及分布部位

胃肠激素	英文名称	内分泌细胞	分布部位
胃泌素	gastrin	G 细胞	胃窦，十二指肠
胆囊收缩素	cholecystokinin（CCK）	I 细胞	小肠上部
促胰液素	secretin	S 细胞	小肠上部
抑胃肽	gastric inhibitory peptide（GIP）	K 细胞	小肠上部
胃动素	motilin	Mo 和 ECL 细胞	胃，小肠，结肠
血管活性肠肽	vasoactive intestinal peptide（VIP）	–	胃肠黏膜和肌层
神经降压素	neurotension	N 细胞	小肠上部
脑啡肽	enkephalin	–	胃肠黏膜和肌层
胰岛素	insulin	B 细胞	胰岛
胰高血糖素	glucagon	A 细胞	胰岛
胰多肽	pancreatic polypeptide	PP 细胞	胰岛
生长抑素	somatostatin	D 细胞	胃肠黏膜，胰岛

胃肠激素作用主要包括以下三个方面：

（1）调节消化腺的分泌和消化道的运动　例如促胃液素促进胃和小肠运动及胃酸

的分泌；促胰液素促进胰液、胆汁分泌并抑制胃和小肠运动；缩胆囊素促进胆囊收缩和胆汁、胰液分泌。

（2）调节其他激素的释放　例如抑胃肽有很强的刺激胰岛素分泌的作用。食物对消化道的刺激引起抑胃肽的分泌，很快引起胰岛素的分泌，这对防止血糖过高而从尿中丢失具有重要的生理意义；此外，生长抑素、胰多肽、血管活性肠肽等对生长素、胰岛素、胰高血糖素和促胃液素等的释放均有调节作用。

（3）营养作用　一些胃肠激素具有促进消化道组织的代谢和生长的作用，称为营养作用。例如，胃泌素能刺激胃泌酸部位黏膜和十二直肠黏膜的 DNA、RNA 和蛋白质的合成，从而促进其生长。胆囊收缩素能引起胰腺内 DNA、RNA 和蛋白质的合成增加，促进胰腺外分泌组织的生长。现将主要胃肠激素的作用归纳于表 6 - 2。

表 6 - 2　三种胃肠激素对消化腺分泌和消化道运动的作用

项目	胃酸	胰 HCO_3^-	胰酶	肝胆汁	小肠液	食管 - 括约肌	胃运动	小肠运动	胆囊收缩
胃泌素	+ +	+	+ +	+	+		+	+	+
促胰液素	-	+ +	+	+	+		-	-	+
胆囊收缩素	+	+	+ +	+	+		+	+	+ +

+：兴奋；+ +：强兴奋；-：抑制。

研究证明，多数的胃肠肽也存在于中枢神经系统中，如胃泌素、胆囊收缩素、胃动素、生长抑素、血管活性肠肽、脑啡肽和 P 物质等，这些双重分布的肽统称脑 - 肠肽。

第二节　口腔内消化

消化过程从口腔开始。食物在口腔内经过牙齿的咀嚼被磨碎，由大块变为小块并经过舌的搅拌作用使食物与唾液混合，形成食团便于吞咽。唾液中的唾液淀粉酶对食物中的淀粉初步分解。食物在口腔内一般只停留 15 ~ 20s，然后经咽吞咽入胃。

一、咀嚼与吞咽

1. 咀嚼　咀嚼是由咀嚼肌收缩而实现的。其作用是：①磨碎、混合和润滑食物，便于吞咽。②使食物与唾液淀粉酶充分混合利于其发挥化学性消化作用。③加强食物对口腔内各种感受器的刺激，反射性地引起胃、胰、肝、胆囊等活动加强，为下一步的消化和吸收过程做好准备。

2. 吞咽　吞咽是指口腔内食团经咽和食管进入胃内的过程。是由一系列动作组成的复杂的反射活动。根据食团经过的部位，可将吞咽过程分为三个阶段。

第一阶段：食团由口腔到咽，是随意运动。舌尖和舌后部依次上举，抵触硬腭并上举，将食团挤向软腭后方至咽部。

第二阶段：食团从咽进入食管上端。由于食团刺激软腭和咽部的触觉感受器，引起一系列反射动作，包括软腭上升，咽后壁向前突出，封闭鼻咽通路，声带内收，喉头升高并向前紧贴会厌，封闭咽和气管的通路，呼吸暂停，食管端上括约肌舒张，食团被挤入食管。

第三阶段：食团沿食管下行至胃，由食管蠕动完成的。蠕动是指空腔器官平滑肌的顺序收缩，形成一种向前推动的波形式运动。食管的蠕动是由食团刺激软腭，咽部和食管等处的感受器，通过延髓的中枢发出冲动传至食管而引起的。食管蠕动时，食团前面的平滑肌舒张，而食团后面的平滑肌收缩。引起食团近端收缩的神经递质主要为 ACh，可被阿托品阻断，而食团远端舒张的递质可能为 NO 或 VIP。

在食管和胃连接处（1～2cm），虽然不存在解剖学上的括约肌，但该处管腔内的压力比胃内高约 5～10mmHg，可阻止胃内容物逆流入食管，起到了生理性括约肌的作用，故称食管下括约肌（LES）。LES 的张力受神经和体液因素的调节。当食管蠕动开始时，迷走神经抑制性纤维末梢释放 VIP 或 NO，使 LES 张力下降，便于食物通过；而食物入胃引起胃泌素、胃动素等的释放，则使 LES 张力增加，可防止胃内容物逆流入食管。LES 张力减弱，可造成胃液反流，损伤食管黏膜；而 LES 舒张障碍，则会引起吞咽困难。此外，食物到达胃的时间还与食物的性状及体位有关。液体食物约需 3～4s。糊状食物约 5s，固体食物较慢，约需 6～8s，一般不超过 15s。

二、唾液及其作用

1. 唾液的性质及成分　唾液是腮腺、下颌下腺、舌下腺三对大唾液腺和小唾液腺分泌的混合液体，为无色无味中性（pH 6.6～7.1）液体，分泌量 1.0～1.5L。其中水分约占 99%；有机物主要为黏蛋白，还有唾液淀粉酶、免疫球蛋白 A（IgA）和溶菌酶等；无机物有 Na^+、K^+、HCO_3^-、Cl^- 和一些气体分子。

2. 唾液的作用

（1）唾液可以湿润和溶解食物，引起味觉并易于吞咽。

（2）唾液还可清洁和保护口腔。

（3）唾液中含有唾液淀粉酶，可使淀粉分解为麦芽糖。唾液淀粉酶发挥作用的最适 pH 7.0 在中性范围内，唾液中的氯和硫氰酸盐对此酶有激活作用。

（4）排泄作用，进入人体内的某些物质如铅、汞等可随唾液排出。

（5）唾液中的激肽释放酶参与激肽的合成，后者可使局部血管扩张。

3. 唾液分泌的调节

唾液分泌的调节完全是神经反射性的，包括条件反射和非条件反射。进食之前，食物的形状、颜色、气味以及进食的环境，都能引起条件反射，导致唾液的分泌。进食过程中，食物对口腔黏膜的机械、化学和温度的刺激可引起口腔黏膜和舌的感受器兴奋，冲动沿传入神经纤维（在舌神经、鼓索神经支、舌咽神经和迷走神经中）到达中枢，再由传出神经到唾液腺，引起唾液的分泌。唾液分泌的初级中枢在延髓，高级中枢位于下丘脑和大脑皮层。支配唾液分泌的传出神经为副交感神经和交感神经，以前者的作用为主。副交感神经兴奋时，可引起含水量多而含有机物少的唾液分泌，同时伴有唾液腺血管扩张，其递质分别为 ACh 和 VIP。阿托品可阻断 ACh 的作用，使唾液分泌减少。支配唾液腺的交感神经从脊髓胸 1～胸 2 节段发出，在颈上神经节换元后，节后纤维分布到唾液腺的腺泡和血管。交感节后纤维释放的递质为去甲肾上腺素，作用于唾液腺的 β 肾上腺素受体，引起含酶较多的唾液分泌；唾液腺的血管则先收缩后舒张。

第三节 胃内消化

胃是消化道最膨大的部分，具有暂时储存和初步消化食物的功能。成人胃的容量为 1～2L。食物在胃内经过机械性和化学性消化，形成食糜，然后被逐步排入十二指肠。

一、胃液及其分泌

胃黏膜中有 3 种外分泌腺。①贲门腺：分布于胃和食管连接处的宽约 1～4cm 的环状区内，分泌黏液。②泌酸腺：分布于胃底和胃体部，由壁细胞、主细胞和黏液颈细胞组成（图 6–5），分别分泌盐酸、胃蛋白酶原和黏液、内因子等。③幽门腺：分布于幽门，含有黏液细胞和 G 细胞，前者分泌黏液、HCO_3^-，后者分泌胃泌素。胃液是由这三种腺体和胃黏膜上皮细胞的分泌物构成。

（一）胃液的成分和作用

胃液是无色酸性的液体，pH 为 0.9～1.5。正常人每日分泌量为 1.5～2.5L。胃液的成分除水外，主要有盐酸、胃蛋白酶、黏液和内因子。

1. 盐酸 也称胃酸，是由壁细胞分泌。胃酸包括游离酸和与蛋白质结合的结合酸，两者在胃液中的总浓度称为胃液的总酸度。胃液中的盐酸含量通常以单位时间内分泌的毫摩尔数表示，称为胃酸排出量。正常人空腹时盐酸排出量（基础酸排出量）约为 0～5mmol/h。在食物或某些药物刺激下，盐酸排出量明显增加，最大排出量可达 20～25mmol/h。男性的酸分泌率大于女性，50 岁以后的分泌速度有所降低。

胃液中 H^+ 的最高浓度可达 150mmol/L，比壁细胞胞浆的 H^+ 浓度高越 300 万倍。因此，壁细胞分泌 H^+ 是逆着巨大的浓度梯度进行的主动过程。壁细胞分泌的 H^+ 来源于细胞内氧化还原过程中 H_2O 的分解。现已证明，H^+ 的分泌是靠壁细胞顶膜上的质子泵实现的，经主动转运进入小管腔内。胃黏膜上皮细胞基底侧膜上有 $Na^+ - K^+$ 泵（Na^+，$K^+ - ATP$ 酶），壁细胞面向器官胃腔的顶端膜内陷形成分泌小管，小管膜上镶嵌有 H^+ 泵（质子泵或 H^+，$K^+ - ATP$ 酶）和 Cl^- 通道。壁细胞内含有丰富的碳酸酐酶（CA），可使细胞代谢产生的和从血液进入细胞的 CO_2 与 H_2O 结合，形成 H_2CO_3，并迅速解离为 H^+ 和 HCO_3^-。细胞内的 H^+ 逆浓度梯度被小管膜上 H^+ 泵泵入分泌小管腔，再进入腺胞腔，K^+ 则进入细胞内。HCO_3^- 在基底侧膜上通过 $Cl^- - HCO_3^-$ 逆向转运体与

Cl⁻ 交换，被转运出细胞，并经细胞间隙进入血液，而 Cl⁻ 进入细胞后通过分泌小管的 Cl⁻ 通道进入小管腔和腺胞腔与 H⁺ 形成 HCl。壁细胞基底侧膜上的 Na⁺ 泵将 Na⁺ 泵出，维持细胞内的低 Na⁺ 浓度，进入细胞内的 K⁺ 可经分泌小管膜及基底侧膜上的 K⁺ 通道扩散出细胞（图 6-5）。在消化期，由于胃酸的大量分泌，同时有大量的 HCO₃⁻ 进入血液，形成所谓"餐后碱潮"。由于质子泵已被证实是各种因素引起胃酸分泌的最后通路，因此，选择性抑制质子泵的

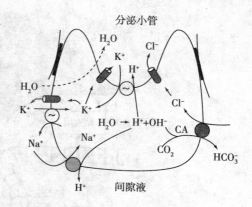

图 6-5 壁细胞分泌盐酸的基本过程

药物（如奥美拉唑）已被临床用来有效地抑制胃酸分泌。

盐酸的主要作用：①激活胃蛋白酶原转变为有活性的胃蛋白酶，并为胃蛋白酶提供适宜的酸性环境。②使食物蛋白质变性，易于水解。③杀菌。④进入小肠促进铁和钙的吸收。⑤促进胰液、胆汁和小肠液的分泌。临床消化不良的患者给予胃蛋白酶治疗，同时给予稀盐酸。但盐酸分泌过多，对胃和十二指肠黏膜有侵蚀作用，是消化性溃疡发病的重要原因之一。

2. 胃蛋白酶原 胃蛋白酶原由主细胞分泌，以酶原颗粒的形式贮存于细胞内。胃蛋白酶原分泌入胃腔后，在胃酸的作用下，转变成为具有活性的胃蛋白酶。已激活的胃蛋白酶对胃蛋白酶原也有激活作用。

胃蛋白酶能水解食物中的蛋白质，使其分解为䏡、胨及少量多肽和氨基酸。胃蛋白酶只有在酸性较强的环境中才能发挥作用，其最适 pH 为 2.0～3.5，当 pH 升至 6 以上时，此酶即发生不可逆转的变性。

3. 黏液 黏液覆盖在胃黏膜表面形成一层松软的凝胶层即胃黏液层，起润滑食物和保护胃黏膜的作用。黏液和表面上皮细胞分泌的 HCO₃⁻ 一起，形成一层 0.5～1mm 厚的黏液－碳酸氢盐屏障（图 6-6）。当胃腔内的 H⁺ 向胃黏膜上皮细胞扩散时，由于要通过黏稠度较高的黏液层，其移动速度减慢；同时与 HCO₃⁻ 相遇而不断中和，使胃黏液层的 pH 出现梯度，即近胃腔侧 pH 约 2.0，而近胃黏膜上皮细胞侧 pH 约 7.0；胃黏膜表面的中性或偏碱性环境能避免 H⁺ 对胃黏膜的直接侵蚀，并使胃蛋白酶失活，从而有效防止盐酸和胃蛋白酶对胃黏膜的侵蚀，在胃黏膜保护中有重要作用。许多因素如乙醇、胆盐、阿司匹林类药物、肾上腺素以及耐酸的幽门螺杆菌感染等，均可破坏或削弱胃黏膜屏障，造成胃黏膜损伤，引起胃炎或溃疡。

4. 内因子 由壁细胞分泌的分子量为 55 000 的一种糖蛋白。它能与维生素 B_{12} 结合而保护维生素 B_{12} 免受肠内消化酶的破坏并促进维生素 B_{12} 在回肠的吸收。如果内因子分泌不足，将引起维生素 B_{12} 的吸收障碍，引起巨幼红细胞性贫血。

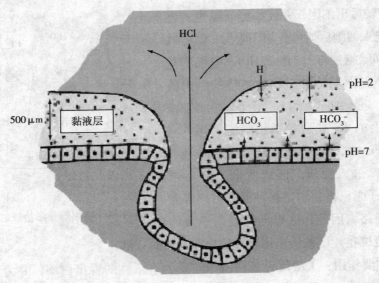

图 6 - 6　胃黏膜 - 碳酸氢盐屏障示意图

（二）胃液分泌的调节

在空腹时（消化间期），胃只分泌少量（每小时数毫升）黏液、蛋白酶和少量盐酸的胃液，称为基础胃酸分泌。进食后，在神经和激素的调节下，胃液大量分泌。

1. 促进胃酸分泌的主要内源性物质

（1）乙酰胆碱（ACh）　大部分支配胃的迷走神经节后纤维末梢释放 ACh。ACh 与壁细胞膜上的胆碱能 M 受体结合，刺激壁细胞分泌盐酸，其作用可被 M 受体拮抗剂阿托品阻断。

（2）胃泌素　胃泌素是由胃窦及上段小肠黏膜的 G 细胞分泌的一种多肽，主要经血液循环到达壁细胞，通过与膜上的胃泌素受体结合而刺激胃酸分泌，丙谷胺是该受体的拮抗剂。胃泌素也是泌酸腺黏膜生长的一个不可缺少的调节物，它还可刺激小肠、结肠黏膜及胰腺外分泌组织的生长。

（3）组胺　由胃黏膜固有层内的肠嗜铬样（ECL）细胞释放，通过局部扩散作用于邻近壁细胞膜上的Ⅱ型组胺（H_2）受体，刺激胃酸分泌。H_2 受体的阻断剂如西咪替丁可阻断组胺与壁细胞的结合而抑制胃酸分泌。此外，ECL 细胞膜上具有胃泌素受体和 M 胆碱能受体，因此，它还能增强 ACh 和胃泌素引起的胃酸分泌。乙酰胆碱、胃泌素和组胺的作用之间有相互加强的效应（图 6 - 7）。刺激胃酸分泌的其他因素有 Ca^{2+}、低血糖、咖啡因和乙醇。

引起壁细胞分泌胃酸的大多数刺激物也能刺激主细胞分泌胃蛋白酶原，因此胃腺分泌胃酸和胃蛋白酶原是紧密联系在一起的。ACh 和胃泌素均可作用于主细胞分泌胃蛋白酶原，H^+ 也可通过局部神经丛反向性地刺激胃蛋白酶原释放。十二指肠黏膜分泌的促胰液素和胆囊收缩素也能刺激胃蛋白酶原的分泌。

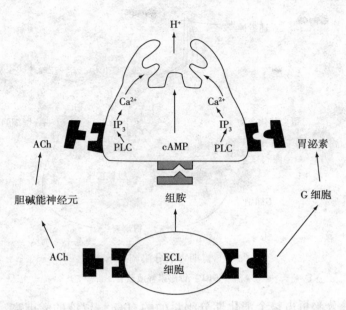

图6-7 组胺、胃泌素、乙酰胆碱对壁细胞的作用及相互关系

2. 消化期胃液分泌的调节 进食后胃液分泌的调节，可按食物及有关感受器所在部位人为地分为以下三期：即头期、胃期和肠期。

(1) 头期胃液分泌 由进食动作引起，传入冲动均来自头部感受器（眼、耳、鼻、口腔、咽、食管）。此期胃液分泌包括条件反射和非条件反射两种机制。条件反射引起的胃液分泌是由食物的形象、气味、声音等刺激作用于视、嗅、听感受器，分别由第1、2、8对脑神经传入中枢。在人类，还可以因想到喜欢吃的食物而引起胃液分泌。非条件反射是指在咀嚼、吞咽食物过程中，食物刺激口、咽、喉等处的感受器，经由第5、7、9、10对脑神经传入而反射性引起的胃液分泌，反射中枢位于延髓、下丘脑、边缘系统及大脑皮层，传出神经是迷走神经。迷走神经兴奋可通过两个方面作用：一是直接刺激壁细胞；二是刺激G细胞及ECL细胞分别释放胃泌素和组胺，间接促进胃液分泌。一般情况下，迷走神经刺激以直接作用为主。支配壁细胞及ECL细胞的迷走神经节后纤维释放的递质是ACh，其作用可被阿托品阻断；而支配G细胞的迷走神经节后纤维的递质是胃泌素释放肽（GRP），其作用不能被阿托品阻断。

头期胃液分泌受情绪和食欲的影响很大，其分泌量占整个消化期分泌量的约30%，胃液的酸度和胃蛋白酶含量均很高，消化能力强，刺激去除胃液分泌仍持续一段时间。

(2) 胃期胃液分泌 食物入胃后，食物的机械和化学刺激通过以下三种机制继续引起胃液分泌：①食物机械性扩张刺激胃底、胃体部的感受器，经迷走-迷走神经反射和壁内神经丛的短反射，直接或间接通过胃泌素引起胃液分泌。②扩张胃幽门部，通过壁内神经丛作用于G细胞引起胃泌素的释放。③蛋白质的消化产物（肽和氨基酸）直接作用于G细胞，通过释放胃泌素引起胃液的分泌（图6-8）。

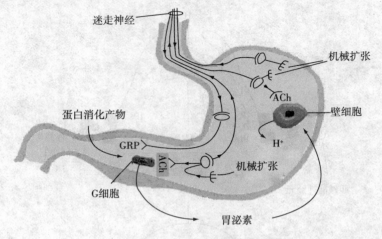

图 6-8 胃期胃液分泌调节示意图

GRP: 胃泌素释放肽

胃期的胃液分泌量占整个消化期分泌量的约 60%，胃液的酸度高，但胃蛋白酶的含量比头期少。消化能力比头期弱。

（3）肠期胃液分泌 食糜进入十二指肠后，继续引起胃液分泌，其分泌量只占整个消化期分泌量的约 10%，胃蛋白酶含量少。肠期胃液分泌的机制主要是食物的机械扩张刺激以及消化产物作用于十二指肠黏膜，后者释放胃泌素及肠泌酸素，促进胃液分泌。另外，小肠内的消化产物氨基酸被吸收后通过血液循环作用于胃腺，也能刺激胃液分泌。

在进食过程中，胃液分泌的三个时相是部分重叠的，其中头期和胃期的胃液分泌占有很重要的位置。肠期胃液分泌的量少，这可能与食物在小肠内同时还产生许多对胃液分泌起抑制作用的调节机制有关。

3. 胃液分泌的抑制性调节 进食过程中，胃液分泌除受兴奋性因素调节外，还受到各种抑制性因素的调节，实际表现的胃液分泌正是兴奋性和抑制性因素共同作用的结果。抑制胃酸分泌的因素除精神、情绪因素外，主要有盐酸、脂肪和高涨溶液等。

（1）盐酸 当胃窦 pH 降到 1.2~1.5 时，对胃酸分泌可产生抑制作用。这种抑制作用的机制包括盐酸直接作用于壁细胞，或通过抑制 G 细胞释放胃泌素和刺激 D 细胞释放生长抑素抑制胃酸的分泌。当十二指肠内的 pH 降到 2.5 以下时，胃酸可刺激小肠黏膜释放促胰液素，后者对胃泌素引起的胃酸分泌有明显的抑制作用。此外，十二指肠球部黏膜在胃酸刺激下还可能释放一种抑制胃酸分泌的肽类激素：球抑胃肽，但球抑胃肽的化学机构尚未最后确定。

盐酸是胃腺活动的产物，它对胃腺活动又产生抑制作用。通过这种负反馈机制，有助于防止胃酸过度分泌，保护胃肠黏膜具有重要的生理意义。

（2）脂肪 脂肪及其消化产物进入小肠后有抑制胃酸分泌的作用。脂肪酸抑制胃酸分泌，主要是通过刺激上段小肠释放肠抑胃素实现的。

（3）高渗溶液 十二指肠内的高渗溶液可通过两种途径抑制胃液分泌，即激活渗透压感受器，通过肠-胃反射抑制胃液分泌，以及通过刺激小肠黏膜释放一种或几种胃肠激素而抑制胃液分泌。

各种抑制因素对胃液分泌的抑制作用是短暂和间断的。随着各种消化产物被吸收，以及肠内盐酸、高渗溶液被消化液中和与稀释，肠内抑制胃液分泌的因素即刻消除。上述诸种因素在抑制胃液分泌的同时还能抑制胃的运动和排空，因而可保证胃内食糜输送到小肠的速度不会超过小肠消化和吸收能力，并可防止酸和高渗溶液引起的十二指肠黏膜损伤。

二、胃的运动及其控制

胃运动主要完成以下三方面的功能：①容纳进食时摄入的大量食物。②磨碎食物，并使食物与胃液充分混合。③以适当的速率向十二指肠排出食糜。胃底和胃体的前部（也称头区）运动较弱，主要是容纳食物，胃体的远端和胃窦（也称尾区）则有较明显的运动，将食糜排入十二指肠。

（一）胃运动的主要形式

1. 容受性舒张 当咀嚼和吞咽时，食物对咽、食管的刺激可引起胃底和胃体平滑肌的舒张，并使胃腔容量由空腹时约 50ml 增加到进食后的 1.5L。胃壁肌肉的这种活动称为容受性舒张，它适应于大量食物的摄入，而胃内压变化不大。生理意义是使胃更好地完成容纳和贮存食物的功能。

胃的容受性舒张是通过迷走-迷走反射实现的，其抑制性节后神经纤维释放的递质可能是某种肽类物质或 NO。

2. 蠕动 胃蠕动出现于食物入胃后 5min 左右。蠕动从胃的中部开始，有节律地向幽门方向推进。每分钟约发生 3 次，每次蠕动约需 1min 到达幽门。因此，在整个胃上，通常是一波未平，一波又起（图 6-9）。蠕动波开始时较小，在向幽门方向推进的过程中波的幅度和速度逐渐增强，当接近幽门时明显增强，可将一部分食糜（约 1~2ml）排入十二指肠。当收缩波超越胃内容物到达胃窦终末时，由于该部

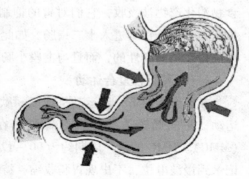

图 6-9 胃的蠕动

胃窦强有力的收缩，可将一部分食糜反向推回近侧胃窦或胃体。胃蠕动的主要生理作用：①磨碎固体食物；②搅拌食物，使之与胃液充分混合，以利于化学性消化；③推送食糜通过幽门进入十二指肠。

胃的蠕动受胃平滑肌的慢波控制，也受神经和体液因素的影响。迷走神经兴奋、胃泌素和胃动素可增强胃的蠕动，交感神经兴奋、促胰液素和抑胃肽可减弱胃蠕动。

3. 紧张性收缩 胃壁平滑肌经常处于一种微弱的持续收缩状态，称为紧张性收缩。它的生理意义在于维持胃的正常位置和形态以及促进化学性消化。临床上出现的胃下垂或者胃扩张与胃的紧张性收缩过度降低有关。

（二）胃排空及其控制

食糜由胃排入十二指肠的过程称为胃排空。一般在食物入胃后5min即有部分食糜被排入十二指肠。胃排空的速度因食物的种类、性状和胃的运动而异。一般来说，液体食物的排空远比固体食物快；等渗溶液比非等渗液体快。在3种主要食物成分中，糖类排空最快，蛋白质次之，脂类最慢。混合食物由胃完全排空约需4～6h。

胃排空的直接动力是胃内压与十二指肠内压之差，其原始动力是胃蠕动使胃内压升高。胃排空的先决条件是幽门开放，十二指肠起始段舒张。影响胃排空的因素受来自胃和十二指肠两方面因素的控制。

1. 胃内促进排空的因素 胃的内容物作为扩张胃的机械刺激，通过迷走－迷走反射和壁内神经反射使胃运动增强，胃排空加快。一般来说，胃排空的速率与胃内食物量的平方根成正比。食物的扩张刺激和消化产物，还可引起胃泌素的释放，胃泌素能增强胃体和胃窦的收缩，从而促进胃排空。

2. 十二指肠内抑制排空的因素 在十二指肠壁上存在多种感受器，食糜中的盐酸、脂肪及蛋白质消化产物、高渗溶液以及机械性扩张可刺激这些感受器，反射性地抑制胃运动，使胃排空减慢。这种反射称为肠－胃反射，其传出冲动可通过迷走神经、壁内神经甚至还可能有交感神经等几条途径到达胃。胃内食糜，特别是胃酸和脂肪进入十二指肠后，还可刺激小肠上段黏膜释放多种激素，如胆囊收缩素、促胰液素、抑胃肽等，抑制胃运动和胃排空。

十二指肠内抑制胃运动的各种因素并不是经常存在的。随着盐酸在肠内被中和、食物消化产物被吸收，它们对胃的抑制性影响便逐渐消失，胃运动便又增强起来，并推送另一部分食糜进入十二指肠。如此反复，直至食物被完全消化和吸收为止。可见，胃的排空是间断性的，而且与上段小肠内的消化、吸收过程相适应。

（三）移行性复合运动

在空腹情况下，胃运动呈现以间歇性强力收缩伴有较长的静止期为特征的周期性运动，并向肠道方向扩布。胃肠道在消化间期的这种运动称为移行性复合运动（MMC）。MMC的每一周期约为90～120min，可分为四个时相：Ⅰ相（静止期）只能记录到慢波电位，不出现胃肠收缩，持续约45～60min；Ⅱ相出现不规律的峰电位，胃肠开始有散发的蠕动，持续时间为30～45min；Ⅲ相是每个慢波电位上均叠加有成簇的峰电位，胃肠出现规律的高振幅收缩，持续约5～10min；Ⅳ相是从Ⅲ相转至下一个周期之间的短暂过渡期，持续约为5min（图6－10）。

胃的MMC起始于胃体上1/3部位，其Ⅲ相收缩波以每分钟5～10cm的速度向远端扩布，约90min可达回肠末端。MMC使整个胃肠道在消化间期仍有断断续续的运动，特别是Ⅲ相强力收缩可将胃肠道内容物，包括上次进食后遗留的残渣、脱落的细胞碎片和细菌等清除干净，因而起着胃肠清道夫的作用。消化间期的胃肠运动如发生减退，可引起功能性消化不良及肠道内细菌过度繁殖等病症。

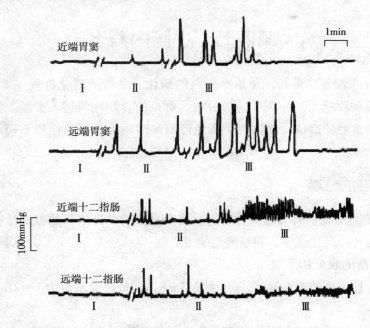

图6-10 从胃窦和十二指肠记录到的消化间期移行性
复合运动（MMC）不同时相的变化

近年来的研究指出，MMC 的发生和移行主要受肠道神经系统和胃肠激素的调节。NO 可能是 MMC Ⅰ 相的控制者，而胃动素可通过作用于肠道神经系统中的胃运动神经元，触发 MMC Ⅲ 相的发生。

（四）呕吐

呕吐是机体将胃及上段小肠的内容物从口腔强力驱出的动作。机械和化学的刺激作用于舌根、咽部、胃肠、胆总管、泌尿生殖道等处的感受器都可引起呕吐。此外，视觉和内耳前庭的位置的改变，也可以引起呕吐。

呕吐时，胃和食管下端舒张，膈肌和腹肌猛烈收缩，从而挤压胃内容物经食管进入口腔。呕吐前通常还发生上段小肠强烈的逆蠕动，可推进小肠部分内容物入胃，所以呕吐物中常混有胆汁及小肠液。

呕吐是一种复杂的反射活动。传入冲动由迷走神经和交感神经传入延髓的呕吐中枢（延髓网状结构的背外侧缘）。传出冲动则沿迷走神经、交感神经、膈神经和脊神经等传至胃、小肠、膈肌和腹部肌肉等。在延髓呕吐中枢附近第四脑室底两侧的后缘区存在一个特殊的化学感受区。体内代谢改变，如糖尿病酸中毒、肾功能衰竭、肝功能衰竭等情况下产生的内源性催吐物质，摄入某些中枢催吐药如阿朴吗啡，摄入乙醇、麻醉剂和洋地黄等，都可刺激此化学感受区，兴奋呕吐中枢，引起呕吐。

呕吐是一种具有保护意义的防御性反射，它可把胃内有害的物质排出。但剧烈而频繁的呕吐会影响进食和正常的消化活动，而且大量消化液丢失，会导致机体水、电解质平衡紊乱。

第四节 小肠内消化

食糜由胃进入十二指肠，开始小肠内的消化。食物的消化过程主要在小肠完成，消化后的营养物质绝大部分在小肠被吸收，剩余的食物残渣进入大肠。因此，小肠是消化与吸收最重要的部位。食物在小肠内停留的时间因食物的性质不同而异，一般为 $3 \sim 8h$。

一、胰液的分泌

胰腺 具有内分泌和外分泌两种功能。胰液是由胰外分泌部的腺泡细胞及小导管细胞分泌的。在各种消化液中，胰液消化能力最强。

（一）胰液的成分和作用

胰液是一种无色的碱性液体，pH 为 $7.8 \sim 8.4$，每日分泌量为 $1 \sim 2L$，渗透压与血浆相等。

胰液的成分包括水、无机物和有机物。无机物主要由小导管的上皮细胞分泌，有 Na^+、K^+、HCO_3^- 和 Cl^- 等离子。Na^+、K^+ 的浓度接近它们在血浆中的浓度，比较恒定，HCO_3^- 和 Cl^- 的浓度则随分泌速率而改变：分泌速率高时，HCO_3^- 增高，而 Cl^- 浓度降低；分泌速率低时，则产生相反的变化。胰液中 HCO_3^- 的浓度最高可达 140mmol/L，为其血浆浓度的 4 倍。

胰液中 HCO_3^- 的主要作用是：中和进入十二指肠的胃酸，保护小肠黏膜免受胃酸的侵蚀；此外，HCO_3^- 造成的弱碱性环境也为小肠内多种消化酶的活动提供了适宜的 pH 环境。

胰液中的有机物主要是消化酶，由胰腺腺泡细胞分泌，其种类繁多，主要有分解三大类营养物质的各种酶，如蛋白水解酶、淀粉酶、脂肪酶等。

1. 胰淀粉酶 胰淀粉酶可将淀粉、糖原及大多数其他碳水化合物水解为二糖及少量三糖，但不能水解纤维素。胰淀粉酶的最适 pH 为 $6.7 \sim 7.0$。

2. 胰脂肪酶 胰脂肪酶可分解甘油三酯为脂肪酸、甘油一酯及甘油，其最适 pH 为 $7.5 \sim 8.5$。胰脂肪酶只有在胰腺分泌的另一种小分子蛋白质（辅脂酶）存在的条件下才能发挥作用。辅脂酶是胰腺分泌的另一种小分子蛋白质，可把脂肪酶紧密地附着于油水界面，因而可以增加脂肪酶水解的效力。胰液中还含有胆固醇酯水解酶和磷脂酶 A_2，前者水解胆固醇酯，生成胆固醇和脂肪酸，后者水解磷脂，生成溶血磷脂和脂肪酸。

3. 蛋白水解酶 胰液中的蛋白水解酶主要有胰蛋白酶、糜蛋白酶、弹性蛋白酶和羧基肽酶等，它们均以酶原的形式贮存于腺泡细胞内。胰蛋白酶原在肠液中的肠致活酶的作用下，转变为有活性的胰蛋白酶。此外，胃酸、胰蛋白酶本身以及组织液也能使胰蛋白酶原激活。胰蛋白酶还能激活糜蛋白酶原、弹性蛋白酶原及羧基肽酶原，使它们分别转化为相对应的酶。胰蛋白酶和糜蛋白酶的作用极为相似，都能分解蛋白质为䏡和胨。当两者共同作用于蛋白质时，则可消化蛋白质为小分子的多肽和氨基酸。

此外，胰液中还含有核糖核酸酶、脱氧核糖核酸酶，可使相应的核酸水解为单核苷酸。

如上所述，胰液中含有三种主要营养物质的水解酶，因此，胰液是所有消化液中消化食物最全面、消化力最强的一种消化液。当胰腺分泌发生障碍时，会明显影响蛋白质和脂肪的消化和吸收，但糖的消化一般不受影响。

在正常情况下，胰液中的蛋白水解酶不会消化胰腺本身，这是由于它是以酶原的形式存在于腺泡细胞及通过导管的。此外，胰腺的腺泡细胞还同时分泌胰蛋白酶抑制物，它与胰蛋白酶以 1:1 的比例结合，形成无活性的化合物，从而防止由于小量胰蛋白酶原在胰腺内被激活而发生的自身消化。急性胰腺炎时，大量胰液淤积于胰的受损区，胰蛋白酶抑制物的作用受到破坏，使胰蛋白酶原及磷脂酶 A_2 迅速激活，胰蛋白酶的自身催化、激活的其他蛋白水解酶和磷脂酶 A_2 可在短时间内引起大量胰腺组织破坏。

（二）胰液分泌的调节

进食可引起胰液的大量分泌，并受到神经和体液的双重调节。同胃液分泌一样，胰液的分泌也可分为头期、胃期和肠期，且受到神经和体液的双重调节（图 6-11）。

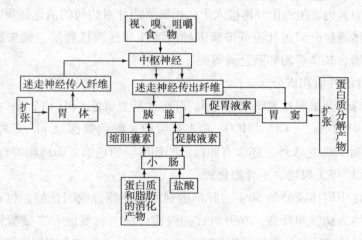

图 6-11 胰液分泌的神经-体液调节

1. 头期胰液分泌 给动物假饲可引起含酶多但液体量少的胰液分泌。这是由于食物直接刺激口咽部等感受器以及条件反射所引起的，其传出神经为迷走神经。迷走神经主要通过其末梢释放 ACh 直接作用于胰腺，也可通过引起胃泌素的释放，间接地引起胰腺的腺泡细胞分泌，但对导管细胞的作用较弱。迷走神经兴奋时引起的胰液分泌的特点是：水分和 HCO_3^- 较少，而酶的含量很丰富。头期胰液的分泌量占消化期胰液分泌量的约20%。

2. 胃期胰液分泌 食物扩张胃，通过迷走－迷走反射引起含酶多但液体量少的胰液分泌。扩张胃以及蛋白质的消化产物也可刺激胃窦黏膜释放胃泌素，间接引起胰液分泌。此期的胰液分泌只占消化期胰液分泌的5%～10%。

3. 肠期胰液分泌 食糜进入十二指肠和上段空肠后，食糜的一些成分可刺激小肠黏膜释放促胰液素和胆囊收缩素，刺激胰液的分泌。此期的胰液分泌量最多，占整个消化期胰液分泌量的70%，碳酸氢盐和酶含量也高。

4. 胰液分泌的反馈性调节 最近从上段小肠黏膜中分离和鉴定出一种可以刺激CCK释放的肽，称为CCK－释放肽（CCK releasing peptide）。进食后，在蛋白质水解产物的作用下，通过CCK－释放肽可引起CCK的释放和胰酶分泌的增加。相反，向十二指肠内灌注胰蛋白酶则反馈性地抑制CCK和胰酶的分泌。

胰酶分泌的反馈性调节的生理意义在于防止胰酶的过度分泌。在慢性胰腺炎患者，由于胰酶分泌减少，其反馈性抑制减弱，故导致CCK释放增加，会刺激胰腺分泌，并产生持续性的疼痛。胰酶的补偿性治疗不仅可补充胰酶的不足，而且可以减少CCK的释放和胰腺的分泌，从而降低胰导管内压力，减轻疼痛，因而具有一定的临床意义。

二、胆汁的分泌和排出

胆汁由肝细胞分泌，生成后由肝管流出，经胆总管进入十二指肠；或由肝管转入胆囊管而贮存于胆囊内，在消化时再排入十二指肠。胆汁对脂肪的消化和吸收具有重要作用。此外，机体通过分泌胆汁还可排泄多种内源性和外源性物质，例如胆固醇、胆色素、碱性磷酸酶、某些药物和重金属等。

（一）胆汁的性质和成分

正常成人每天分泌胆汁800～1000ml。肝胆汁呈金黄色，pH约7.4；在胆囊中贮存的胆汁因胆汁中的 Na^+、Cl^-、HCO_3^- 和水被吸收，颜色加深且pH变为弱酸性（pH 6.8）。胆汁中除97%是水外，还含有胆盐、胆固醇、胆色素、卵磷脂等有机物及 Na^+、K^+、HCO_3^-、Cl^- 等无机物，不含消化酶。

胆盐占胆汁中固体成分的50%。肝细胞利用胆固醇合成胆汁酸，包括胆酸、鹅脱氧胆酸，二者均为初级胆汁酸。在肝脏，初级胆汁酸与甘氨酸和牛磺酸结合形成的钠盐或钾盐称为胆盐，后者是参与消化和吸收的主要成分。肝能合成胆固醇，其中约一半转化为胆汁酸，其余的一半则随胆汁排入小肠。胆色素是血红蛋白的分解产物，包括胆红素及其氧化物－胆绿素。胆色素的种类和浓度决定了胆汁的颜色。

（二）胆汁的作用

胆汁对于脂肪的消化和吸收具有重要意义。

（1）乳化脂肪 胆汁中的胆盐、胆固醇和卵磷脂等都可以作为乳化剂，减少脂肪的表面张力，使脂肪裂解为直径3～10μm的脂肪微滴，分散在肠腔内，从而增加了胰脂肪酶的作用面积，使其分解脂肪的作用加速。

（2）促进脂肪吸收　胆盐因其分子结构的特点，当达到一定浓度后，可聚合成微胶粒，肠腔中脂肪的分解产物，如脂肪酸、甘油一酯等均可掺入到微胶粒中，形成水溶性复合物。因此，胆盐便成了不溶于水的脂肪分解产物通过肠上皮表面静水层到达肠黏膜所必需的运载工具，对脂肪产物的吸收有重要意义。

（3）促进脂溶性维生素的吸收　胆汁通过促进脂肪分解产物的吸收，对脂溶性维生素（维生素A、维生素D、维生素E、维生素K）的吸收也有促进作用。

（4）利胆作用　胆盐在小肠内被吸收后可直接刺激肝细胞分泌胆汁，这种作用称为胆盐的利胆作用。

（三）胆汁分泌和排出的调节

胆汁的分泌也受到神经和体液的双重控制。

1. 胆汁分泌的神经调节　进食动作或食物对胃和小肠的刺激可通过神经反射引起肝胆汁分泌量少量增加，胆囊收缩也轻度加强。反射的传出神经为迷走神经，切断两侧迷走神经或用胆碱能受体阻断剂，均可阻断这种反应。迷走神经还可通过引起胃泌素释放而间接引起肝胆汁分泌和胆囊收缩。

2. 胆汁的体液调节

（1）胆囊收缩素　在蛋白分解产物、盐酸和脂肪等的作用下，小肠上部黏膜释放的 CCK 可通过血液循环兴奋胆囊平滑肌，引起胆囊的强烈收缩，因此可促进胆囊胆汁的大量排放。胆囊收缩素对胆管上皮细胞也有一定的刺激作用，使胆汁流量和 HCO_3^- 的分泌轻度增加。

（2）促胰液素　促胰液素的主要作用是刺激胰液的分泌，也有一定的刺激肝胆汁分泌的作用。促胰液素主要作用于胆管系统而非肝细胞，因此，它能引起胆汁的分泌量和 HCO_3^- 含量增加，而胆盐的分泌并不增加。

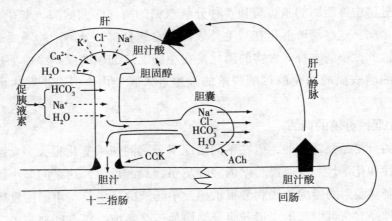

图6-12　胆盐的肠肝循环

（3）胃泌素　胃泌素可通过血液循环作用于肝细胞和胆囊，促进胆汁的分泌和胆囊的收缩。胃泌素也可先引起胃酸的分泌，后者作用于十二指肠黏膜，引起促胰液素释放而促进胆汁的分泌。

（4）胆盐（bile salts）　胆盐能促进胆汁分泌，使肝胆汁流出明显增加。进入小肠的胆盐90%以上被回肠末端黏膜吸收入血，由门静脉回到肝脏，再组成胆汁分泌入肠，这个过程叫胆盐的肠肝循环（图6-12）。每次进餐后可进行2~3次肠肝循环。

三、小肠液的分泌

小肠内有两种腺体，即十二指肠腺和小肠腺。十二指肠腺分布于十二指肠上段，分泌富含黏液和水的碱性液体，其主要作用是保护十二指肠黏膜免受消化液的消化，以及与胰液、胆汁一起中和进入十二指肠内的胃酸。小肠腺分布于全部小肠的黏膜层，分泌含大量水和电解质的等渗液，构成小肠液的主要部分。

（一）小肠液的成分和作用

小肠液是一种弱碱性液体，pH约为7.6，渗透压与血浆相等，分泌量大，成人每日的分泌量为1~3L。其成分除水和无机盐外，还有肠致活酶和粘蛋白。小肠液的主要作用是：①中和胃酸，保护十二指肠免受胃酸的侵袭。②稀释消化产物，使其渗透压下降，有利于吸收的进行。小肠液分泌后又很快被绒毛重吸收，这种液体的交流为小肠内营养物质的吸收提供了媒介。③可激活胰液中的胰蛋白酶原，有利于蛋白质的消化。

在不同条件下，小肠液的性状变化很大，有时是较稀的液体，有时则由于含有大量的黏蛋白而很黏稠。小肠液还常混有脱落的肠上皮细胞、白细胞以及由肠上皮细胞分泌的免疫球蛋白。

由小肠腺分泌入肠腔内的消化酶可能只有肠激酶一种，它能激活胰蛋白酶原。但在小肠黏膜上皮细胞表面，特别是绒毛的上皮细胞表面含有各种消化酶，如分解短肽链的肽酶，分解中性脂肪的脂肪酶和4种分解双糖的酶，即蔗糖酶、麦芽糖酶、异麦芽糖酶和乳糖酶。这些酶可催化在绒毛外表面的食物分解，分解产物随后进入小肠上皮细胞内。因此，小肠本身对食物的消化是在小肠上皮细胞的纹状缘或上皮细胞内进行的。上皮细胞表面的消化酶可随脱落的细胞进入肠腔内，但对小肠内的消化不起作用。

（二）小肠液分泌的调节

小肠液的分泌是经常性的，但在不同情况下分泌的速率变化很大。食糜对肠黏膜局部的机械性和化学性刺激通过肠壁内神经丛引起局部反射，这是调节小肠分泌的主要机制。小肠黏膜对肠壁的扩张刺激很敏感，小肠液的分泌量与小肠内食糜量呈正变关系。迷走神经兴奋可引起十二指肠腺分泌增加；交感神经兴奋则抑制十二指肠腺的分泌。因此，长期交感神经兴奋可削弱十二指肠上部（球部）的保护机制，这可能是导致该部位发生溃疡的一个原因。许多体液因素，如胃泌素，促胰液素，胆囊收缩素和血管活性肠肽等，都具有刺激小肠液分泌的作用。

四、小肠的运动

（一）小肠的运动形式

1. 紧张性收缩　小肠平滑肌的紧张性是其他运动形式有效进行的基础。当小肠紧张性降低时，肠腔易于扩张，肠内容物的混合和转运减慢；相反，当小肠紧张性升高时，食糜在肠腔内的混合转运加快。

2. 分节运动　当小肠被食糜充盈时，肠壁的牵张刺激可引起该段肠管一定间隔距离的环行肌同时收缩，将小肠内食糜分成许多邻接的小节段；随后，原来收缩的部位发生舒张，而原来舒张的部位发生收缩。如此反复进行，使小肠内的食糜不断地被分割，又不断地混合。小肠的这种运动形式称为分节运动（图 6 – 13）。分节运动的主要作用是使食糜与消化液充分混合，并使食糜与肠壁紧密接触，有利于消化和吸收。

3. 蠕动　蠕动可发生于小肠的任何部位，但小肠蠕动波的传播速度较慢，每秒钟仅 0.5 ~ 2cm。蠕动波在小肠上段传播较快，在小肠下段较慢。通常传播 3 ~ 5cm 便消失，极少超过 10cm。因此由蠕动推动食糜在小肠内移动的速度也很慢，平均仅 1cm/min。

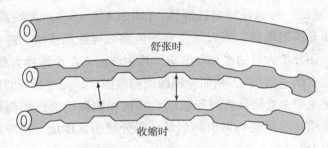

舒张时

收缩时

图 6 – 13　小肠分节运动模式图

虽然在正常情况下小肠的蠕动很弱，但当肠黏膜受到强烈刺激时，可引起一种强烈的快速蠕动，称为蠕动冲。发生蠕动冲时，可在数分钟之内把食糜从小肠上段推送到结肠，从而可迅速清除食糜中的有害刺激物或解除肠管的过度扩张。

（二）小肠运动的调节

1. 内在神经的作用　肌间神经丛对小肠运动起重要的调节作用。小肠内容物的机械性和化学性刺激，以及肠管被扩张，都可通过局部神经反射引起小肠蠕动加强。

2. 外来神经的作用　一般情况下，副交感神经兴奋可加强小肠的收缩，交感神经兴奋则抑制小肠运动。外来神经的作用一般是通过小肠的壁内神经丛实现的。小肠的运动还受神经系统高级中枢的影响，例如情绪可改变空肠的运动功能。

3. 体液因素的作用　小肠壁内神经丛和平滑肌对各种化学刺激具有广泛的敏感性。胃泌素、胆囊收缩素、胃动素、5 – 羟色胺等可增强小肠运动。MMC 可能是由胃动素发动的。促胰液素和胰高血糖素能抑制小肠运动，而血管活性肠肽和 NO 是肠内神经系统释放的引起小肠舒张的递质。

（三）回盲瓣的功能

回盲瓣的主要功能是阻止结肠内容物反流入小肠，还可防止小肠内容物过快地进入大肠，有利于小肠内容物的完全消化和吸收。平时回盲瓣是关闭的。进食后，食物入胃，引起胃－回肠反射，使回肠蠕动加强；当回肠蠕动波到达回肠末端时，回盲括约肌舒张，回肠内容物进入结肠。结肠以及盲肠和阑尾充满时，则引起回盲括约肌收缩加强和回肠蠕动减弱，延缓回肠内容物的通过。

第五节　大肠内消化

大肠没有重要的消化功能，其主要功能是吸收水分、无机盐，参与机体对水、电解质平衡的调节；吸收由大肠内细菌合成的维生素 B、维生素 K 等物质；完成对食物残渣的加工，形成并暂时储存粪便。

一、大肠液的分泌

大肠内含有许多大肠腺，可分泌大量的黏液。此外，大肠上皮细胞还分泌水、K^+、HCO_3^-，因此大肠液是一种碱性的黏性液体，pH 为 8.3～8.4。大肠黏液可润滑粪便，减少食物残渣对肠黏膜的摩擦。当大肠受到细菌感染导致肠炎时，黏膜除正常分泌碱性的黏性溶液外，还分泌大量的水和电解质，其生理意义在于稀释大肠内的刺激因子，促进粪便迅速通过大肠（腹泻），从而冲刷肠道刺激因素，促进肠炎的好转。

大肠液的分泌主要由食物残渣对肠壁的直接机械刺激或通过局部神经丛反射所引起。刺激副交感神经（盆神经）可引起远端大肠分泌明显增加，刺激结肠的交感神经能使大肠液分泌减少。

二、大肠的运动和排便

大肠的运动少而慢，对刺激的反应也较迟缓，这些特点对于大肠作为粪便的暂时储存来说是合适的。

（一）大肠的运动形式

1. 袋状往返运动　类似小肠的分节运动，是由环行肌的收缩所引起，它使结肠袋中的内容物向两个方向作短距离的位移，但并不向前推进。这种形式的运动多见于近端结肠，可使肠黏膜与肠内容物充分接触，有利于大肠对水和无机盐的吸收。

2. 分节推进运动或多袋推进运动　一个结肠袋的内容物被推送到下一邻近肠段的运动，称为分节推进运动；一段结肠上同时发生较多袋状收缩，并将其内容物向下推移，称为多袋推进运动。

3. 蠕动和集团运动　短距离的蠕动常见于远端结肠，其传播速度很慢（约5cm/h）。按此计算，食糜通过结肠约需48h。大肠还有一种行进很快、向前推进距离很长的强烈蠕动，称为集团运动（mass movements），它可将肠内容物从横结肠推至乙状结肠或直肠。集团运动时，袋状收缩停止，结肠袋消失。集团运动后，袋状收缩又重新出现。集团运动每日发生 1～3 次，常在进餐后发生，尤多见于早餐后 1h 内，可能是由于食物充盈胃或十二指肠，引起胃－结肠反射或十二指肠－结肠反射所致。阿片类药物如吗啡、可待因、哌替定，以及抗酸剂氢氧化铝等，可降低结肠集团运动的频率，因此使用这些药物后易产生便秘。当结肠黏膜受到强烈刺激如肠炎时，常引起持续的集团运动。

（二）粪便的形成及排便反射

1. 粪便的形成　食物残渣在大肠内停留时，一部分水被吸收，同时经过大肠内细菌的发酵与腐败作用以及大肠黏液的黏结作用，形成粪便。正常粪便中水分占 3/4，固体物占 1/4。后者包括死的和活的细菌（约占 30%），已消化和不消化的食物残渣及消化道脱落的上皮细胞碎片、黏液、胆色素（占 30%），脂肪（占 10%～20%，主要由细菌分解食物产生及来自脱落的肠上皮细胞），无机盐（占 10%～20%）和少量蛋白质（占 2%～3%）等。在未消化的食物残渣中，部分是食物中的纤维，包括纤维素、半纤维素、木质素以及各种树胶、果胶等。饮食纤维不能被人体消化吸收，但由于它可吸收水分，所以可使粪便的体积增大、变软，并能刺激大肠运动，使粪便在大肠内停留的时间缩短，从而减少粪便中有害细菌所产生的毒素或有害代谢产物与肠壁接触的时间。此外，饮食纤维还可吸收胆汁酸，增加它们在粪便中的含量，使通过肠肝循环回收的胆盐减少，肝脏需利用更多的胆固醇合成新的胆汁酸，所以增加饮食中的纤维含量不但可预防便秘，还可降低血浆胆固醇水平。

2. 排便反射　排便是受意识控制的脊髓反射。人的直肠内通常是没有粪便的，当胃－结肠反射发动的集团运动将粪便推入直肠时，可刺激直肠壁感受器，传入冲动经盆神经和腹下神经到达脊髓腰骶段的初级排便中枢，并上传至大脑皮层，产生便意。如果环境许可，皮层发出下行冲动到脊髓初级排便中枢，传出冲动经盆神经引起降结肠、乙状结肠和直肠收缩，肛门内括约肌舒张；同时阴部神经传出冲动减少，肛门外括约肌舒张，粪便被排出体外。此外，腹肌和膈肌收缩也能促进粪便的排出。如果环境不许可，阴部传出神经兴奋，外括约肌仍维持收缩，几分钟后，排便反射便消失，需经过几小时或到有粪便进入直肠时再发动排便反射。由于胃－结肠反射发生于餐后，故排便常发生于早餐后，尤其是幼儿。在成人，排便时间主要受习惯和环境因素影响。

三、大肠内细菌的活动

大肠内有大量细菌，它们来自空气和食物。由于大肠内的碱性环境、温度，特别是大肠内容物在大肠滞留的时间较长，很适合于细菌繁殖。肠道细菌对人体的作用较复杂，包括有益和有害的作用，细菌中含有能分解食物的酶。细菌对糖和脂肪的分解称为发酵，能产生乳酸、醋酸、CO_2 和沼气等。蛋白质的细菌分解称为腐败，其结果产生氨、硫化氢、组胺、吲哚等，其中有的成分由肠壁吸收后到肝内进行解毒。

大肠内的细菌能利用肠内较简单的物质合成维生素 B 复合物和维生素 K，它们在肠内吸收，对人体有营养作用。因此，长期使用抗生素，要注意补充上述维生素。

第六节 吸　　收

食物经过消化后，各种营养物质的消化产物、水、无机盐和维生素，以及大部分消化液通过消化道黏膜上皮细胞进入血液和淋巴的过程称为吸收。

一、吸收过程概述

1. 吸收的部位

口腔和食管内，食物实际上是不被吸收的。胃的吸收能力也很差，因为胃黏膜无绒毛，且上皮细胞之间存在连接紧密，仅吸收少量高度脂溶性的物质如乙醇及某些药物，如阿司匹林等。小肠是吸收的主要部位。一般认为，糖类、蛋白质和脂肪的消化产物大部分是在十二指肠和空肠吸收的，回肠有其独特的功能，即主动吸收胆盐和维生素 B_{12}。对于大部分营养成分，当它们到达回肠时，通常已被吸收完毕，因此，回肠主要是吸收功能的储备。大肠主要吸收水和无机盐。

2. 小肠在吸收中的有利条件

小肠有许多吸收的有利条件：①在小肠内，糖类、蛋白质、脂类已消化为可吸收的物质。②小肠的吸收面积大，小肠黏膜形成许多环行皱襞，皱襞上有许多绒毛，绒毛的上皮细胞上有大量微绒毛，使小肠黏膜的表面积增加 600 倍，达到 200～250m^2。③小肠绒毛的结构特殊，有利于吸收。绒毛内有毛细血管、毛细淋巴管（乳糜管）、平滑肌纤维及神经纤维网，消化期间小肠绒毛的节律性伸缩与摆动，可促进绒毛内的血液和淋巴流动。④食物在小肠内停留的时间较长，能被充分吸收。

3. 吸收的途径与机制

（1）吸收的途径　小肠内的吸收是通过跨细胞和细胞旁两种途径。

①跨细胞途径　肠腔内的物质通过肠绒毛上皮细胞的顶端膜进入细胞内，再通过基底侧膜进入细胞外间隙，最后进入血液或淋巴。

②细胞旁途径　肠腔内的物质通过小肠上皮细胞间的紧密连接进入细胞间隙，再进入血液或淋巴。

（2）吸收的机制　吸收的机制有以下几种。

①被动转运　包括单纯扩散、易化扩散和渗透。

②主动转运　包括原发性主动转运和继发性主动转运。

③入胞和出胞作用。

二、小肠的吸收功能

（一）糖的吸收

食物中的糖类一般须被分解为单糖后才能被吸收，只有少量的双糖被吸收。肠道中的单糖主要是葡萄糖、半乳糖和果糖。

葡萄糖和半乳糖是通过同向转运机制吸收的。在肠绒毛上皮细胞的基底侧膜上有 Na^+ 泵，不断将细胞内的 Na^+ 泵入细胞间液，再进入血液，维持细胞内的低 Na^+ 浓度；在其顶端膜上存在有 Na^+ – 葡萄糖和 Na^+ – 半乳糖同向转运体，它们分别能与 Na^+ – 葡萄糖和 Na^+ – 半乳糖结合，Na^+ 依靠细胞内、外的浓度差进入细胞，释放的势能将葡萄糖或半乳糖转运入细胞，然后在基底侧膜通过易化扩散进入细胞间液，再进入血液（图 6 – 14）。给予 Na^+ 泵抑制剂哇巴因可抑制葡萄糖及半乳糖的吸收。果糖是通过易化扩散进入肠绒毛上皮细胞的。由于它不是伴随 Na^+ 同向转运，因此果糖的吸收速率比葡萄糖、半乳糖低，仅为葡萄糖吸收速率的一半。进入细胞内的果糖大部分转化为葡萄糖，然后进入细胞间液。

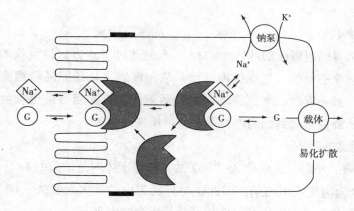

图 6 – 14　葡萄糖吸收机制示意图

（二）蛋白质的吸收

蛋白质分解产物，包括二肽、三肽以及氨基酸的吸收类似葡萄糖、半乳糖的吸收，即通过继发性主动转运而被吸收。在小肠绒毛上皮细胞的顶端膜上，存在多种 Na^+ – 氨基酸和 Na^+ – 肽同向转运体，它们分别转运中性、酸性、碱性氨基酸与亚氨基酸，以及二肽、三肽进入细胞。进入细胞的氨基酸以及少量未水解的二肽、三肽，经过基底侧膜上的氨基酸或肽转运体以易化扩散的方式进入细胞间液，然后进入血液。少数氨基酸的吸收不依赖于 Na^+，可通过易化扩散的方式进入肠上皮细胞。

婴儿的肠上皮细胞可通过入胞和出胞方式吸收适量的未经消化的蛋白质。例如，母体初乳中的免疫球蛋白 A（IgA）可以这种方式进入婴儿的血液循环，产生被动免疫。但随着年龄的增大，小肠吸收完整蛋白质的能力减小。外来蛋白质被吸收后，不但无营养价值，反而可引起过敏反应。

（三）脂类的吸收

脂类的消化产物，包括甘油一酯、游离脂肪酸、胆固醇与胆盐结合形成水溶性混合微胶粒，通过覆盖在小肠纹状缘表面的非流动水层到达微绒毛，释放出其内的脂类消化产物。脂类消化产物顺浓度梯度扩散入细胞，胆盐则留在肠腔内，形成新的混合微胶粒，反复转运脂类消化产物，最后在回肠被吸收。在肠上皮细胞内，脂类消化产物在滑面内质网再发生酯化，形成甘油三酯、胆固醇酯及卵磷脂。然后它们与肠上皮细胞合成的载脂蛋白结合，形成乳糜微粒。乳糜微粒在高尔基复合体包装成分泌颗粒，然后迁移到基底侧膜，通过出胞过程进入绒毛内的乳糜管。因此，当肠上皮细胞不能合成足够的载脂蛋白时，乳糜微粒就不能形成，或不能转运出细胞。少于 $10 \sim 12$ 个碳原子的中、短链脂肪酸由于脂溶性较高，不需再酯化，可直接经肠上皮细胞扩散进入绒毛内的毛细血管。正常成人可吸收 95% 以上的被消化的脂类，婴儿吸收脂类的能力较低，只能吸收 $85\% \sim 90\%$。

主要来自食物和胆汁。来自胆汁的胆固醇是游离的，来自食物的是酯化胆固醇，在肠腔经过胆固醇酯酶水解为游离胆固醇。游离胆固醇通过形成混合微胶粒在小肠上部吸收。

（四）水的吸收

成人每日由胃肠道吸收的液体量约 8L。水是通过渗透方式被吸收的，即由于肠内营养物质及电解质的吸收，造成肠内低渗，从而促进水从肠腔经跨细胞途径和细胞旁途径转入血液。另一方面，水也能从血浆转运到肠腔，如当胃排出大量高渗食糜入十二指肠时，水从肠壁渗出到肠腔内，使食糜很快变成等渗。

（五）无机盐的吸收

1. 钠的吸收 小肠每天吸收 $25 \sim 30g$ 钠，约等于体内总钠量的 1/7；其中摄入的钠约 $5 \sim 8g$，其余为消化液中的钠。因此，一旦肠腔内的钠大量丢失，例如严重腹泻时，体内储存的钠在几小时内可降至很低甚至危及生命的水平。

钠的吸收是主动的过程，即由于肠上皮细胞基底侧膜上 $Na^+ - K^+$ 泵的活动造成细胞内 Na^+ 浓度的降低，肠腔内 Na^+ 借助于刷状缘上的载体，以易化扩散形式进入细胞内。由于这类载体往往是和单糖或氨基酸共用载体，所以钠的主动吸收为单糖或氨基酸的吸收提供动力。反之，单糖或氨基酸的存在也促进的吸收。

2. Cl^- 和 HCO_3^- 的吸收 Cl^- 除了一部分与 Na^+ 同向转运而被吸收外，主要是通过被动扩散而迅速吸收的。由于 Na^+ 的吸收，造成肠腔内带负电位，而肠上皮细胞内为正电位，于是 Cl^- 可顺电位差进入细胞。在上段小肠的胰液及胆汁中含有大量的 HCO_3^-，它可以与通过 $Na^+ - H^+$ 交换进入肠腔内的 H^+ 结合，形成 H_2CO_3，后者解离为 H_2O 和 CO_2，H_2O 留在肠腔内，CO_2 则通过肠上皮细胞被吸收入血，最后从肺呼出。也就是说，HCO_3^- 是以 CO_2 的形式吸收的。

3. 铁的吸收 铁的吸收量很有限，人每日吸收铁约 1mg，仅为每日摄入膳食铁的 5% 左右。孕妇、儿童及失血等情况下，铁的吸收量增加。食物中的铁包括血红素铁和非血红素铁，后者又包括三价铁（Fe^{3+}）和二价铁（Fe^{2+}）。由于 Fe^{3+} 易于与小肠分泌液中的负离子形成不溶性盐，如氢氧化物、磷酸盐、碳酸氢盐，以及与食物中的植酸、草酸、鞣酸和谷粒纤维形成不溶性复合物，因此不易被吸收。Fe^{2+} 则不易形成上述复合物，并且在 pH 高达 8.0 的情况下仍是可溶性的，因而易被吸收。食物中的铁主要是 Fe^{3+}。不溶性铁在较低的 pH 环境中易于溶解，所以胃酸可促进铁的吸收，而胃酸分泌缺乏时铁的吸收减少，易发生缺铁性贫血。维生素 C 可与铁形成可溶性复合物，并能使 Fe^{3+} 还原为 Fe^{2+}，因此可促进铁的吸收。血红蛋白和肌红蛋白中的血红素较容易被吸收，并且是铁的一个重要饮食来源。

铁主要在十二指肠及空肠内被吸收。Fe^{2+} 与绒毛上皮细胞顶端膜上的二价金属离子转运蛋白 1（DMT1）结合后被运进细胞内，血红素铁则以入胞方式进入细胞，在胞质内与血红素加氧酶结合后释放出 Fe^{2+}。细胞内的部分铁与去铁蛋白结合形成铁蛋白，另一部分与小肠转铁蛋白（transferrin，TF）结合，后者可能通过基底侧膜上的转铁蛋白受体（TFR）转运出细胞（图 6−15）。

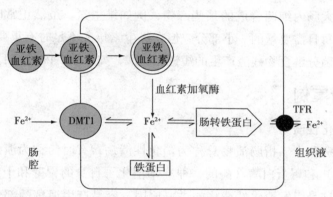

图 6−15 肠上皮细胞吸收铁的机制

4. 钙的吸收　从食物中摄入的钙，30%～80% 在肠内被吸收。影响钙吸收的主要因素有维生素 D 和机体对钙的需要状况。维生素 D 促进小肠对钙的吸收。只有可溶性的 Ca^{2+}（如氯化钙）才能被吸收。进入小肠内的胃酸可促进钙游离，有助于钙的吸收，而脂肪、草酸盐、磷酸盐、植酸等由于可与 Ca^{2+} 形成不溶性复合物而抑制 Ca^{2+} 的吸收。

Ca^{2+} 可通过小肠绒毛上皮细胞顶端膜上的钙通道顺电化学梯度进入胞质，然后与胞质中的钙结合蛋白结合。进入细胞的 Ca^{2+} 可通过基底侧膜上的 Ca^{2+} 泵及 Na^+－Ca^{2+} 交换体释放到细胞外间隙。$1,25-(OH)_2$ 维生素 D_3 可通过诱导小肠上皮细胞钙结合蛋白及 Ca^{2+} 泵的合成而促进钙的吸收。部分钙还可通过细胞旁途径被吸收。

（六）维生素的吸收

大多数维生素在小肠上段被吸收，但维生素 B_{12} 在回肠被吸收。大多数水溶性维生素，包括维生素 B_1、维生素 B_2、维生素 B_6、维生素 PP、维生素 C 以及生物素和叶酸，

是通过依赖于 Na^+ 的同向转运体被吸收的。维生素 B_{12} 需先与内因子结合成复合物后，再到回肠被主动吸收。脂溶性维生素 A、维生素 D、维生素 E、维生素 K 的吸收与脂类消化产物的吸收相同。

三、大肠的吸收功能

每日约有 1000～1500ml 小肠内容物进入大肠，其中的水和电解质大部分被吸收。大肠黏膜具有高度主动吸收 Na^+ 的能力，Na^+ 的主动吸收导致 Cl^- 的被动同向转运。大肠吸收 Cl^- 时，通过 $Cl^- - HCO_3^-$ 逆向转运，伴有 HCO_3^- 的分泌，HCO_3^- 可中和结肠内细菌产生的酸性产物。严重腹泻的患者，由于 HCO_3^- 的丢失，可导致血浆酸度增加。

大肠吸收水的能力很强，每日可吸收 5～8L 水和电解质溶液。当从回肠进入大肠的液体和大肠分泌的液体超过此数量时，超出部分便从粪便中排出，形成腹泻。由于大肠有很强的吸收能力，所以直肠灌肠也是有用的给药途径。许多药物，如麻醉药、镇静药、安定药及类固醇等，能通过灌肠迅速被大肠吸收。

大肠也吸收大肠内细菌合成的某些产物，例如维生素。虽然正常时大肠吸收的维生素量仅占机体每日需要量的一小部分，但在维生素摄入不足时有重要的意义。此外，大肠也吸收由细菌分解食物残渣产生的短链脂肪酸，如乙酸、丙酸和丁酸等。

临床疾病案例

案例一：消化性溃疡

一般将胃溃疡和十二指肠溃疡总称为消化性溃疡，有时简称为溃疡。原本消化食物的胃酸（盐酸）和胃蛋白酶（酶的一种）却消化了自身的胃壁和十二指肠壁，从而损伤黏膜组织，这是引发消化性溃疡的主要原因。容易产生溃疡的部位主要可分为胃体部（上 2/3）和幽门部（下 1/3）两个部分，胃溃疡大多发生在幽门窦胃角部附近。随着年龄增长，易发生溃疡的部位将逐渐移向胃体部上部的食管附近。十二指肠溃疡多半发生在靠近胃的十二指肠球部。本病除中上腹疼痛外，尚可有唾液分泌增多、烧心、反胃、嗳酸、嗳气、恶心、呕吐等其他胃肠道症状。食欲多保持正常，但偶可因食后疼痛发作而惧食，以致体重减轻。全身症状可有失眠等神经官能症的表现，或有缓脉、多汗等自主神经系统不平衡的症状。

案例二：胆囊炎

胆囊炎是细菌性感染或化学性刺激（胆汁成分改变）引起的胆囊炎性病变，为胆囊的常见病。急性胆囊炎的症状，主要有右上腹疼、恶心、呕吐和发热等。急性胆囊炎会引起右上腹疼痛，一开始疼痛与胆绞痛非常相似，但急性胆囊炎引起的腹痛其持续的时间往往较长，作呼吸和改变体位常常能使疼痛加重，因此病人多喜欢向右侧静卧，以减轻腹疼。有些病人会有恶心和呕吐，但呕吐一般并不剧烈。大多数病人还伴有发热，体温通常在 38.0～38.5℃ 之间，高热和寒战并不多见。少数病人还有眼白和皮肤轻度发黄。当医生检查病人的腹部时，可以发现右上腹部有压痛，并有腹肌紧张，大约在 1/3 的病人中还能摸到肿大的胆囊。化验病人的血液，会发现多数人血中的白细胞计数及中性白细胞增多。B 超检查可发现胆囊肿大、囊壁增厚，并可见结石堵在胆囊的颈部。

课后思考题

1. 简述胰液的成分及生理作用？

2. 小肠是营养物质最主要吸收部位的原因是什么？

3. 简述胃液的成分和分泌细胞以及胃酸生理作用。

4. 简述头期、胃期、肠期胃液分泌的特点。

5. 简述促胃液素，促胰液素，胆囊收缩素的分泌细胞和生理作用。

6. 简述胃和小肠的运动形式，并区别其有何不同。

7. 简述糖、脂肪、蛋白质的吸收过程？

8. 消化管平滑肌的一般生理特性有哪些？

第七章

能量代谢与体温

☞ **学习目标**

1. 掌握影响能量代谢的因素及基础代谢率概念；体温的正常值及生理变动。
2. 熟悉基础状态的条件；皮肤散热的方式。
3. 了解体温调节的机制。

第一节 能量代谢

新陈代谢是生命活动的基本特征之一。新陈代谢也是实现内环境稳态的基本途径，包括物质代谢和能量代谢。机体不断地从体外环境中摄取营养物质，转化为自身成分，实现自我更新，并储存能量；同时机体不断地分解自身组织，释放出能量用以体温的维持和各种生理活动的需要，如食物的消化和吸收、体温的维持、肌肉运动、腺体分泌和神经传导等。可以看出在物质代谢过程中，同时伴有能量的释放、贮存和利用（图 7-1）。通常将物质代谢过程中所伴随着的能量的释放、转移、贮存和利用等称为能量代谢。

一、几种主要营养物质的能量转化

（一）机体的能量来源和利用

体内能源物质糖、蛋白质、脂肪等都可以在细胞内被氧化，释放大量的能量。这些能量并不能直接被细胞利用，而是用于合成含有高能磷酸键的高能磷酸化合物三磷酸腺苷（ATP）。ATP 广泛存在于人体细胞内，既是体内的能量贮存库，也是组织细胞功能的直接能量来源，机体利用 ATP 合成重要的细胞组成成分、驱动物质的跨膜主动转运、肌肉运动和腺体分泌、维持细胞膜电位及神经传导。ATP 在机体生命活动中不断地被消耗，同时又在食物的氧化过程中不断得到补充，因此人们形象地将 ATP 誉为"机体的能量货币"。

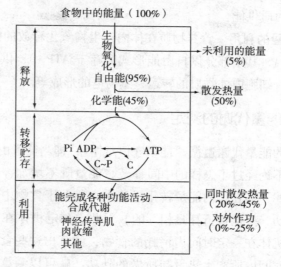

图 7-1　体内能量的转移、贮存和利用

C：肌酸；pi：无机磷酸；c～p：磷酸肌酸

（二）糖、脂肪、蛋白质的能量转化

1. 能量的来源

（1）糖　食物中的糖经消化分解后的产物是葡萄糖、半乳糖，其中葡萄糖约占80%，经消化道吸收后，大部分果糖、半乳糖在肝脏内转化为葡萄糖。人体能量70%由糖提供，是人体能量的主要来源。葡萄糖进入细胞后，首先磷酸化形成葡萄糖-6 磷酸，然后聚合形成糖原贮存，或者分解释放能量。根据体内供氧情况的不同，糖分解途径也不同。在体内氧供应充足的情况下，葡萄糖通过有氧氧化释放出大量能量，供机体利用，是机体能量的主要来源，1mol 葡萄糖完全氧化可以释放 38mol 的 ATP。在氧供应不足时，或者在某些缺乏有氧氧化酶系的细胞（如成熟的红细胞）内，1 分子葡萄糖分解形成 2 分子的丙酮酸，释放 2mol 的 ATP，这是糖的无氧酵解。虽然糖酵解只能释放较少能量，却是人体在缺氧状态下最重要的供能途径。

（2）脂肪　脂肪是人体内重要的供能物质，又是能量贮存的主要形式。大部分脂肪贮存在脂肪组织和肝脏内，脂肪在肝脏中可被分解释放能量、合成甘油三酯以及将脂肪酸转化为类固醇和磷脂等其他脂类。脂肪组织一方面贮存甘油三酯，在机体需要时被分解为甘油和脂肪酸，甘油主要在肝脏内经酶作用生成 3-磷酸甘油后进入糖代谢途径产生能量，脂肪酸在线粒体内经 β-氧化分解为乙酰辅酶 A（acetyl-CoA），继而进入糖的有氧氧化，释放大量能量，1 分子软脂酸完全氧化分解后可释放 129 分子的ATP。另一方面，脂肪组织可以分泌多种脂肪细胞因子（adipocytokines），脂肪细胞因子在调节机体代谢等方面起到重要作用。

（3）蛋白质　蛋白质主要的生理功能是维持组织细胞的生长、修复、更新，参与酶的催化、运输、代谢调节等过程。蛋白质也是机体的能源物质，但一般不作为供能物质使用，只有在某些特殊情况下，如长期饥饿、疾病或体力极度消耗时，机体才氧化分解蛋白质供能。

2. 能量的利用　营养物质在体内经生物氧化释放的能量约有 50% 转化为热能，用以维持体温，其余部分以自由能形式贮存于 ATP 中，供人体各种生理活动的需要，如肌肉收缩、细胞内外物质的转运、生物电的形成等。

二、能量代谢的测定

机体的能量代谢遵循"能量守恒定律"，即当能量由一种形式转化为另一种形式的过程中，不论经过了怎样的中间环节，能量既不增加，也不减少。体内能量代谢也遵循这一规律，即在体内能量转化过程中，蕴含于食物中的化学能与最终转化的热能和所做的外功，按能量折算是相等的。因此，测定机体在一定时间内所消耗的能量，可通过测定机体在一定时间内消耗的食物，测算出这些食物所包含的能量，或者测定机体在一定时间内所产生热量与所做的外功，就可以测算出机体的耗能量。测定机体单位时间内产生的总热量，通常有两种方法：直接测热法和间接测热法。常用计量能量的单位是焦耳（J）或千焦耳（kJ）。

1. 直接测热法

直接测热法（direct calorimetry）是测定人体单位时间内向外环境释放的总热量。如果一个人在安静状态下（不做外功），测定机体在一定时间内机体的总散热量，即可推算出机体的能量代谢率。将受试者置于一个特制的密闭、绝热房间内，机体所散发的热量加热了居室内管道中的水，根据流过管道的水量和温度差，就可算出水所吸收的热量，即机体的产热量。直接测热法设备复杂，操作困难，一般只用于实验研究。

2. 间接测热法

人体的能量来源于营养物质的氧化分解，需消耗氧气和产生二氧化碳。故可根据呼吸时消耗的氧气量和排出的二氧化碳量，从而推算出人体在单位时间内的产热量。这种方法称为间接测热法（indirect calorimetry）。在一般的化学反应中，反应物的量与产物的量呈一定的比例关系，称为定比定律。

例如，氧化 1mol 葡萄糖，需要消耗 6mol 的 O_2，同时产生 6mol 的 CO_2 和 6mol 的 H_2O，并且释放一定的热量。其反应式如下：

$$C_6H_{12}O_6 + 6O_2 = 6CO_2 + 6H_2O + 能量$$

同一种化学反应不论中间步骤怎样，也不论反应条件差异如何，这种定比关系不变。根据定比关系，先测定人体在一定时间内的二氧化碳产量和耗氧量，再间接推算出人体氧化分解的糖、脂肪、蛋白质的量，即可推算出机体在该段时间内所产生的总热量。但是，必须先解决两个问题：一是每种营养物质氧化分解时产生的热量；二是三种营养物质各自被氧化的量。

与能量测定有关的几个概念。

（1）食物的热价　氧化 1g 某种食物（或在体外燃烧）时所释放的热量称为该食物的热价，分为生物热价和物理热价。前者指食物在体内经生物氧化释放的热量，后者指食物在体外燃烧时释放的热量。糖、脂肪的生物热价和物理热价相等，而蛋白质的生物热价低于物理热价，说明蛋白质在体内不能被完全氧化，有一部分热量随尿素、尿酸等物质排出体外。食物的热价反映了能源物质的消耗量与产热量之间的关系，是间接测定能量代谢的基础，是临床工作中合理配制营养饮食的理论依据。三种主要食物的热价见表 7 - 1。

表 7 - 1　三种营养物质氧化时的几种数据

营养物质	产热量（kJ/g）		耗 O_2 量（L/g）	CO_2 产量（L/g）	氧热价（kJ/L）	呼吸商（RQ）
	物理热价	生物热价				
糖	17.15	17.15	0.83	0.83	21.00	1.00
蛋白质	23.43	17.99	0.95	0.76	18.80	0.80
脂肪	39.75	39.75	2.03	1.43	19.70	0.71

（2）食物的氧热价　食物氧化时所消耗的氧量与所产生的热量有一定的关系。通常将某种食物氧化时消耗 1L 氧所产生的热量，称为该种食物的氧热价。利用氧热价计算产热量的公式：某种食物的产热量 = 该食物的氧热价 × 该食物的耗氧量。

（3）呼吸商（RQ）　机体从外界摄取 O_2 供物质氧化分解所需，同时将代谢终产物 CO_2 排出体外。单位时间内机体呼出的 CO_2 的量与吸入的 O_2 的量的比值称为呼吸商。各种供能物质在细胞内氧化时产生的 CO_2 的量与消耗的 O_2 的量的比值称为该物质的呼吸商。严格地讲，应该以 CO_2 与 O_2 的克分子数（mol）来表示呼吸商。因为在同一温度和气压条件下，容积相等的不同气体，其分子数是相等的，因此通常用容积数（ml）来计算 CO_2 产量与 O_2 消耗量的比值，即：

$$RQ = \frac{CO_2 \text{ 产生的 mol 数}}{O_2 \text{ 消耗的 mol 数}} = \frac{CO_2 \text{ 产生的 ml 数}}{O_2 \text{ 消耗的 ml 数}}$$

各种营养物质，无论是在体内氧化还是在体外燃烧，它们的耗 O_2 量与 CO_2 产量都取决于该种物质的化学组成。糖氧化时消耗的 O_2 量与产生的 CO_2 量的摩尔数相等，因此糖的呼吸商是 1；脂肪和蛋白质的呼吸商分别是 0.71 和 0.8。呼吸商能比较准确地反应机体各种营养物质氧化分解的比例情况。在日常生活中，人的膳食一般为糖、脂肪和蛋白质的混合膳食，呼吸商变动于 0.71 ~ 1.0 之间，平均为 0.85。若能源主要来自糖，则呼吸商接近于 1.0；若主要依靠脂肪供能，则呼吸商接近于 0.7；在长期饥饿或身体极度消耗情况下，能源主要来自机体蛋白质的分解，此时呼吸商接近于 0.8。

一般情况下，体内能量主要来源于糖和脂肪的氧化，蛋白质的因素可忽略不计。为了计算方便，常根据糖和脂肪按不同比例混合时所产生的 CO_2 量与耗 O_2 量计算出相应的呼吸商，称为非蛋白呼吸商（NPRQ，表 7 - 2）。

表 7 – 2　非蛋白呼吸商和氧热价

非蛋白呼吸商	氧化百分比		氧热价 （kJ/L）
	糖（%）	脂肪（%）	
0.71	0.00	100.0	19.61
0.75	15.6	84.4	19.83
0.80	33.4	66.6	20.09
0.82	40.3	59.7	20.19
0.85	50.7	49.3	20.34
0.90	67.5	32.5	20.60
0.95	84.0	16.0	20.86
1.00	100.0	0.00	21.12

（4）能量代谢的简易计算方法　混合膳食的人，由于蛋白质不是主要的供能物质，用以氧化的蛋白质的量极少可忽略不计，人体能量来源主要是糖和脂肪，其呼吸商可视为非蛋白呼吸商 0.82。由表 7 – 2 查出氧热价（20.19），测出受试者一定时间内的氧气消耗量，即可计算出其产热量：

$$产热量 = 20.19 \text{ kJ/L} \times 耗氧量/L$$

三、影响能量代谢的主要因素

体内能够引起细胞化学反应增强的因素都可增加代谢率，如肌肉活动、精神活动、食物的特殊动力效应等。

1. 肌肉活动　肌肉活动是影响能量代谢最显著的因素。机体活动的轻微增加就会提高代谢率。任何单块肌肉发生一次最大收缩时，可在几秒钟内使产热量增至安静时的 100 倍。就整体而言，剧烈的肌肉活动可使机体的产热量在几秒钟内提高 50 倍。人在运动或劳动时耗 O_2 量显著增加，最多可达安静时的 10 ~ 20 倍。即使肌肉运动停止后，耗 O_2 量依然维持在较高状态。这是因为人在进行剧烈运动时，骨骼肌的耗 O_2 量剧增，但由于循环、呼吸等功能只能逐渐增加，不能很快地满足机体的需要，骨骼肌因而处于相对缺氧的状态，称为氧债。此时机体通过储备的高能磷酸键和进行无氧糖酵解来供能。肌肉活动停止一段时间后，循环、呼吸活动仍将维持在较高水平上，以摄取更多的氧来偿还氧债。肌肉活动的强度称为肌肉工作的强度，即劳动强度。劳动强度通常用单位时间内机体的产热量来表示，也就是说，能量代谢率可以作为评估劳动强度的指标。

2. 精神活动　精神活动和情绪反应对能量代谢有显著影响。人在平静思考问题时，产热量增加一般不超过 4%，对能量代谢率的影响不大。但在精神处于紧张状态如烦恼、恐惧或强烈的情绪激动时，由于随之出现的无意识的肌紧张以及刺激代谢的激素释放增多等原因，产热量显著增加。因此，测定基础代谢率时，受试者需排除精神紧张的影响。

164

3. 食物的特殊动力效应（SDA）

人在进食一段时间后（1h到7~8h这段时间），即使处于安静状态，机体的产热量也比进食前有所增加。食物的这种刺激机体额外消耗能量的现象称为食物的特殊动力效应。蛋白质的食物特殊动力效应为30%，糖和脂肪的分别为6%和4%，可见蛋白质的食物特殊动力效应最为显著。食物特殊动力效应产生的机制，目前还不十分清楚。

4. 环境温度

环境温度在20~30℃时机体能量代谢率最为稳定。当环境温度低于体温时，机体通过寒战、肌肉紧张度增强等使机体代谢率升高。研究证明环境温度低于20℃时，代谢率即开始增加，10℃以下时，显著增加。当环境温度超过30℃时，代谢率也增加。温度每升高1℃，机体的代谢率增加13%。高温可加快人体内生化反应速度以及呼吸循环功能加强、发汗功能旺盛，所以代谢率亦随之升高。

5. 其他影响能量代谢的因素

幼儿的能量代谢率高于成人，并随年龄的增长而逐渐下降。甲状腺激素可显著增加机体的能量代谢率。另外，雄激素、生长激素、发热及交感神经兴奋等均可提高机体的能量代谢率。睡眠及营养不良时机体的能量代谢率降低。

四、基础代谢

基础代谢是指基础状态下的能量代谢，单位时间内的基础代谢称为基础代谢率（basal metabolic rate，BMR）。基础状态是指机体满足以下条件的一种状态：①清晨、清醒、静卧，未做任何肌肉活动；②前夜睡眠良好，测定时无精神紧张；③室温20~25℃；④空腹（禁食12h以上）。这种状态下，体内能量消耗只用于维持基本的生命活动，能量代谢比较稳定。BMR一般用单位时间内每平方米体表面积的产热量来衡量，通常以$kJ/（m^2·h）$来表示。BMR与体表面积基本上成正比，而与体重不成比例。若以每公斤体重的产热量进行比较，小动物的产热量要比大动物的高许多，而以每平方米体表面积的产热量进行比较，则不论体积的大小，各种动物每平方米体表面积每24h的产热量很接近。测量和计算体表面积时常采用Stevenson公式：

体表面积（m^2）= 0.0061 × 身高（cm）+ 0.0128 × 体重（kg）− 0.1592

另外，体表面积还可根据图7-2直接求出。方法是：将两列线上受试者相应的身高和体重连成一条直线，此直线与中间的体表面积列线的交点即为此人的体表面积。

通常采用简略法测定和计算BMR。将呼吸商设为0.82，其对应的氧热价是20.19kJ/L，只需测出一定时间内的耗O_2量和体表面积，就可进行BMR的计算。如某受试者在基础状态下，1小时的耗O_2量为12L，其体表面积为$1.5m^2$，则其BMR为：20.19（kJ/L）×12（L/h）÷1.5（m^2）= 161.4［$kJ/（m^2·h）$］。BMR随性别、年龄等不同而有生理变动。当其他情况相同时，男子的BMR平均比女子的高；年幼儿比成人高，年龄越大，代谢率越低。

我国人BMR的水平，男女各年龄组的平均值如表7-3。

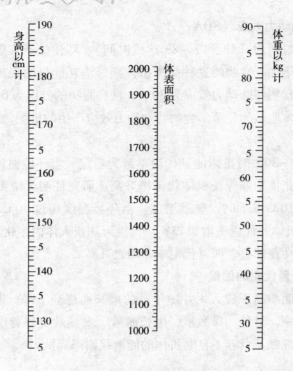

图 7 – 2 体表面积测算示意图

表 7 – 3 我国人正常的 BMR 平均值 [kJ/ (m² · h)]

年龄	11 ~ 15	16 ~ 17	18 ~ 19	20 ~ 30	31 ~ 40	41 ~ 50	51 以上
男性	195.5	193.4	166.2	157.8	158.6	154.0	149.0
女性	172.5	181.7	154.0	146.5	146.9	142.4	138.6

一般来说，BMR 的实测值同上述正常平均值比较，相差在 ±10% ~ ±15% 之内，都属正常。当相差值超过 ±20% 时，就具有病理学意义。在各种疾病中，甲状腺功能的改变总是伴有 BMR 的异常变化，甲状腺功能亢进时 BMR 可比正常值高出 25% ~ 80%；甲状腺功能低下时，BMR 可比正常值低 20% ~ 40%。因此，BMR 的测定是临床诊断甲状腺疾病的重要辅助方法。其他如肾上腺皮质及腺垂体功能低下、艾迪生病、肾病综合征等也常伴有 BMR 降低。当人体发热时，BMR 将升高，一般来说，体温每升高 1℃，BMR 可升高 13%。

第二节 体温及其调节

一、体温及其生理波动

体温（body temperature）是指机体核心部位的平均温度，即体核温度。爬行类、两栖类、鱼类等低等动物对体温的调节能力比较原始，其体温随环境温度的变化而变化，称为"冷血动物"，又称"变温动物"；鸟类和哺乳动物可通过下丘脑的调控维持较为恒定的体温，称之为"恒温动物"。

1. 人的正常体温

体核温度指心、肺、脑、腹腔内脏等机体深部组织的平均温度，比较稳定，昼夜变化幅度在 ±0.6℃ 之内。因为体核温度不易测试，临床上通常用腋窝温度、口腔温度和直肠温度来代表体温。直肠温度的正常值为 36.9~37.9℃，比较接近体核温度。口腔温度的正常值为 36.7~37.7℃，因其测量比较方便，且所测温度比较准确，是常用的体温测量方法，但对于哭闹的小儿和躁狂的病人不宜采用。腋窝是临床上广泛采用的测温部位，但腋窝皮肤表面温度较低，必须上臂紧贴胸廓，使腋窝密闭形成人工体腔，机体内部的热量才能逐渐传导至腋窝，且测量时必须保证足够的测量时间，需 5~10min，腋窝温度正常值为 36.0~37.4℃。

2. 体温的生理波动

恒温动物的体温是相对稳定的，但并不是一成不变的。在生理情况下，体温受昼夜、年龄、性别等因素的影响而有所变化，但变化幅度小，一般不超过 1℃。

（1）昼夜节律　在一昼夜之间，体温呈周期性波动，清晨 2~6 时最低，午后 13~18 时最高，波动幅度正常不超过 1℃，这种昼夜的周期性波动称为昼夜节律。除体温外，体内还有许多生理活动按一定的时间顺序发生变化，如血细胞数、细胞内的酶活性、激素分泌等，这种变化的节律称为生物节律。动物实验提示，下丘脑视交叉上核可能是生物节律的控制中心。

（2）性别　成年女子的体温平均比男子高约 0.3℃。女子的基础体温随月经周期而发生变动，在月经期和月经后的前半期较低，排卵日最低，排卵后基础体温升高。这种体温变化规律同血中孕激素的变化相一致。女性月经周期中基础体温的变化如图 7-3 所示。

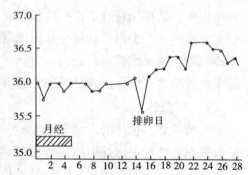

图 7-3　女性月经周期中基础体温的变化

（3）年龄　一般来说，儿童的体温较高，老年人的体温较低。新生儿尤其是早产儿，因其体温调节中枢发育不完善，调节体温的能力差，体温容易受环境因素的影响而变动。老年人因基础代谢率低，因此体温偏低。

（4）其他　肌肉活动时代谢增强导致产热量增加，体温升高。此外，情绪激动、精神紧张、进食及甲状腺激素增多等因素都会使体温升高，而在应用麻醉药及甲状腺激素减少等情况下，体温往往会下降。

二、体热平衡

正常体温的相对稳定能够得以维持，是在体温调控机制的控制下，产热和散热过程处于动态的平衡。

（一）产热

机体热量的产生是伴随着代谢过程而产生的，因此肌肉运动、精神活动、食物的特殊动力效应、激素作用以及交感神经活动等引起机体代谢增强的因素都能引起机体产热量增加。就整体体温而言，肝脏和骨骼肌是人体主要的产热器官。安静状态下，肝脏作为人体代谢最旺盛的器官，产热量最大。机体剧烈运动或在寒冷环境中骨骼肌发生紧张性收缩时，骨骼肌的产热量成为体内热量的主要来源。剧烈运动时，骨骼肌的产热量可增加 40 倍。

人在寒冷环境中主要依靠寒战来增加产热量。寒战是骨骼肌发生不随意的节律性收缩的表现，其节律为 9 ~ 11 次/分。寒战时屈肌和伸肌同时收缩，不做外功，因此产热量大，此时机体代谢率可增加 4 ~ 5 倍。机体受寒冷刺激时，首先出现寒冷性肌紧张或称寒战前肌紧张，此时代谢率即已增加，如果寒冷刺激继续作用，便在寒冷性肌紧张的基础上产生寒战，使产热量大大增加，以维持机体在寒冷环境中的体热平衡。除寒战产热外，机体热量的另一重要来源是褐色脂肪组织，在人类，婴幼儿体内的褐色脂肪组织含量较多，在两肩胛之间、颈背部、胸腔及腹腔大血管周围以及体内其他散在部位。褐色脂肪细胞内含有许多线粒体，可产生大量的 ATP，从而增加机体的产热量。

机体的产热活动受神经、体液等多因素的调节。①体液因素：肾上腺素和去甲肾上腺素可刺激产热，作用迅速，持续时间短；甲状腺激素也是刺激机体产热的重要内分泌因素，其作用特点是作用缓慢但持久。甲状腺功能亢进病人因其甲状腺激素分泌过多而致的一个突出症状即是基础代谢率增高，产热量增加，喜寒恶热。②神经因素：寒冷刺激可使交感神经兴奋，一方面增强肾上腺髓质的活动，使肾上腺素和去甲肾上腺素释放增多，增加产热；另一方面增加褐色脂肪组织的产热量。

（二）散热

如前所述，机体的大部分热量产自深部器官，主要是肝脏、脑、心脏以及运动时的骨骼肌，然后由深部组织器官转移到皮肤并散发到空气及周围环境中。机体热量的散失取决于以下两个因素：①热量由体核传导到体表的速度。②热量由皮肤散失到周围环境中的速度。

1. 热量由体核向体表的转移 虽然皮肤温度可以接近环境温度，但体核温度始终是相对恒定的，皮下的隔热系统对于维持此恒定体温起着非常有效的作用。皮肤、皮下组织尤其是皮下脂肪组织是机体体热的绝缘体。如果没有血流由机体内部器官流向皮肤，对男子来说此绝缘体的绝热效应可相当于正常着衣隔热效果的 3/4，对女性来说，此绝热效应更佳。但我们知道，皮下有丰富的血管分布，血管穿透皮下隔热组织并立即发出许多分支，在真皮乳头下形成微动脉网，经皮下毛细血管延续为丰富的静脉丛。在机体的大部分暴露部位如手、足、耳等，血液也经过肌源性的动静脉吻合支流向皮下静脉丛。皮下静脉丛的血流量可在较大的范围内变动——占总的心输出量的 0 ~ 30%，因此皮肤血流量是决定热量由体核传导至体表的一个非常重要的因素。皮肤血流量增多时，由体核传至皮肤的热量增多，反之，皮肤血流量减少时，由体核传出的热量减少（图7-4）。皮肤血流量的多少，取决于小动脉和动静脉吻合支的收缩程度，而血管的收缩程度是由交感神经支配的。

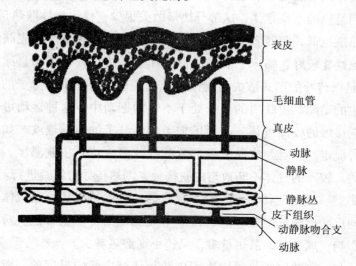

表皮

毛细血管

真皮

动脉

静脉

静脉丛

皮下组织

动静脉吻合支

动脉

图7-4　皮肤及皮下组织的血液循环

2. 散热　人体主要的散热部位是皮肤，当环境温度低于体表温度时，大部分体热通过皮肤以辐射、传导和对流等方式散失到周围环境中，小部分体热随呼出气、尿、粪等排泄物散失（图7-5）。

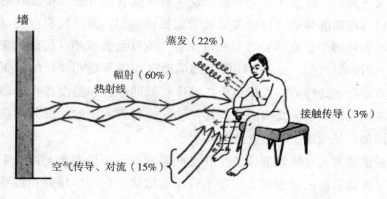

墙

蒸发（22%）

辐射（60%）

热射线

接触传导（3%）

空气传导、对流（15%）

图7-5　机体的散热机制

（1）辐射散热　是人体以热射线（一种电磁波）的形式将热量转移给邻近物体的一种散热方式。当机体处于寒冷环境中时，大部分热量以辐射的形式散失掉。人体在正常室温、不着衣的情况下，约有60%的热量是以这种方式散失的。同样，热射线也可以从其他物体辐射给人体。所有温度在冰点以上的物体都可以发出这种射线，只是在机体温度高于周围环境时，机体辐射的热量多于机体所接受的来自外界的辐射热量。机体辐射热量的多少主要取决于皮肤与周围环境的温度差，其次取决于皮肤的散热面积，如皮肤温度高于环境温度，其温差越大，散热量越多；皮肤的有效散热面积越大，散热量也越多，如四肢面积较大，因而在辐射散热中起重要作用。

（2）传导散热　是指温度不同的两物体表面相互接触时发生的热交换，热传导的效率取决于两物体间的温度差和物体的导热性能。比如人体将热量传递给座椅、床等物体，由于它们是热的不良导体，这部分热量散失很少，仅占机体散热量的3%。此外人体脂肪的导热度也低，肥胖者和女子皮下脂肪较多，由深部传向皮肤的热量也相对较少。水的导热性能较好，临床上根据这个道理给高热病人用冰帽、冰袋降温。机体散热量的15%是以传导的形式散失给周围的气体，这主要是由于分子的热运动。热是分子运动时产生的动能，皮肤内的分子处于不停的振动中，这种运动可以将热量通过碰撞传递给同它接触的较冷气体，从而增加了气体分子的运动速度。如果加热了的气体不从皮肤近旁流走，一旦与皮肤接触部分的气体温度达到皮肤温度，热传导即告停止。如果有新的、较冷的气体不断地与皮肤接触，则热传导可继续进行。

（3）对流散热　通过气体流动来交换热量的一种散热方式。是人体首先通过传导将热量传递给同皮肤接触的空气，然后由于空气流动而将热量带走。对流散热量的多少，受风速的影响，风速大，散热量多，风速小则散热量少。

辐射、传导和对流散失的热量取决于皮肤与环境之间的温度差，而皮肤温度受皮肤血流量的控制。皮肤血液循环的特点是具有丰富的血管网和大量的静脉丛及动－静脉吻合支，这些结构特点使皮肤血流量可以在较大的范围内变动。机体的体温调节机构正是通过交感神经控制皮肤血管的口径从而调节皮肤的血流量。在炎热的环境中，交感神经紧张度降低，皮肤小动脉开放，动－静脉吻合支开放，使皮肤的血流量大大增加，因而机体深部的热量可以较多地被带到机体表层，使皮肤温度升高，散热作用增强。在寒冷的环境中，交感神经紧张度增强，皮肤血管收缩，皮肤血流量剧减，皮肤温度下降，散热量减少。此外，四肢深部的动脉和静脉是相伴行的，而且深部静脉呈网状围绕着动脉，这样的结构相当于在温度较低的静脉和温度较高的动脉之间形成了一个热量逆流交换系统，交换的结果是使动脉血带到末梢的一部分热量又被静脉血带回到机体深部，从而减少了热量的散失。

以上几种散热方式对体温的调节是在皮肤温度高于环境温度的前提下实现的，当环境温度高于或接近皮肤温度时，皮肤不仅不能散热，反而以辐射和传导的方式从周围环境中获得热量，此时蒸发散热便成了唯一有效的散热方式。

（4）蒸发散热　蒸发散热是机体通过水分的蒸发来散失热量的一种方式。皮肤每蒸发1g水可带走大约2.4kJ的热量。蒸发散热分为不感蒸发和发汗两种形式。

体内水分通过皮肤及口腔、呼吸道黏膜蒸发而不为人们所觉察，这种蒸发称为不感蒸发，与汗腺活动无关，因而不受体温调节的控制。发汗是汗腺主动分泌汗液的过程，因为是可以感觉到的，又称可感蒸发。汗液蒸发可以有效地带走热量。人在安静状态下，当环境温度达30℃左右时便开始发汗；在空气湿度大、衣着较多时，气温达25℃时便可发汗；在进行劳动或运动时，即使湿度在20℃以下，也可出现发汗。在某些先天性汗腺缺失的病人，虽然他们可以和正常人一样耐受寒冷，但在热带地区或气温高于皮肤温度时，因为缺乏汗腺，他们常因缺失蒸发散热系统而中暑。

发汗是一种反射性的神经活动，视前区－下丘脑前部是发汗的中枢，电刺激此部位可引起出汗。人体汗腺受交感胆碱能神经支配，因此乙酰胆碱有促进汗腺分泌的作用。尽管汗腺本身没有肾上腺素能神经支配，但循环血液中的肾上腺素或去甲肾上腺素也可以刺激汗腺的分泌。这种分泌活动在运动时显得尤为重要，此时肾上腺髓质活动增强使肾上腺素和去甲肾上腺素分泌增多，汗腺活动增强使肌肉运动产生的过多热量得以散失。

三、体温调节

人和其他恒温动物在体温调节机构的控制下，通过增减皮肤的血流量、发汗、寒战及激素分泌等方式，调节机体的产热和散热过程，使体温维持在一个相对稳定的水平。这种调节过程是自主性的，称为自主性体温调节。自主性体温调节是体温调节的主要方式，是由机体的自身调节系统来完成的，是通过负反馈机制实现的。体温调节的中枢位于下丘脑。此外，还有一种行为性体温调节，是机体在感受到内外环境温度变化时，通过改变姿势和行为，以维持体温恒定的一种方式。如随环境冷热变化增减衣物等人为的保温或降温措施，是对自主性体温调节的补充。

1. 温度感受器　温度感受器分为外周温度感受器和中枢温度感受器。

（1）外周温度感受器　存在于人体皮肤、黏膜和内脏中，是对温度敏感的游离神经末梢，包括冷感受器和热感受器。皮肤中冷感受器的数目远远高于热感受器，外周感受器主要是对冷感觉敏感。

（2）中枢温度感受器　主要分布于脊髓、延髓、脑干网状结构以及下丘脑内，是对温度变化敏感的神经元。用改变脑组织温度的装置升高或降低脑内的局部温度，发现影响体温调控的主要区域位于视前区－下丘脑前部（PO/AH）。其中当局部组织温度升高时冲动发放频率增加的神经元称为热敏神经元，而当局部组织温度降低时冲动发放频率增加的神经元称为冷敏神经元。动物实验研究表明，在脑干网状结构和下丘脑弓状核中以冷敏神经元居多，而在 PO/AH 中，热敏神经元的数目约为冷敏神经元的 2 倍。局部脑组织温度变动 0.1℃，这两种神经元的放电频率就会增加，而且不出现适应现象。

2. 体温调节中枢　虽然从脊髓到大脑皮层的整个中枢神经系统中都存在有调节体温的中枢结构，但多种恒温动物脑的分段切除实验表明，只要保持下丘脑及其以下的神经结构完整，就具有维持体温相对恒定的能力，如进一步破坏下丘脑，则动物不再能维持体温的恒定，这说明体温调节的中枢位于下丘脑。

体温调节系统可接受多方面的信息传入，同时也能产生多系统的输出反应，是一种高级的中枢整合作用。PO/AH 是体温调节的基本中枢。当外界环境温度变化时，可通过：①皮肤温度感受器的刺激，将温度变化的信息沿躯体传入神经经脊髓到达下丘脑的体温调节中枢；②通过血液引起机体深部组织温度改变，直接作用于下丘脑前部；

③脊髓和下丘脑以外的中枢温度感受器将温度信息传送给下丘脑前部。

下丘脑前部和中枢其他部位对信息进行整合，发出传出指令：①通过交感神经系统调节皮肤血管舒缩反应和汗腺活动；②通过躯体神经改变骨骼肌的活动如寒战等；③通过甲状腺激素、肾上腺素、去甲肾上腺素等分泌活动的改变调节机体的代谢率。通过上述复杂的调节过程，使机体温度在外界环境改变时仍能维持相对稳定。

3. 体温调定点学说　体核温度是相对稳定的，即使机体的产热和散热率发生较大幅度的波动，体核温度也能维持在37℃左右。当体温高于此水平时，机体散热大于产热，体温回落；当体温低于此水平时，机体产热大于散热，体温上升。此较为稳定的温度水平被称为体温调控机制中的"调定点"。调定点是由 PO/AH 中温度敏感性神经元的工作特性决定的。体温调定点学说认为，体温的调节就像是一个恒温器的调节，由温度敏感性神经元在 PO/AH 设定了一个调定点，即规定数值（如37℃），机体通过反馈控制系统调节产热和散热量，以维持体温的恒定。例如细菌感染所致的发热，就是由于致热原的作用使 PO/AH 中热敏神经元的温度反应阈值升高，而冷敏神经元的阈值下降，调定点因而上移（如39℃）。此时机体通过寒战、皮肤血管收缩等方式使产热增加，散热减少，直到体温上升到39℃。如果致热因素不消除，机体的产热和散热过程就在此温度水平上保持相对的平衡。当致热因素解除后，体温调定点下移（如37℃），机体通过发汗等方式使散热大于产热，直至体温回落到37℃。发热时体温调节功能并无障碍，它不同于中暑，中暑时的体温升高是由于体温调节功能失调引起的。

临床疾病案例

案例一：甲亢

甲亢是甲状腺功能亢进的简称，是由多种原因引起的甲状腺激素分泌过多所至的一组常见内分泌疾病。主要临床表现为多食、消瘦、畏热、多汗、心悸、激动等高代谢症候群，以及不同程度的甲状腺肿大和眼突、手颤、颈部血管杂音等为特征，严重的可出现甲亢危象、昏迷甚至危及生命。

1. 发病机制　甲状腺分泌过多的病理生理作用是多方面的，但其作用原理尚未完全阐明。近几年的研究发现，甲状腺激素可以促进磷酸化，主要通过刺激细胞膜的 $Na^+ - K^+$ 泵，后者在维持细胞内外的 $Na^+ - K^+$ 梯度的过程中需要大量能量以促进 Na^+ 的主动转移，以致 ATP 水解增多，从而促进线粒体氧化磷酸化反应，结果氧耗和产热均增加。甲状腺激素的作用虽是多方面的但主要体现在促进蛋白质的合成，促进产热作用，以及与儿茶酚胺具有相互促进作用，从而影响各种代谢和脏器的功能。如甲状腺激素能增加基础代谢率，加速多种营养物质的消耗，肌肉也易消耗。甲状腺激素和儿茶酚胺的协同作用加强后者在神经、心血管和胃肠道等脏器的兴奋和刺激。此外，甲状腺激素对肝脏、心肌和肠道也有直接刺激作用。非浸润性突眼由交感神经兴奋性增高所致，浸润性突眼则原因不明，可能和自身免疫机制有关。

2. 常见症状

（1）甲亢会导致一些神经系统的出现。甲亢患者比较容易激动、精神过敏，舌和两手平举向前伸出时有细震颤、多言多动、失眠紧张、思想不集中、焦虑烦躁、多猜疑等，有时出现幻觉，有时出现狂躁症，但也有寡言、抑郁者，患者腱反射活跃，反射时间缩短。

（2）高代谢综合征也是甲亢中比较常见的症状表现之一，而且此症状主要会让患者出现怕热多汗，常有低热，危象时可有高热，多有心悸脉速，胃纳明显亢进，但体重下降，疲乏无力。

（3）甲亢也会引起一些眼征的出现。主要分为：浸润性突眼和非浸润性突眼后者又称良性突眼，患者眼球突出，眼睛凝视或呈现惊恐眼神；前者称恶性突眼，可以由良性突眼转变而成，恶性突眼患者常有怕光、流泪、复视、视力减退、眼部肿痛、刺痛、有异物感等，由于眼球高度突出，使眼睛不能闭合，结膜、角膜外露而引起充血、水肿、角膜溃烂等，甚至失明。也有的甲亢患者没有眼部症状或症状不明显。

（4）甲亢的症状表现中还有很多的明显症状，其中甲状腺肿多呈弥漫性对称性肿大，少数不对称，或肿大明显便是其中之一。同时甲状腺血流增多，可在上下叶外侧闻及血管杂音和扪及震颤，尤以腺体上部明显。此体征具特征性，在诊断上有重要意义。

3. 诱发因素及预防　甲亢病的诱发与许多环境等因素有密切关系，主要包括各种诱发甲亢发病的因素，例如创伤、精神刺激、感染等。因此，部分甲亢病人的发病有可在避免下列诱发因素的条件下得到预防。①感染：如感冒、扁桃体炎、肺炎等。②外伤：如车祸、创伤等。③精神刺激：如精神紧张、忧虑等。④过度疲劳：如过度劳累等。⑤怀孕：怀孕早期可能诱发或加重甲亢。⑥碘摄入过多：如大量吃海带等海产品。⑦某些药物：如乙胺碘呋酮等。

案例二：发热

发热又称发烧。由于致的作用使体温调定点上移而引起的调节性体温升高（超过0.5℃），称为发热。每个人的略有不同，而且受许多因素（时间、季节、环境、月经周期等）的影响。因此判定是否发热，最好是和自己平时同样条件下的体温相比较。如不知自己原来的体温，则腋窝体温（检测 10min）超过 37.4℃ 可定为发热。

1. 发热原因　引起发热的原因很多，最常见的是感染（包括各种细菌感染、病毒感染、支原体感染等），其次是（即）恶性肿瘤等。发热本身不是疾病，而是一种症状，它是体内抵抗感染的机制之一。发热对人体有利也有害。发热时人体免疫功能明显增强，这有利于清除病原体和促进疾病的痊愈。而且发热也是疾病的一个标志，因此，体温不太高时不必用抗生素（如青霉素），可以选用适量解热镇痛药物（如阿司匹林）。但如体温超过 40℃（小儿超过 39℃）则可能引起惊厥、昏迷，甚至严重后遗症。故应及时应用退热药。如出现抽搐等症状应遵照医嘱服用镇静药（特别是小儿）。

2. 发热机制　发热是由于发热激活物作用于机体，进而导致内生致热原（EP）的产生并入脑作用于体温调节中枢，更进而导致发热中枢介质的释放继而引起调定点的改变，最终引起发热。常见的发热激活物有来自体外的外致热原：细菌、病毒、真菌、螺旋体等；来自体内的：抗原抗体复合物、类固醇等。内生致热原（EP）来自体内的产 EP 细胞，其种类主要有：干扰素（IFN）、白细胞介素－6（IL－6）等。EP 作用于位于 PO/AH 的体温调节中枢，致使正、负调节介质的产生。后者可引起调定点的改变并最终导致发热的产生。

3. 热型及临床意义　　发热患者在不同时间测得的体温数值分别记录在体温单上，将各体温数值点连接起来成体温曲线，该曲线的不同形态（形状）称为热型（fever－type）。不同的病因所致发热的热型也常不同。临床上常见的热型有以下几种。

（1）稽留热是指体温恒定地维持在 39~40℃ 以上的高水平，达数天或数周，24h 内体温波动范围不超过 1℃。常见于大叶性肺炎、斑疹伤寒及伤寒高热期。

（2）弛张热又称败血症热型。体温常在 39℃ 以上，波动幅度大，24h 内波动范围超过 2℃，但都在正常水平以上。常见于败血症、风湿热、重症肺结核及化脓性炎症等。

（3）间歇热是体温骤升达高峰后持续数小时，又迅速降至正常水平，无热期（间歇期）可持续 1 天至数天，如此高热期与无热期反复交替出现。常见于疟疾、急性。肾盂肾炎等。

（4）波状热是体温逐渐上升达 39℃ 或以上，数天后又逐渐下降至正常水平，持续数天后又逐渐升高，如此反复多次。常见于布氏杆菌病。

（5）回归热是体温急剧上升至 39℃ 或以上，持续数天后又骤然下降至正常水平。高热期与无热期各持续若干天后规律性交替一次。可见于回归热、霍奇金（Hodgkin）病等。

（6）不规则热是发热的体温曲线无一定规律，可见于结核病、风湿热、支气管肺炎、渗出性胸膜炎等。

课后思考题

1. 简述能量代谢的影响因素？

2. 简述影响体温生理变动的因素？

3. 解释基础状态？

4. 简述皮肤散热的方式？

5. 试以体温调节定点学说解释体温调节机制？

6. 根据所学知识，简述人在剧烈运动时，如何维持体温的平衡？

第八章

排　泄

1. 掌握肾小球的滤过功能，肾小管与集合管的物质转运功能。
2. 掌握影响和调节尿生成的因素。
3. 熟悉肾的功能和肾血流量及其调节机制。
4. 了解尿液的浓缩和稀释过程及其形成机制。
5. 了解血浆清除率的定义和计算方法及其意义。
6. 了解排尿反射和排尿异常。

第一节　概　述

一、排泄的概念及途径

在生理学中将物质代谢的终产物和进入体内的异物以及过剩的物质，经血液循环由相应的途径排出体外的过程称为排泄（excretion）。人体的排泄途径如下。①呼吸器官：排出 CO_2 及少量水分和挥发性药物等。②消化器官：排出胆色素和无机盐等。③皮肤：排出水、NaCl、KCl、尿素和乳酸等。④肾脏：以泌尿的形式排出代谢终产物和过剩的物质。由肾排出的代谢终产物的种类最多、数量最大，因此是体内最重要的排泄器官。

肾通过尿的生成和排出，实现清除机体代谢终产物以及进入体内的异物，调节细胞外液量和渗透压，调节水和电解质以及酸碱平衡等功能。另外，肾也是一个内分泌器官，可以合成和释放肾素，参与动脉血压的调节；可以合成和释放促红细胞生成素等，调节骨髓红细胞的生成；肾的 1α - 羟化酶可使 25 - 羟维生素 D_3 转化为 1，25 - 二羟维生素 D_3，从而调节血钙水平；肾脏还能生成激肽、前列腺素，参与局部或全身血管活动和机体多种活动的调节。由此可见，肾脏具有多种功能，本章重点讨论尿的生成和排出。

二、肾的结构特点

（一）肾单位和集合管

1. 肾单位　肾单位（nephron）由肾小体和肾小管组成，是肾的基本功能单位，它与集合管共同完成尿生成过程。正常人体每个肾脏约有 100 万个肾单位。

(1) 组成　肾单位由以下各部分构成：

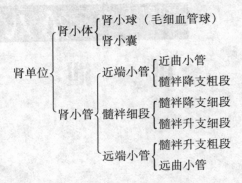

（2）分类　肾单位按其所在的部位分为皮质肾单位（cortical nephron）和近髓肾单位（juxtamedullary nephron）两类（图 8-1），其结构和特点比较见表 8-1。

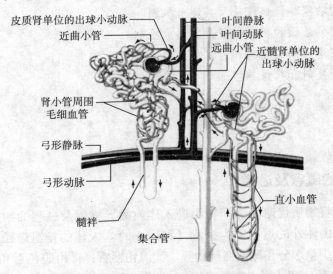

图 8-1　肾单位和肾血管的示意图

表 8-1　皮质肾单位和近髓肾单位结构及功能特点比较

项目	皮质肾单位	近髓肾单位
分布	肾皮质的外层和中层	皮质的近髓层
占肾单位总数（%）	85%～90%	10%～15%
肾小球体积	较小	较大
入、出球小动脉口径	入球小动脉大于出球小动脉	差异甚小
出球小动脉分支	形成的毛细血管网分布在皮质部肾小管周围	形成肾小管周围毛细血管网和 U 形直小血管
髓袢	短，只达外髓层	长，深入内髓层，甚至达乳头部
球旁器	有，肾素含量高	几乎无

2. 集合管　集合管（collceting duct）与远曲小管末端相连，而每一集合管接受多条远曲小管的小管液。尿液在集合管内形成后，汇入乳头管。集合管在尿液浓缩过程中起重要作用。

（二）球旁器

球旁器（juxtaglomerular apparatus）又称近球小体，主要分布在皮质肾单位，由球旁细胞、致密斑和球外系膜细胞组成（图8-2）。球旁细胞位于入球小动脉中膜内的肌上皮样细胞，是由血管平滑肌细胞衍变而来，其胞质内的分泌颗粒含肾素。球外系膜细胞是指入球小动脉和出球小动脉之间的一群细胞，具有吞噬功能。致密斑位于远曲小管的起始部，该处上皮细胞呈高柱状，局部呈现斑状隆起，故称为致密斑。致密斑与入球小动脉和出球小动脉相接触，能感受小管液中 NaCl 含量变化并将信息传递至球旁细胞，调节肾素释放。

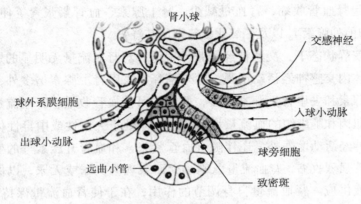

图8-2 球旁器示意图

三、肾血流量的调节

正常成人安静时每分钟约有 1200ml 血液流过两侧肾，相当于心输出量的 1/5～1/4。肾血流量大，有利于完成尿生成的功能。其中约94%的血液供应肾皮质，约5%供应外髓，其余1%供应内髓。因此通常所说的肾血流量主要指肾皮质血流量。此外，肾小球毛细血管血压较高，有利于血浆的滤过；肾小管周围毛细血管血压较低，且血浆胶体渗透压较高，有利于肾小管的重吸收。

1. 肾血流量的自身调节

在离体实验中观察到，当肾动脉的灌注压（相当于体内的平均动脉压）由20mmHg 提高到80mmHg 的过程中，肾血流量随肾灌注压的升高而增加；当灌注压在80～180mmHg 范围内变动时，肾血流量却保持稳定；当进一步加大灌注压时，肾血流量又随灌注压的升高而增加。这种肾血流量不依赖于神经和体液因素的作用，而在一定的血压变动范围内（80～180mmHg）保持相对恒定的现象，称为肾血流量的自身调节。

肾血流量自身调节的机制还没有完全阐明，支持较多的肌源学说认为，在一定范围内（80～180mmHg），当肾灌注压增高时，血管平滑肌因灌注压增高而受到牵张刺激，使平滑肌的紧张性升高，血管口径相应地缩小，血流的阻力相应增大，对抗灌注压的升高，使流入肾的血量不增多，保持肾血流量的相对稳定；而当灌注压减少时则发生相反的过程，肾血流量也保持相对稳定。由于灌注压低于 80mmHg 时，平滑肌的舒张已达到极限，而灌注压高于 180mmHg 时，平滑肌又达到收缩的极限，所以，灌注压在 80mmHg 以下和 180mmHg 以上时，肾血流量的自身调节便不能维持，肾血流量将随血压的变动而变化。在实验中用平滑肌松弛剂罂粟碱后，肾血流量的自身调节能力消失，这为肌源学说提供了证据。

2. 肾血流量的神经和体液调节

肾血流量的神经、体液调节使肾血流量与全身的血液循环调节相配合。分布到肾的神经以交感神经为主，虽有副交感神经进入肾，但其作用尚不清楚。肾交感神经活动加强时，引起肾血管收缩，肾血量减少。肾上腺素、血管紧张素等使肾血管收缩；前列腺素 E_2 和前列腺素 I_2 以及一氧化氮等则使其舒张。

正常人在安静状态下，交感神经紧张性很低，对肾血流量无明显的影响。当人体剧烈运动时，体内交感神经活动增强，除末梢释放去甲肾上腺素增多外，还使肾上腺髓质分泌肾上腺素和去甲肾上腺素增多，两者均可使血管收缩，肾血流量减少，而分配到运动着的肌肉和脑组织的血流量增多。当人体处于失血性或中毒性休克等病理状态时，除交感神经活动增强外，还伴随有血管紧张素和血管升压素等的生成、释放增多，导致肾血管强烈收缩，肾血流量急剧减少而表现为少尿或无尿，以保证脑、心等重要器官的血液供应。肾血流量自身调节的作用，在于使肾血流量保持相对的稳定，以完成正常人安静状态下肾脏生成尿的功能。而在人体功能发生变化时，可通过神经和体液调节，使体内血液重新分配，以保证当时整体功能活动的正常进行。

第二节　尿液及其生成过程

一、尿液

1. 尿量

尿量通常以一昼夜排出的尿液量计算，正常人一般在 1000～2000ml 之间，平均为 1500ml。由于摄入水量和通过其他途径排出的水量对尿量有直接影响，尿量允许有较大幅度的变化。但如在每昼夜尿量长期保持在 2500ml 以上，则称为多尿；每昼夜尿量在 100～500ml 范围内，称为少尿；少于 100ml 称为无尿，均不属于正常。机体每 24h 代谢产生的代谢产物约 35g，它们都是通过溶解于尿液中并随尿排出体外的，正常情况下，每排出 100ml 尿中最多能溶解 7g 的代谢产物，故一昼夜尿量如少于 500ml，排泄物即无法全部排出而在机体内积聚，将给机体正常生命活动带来不良影响，甚至产生较为严重的后果。

2. 尿的理化性质

正常尿为淡黄色，其密度（比重）在 1.015～1.025g/cm³，最大变动范围为 1.002～1.035g/cm³。大量饮清水后，尿被稀释，颜色变浅，密度降低；尿量少时，尿被浓缩，颜色变深，密度升高。如尿的密度长期在 $1.010g/cm^3$ 以下，表示肾浓缩功能减退，为肾功能不全的表现。

尿液的酸碱度变动范围很大，pH 可以 5.0 变动至 7.0。因体内代谢产物多偏酸性，通常尿 pH 介于 5.0～7.0。尿的酸碱度主要取决于食物的成分。荤素杂食者，由于蛋白质分解后产生的硫酸盐和磷酸盐等经肾排出，尿 pH 约为 6.0；素食者，由于植物酸可在体内氧化，酸性产物较少，排出的碱较多，其尿偏碱性。

尿成分中 95%～97% 是水，其余为溶解在其中的固体物质。固体物质以电解质和非蛋白氮化合物为主。正常尿中糖、蛋白质含量极微，临床用常规方法不能将其测出。如果常规方法在尿中检出糖或蛋白质，当属异常。但正常人一次性食入大量的糖或精神高度紧张时，可产生一次性糖尿。

二、尿的生成过程

尿的生成在肾脏进行，其过程包括肾小球的滤过、肾小管和集合管的重吸收及分泌三个基本的环节。

（一）肾小球的滤过

循环血液流经肾小球毛细血管时，血浆中的水和小分子溶质，通过滤过膜滤入肾小囊腔形成原尿的过程，称为肾小球的滤过作用。

用微穿刺技术从大鼠的肾小囊腔取出原尿，进行微量化学分，结果表明，原尿除了蛋白含量极微之外，各种晶体物质的含量、晶体渗透压及酸碱度等都与血浆基本相同，可见原尿是血浆的超滤液（ultrafiltrate）而非分泌物。

单位时间内（每分钟）两侧肾脏生成的超滤液量称为肾小球滤过率（glomerular filtration rate，GFR）。正常成年人肾小球滤过率约为 125ml/min，故两侧肾脏每一昼夜由肾小球滤过的血浆总量将高达 180L，约为人体重的 3 倍，即全身血浆每天要经过肾脏净化 60 次。男性肾小球滤过率一般比女性高 10% 左右。肾小球滤过率是衡量肾脏功能的重要指标之一。肾小球滤过率和肾血浆流量的比值称为滤过分数（filtration fraction）。若肾血浆流量为 660ml/min，则滤过分数为 19%。这表明当血液流经肾脏时，约有 1/5 的血浆由肾小球滤过到肾小囊腔中形成原尿。

在有足够肾血流量的前提条件下，肾小球滤过率的大小取决于滤过膜的面积及其通透性的状态和有效滤过压。

1. 滤过膜及其通透性　正常人体两侧肾全部肾小球毛细血管总面积约有 $1.5m^2$ 以上，如此大的滤过面积有利于血浆的滤过。滤过膜由三层结构组成（图 8-3）：①内层是毛细血管的内皮细胞。在内皮细胞上有许多直径为 50～

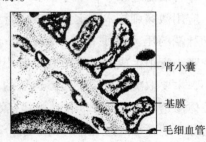

肾小囊

基膜

毛细血管内皮

图 8-3　肾小球滤过膜示意图

100nm 的小孔，称为窗孔，小分子溶质以及小分子的血浆蛋白可以自由通过，但血细胞不能通过。②中间是非细胞性的基膜层，构成滤过膜的主要滤过屏障。是由水合凝胶形成的纤维网结构，网孔直径 4～8nm，允许水和部分溶质通过。③外层是肾小囊的上皮细胞。上皮细胞具有足突，相互交错的足突之间形成裂隙。裂隙上有一层滤过裂隙膜，膜上有直径 4～14nm 的孔，可限制蛋白质的通过，它是滤过的最后一道屏障。以上三层结构中的微孔组成了滤过膜的机械屏障。由于基膜上的微孔直径最小，一般认为它是滤过膜机械屏障的主要部分。同时在滤过膜的各层，均覆盖着一层带负电荷的物质（主要是糖蛋白），这些物质起着电学屏障的作用。

血浆中的溶质能否通过滤过膜，取决被滤过物质的有效半径及其所带的电荷。研究表明，有效半径小于 1.8nm 的带正电荷或呈电中性的物质，如水、Na^+、尿素、葡萄糖等，均可自由地通过膜上的微孔；有效半径等于或大于 3.6nm 的大分子物质则难以通过；有效半径在 1.8～3.6nm 之间的各种物质随有效半径的增加，其滤过量逐渐降低。其中，血浆白蛋白的有效半径为 3.5nm，但由于带负电荷，则不能通过电学屏障，故原尿中几乎无蛋白质。进一步研究表明，电学屏障的作用不如机械屏障明显，故 Cl^-、HCO_3^-、HPO_4^{2-} 和 SO_4^{2-} 等带负电荷的小分子物质也可顺利通过滤过膜。

综上所述，滤过膜是肾小球滤过作用的结构基础。在病理情况下，滤过膜的面积和通透性均可发生变化，从而影响肾小球的滤过。

2. 有效滤过压 有效滤过压（effective filtration pressure）是肾小球滤过作用的动力，它与组织液生成的有效滤过压相似，由滤过的动力减去其阻力。促使肾小球滤过的力有肾小球毛细血管血压和肾小囊内液的胶体渗透压。由于肾小囊内液中的蛋白质含量极低，形成的胶体渗透压可忽略不计，故肾小球毛细血管血压是肾小球滤过的唯一动力。而阻止肾小球滤过的力有血浆胶体渗透压和肾小囊内压（图 8 - 4）。所以，

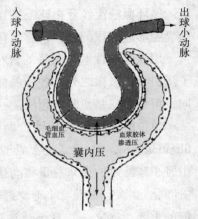

图 8 - 4 有效滤过压示意图

肾小球有效滤过压 = 肾小球毛细血管血压 -（血浆胶体渗透压 + 肾小囊内压）。

应用微穿刺技术测定大鼠皮质肾小球毛细血管血压，发现在入球小动脉端和出球小动脉端的压力几乎相等，约为 45mmHg。囊内压较为恒定，约为 10mmHg，这是因为，肾小囊中生成的原尿不断经肾小管流走。所以，肾小球毛细血管中有效滤过压的大小，主要取决于血浆胶体渗透压的变化。在入球小动脉端，肾小球毛细血管内的血浆胶体渗透压约为 25mmHg，故其有效滤过压 = 45 -（25 + 10）= 10mmHg。在血液流向出球小动脉端的过程中，由于水分和晶体物质不断被滤出，使血浆中的蛋白质浓度相对增加，血浆胶体渗透压逐渐升高，有效滤过压则逐渐下降。当滤过阻力等于滤过动力时，有效滤过压下降到零，即达到滤过平衡（filtration equilibrium），滤过作用停止。

综上所述，肾小球毛细血管在从入球小动脉端到出球小动脉端移行过程中，只限于有效滤过压为零之前的一段毛细血管才具有滤过作用。产生滤过作用的毛细血管长度取决于有效滤过压下降的速率。当有效滤过下降的速率减慢时，则产生滤过作用的毛细血管长度延长，生成原尿增多；反之，则减少（图 8 - 5）。

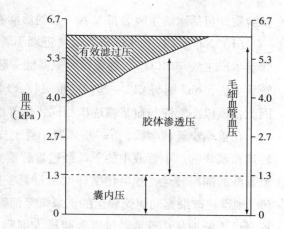

图 8 - 5　肾小球毛细血管血压、胶体渗透压和囊内压对肾小球滤过率的影响

（二）肾小管和集合管的重吸收

原尿（超滤液）进入肾小管后称为小管液。小管液在流经肾小管和集合管时，其中大部分的水和溶质（有的几乎是全部）被管壁细胞转运至血液中的过程，称为肾小管和集合管的重吸收（reabsorption）。正常人两侧肾脏每天生成的原尿达 180L，而终尿量仅为 1.5L 左右。表明原尿中约 99% 的水被肾小管和集合管重吸收，只有约 1% 被排出体外。正常情况下，肾小管各段和集合管都具有重吸收的功能，小管液中的葡萄糖、氨基酸等营养物质，几乎全部在近端小管重吸收；80%~90% 的 HCO_3^-、65%~70% 的水和 Na^+、K^+、Cl^- 等，也在近端小管重吸收。余下的水和盐类物质的绝大部分在髓袢细段、远端小管和集合管重吸收，少量随尿排出。虽然在这些部位重吸收的量较近端小管的少，但却与机体内水、盐和酸碱平衡的调节密切相关。

物质在肾小管和集合管重吸收的方式有被动转运和主动转运两种，其详细机制见第二章。被动重吸收包括单纯扩散、渗透和易化扩散。此外，当水通过渗透作用被重吸收时，有些溶质也可随水一起被转运，这也属于被动重吸收。主动转运包括原发性主动转运和继发性主主动转运两种。前者包括钠泵、质子泵和钙泵等；继发性主动转运有 Na^+ - 葡萄糖、Na^+ - 氨基酸同向转运体，Na^+ - K^+ - $2Cl^-$ 同向转运，还有 Na^+ - H^+ 和 Na^+ - K^+ 逆向转运等。一般说来，小管液中对机体有用的各种物质主要是通过主动转运的方式被重吸收的。

物质在肾小管和集合管重吸收的途径可分为两种，一种为跨细胞途径，是指被重吸收的物质先通过小管上皮细胞的管腔膜进入细胞内，然后通过基底侧上的转运机制将其转运到组织液，再进入管周毛细血管。另一途径为细胞旁途径，是指被转运的物质通过小管上皮细胞的紧密连接直接进入上皮细胞的间隙而被重吸收。

1. 近端小管的重吸收　近端小管重吸收物质种类最多，数量最大，所以是各类物质重吸收的主要部位。这是因为近端小管上皮细胞的管腔膜上有大量密集的微绒毛形成的刷状缘，使吸收面积达 50~60m²；管腔膜对 Na^+、K^+、Cl^- 等的通透性大；上皮细胞内有大量的线粒体及酶类，代谢活跃，管腔膜上的载体数量以及管周膜和基侧膜上钠泵的数量多。上皮细胞基侧膜上的 Na^+ 泵在近端小管重吸收中起着关键作用。许多溶质，包括水的重吸收都与 Na^+ 泵的活动有关。

（1） Na^+、Cl^- 和水的重吸收　近端小管对 Na^+ 重吸收的机制不同，Na^+ 在近端小管前半段主要与 HCO_3^-、葡萄糖和氨基酸一起被重吸收，属于主动重吸收；而在近端小管后半段，Na^+ 则与 Cl^- 一起被动重吸收。水是随着 NaCl 等溶质的重吸收而被重吸收。因此，该段小管液与血浆渗透压相同，是等渗重吸收。

在近端小管前半段，Na^+ 进入肾小管上皮细胞是与 H^+ 的分泌或葡萄糖、氨基酸的转运相耦联的。小管液中的 Na^+ 经过管腔膜上的 $Na^+ - H^+$ 逆向转运和 $Na^+ -$ 葡萄糖或氨基酸的同向转运，顺电化学梯度通过管腔膜进入肾小管上皮细胞内。进入细胞内的 Na^+ 则迅速被细胞间隙侧膜上的钠泵泵至细胞间隙，从而使细胞内的 Na^+ 浓度降低，保证 Na^+ 不断地从小管液经过管腔膜进入细胞内。另一方面，由于进入细胞内的 Na^+ 被不断泵入细胞间隙，造成细胞间隙内的 Na^+ 浓度升高，使其渗透压也随之升高，这时小管液内的水便通过渗透作用进入细胞间隙。在细胞间隙靠近管腔膜一侧存在着紧密连接，当 Na^+ 和水的进入导致细胞间隙内的静水压增加时，可促使 Na^+ 和水通过基膜进入相邻的管外毛细血管而被重吸收。部分 Na^+ 和水也可能通过紧密连接回漏到小管腔内（图 8 – 6），故在近端小管，Na^+ 的重吸收量等于主动重吸收量减去回漏量。由于水的重吸收多于 Cl^- 的重吸收，又由于 HCO_3^- 重吸收速率明显大于 Cl^- 重吸收，Cl^- 留在小管液中，造成近端小管中的 Cl^- 浓度高于管周组织间液。

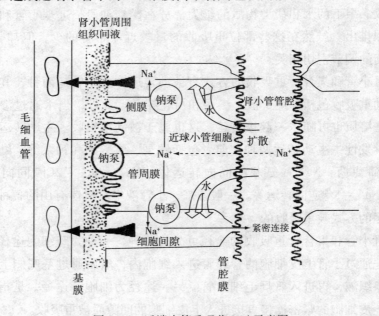

图 8 – 6　近端小管重吸收 Na^+ 示意图

在近端小管后半段，NaCl 主要通过细胞旁途径和跨细胞途径两条途径而被重吸收。在小管液进入近端小管后半段时，绝大多数的葡萄糖、氨基酸已被重吸收，而 Cl^- 的浓度比周围间质的浓度高 20% ~40%，Cl^- 顺浓度梯度经细胞旁路（即通过紧密连接进入细胞间隙）而被重吸收回血。由于 Cl^- 被动重吸收，使小管液中正离子相对较多，造成管内外电位差，管腔内带正电，相对管外带负电，在这种电位差作用下，Na^+顺电位差通过细胞旁途径而被重吸收。Cl^-通过细胞旁途径的重吸收是顺浓度梯度进行的，而Na^+通过细胞旁途径的重吸收是顺电位梯度进行的。因此，在近端小管后半段 NaCl 的重吸收都是被动的。

总之，在近端小管 NaCl 的重吸收包括通过跨细胞途径的主动重吸收的过程和细胞旁途径的被动重吸收过程，以前者转运方式为多。

在近端小管水是通过渗透作用而被重吸收的。由于 Na^+、葡萄糖、氨基酸、HCO_3^-和 Cl^- 等溶质重吸收进入细胞间隙，提高了细胞间隙的渗透压，因此，在渗透梯度的作用下，小管液内的水便经跨细胞途径和细胞旁途径不断进入细胞间隙，使细胞间隙内的静水压不断升高，所以水就通过组织间隙进入肾小管周围毛细血管而被重吸收。

（2）HCO_3^- 的重吸收　HCO_3^- 的重吸收与肾小管上皮细胞管腔膜上进行的 Na^+ - H^+ 交换有密切关系。正常情况下，肾小球滤过 HCO_3^- 有 80% ~90% 在近端小管重吸收。HCO_3^- 在血浆中主要以 $NaHCO_3$ 的形式存在，滤液中 $NaHCO_3$ 的进入肾小管后可解离成 Na^+ 和 HCO_3^-。通过 Na^+ - H^+ 逆向交换，H^+ 由细胞内转运到小管液中，Na^+ 则进入细胞内。由于小管液中的 HCO_3^- 不易透过管腔膜，它与分泌的 H^+ 结合生成 H_2CO_3，在管腔膜上的碳酸酐酶作用下，H_2CO_3 快速分解为 CO_2 和水。CO_2 是高度脂溶性物质，能快速通过管腔膜进入细胞内，在细胞内的碳酸酐酶作用下，进入细胞内的 CO_2 与 H_2O 结合生成 H_2CO_3，后者又解离成 H^+ 和 HCO_3^-。H^+ 可通过 Na^+ - H^+ 交换从细胞分泌到小管液中，HCO_3^- 则与 Na^+ 一起转运回血。所以，肾小管重吸收 HCO_3^- 是以 CO_2 的形式，而不是直接以 HCO_3^- 的形式进行的。如果滤过的 HCO_3^- 量超过了分泌的 H^+，HCO_3^- 就不能全部被重吸收，便随尿排出体外。可见肾小管上皮细胞分泌一个 H^+ 就可使一个 HCO_3^- 和一个 Na^+ 重吸收回血，这在体内的酸碱平衡调节中起重要作用（图 8 - 7）。

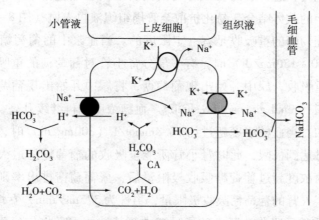

图 8 - 7　近端小管重吸收 HCO_3^- 的细胞机制

（3）K^+ 的重吸收　肾小球滤过的 K^+，约 67% 在近端小管重吸收回血，而尿中有

K⁺主要是由远端小管和集合管分泌的。由于小管液中的 K⁺浓度（4mmol/L）大大低于细胞内的 K⁺浓度（150mmol/L），因此 K⁺的重吸收是逆浓度梯度进行的，但其机制尚不清楚。

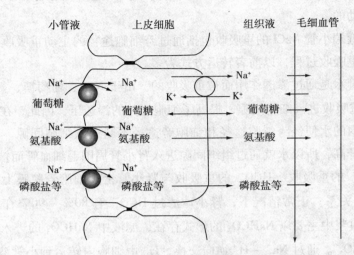

图 8 – 8 近端小管对葡萄糖、氨基酸和磷酸盐等的重吸收示意图

●表示转运体；○表示钠泵

（4）葡萄糖的重吸收 肾小球滤过液中的葡萄糖浓度与血糖浓度相同，但正常情况下终尿中几乎不含葡萄糖，说明葡萄糖全部被重吸收。微穿刺实验证明，葡萄糖的重吸收部位仅限于近端小管（主要是在近曲小管），其余各段肾小管均无重吸收葡萄糖的能力。因此，一旦近端小管不能将小管液中的葡萄糖全部重吸收，则终尿中将出现葡萄糖。

在近端小管葡萄糖的重吸收是继发于 Na⁺的主动重吸收，其管腔膜上存在有同时转运葡萄糖和 Na⁺的同向转运体，小管液中的葡萄糖和 Na⁺与同向转运体结合后，能迅速地转运至细胞内，这种转运方式称为同向转运。在细胞内 Na⁺被泵入组织液，葡萄糖则和管周膜上的载体结合，易化扩散至管周组织液再入血（图 8 – 8）。

近端小管对葡萄糖的重吸收是有一定限度的。当血浆中的葡萄糖浓度超过 8.96 ~ 10.08mmol/L（160 ~ 180mg/dl）时，有一部分肾小管对葡萄糖的重吸收达到极限，葡萄糖不能被全部重吸收，尿中开始出现葡萄糖，将尿中开始出现葡萄糖时的最低血糖浓度，称为肾糖阈（renal glucose threshold）。血糖浓度如再继续升高，尿中的葡萄糖含量也随之不断增加。当血糖浓度超过约 16.8mmol/L（300mg/dl）时，全部肾小管对葡萄糖的重吸收均已达到极限，此时肾小管所能重吸收的葡萄糖的最大量即为葡萄糖吸收极限量。在血糖浓度超过葡萄糖吸收极限量后，尿葡萄糖排出率则随血糖浓度升高而平行增加。成年人肾的葡萄糖吸收极限量，男性为 375mg/min，女性为 300mg/min。

（5）其他物质的重吸收 肾小球滤过液中氨基酸的重吸收与葡萄糖的重吸收机制相同，但是，转运氨基酸与转运葡萄糖的同向转运体可能不同。正常时进入肾小球滤过液中的微量蛋白质则通过肾小管上皮细胞的胞饮作用而被重吸收。另外，HPO_4^{2-} 和

SO_4^{2-} 的重吸收也是与 Na^+ 同向转运完成的。

2. 髓袢的重吸收 小管液在流经髓袢的过程中，约20%的 Na^+、Cl^- 和 K^+ 等物质被进一步重吸收。髓袢降支细段对 Na^+、Cl^- 不通透，在髓袢升支细段 Na^+、Cl^- 的吸收是被动的，而在髓袢升支粗段，大部分 Na^+ 为原发性主动重吸收，小部分为被动重吸收，Cl^- 为继发性主动重吸收。

（1）髓袢细段 降支细段对 NaCl 的通透性极低，但对水的通透性高，由于水分不断渗透至管周组织液，使小管液中 NaCl 浓度升高。在升支细段对水几乎不通透，但对 Na^+ 和 Cl^- 的通透性则高，使小管液中 Na^+ 和 Cl^- 顺浓度差扩散至管周组织液，因此，小管液中 Na^+、Cl^- 的浓度又明显降低。

（2）髓袢升支粗段 该段对 NaCl 的重吸收在尿的稀释和浓缩机制中具有重要意义。在髓袢升支粗段的管腔膜上存在 $Na^+ - K^+ - 2Cl^-$ 同向转运体，该转运体可将小管液中一个 Na^+、一个 K^+ 和两个 Cl^- 同向转运入上皮细胞内（图8-9）。Na^+ 进入细胞是顺电化学梯度的，进入细胞的 Na^+ 通过细胞基底侧膜钠泵泵至组织间液（属主动重吸收），Cl^- 顺浓度梯度经管周膜上的 Cl^- 通道进入组织间液，而 K^+ 则顺浓度梯度经管腔膜返回管腔内，再与同向转运体结合，继续参与 $Na^+ - K^+ - 2Cl^-$ 同向转运。由于 Cl^- 进入组织间液，K^+ 返回管腔内，因此管腔内出现正电位，它可使管腔液中的 Na^+ 顺电位梯度经细胞旁途径进入组织间液而被重吸收，这种重吸收是被动重吸收。用哇巴因抑制钠泵后，Na^+ 和 Cl^- 重吸收明显减少；呋塞米可抑制 $Na^+ - K^+ - 2Cl^-$ 同向转运，从而抑制 NaCl 的重吸收，干扰尿的浓缩，导致尿量增多。

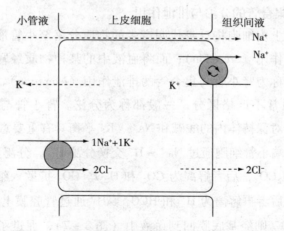

图8-9 髓袢升支粗段继发性主动重吸收 Na^+、K^+ 和 Cl^- 的示意图

3. 远曲小管和集合管的重吸收 小管液在流经远曲小管和集合管时，滤过的 Na^+ 和 Cl^- 大约有12%在此被重吸收，并可重吸收不同量的水。远曲小管和集合管对水和 NaCl 的重吸收可根据机体的水、盐平衡状况进行调节。水的重吸收主要受血管升压素（也称抗利尿激素）的调节，Na^+、K^+ 的转运则主要受醛固酮的调节。

在远曲小管前段管腔膜上有 $Na^+ - Cl^-$ 同向转运体存在，Na^+、Cl^- 被同向转至上皮细胞内，进入细胞内的 Na^+ 在 Na^+ 泵的作用下被主动转运到组织间液，Cl^- 则是顺浓度差经其通道扩散进入组织间液，从而 Na^+ 和 Cl^- 被重吸收回血（图 8 - 10a）。噻嗪类利尿剂可抑制此处的 $Na^+ - Cl^-$ 同向转运。

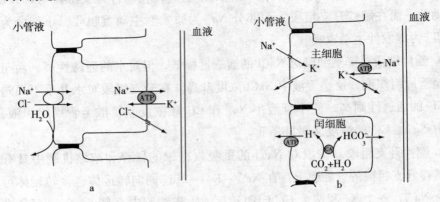

图 8 - 10　远球小管和集合管重吸收 NaCl、分泌 K^+ 和 H^+ 的示意图

在远曲小管后段和集合管，该段小管上皮细胞含有两类细胞即主细胞和闰细胞，Na^+ 的重吸收就是通过主细胞实现的。小管液内的 Na^+ 顺电化学梯度经主细胞管腔膜上的 Na^+ 通道进入细胞，进入细胞的 Na^+ 再在 Na^+ 泵的作用下被泵至细胞间液而被重吸收（图 8 - 10b）。而 Na^+ 的重吸收又造成小管液呈负电位，可驱使小管液中的 Cl^- 经细胞旁途径而被动重吸收，也成为 K^+ 从细胞内分泌入小管腔的动力。氨氯吡咪可抑制远曲小管和集合管上皮细胞管腔膜的 Na^+ 通道，减少 NaCl 重吸收。

（三）肾小管和集合管的分泌与排泄作用

肾小管和集合管上皮细胞将自身代谢产生的物质分泌至小管液中的过程，称为肾小管与集合管的分泌作用（srcretion）；而将血液中的某种物质经肾小管与集合管排入小管液中的过程，则称为肾小管与集合管的排泄作用（excretion）。由于两者都是将物质排入管腔，所以通常不严格区分，一般都称为分泌。肾小管与集合管主要能分泌 K^+、HN_3 和 H^+，这对保持体内的酸碱和 Na^+、K^+ 平衡具有重要意义。

1. 分泌 H^+　近端小管细胞通过 $Na^+ - H^+$ 交换分泌 H^+，分泌至管腔的 H^+ 与滤过的 HCO_3^- 结合生成 H_2CO_3，后者解离为 CO_2 和 H_2O。CO_2 扩散入细胞，在碳酸酐酶的作用下生成 H_2CO_3，后者再解离为 H^+ 和 HCO_3^-。H^+ 通过管腔膜上 $Na^+ - H^+$ 交换分泌至小管液中，而 HCO_3^- 则经基底膜回到血液中（图 8 - 7），促进了 HCO_3^- 重吸收。由此可见，在近端小管每分泌一个 H^+ 可重吸收一个 Na^+ 和一个 HCO_3^- 回到血液。HCO_3^- 与 Na^+ 生成的 $NaHCO_3$ 是体内重要的碱储，对体内维持酸碱平衡非常重要。分泌 H^+ 与 Na^+ 的重吸收呈逆向转运，两者相互关联，称为 $Na^+ - H^+$ 交换。远曲小管和集合管的闰细胞也可主动分泌 H^+。闰细胞分泌的 H^+ 可与 HCO_3^- 结合，形成 CO_2 和 H_2O；也可与小管液中的 HPO_4^{2-} 结合生成 $H_2PO_4^-$；还能与上皮细胞分泌的 NH_3 结合生成 NH_4^+，从而降低小管液中的 H^+ 浓度。

2. 分泌 K^+ 终尿中的 K^+ 主要是由远曲小管与集合管分泌的。终尿中 K^+ 的排泄量视摄入量而定。高 K^+ 饮食可排出大量的 K^+，低 K^+ 饮食则尿中 K^+ 排出量少，使机体的 K^+ 摄入量与排出量保持平衡，维持血浆 K^+ 浓度的相对恒定。在远曲小管和集合管，由于主细胞对 Na^+ 的主动重吸收，使管腔内带负电位，因此便在主细胞与管腔间建立了电位梯度，这种电位梯度成为 K^+ 从细胞内分泌至管腔的动力；另一方面，主细胞内的 K^+ 浓度明显高于小管液中 K^+ 的浓度，这也在主细胞与管腔间建立了浓度梯度。因此，K^+ 便顺电化学梯度从细胞内通过管腔膜上的 K^+ 通道进入小管液。另外，主细胞基侧膜上的 Na^+ 泵活动可将更多的 K^+ 自细胞外液泵入主细胞内，因此增加细胞内和小管液间的 K^+ 浓度差，从而促进 K^+ 的分泌。显然，K^+ 的分泌与 Na^+ 的重吸收密切相关（图 8-11）。主细胞重吸收 Na^+ 的同时又分泌 K^+ 到小管液中，这种关系称为 Na^+-K^+ 交换。由于 Na^+-K^+ 交换与 Na^+-H^+ 交换都是 Na^+ 依赖性的，故两者呈竞争性抑制。当 Na^+-H^+ 交换增强时，Na^+-K^+ 交换减弱；反之，当 Na^+-H^+ 交换减弱时，Na^+-K^+ 交换增强。人体酸中毒时 Na^+-H^+ 交换增强，以增加 $NaHCO_3$ 重吸收，而 Na^+-K^+ 交换减弱，导致血钾升高。相反，碱中毒时 Na^+-H^+ 交换减弱，Na^+-K^+ 交换增强，导致血钾降低。

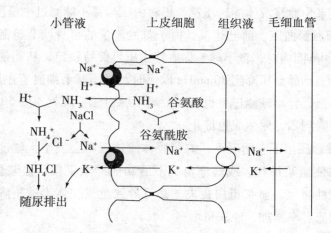

图 8-11 H^+、NH_3 和 K^+ 分泌关系示意图

●表示转运体；○表示钠泵

3. 分泌 NH_3 远端小管和集合管上皮细胞分泌的 NH_3 是其自身代谢过程中所产生的，主要来源于谷氨酰胺的脱氨基。NH_3 是脂溶性分子，可通过细胞膜向小管液和小管周围组织间液扩散。NH_3 的扩散量取决于小管液和组织间液的 pH，由于肾小管和集合管上皮细胞不断分泌 H^+ 入小管液（图 8-11），所以小管液的 pH 较低，NH_3 主要向小管液扩散。进入小管液内的 NH_3 则与 H^+ 和结合为 NH_4^+，NH_4^+ 再和小管液中的强酸盐（如 $NaCl$）的负离子结合，生成酸性铵盐（如 NH_4Cl），并从尿中排出。由于 NH_4^+ 和酸性铵盐的形成，小管液中 NH_3 的浓度下降，这促进了上皮细胞产生的 NH_3 不断向小管液内扩散。可见分泌 NH_3 与分泌 H^+ 密切相关，分泌 H^+ 可促进分泌 NH_3。NH_3 与

H^+ 结合生成 NH_4^+，最后以 NH_4Cl 排出体外，不但促进 H^+ 的分泌，而且促进 $NaHCO_3$ 的重吸收。故 NH_3 分泌也是肾脏调节酸碱平衡的重要机制之一。

第三节 影响和调节尿生成的因素

一、影响原尿生成的因素

在有足够肾血流量的前提条件下，血浆通过滤过膜进入肾小囊腔形成原尿的多少取决于滤过膜的面积及其通透性、有效滤过压和肾血浆流量。肾血浆流量是肾小球滤过作用的前提，滤过膜是肾小球完成滤过作用的结构基础，而有效滤过压则是肾小球滤过作用的动力。因此，这三个方面的因素变化都将通过影响肾小球滤过作用而使原尿量发生改变。

（一）有效滤过压

有效滤过压的大小取决于肾小球毛细血管血压、血浆胶体渗透压和肾小囊内压的变化，从而影响肾小球滤过率。在其他条件相对不变时，肾小球毛细血管血压与肾小球滤过率呈正变关系，血浆胶体渗透压及肾小囊内压与肾小球滤过率呈反变关系。

1. 肾小球毛细血管血压 前已述及，由于肾血流量的自身调节机制，动脉血压变动于 $80 \sim 180mmHg$ 范围内时，肾小球毛细血管血压可保持稳定，从而使肾小球滤过率基本保持不变。但当动脉血压降到 $80mmHg$ 以下时，肾小球毛细血管血压将相应下降，于是有效滤过压降低，肾小球滤过率也减少。当动脉血压下降到 $40 \sim 50mmHg$ 以下时，肾小球滤过率将下降到零，尿生成也停止。

2. 血浆胶体渗透压 正常情况下，血浆胶体渗透压不会发生大幅度的波动。静脉输入大量生理盐水使血浆稀释，或病理情况下肝功能严重受损，血浆蛋白合成减少，或因毛细血管通透性增大，血浆蛋白丧失，都可导致血浆胶体渗透压降低，使有效滤过压升高，肾小球滤过率增加，原尿量增多。

3. 肾小囊内压 在正常情况下，肾小囊内压是比较稳定的。只有当肾盂或输尿管结石、肿瘤压迫或其他原因引起的输尿管阻塞，小管液或终尿不能排出，均可导致肾盂内压显著升高，此时囊内压也升高，致使有效滤过压降低，肾小球滤过率减少。

（二）滤过膜的面积及其通透性

正常情况下，滤过膜的面积和通透性都比较稳定，对肾小球滤过作用不会造成显著的影响。只有在病理情况下，如急性肾小球肾炎时，由于肾小球毛细血管的管腔变窄，使具有滤过功能的面积减少，肾小球滤过率减少；又由于滤过膜上带负电荷的糖蛋白减少或消失，滤过膜的通透性增大，使血浆蛋白质甚至血细胞"漏"出，故可出现蛋白尿和血尿。

（三）肾血浆流量

肾血浆流量对肾小球滤过率有很大影响，在其他条件不变时，肾血浆流量与肾小球滤过率呈正变关系，其主要影响滤过平衡的位置。如果肾血浆流量增加，肾小球毛细血管内血浆胶体渗透压上升速度减慢，滤过平衡就靠近出球小动脉，肾小球滤过率将随之增加。如在临床上，由静脉输入大量生理盐水或5%葡萄糖溶液期间，肾血浆流量增加，肾小球毛细血管内血浆胶体渗透压升高速度和有效滤过压降低的速度均减慢，具有滤过作用的毛细血管长度增加，肾小球滤过率增加。相反，肾血浆量减少时，血浆胶体渗透压的上升速度加快，滤过平衡就靠近入球小动脉端，肾小球滤过率将减少。如在严重低氧、中毒性休克等病理情况下，由于交感神经兴奋，肾血流量和血浆流量将显著减少，肾小球滤过率也因而显著减少。

二、影响和调节终尿生成的因素

（一）肾内自身调节

1. 小管液中溶质的浓度　肾小管对水重吸收的力量来自于肾小管对溶质重吸收后所形成的小管液与细胞间液之间的渗透压之差。所以，小管液中溶质所呈现的渗透压是对抗肾小管重吸收水分的力量。如果小管液中溶质浓度升高，渗透压升高，就会妨碍肾小管特别是近端小管对水的重吸收，小管液中的 Na^+ 被稀释而浓度降低，故小管液与细胞内之间的 Na^+ 浓度差变小，Na^+ 的重吸收也减少，结果尿量增多，NaCl 由尿液排出也增多。利用这一原理，临床上为了达到利尿或消除水肿的目的，常使用可被肾小球滤过但不被肾小管重吸收的物质（如甘露醇），以提高小管液中溶质的浓度，使小管液的渗透压增加，从而减少水分的重吸收，使尿量增多。这种由于小管液中的溶质浓度增加，渗透压升高，使水的重吸收减少而发生尿量增多的现象，称为渗透性利尿（osmotic diuresis）。例如糖尿病患者的多尿，是由于血糖浓度超过肾糖阈时，近端小管无法将小管液中的葡萄糖全部重吸收回血液，导致小管液中葡萄糖浓度增加，渗透压增高，妨碍水和 Na^+ 的重吸收而造成的。

2. 球－管平衡　近端小管对小管液的重吸收量与肾小球滤过率之间有着密切的联系，它是随肾小球滤过率的变动而发生变化的。肾小球滤过率增大，滤液中的 Na^+ 和水的总含量也增加，近端小管对 Na^+ 和水的重吸收也增加；反之，肾小球滤过率减小，滤液中的 Na^+ 和水的总含量也减少，近端小管对 Na^+ 和水的重吸收也相应降低。这种现象称为球－管平衡（glomerulo－tubular balance）。实验证明，不论肾小球滤过率增大或减小，近端小管中 Na^+ 和水的重吸收率始终为肾小球滤过率的65%～70%，称为近端小管的定比重吸收。定比重吸收的形成机制主要与肾小管周围毛细血管的血浆胶体渗透压变化有关。在肾血浆流量不变的情况下，当肾小球滤过率增加时，进入近端小管周围毛细血管的血量减少，毛细血管中血压降低而胶体渗透压增高，在这种情况下，小管细胞间的液体加速进入毛细血管，有利于肾小管增加对 Na^+ 和水的重吸收，使重吸收量仍达肾小球滤过率的65%～70%；如果肾小球滤过率减少，则发生相反的变化，但重吸收量仍保持在此范围。

球－管平衡的生理意义在于使尿中排出的溶质和水不致因肾小球滤过率的增减而

出现大幅度的变动，从而保持尿量和尿钠的相对稳定。球－管平衡在某些情况下也可能被打破。如在渗透性利尿时，近端小管重吸收率减少，而肾小球滤过率不受影响，重吸收率小于65%～70%，尿量和尿钠的排出都会明显增多。

（二）体液调节

1. 血管升压素 血管升压素（vasopressin，VP）也称抗利尿激素（antidiuretic hormone，ADH），由下丘脑视上核（为主）和室旁核的神经内分泌细胞合成和分泌，经下丘脑－神经垂体束运输至神经垂体贮存，并由神经垂体释放入血。在正常生理条件下，血管升压素的合成和释放量较少。

血管升压素主要通过促进远曲小管和集合管上皮细胞对水的通透性，增加水的重吸收而发挥抗利尿作用。血管升压素可与远曲小管和集合管上皮细胞管周膜上 V_2 受体结合，激活膜内的腺苷酸环化酶，使细胞内 cAMP 生成增多，cAMP 激活细胞中的蛋白激酶，进而使管周膜上水通道的通透性增加，重吸收水分增多，使尿液浓缩，尿量减少（图 8－12）。

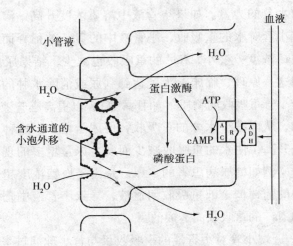

图 8－12　抗利尿激素的作用机制示意图

血管升压素的释放受多种因素的调节和影响，其中最重要的是血浆晶体渗透压和血容量。

（1）血浆晶体渗透压的改变　这可能是在生理情况下调节血管升压素释放最重要的因素。在视上核区存在渗透压感受器，并通过一定的神经联系影响视上核神经元合成释放血管升压素。当血浆晶体渗透压升高时，对渗透压感受器刺激增强，血管升压素合成和释放增多，使远曲小管和集合管重吸收水增多，尿量减少，尿液被浓缩，有利于血浆渗透压的恢复。反之，当大量饮用清水，血浆晶体渗透压降低，血管升压素合成和释放减少，远曲小管和集合管对水重吸收减少，尿量增加，尿液被稀释。下丘脑渗透压感受器的敏感性很高，只要血浆晶体渗透压偏差正常值1%～2%，即可产生效应。

大量饮用清水引起尿量增多的现象称为水利尿（water diuresis）。正常人一次饮用清水 1000ml 后，约半小时尿量开始增加，第 1 小时末达最大值；随后尿量逐渐减少，2～3h 后尿量恢复到原来水平。水利尿是由于大量水的摄入引起血浆晶体渗透压降低，使血管升压素合成和释放减少，远曲小管和集合管对水重吸收减少，从而导致尿量增加。而饮用等量生理盐水后尿量不会产生明显的变化，这是因为生理盐水不会引起血浆晶体渗透压的变化（图 8－13）。

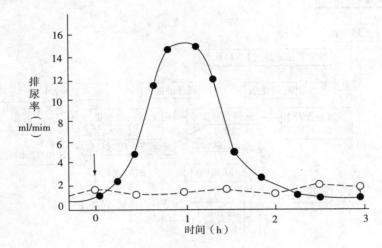

图 8－13　一次饮 1L 清水（实线）和饮 1L 等渗盐水（虚线）后的排尿率

箭头表示饮水时间

（2）血容量的改变　左心房和胸腔大静脉存在容量感受器，当血容量增大，左心房和大静脉扩张，容量感受器受到刺激而兴奋，冲动沿迷走神经传入中枢，反射性地抑制血管升压素的合成与释放，结果导致尿量增加，肾排水量增多而使血容量减少。相反，当血容量降低时，对左心房和胸腔大静脉容量感受器的刺激减弱，沿迷走神经的传入冲动减少，血管升压素释放增多，使尿量减少而有利于血容量恢复。

2. 醛固酮　醛固酮（aldosterone）由肾上腺皮质球状带的细胞合成与分泌，其主要作用是促进远曲小管和集合管上皮细胞对 Na^+ 的重吸收，同时促进 Cl^- 和水的重吸收及 K^+ 的分泌，故具有维持 Na^+、K^+ 平衡及细胞外液容量稳定的作用。醛固酮还具有加强肾远曲小管 H^+ 的分泌和重吸收 HCO_3^- 的作用。醛固酮的分泌主要受肾素－血管紧张素系统和血 K^+、血 Na^+ 浓度的调节。

（1）肾素－血管紧张素系统　肾素是由肾小球球旁细胞分泌的一种蛋白水解酶。当循环血容量减少时，肾血流量减少，对入球小动脉的牵张刺激减弱，管壁的牵张感受器兴奋；肾血流量减少，亦使肾小球滤过的 Na^+ 量减少，流经致密斑 Na^+ 量减少，使致密斑感受器激活，两者均促进肾素释放。交感神经兴奋使肾素释放增加，肾上腺素和去甲肾上腺素可直接刺激球旁细胞分泌肾素。肾素能催化血浆中的血管紧张素原（主要由肝脏合成）变成血管紧张素 Ⅰ。血管紧张素 Ⅰ 可刺激肾上腺髓质分泌肾上腺素，对血管的直接作用较弱。血管紧张素 Ⅰ 在血浆及组织中转换酶（肺中丰富）作用下，生成血管紧张素 Ⅱ，血管紧张素 Ⅱ 在氨基肽酶作用下生成血管紧张素 Ⅲ。血管紧张素Ⅱ和血管紧张素Ⅲ都有刺激醛固酮分泌的作用。血管紧张素Ⅱ有较强的缩血管作用，血管紧张素Ⅲ则主要刺激醛固酮的分泌（图8-14）。通常情况下，在血浆中肾素、血管紧张素和醛固酮之间保持一致水平，构成一个相互关联的功能系统，称为肾素－血管紧张素－醛固酮系统。

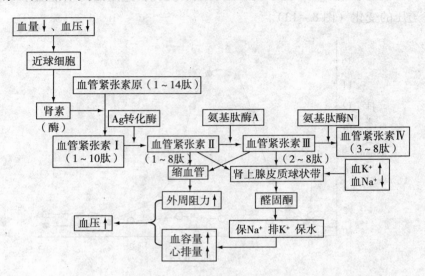

图 8-14　肾素－血管紧张素－醛固酮系统的作用机制示意图

（2）血 K^+ 和血 Na^+ 浓度　血 K^+ 浓度升高和（或）血 Na^+ 浓度降低，均可直接刺激醛固酮的合成和分泌增加；反之，醛固酮分泌减少。醛固酮促进肾保钠排钾保水，以保持血 Na^+ 和血 K^+ 浓度的平衡。血中的 Na^+、K^+ 浓度与醛固酮分泌的关系甚为密切，醛固酮的分泌受血中 Na^+、K^+ 浓度的影响，通过它的作用又维持了血 K^+、Na^+ 浓度的平衡。

3. 心房钠尿肽　心房钠尿肽（atrial natriuretic peptide，ANP）由心房肌细胞合成和释放的肽类激素，具有明显的促进 NaCl 和水排出的作用。其对肾脏的作用机制主要有：①与集合管上皮细胞管周膜上的受体结合，使管腔膜钠通道关闭，抑制 Na^+ 的重吸收；②抑制肾素、醛固酮和血管升压素分泌，使 Na^+ 和水的重吸收减少。

（三）神经调节

肾受交感神经和副交感神经支配。副交感神经对尿生成调节机制尚不明确。交感神经兴奋时对尿生成的影响可通过：①激活肾脏血管平滑肌的 α 肾上腺素受体，引起肾血管收缩而减少肾血流量，使肾小球毛细血管血流量减少，毛细血管血压降低，肾小球滤过率减少。②激活 β 肾上腺素受体，使球旁细胞释放肾素，从而血中血管紧张素Ⅱ和醛固酮浓度增加，使肾小管重吸收 Na^+，并促进 K^+ 的分泌。③直接刺激近端小管和髓袢对 Na^+、Cl^- 和水的重吸收。

第四节　尿液的浓缩和稀释

尿液的浓缩与稀释是以尿液和血浆的渗透压相比较而言的。尿液的渗透压可由于体内缺水或水过多等不同情况而发生变动。当体内缺水时，机体排出尿液的渗透压明显高于血浆的渗透压，称为高渗尿，表明尿液被浓缩。而当体内水过多时，排出尿液的渗透压低于血浆的渗透压，称为低渗尿，表明尿液被稀释。正常人尿液的渗透压可在 50~1200mmol/L 之间波动。因此，肾脏对尿液的浓缩和稀释功能在保持体液渗透压和容量的稳定方面具有极其重要的作用。

一、尿液的浓缩和稀释过程

近端小管的重吸收是等渗重吸收，一般小管液在流经近端小管后，其渗透压并未发生改变，表明尿液的浓缩和稀释是在近端小管以后，即在髓袢、远曲小管和集合管内进行的。其基本过程是，当低渗的小管液流经集合管时，由于管外组织液为高渗透压，小管液中的水在管内外渗透压差作用下被"抽吸"出管外而后被重吸收入血。当然被吸收量的多少也取决于管壁对水的通透性。而集合管壁对水的通透性受血管升压素的调节。当血管升压素释放较多时，管壁对水的通透性大，小管液中的水大量渗入管外而后被重吸收，尿液被浓缩，尿量减少；反之，血管升压素释放减少时，管壁对水的通透性降低，水重吸收减少，尿液即被稀释，排出的尿量增多。因此，尿液的浓缩和稀释，关键取决于肾髓质渗透压梯度的形成和维持以及血液中血管升压素的浓度。

1. 尿液的稀释

尿液的稀释主要发生在肾髓质的远端小管和集合管。前已述及，在髓袢升支粗段末端，小管液是低渗的，如果体内水过多而造成血浆晶体渗透压降低，可抑制血管升压素的释放，远端小管和集合管对水的通透性很低，水不能被重吸收，而小管液中的 NaCl 不断被重吸收，故小管液中的渗透压进一步降低，形成低渗尿。例如大量饮清水血浆晶体渗透压降低，血管升压素释放减少，引起尿量增加，尿液稀释。如果下丘脑视上核受损，血管升压素完全缺乏或肾小管与集合管缺乏血管升压素受体或者受体对血管升压素不敏感时，都可出现尿崩症（diabetes insipidus），每天可排出高达 20L 的低渗尿。

2. 尿液的浓缩

尿液的浓缩也发生在肾髓质的远端小管和集合管，是由于小管液中的水被继续吸收而溶质仍留在小管液中所造成的。水的重吸收要求小管周围组织液是高渗液，才能通过渗透作用重吸收水。实验发现，肾皮质部的渗透压与血浆渗透压是相等的，由髓质外层到乳头部渗透压逐渐升高，内髓部的渗透浓度为血浆渗透浓度的 4 倍。在不同动物中的观察发现，动物的肾髓质越厚，髓袢越长，内髓部的渗透压越高，尿的浓缩能力也越强。由此可见，肾髓质的渗透压梯度是尿浓缩的必备条件。

二、肾髓质渗透梯度的形成原理

1. 肾髓质渗透压梯度的形成

肾小管各段与集合管对不同物质的通透性不同（表8-2），是肾髓质渗透压梯度形成的重要基础。

表 8 - 2　各段肾小管和集合管对不同物质的通透性

肾小管	水	Na⁺	尿素
髓袢降支细段	易通透	不易通透	不易通透
髓袢升支细段	不易通透	易通透	中等通透
髓袢升支粗段	不易通透	Na^+ 主动重吸收，Cl^- 继发性主动重吸收	不易通透
远曲小管和集合管	ADH 存在时易通透	主动重吸收	皮质部和外髓部不易通透，内髓部易通透

（1）外髓部渗透压梯度的形成　外髓部渗透压梯度的形成是由于髓袢升支粗段对 Na^+ 的主动重吸收和对 Cl^- 的继发性主动重吸收所致（图 8 - 15）；而髓袢升支粗段对水不具有通透性，故随着对 NaCl 的主动重吸收，升支粗段管周组织液的 NaCl 浓度和渗透压升高，从皮质到近髓部组织液形成一个逐渐增高的渗透压梯度。

（2）内髓部渗透压梯度的形成　在内髓部，渗透压梯度是由尿素的再循环和 NaCl 的扩散共同形成的。

尿素再循环的过程是远曲小管及外髓部的集合管对尿素不通透，但集合管对水易通透。由于水被重吸收，小管液中尿素浓度逐渐升高；内髓部集合管对尿素通透性大，尿素顺浓度差进入内髓组织液，使其渗透压增高；升支细段对尿素通透性较大，内髓组织液中尿素可顺浓度差扩散入髓袢升支细段，经远端小管、皮质部和外髓部集合管，再至内髓集合管而扩散入内髓组织液，形成尿素再循环。尿素再循环有助于内髓渗透压梯度的形成与加强。

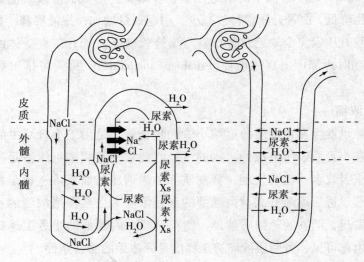

图 8 - 15　尿浓缩机制示意图

粗箭头表示升支粗段主动重吸收 Na^+、Cl^-；Xs 表示未被重吸收的溶质

NaCl 的扩散发生于内髓部。髓袢降支细段对 Na^+ 不通透，但对水易通透。在内髓

部渗透压作用下，小管液中水不断进入内髓组织，小管液中 NaCl 浓度和渗透压逐渐增高，至髓袢折返处达到最高。髓袢升支细段管壁对 Na$^+$ 易通透而对水不通透，于是 NaCl 顺浓度差扩散入组织间，参与内髓部渗透梯度的形成。降支细段和升支细段构成了一个逆流倍增系统，使内髓组织液的渗透压由近外髓部至乳头部逐渐增高，形成渗透压梯度。

2. 肾髓质渗透压梯度的维持

肾髓质高渗透压梯度的维持，主要依靠 U 形直小血管的逆流交换作用。U 形直小血管与髓袢相平行，当其中的血液沿降支下行时，因其周围组织液中的 NaCl 和尿素浓度逐渐升高。此两类物质顺浓度差扩散入 U 形直小血管，而 U 形直小血管中的水则渗出到组织液中。愈深入内髓部，U 形直小血管中 NaCl 和尿素浓度愈高，至折返处达最高，当血液至升支回流时，其中的 NaCl 和尿素浓度比同一水平组织液要高，NaCl 和尿素又不断地扩散到组织液，水又重新渗入到 U 形直小血管。如此，NaCl 和尿素在 U 形直小血管升支与降支之间循环，产生逆流交换作用。当血液从直小血管升支离开外髓部时，带走的只是过剩部分的溶质和水（以水为主），使髓质的高渗透压梯度得以维持。因此 U 形直小血管的作用是保留溶质带走水分。

三、影响尿浓缩和稀释的因素

尿液浓缩与稀释的基本原理是：①髓袢通过逆流倍增作用形成髓质高渗梯度；②U 形直小血管通过逆流交换作用维持髓质高渗梯度；③ ADH 调控集合管对水的重吸收。因此，凡是影响髓袢、U 形直小血管和集合管功能的因素，均可影响尿液浓缩与稀释的功能。

1. 肾髓质内渗透压梯度的改变

已于前述，肾髓质越厚、髓袢越长，尿液的浓缩能力也越强。可见，尿液的浓缩与髓质高渗梯度有密切关系，而高渗梯度的产生取决于髓袢逆流倍增机制。因此髓袢结构与功能的完整性是保持肾脏对尿液浓缩功能的重要条件。当肾脏疾病损坏肾髓质（特别是肾乳头部的结构）时，将使髓袢逆流倍增作用减弱，尿液的浓缩功能发生障碍。例如，慢性肾盂肾炎引起肾髓质纤维化、肾囊肿导致肾髓质萎缩、钙沉积等均可破坏内髓渗透压梯度，使尿液的浓缩能力降低，排出大量的稀释尿。临床上常利用速尿、利尿酸等药物抑制髓袢升支粗段对 NaCl 的主动重吸收，扰乱髓质高渗梯度的建立，因而产生利尿作用。尿素也是形成内髓高渗梯度的重要因素。由于尿素是蛋白质代谢的分解产物，因此有些营养不良的患者由于蛋白质食物不足，体内尿素生成减少，从而影响肾髓质高渗梯度的建立，使肾脏对尿液的浓缩功能降低。老年人因尿液的浓缩能力减低，夜尿多时，只要肾髓质结构与功能正常，可采取增加膳食中蛋白质含量的方法，以增加体内尿素的生成，使肾脏的浓缩功能得到不同程度的改善。可见，肾髓质的高渗透压梯度是尿浓缩的必备条件。

2. 血管升压素与集合管对水通透性的改变

远曲小管和集合管在血管升压素作用下对水的通透性增加是尿液浓缩的必要条件之一。如果血管升压素分泌减少，远曲小管和集合管对水的通透性降低，水的重吸收减少，将排出大量的稀释尿。例如尿崩症患者，因血管升压素分泌缺乏，尿液的浓缩能力严重降低，则排出大量稀释尿。另外，又如肾淀粉样变患者，因集合管被淀粉样物质包裹，导致集合管对水的通透性降低，尿液的浓缩能力降低，水的重吸收减少，也将排出大量的稀释尿。

3. U 形直小血管血流速度改变

U 形直小血管的血流速度过快，将使 NaCl 和尿素得不到充分交换，就会被血流过多、过快地带走溶质，导致髓质高渗梯度的降低。U 形直小血管血流速度过慢，水分不能及时随血流带走，同样能使髓质高渗梯度降低。这两种情况均可使尿液的浓缩能力降低。肾髓质血流不具有自动调节机制，可随动脉血压的改变而改变。如某些高血压患者尿液的浓缩能力减弱，可能是由于 U 形直小血管的血流速度改变导致肾髓质高渗梯度降低的结果。

第五节　血浆清除率

1. 血浆清除率的定义

血浆清除率（plasma clearance，C）是指在单位时间内，肾能将多少毫升血浆中的某种物质完全清除出去，这个被完全清除了这种物质的血浆毫升数称为该物质的血浆清除率。血浆清除率表示肾在单位时间内从血浆中清除某种物质的能力。血浆清除率对衡量肾的排泄功能有重要意义。

2. 血浆清除率的测定方法

肾对某一物质排泄量的多少，除与肾本身功能有关外，尚与该物质在血浆中的浓度有关。计算血浆清除率（C）需同时测定三个数值：被测量物质在血浆中的浓度（P），在尿中的浓度（U）和每分钟尿量（V）。由于尿中的该物质均来自于血浆，所以 $U \times V = P \times C$，亦即 $C = U \times V/P$。需要指出的是，血浆清除率所指每分钟被完全清除了某种物质的血浆毫升数，只是一个推算的数值。肾脏并不可能只把这一部分血浆中的某种物质完全清除出去，而是指 1min 内所清除的该物质的量来自多少毫升血浆，或相当于多少毫升血浆中所含的该种物质。

3. 测定血浆清除率的意义

（1）测定肾小球滤过率　菊粉是一种对人体无害的物质，可被肾小球自由滤过，肾小管和集合管对其即不能重吸收，亦无分泌作用。该物质从肾小球滤出后，全部由尿中排出，故菊粉的血浆清除率即为肾小球滤过率。如果用静脉滴注菊粉并且使之在血浆中的浓度恒定为 1mg/100ml，测定此时尿中的浓度为 125mg/100ml，尿量为 1ml/min，则菊粉清除率 = 125mg/100ml × 1ml/min ÷ 1mg/100ml = 125ml/min，此即前述提及的肾小球滤过率，就是由此而得出的。

（2）测定肾血浆流量 如果血浆在流经肾脏后，肾静脉血中某种物质的浓度接近于零，则表示血浆中该物质经过肾小球滤过和肾小管、集合管的转运后，被全部从血浆中清除，该物质在尿中的排出量（$U \times V$）应等于每分钟肾血浆流量（renal plasma flow, RPF）乘以血浆中该物质的浓度，即 $U \times V = RPF \times P$，故 $RPF = U \times V/P$。

（3）判断肾小管的功能 通过对各种物质清除率的测定，可以推测哪些物质能被肾小管净重吸收，哪些物质可被肾小管净分泌，从而推断肾小管对不同物质的转运功能。例如葡萄糖可自由通过肾小球滤过，但其清除率几乎为零，表明葡萄糖可全部被肾小管重吸收。尿素清除率小于肾小球滤过率，表明它被滤过之后，又被肾小管和集合管净重吸收。假如某一物质的清除率小于肾小球滤过率，该物质一定在肾小管被重吸收，但不能排除该物质也被肾小管分泌的可能性，因为当重吸收量大于分泌量时，其清除率仍可小于肾小球滤过率；如果某种物质的清除率大于肾小球滤过率，则表明肾小管必定能分泌该物质，但不能排除该物质也被肾小管重吸收的可能性，因为当其分泌量大于重吸收量时，清除率仍可高于肾小球滤过率。

第六节 尿的贮存与排放

一、尿的输送与贮存

尿液是连续不断生成的。在肾单位和集合管生成的尿液，经集合管在肾乳头处开口进入肾小盏，再进入肾大盏和肾盂，最后经输尿管进入膀胱。肾盏、肾盂和输尿管壁含有平滑肌，其收缩运动可将尿液驱向膀胱。尿液在膀胱内储存达一定量时，即可引起反射性排尿。

二、尿的排放

1. 膀胱和尿道的神经支配及其作用 膀胱逼尿肌和尿道内括约肌属于平滑肌，受交感神经和副交感神经支配（图8-16）。副交感神经节前神经元的胞体位于脊髓第2~4骶段，节前纤维行走于盆神经中，在膀胱壁内换元后，节后纤维分布于逼尿肌和内括约肌，其末梢释放乙酰胆碱，能激活逼尿肌上M受体，使逼尿肌收缩。盆神经中也含有感觉纤维，能感受膀胱壁被牵拉的程度。后尿道的牵张刺激是诱发排尿的主要信号。膀胱外括约肌属于骨骼肌，受阴部神经支配。阴部神经为躯体运动神经，起自脊髓第2~4骶段，兴奋时可使尿道外括约肌收缩，阻止排尿（意识控制）。支配膀胱的交感神经起自腰段脊髓，经腹下神经到达膀胱。刺激交感神经可使膀胱逼尿肌舒张，尿道内括约肌收缩，抑制排尿。

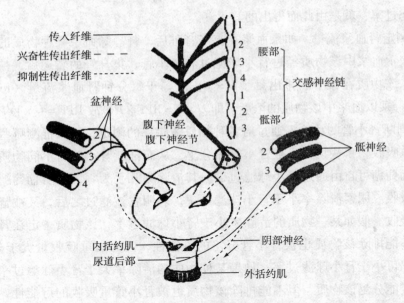

图 8 - 16　膀胱和尿道神经支配

2. 排尿反射　排尿反射是一种脊髓反射（spinal reflex），但受高级神经中枢特别是大脑皮质的意识控制，大脑皮质可抑制或加强其反射过程。当膀胱内无尿时，膀胱内压为零。膀胱内储存尿量在 200～300ml 时，膀胱内压稍有升高。当膀胱内尿量达400～500ml 时，膀胱内压超过 10cmH_2O 以上，此时膀胱壁牵张感受器受到刺激而兴奋，冲动由盆神经传至骶髓初级排尿反射中枢，同时上传至脑干和大脑皮质的高级排尿反射中枢，并产生尿意。若条件不允许，则高级中枢对骶髓初级排尿中枢产生抑制作用，阻止排尿。若条件允许，则抑制作用解除。排尿反射进行时，骶髓排尿中枢的兴奋沿盆神经传出，引起逼尿肌收缩，尿道内括约肌舒张。尿液进入后尿道，又刺激尿道感受器，冲动又沿传入神经再次传至骶段脊髓排尿中枢，进一步加强其活动，这是一种典型的正反馈过程，使逼尿肌收缩更强，尿道外括约肌舒张，于是尿液被强大的膀胱内压（可高达 150cmH_2O）驱出。这一正反馈反复进行，直至膀胱内尿液排完为止。排尿过程中，腹肌和膈肌的收缩可产生较高的腹内压，有助于排尿活动的完成。排尿后残留在尿道内的尿液，在男性可通过尿道海绵体肌收缩将其排尽；而在女性则依靠尿液的重力而排尽。

　　如前所述，排尿是一个反射过程，但受高级中枢的随意控制。如果排尿反射弧的任何一个部位受损，或者骶段脊髓排尿中枢与高级中枢失去联系，都将导致排尿异常。大量尿液滞留在膀胱内而不能排出者称为尿潴留（urine retention）。尿潴留多半是由于初级中枢参与的排尿反射的反射弧受到损害，例如腰骶部脊髓损伤或支配膀胱的传出神经（盆神经）受损，排尿反射不能实现膀胱变得松弛扩张，致使大量尿液滞留在膀胱内而不能排出，导致尿潴留。当然，尿流受阻（例如尿道结石、前列腺癌等）也可造成尿潴留。如果发生脊髓横断性损伤，排尿的初级反射中枢与大脑皮质失去联系，尽管横断以下脊髓参与的排尿反射的反射弧完好，但由于失去了大脑皮质对排尿的意识控制，仍然不能随意抑制排尿，而出现失控性排尿，称为尿失禁（urine incontinence）。

临床疾病案例

案例一：急性肾小球肾炎

患者，男性，15 岁，于半个月前受凉，出现畏寒发热、咽部疼痛、轻咳、咳少量白黏痰。曾入院诊断为"上呼吸道感染"，使用复方磺胺甲噁唑片、板蓝根冲剂后症状消失。4 天前开始早起时眼睑水肿，继而面部水肿，尿量减少，每日约 350ml。尿液混浊呈洗肉水样，腰部胀痛，无尿频尿急尿痛。无恶心呕吐、腹痛、腹泻及黑便，无心悸气促，无关节疼痛。既往体健，无结核、肝炎、肾炎病史，无毒物接触史。体查：T 36.8℃，R 18 次/分，P 76 次/分，BP 145/95mmHg，神志清楚，自动体位，皮肤黏膜不苍白，无黄染、紫癜及皮疹。浅表淋巴结无肿大，眼睑及面部轻度水肿，巩膜无黄染，咽部充血，双侧扁桃体肿大、充血。心肺腹无异常。肾区轻度叩击痛，双下肢轻度水肿。实验室检查：Hb 120g/L，RBC 5×10^{12}/L，WBC 11×10^9/L，N 80%，PT 100×10^9/L。尿常规：尿比重 1.025，尿蛋白（＋＋），尿红细胞＋＋＋/HP，异型红细胞占 90%，尿白细胞 1～3/HP，尿红细胞管型 1～2/HP。粪常规：无异常。

问题与思考：

1. 该患者哪些临床表现符合急性肾小球肾炎的诊断？

2. 分析本案例中患者出现眼睑、面部及双下肢轻度水肿的原因。

3. 分析本案例中患者出现尿蛋白（＋＋）的原因。

【提示】急性肾小球肾炎（简称急性肾炎）是多见于由链球菌感染所引起的与免疫有关的肾小球炎症，常有上呼吸道或皮肤感染病史，以青少年患病率为最高，临床以水肿、高血压、血尿、蛋白尿为主要表现，严重时可出现少尿和肾功能衰竭，绝大部分预后好，少部分可迁延成慢性肾炎。

案例二：肾性尿崩症

患者，女性，55 岁，因 10 年前反复尿频、尿痛而入院就诊，被诊断为"尿路感染"，先后给予多种抗生素治疗后，病情反复发作。5 年前在某医院行"IVP"确诊为"慢性肾盂肾炎"。2 年前出现尿多，每日尿量约 5000ml，伴明显口干，尿比重持续在 1.001～1.005，入院被诊断为"慢性肾盂肾炎；肾性尿崩症"，给予"双克片"为主治疗后，疗效明显。1 个月前患者出现头晕四肢乏力，口渴多饮，腰酸、尿频、尿量增多而入院就诊。体查：T 37.8℃，R 16 次/分，P 97 次/分，BP 140/80mmHg，心肺腹检查无异常。实验室检查：Hb 130g/L，RBC 5.5×10^{12}/L，血细胞比容 60%。血清钠 165mmol/L，血清钾 3.0mmol/L。血管升压素试验无反应，尿比重 1.003。

问题与思考:

1. 该患者哪些临床表现符合肾性尿崩症的诊断?

2. 分析本案例中患者出现尿量增多的原因。

【提示】是指大量稀释性体液从体内排出,这种过量摄水和低渗性多尿的状态,可能是由于正常的生理刺激不能引起抗利尿激素(ADH)释放所致(中枢性或神经性),或肾脏对抗利尿激素不起反应即肾性尿崩症。

课后思考题

1. 简述肾脏的功能及肾在排泄功能中所占的地位。

2. 详述尿生成过程。

3. 列出影响尿生成的因素,并解释其机制。

4. 运用有关知识,归纳肾如何实现维持机体内环境中水、电解质、渗透压和酸碱度的相对稳定。

5. 分别说明一次饮大量清水和大量生理盐水后尿量有无变化,为什么?

6. 简述尿液浓缩和稀释的过程。

7. 试述排尿反射的过程,解释引起尿潴留和尿失禁的原因。

第九章

感 觉 生 理

☞ 学习目标

1. 掌握眼的调节（晶状体的调节、瞳孔对光反射和辐辏反射）；熟悉眼的折光能力异常，掌握视网膜的两种感光换能系统，视杆细胞的感光换能机制。熟悉视觉的三原色学说和色盲，了解视网膜的信息处理，熟悉视力、暗适应、明适应和视野的概念。

2. 掌握声音向内耳的传导途径。熟悉内耳的功能（感音换能作用），熟悉基底膜的振动和柯蒂器的换能作用，了解行波学说。了解耳蜗的生物电现象。

3. 熟悉感受器的一般生理特性。

4. 熟悉前庭器官的平衡感觉功能。

感觉是客观事物经感觉器官在人脑中的主观反映。人们所处的内、外环境总是处于不断变化的过程之中，内、外环境因素的变化，通过机体的感受器或感觉器官感受后，转化为神经冲动，传入至大脑皮层的特定部位，产生相应的感觉。因此，感觉的产生是由感受器或感觉器官、神经传入通路和皮层中枢三部分共同活动来完成的。

第一节 概 述

一、感受器和感觉器官

感受器是指分布在体表或组织内部的专门感受机体内、外环境变化的特殊结构或装置。感受器的组成形式是多种多样的，有的感受器是外周感觉神经末梢本身，有的感受器是在裸露的神经末梢周围包绕一些特殊的、由结缔组织构成的被膜样结构。另外，体内存在着一些在结构和功能上都高度分化了的感受细胞，如视网膜中的视杆细胞和视锥细胞是光感受细胞，耳蜗中的毛细胞是声波感受细胞，这些感受细胞连同它们的非神经性附属结构，构成了各种复杂的感觉器官如眼、耳等。

机体众多的感受器有不同的方法来分类。根据所感受刺激的性质可分为机械感受器、化学感受器、光感受器和温度感受器等。根据感受器分布的部位，可分为外感受器和内感受器。外感受器多分布在体表，感受外环境变化的信息，通过感觉神经传到中枢，可引起清晰的主观感觉，如声、光、触、味等感受器，它们对人类认识客观世界和适应外环境具有重要意义。内感受器存在于身体内部的器官或组织中，感受内环境变化的信息，如颈动脉窦的压力感受器、颈动脉体化学感受器、下丘脑的渗透压感受器等。内感受器发出的冲动传到中枢后，往往不引起主观意识上的感觉，或只产生模糊的感觉，它们对维持机体的协调统一和内环境稳态起着重要作用。

二、感受器的一般生理特性

1. 感受器的适宜刺激　各种感受器的一个共同功能特点，是它们各有自己最敏感、最容易接受的刺激形式。这就是说，用某种能量形式的刺激作用于某种感受器时，只需要极小的强度（即感觉阈值）就能引起相应的感觉。这一刺激形式或种类称为该感受器的适宜刺激，如视网膜光感受细胞的适宜刺激是一定波长的光波，耳蜗中毛细胞的适宜刺激是一定频率的声波。感受器对适宜刺激非常敏感，只需要很小的刺激强度就能引起兴奋。

2. 感受器的换能作用　各种感受器在功能上的另一个共同特点，是能把作用于它们的各种刺激形式，转换成同一能量形式的动作电位，这种作用称为感受器的换能作用。因此，可以把感受器看成是生物换能器。感受器在换能过程中，一般不是直接把刺激能量转换成神经冲动，而是先在感受器细胞内引起相应的电位变化，称为感受器电位。感受器电位的产生并不意味着感受器功能的完成，只有当这些过渡性电变化使该感受器的传入神经发生去极化并产生"全或无"式的动作电位序列时，才标志着感受器换能作用的完成。

3. 感受器的编码作用　感受器在把刺激信号转换成神经纤维上的动作电位的过程中，不仅发生了能量形式的转换，同时还把刺激信号中所包含的各种信息编排成神经冲动的不同序列，这种作用称为感受器的编码作用。

4. 感受器的适应现象　当某一刺激持续作用于同一感受器时，虽然刺激仍在继续，但传入神经纤维上的动作电位频率会随时间推移而逐渐下降，这一现象称为感受器的适应现象。适应是所有感受器的一个功能特点，但不同感受器适应的快慢有很大的差别，通常分为快适应感受器和慢适应感受器两类。快适应感受器有皮肤触觉感受器和嗅觉感受器等，在接受刺激后很短的时间内，传入神经上的冲动就会明显减少甚至消失，有利于机体再接受其他的新刺激；慢适应感受器有肌梭、颈动脉窦压力感受器，它们的适应过程发展较慢，感受器能不断地向中枢传递信息，有利于感受器对机体某些功能进行长期持续监控，并根据其变化随时调整机体的功能。适应并非疲劳，因为对某一强度刺激产生适应之后，如果再增加该刺激的强度，又可以引起传入冲动的增加。

第二节 视觉器官

研究表明，在人脑所获得的外界信息中至少有70%以上是来自视觉。引起视觉的外周感觉器官是眼。图9-1是人的右眼水平切面示意图。眼内与产生视觉直接有关的结构是眼的折光系统和感光系统。折光系统由角膜、房水、晶状体、玻璃体组成；视网膜上所含的感光细胞以及其相联系的双极细胞和神经节细胞，构成眼的感光系统。人眼的适宜刺激是波长为380~760nm的电磁波，在这个可见光谱的范围内，来自外界物体的光线透过眼的折光系统，成像在视网膜上。视网膜含有对光刺激高度敏感的视锥细胞和视杆细胞，能将外界光刺激所包含的视觉信息转变成电信号，并在视

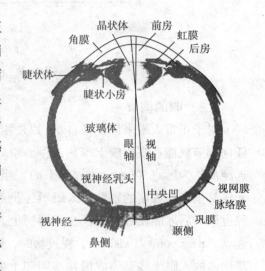

图9-1 眼球的水平切面（右眼）

网膜内进行编码、加工，由视神经传向视觉中枢作进一步分析，最后形成视觉。因此，研究眼的视觉功能，首先要研究眼折光系统的光学特性，弄清它们是怎样把不同距离的物体清晰地成像在视网膜上的；其次，要阐明视网膜是怎样对视网膜上的物像进行换能和编码的。

一、眼的折光及其调节

（一）眼的折光系统与成像

眼的折光系统由角膜、房水、晶状体和玻璃体四种折光体组成。由于晶状体的折光率较大，其凸度的大小可以调节，因此，它是眼的最重要的一个折光体。眼成像的原理与凸透镜成像的原理相似，但要复杂得多。眼的四种折光体的折光率和曲率半径都不相同。为了实际应用上的方便，通常用简化眼（reduced eye）来说明折光系统的功能。简化眼是一种人工模型，其光学参数与其他特征同正常眼等值，且更为简单，故可用来分析眼的成像情况。简化眼假定眼由一个前后径为20mm的单球面折光体构成，眼内容物均匀，折光率为1.333，外界光线入眼时，只在角膜表面发生一次折射。简化眼前表面角膜的曲率半径为5mm，即节点n距角膜前表面5mm，后主焦点在节点后方15mm处，正好相当于视网膜的位置。这个模型和静息时正常人眼一样，正好能使远处物体发出的平行光线聚焦在视网膜上，形成一个倒立缩小的实像（图9-2）。

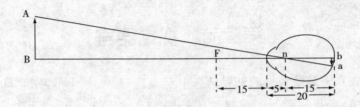

图 9 - 2　简化眼成像示意图

(二) 眼的调节

对于正常人眼来说，来自6m 以外物体的光线，都可近似地认为是平行的，眼无需任何调节就能在视网膜上聚焦成像。眼处于静息状态（未作调节）时能看清物体的最远距离称为远点（far point of vision）。当眼看近物（6m 以内）时，则从物体上发出的光线都呈不同程度的辐散，入眼后经折射聚焦成像在视网膜之后以致视物模糊，必须经过调节后才能使近物成像在视网膜上。眼做最大调节时能看清物体的最近距离称为近点（near point of vision）。视近物时，眼的折光系统发生相应变化而增强折光力，以使物体的入眼光线聚焦成像在视网膜上的过程，称为眼的调节。眼的调节主要靠晶状体形状的改变来实现。此外，瞳孔的调节和两眼球的会聚在此过程中也起着重要作用。

1. 晶状体的调节　晶状体是一个透明、双凸透镜形、有弹性的半固体物，其四周睫状小带（悬韧带）与睫状体相连。睫状体内有平滑肌，称为睫状肌，受动眼神经中的副交感神经支配。视远物时，睫状肌处于松弛状态，睫状小带保持一定的紧张度，晶状体处于扁平状态，远物的平行光线入眼后经折射正好成像在视网膜上。当看近物时，在视网膜上形成模糊的物像，此种信息传到视觉中枢后，反射性地引起动眼神经中的副交感纤维兴奋，使睫状肌收缩，睫状体向前内移动，于是睫状小带松弛，晶状体依自身的弹性而变凸（以前凸较为明显），折光力增强，物像前移，成像在视网膜上（图9 - 3）。所以，长时间地看近物，眼睛会感到疲劳。

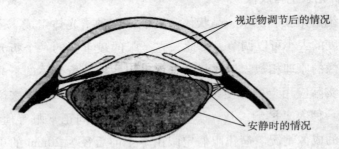

视近物调节后的情况

安静时的情况

图 9 - 3　晶状体和瞳孔的调节示意图

晶状体的调节能力是有一定限度的，这主要取决于晶状体的弹性，弹性越好，晶状体凸起的能力就越强，所能看清物体的距离就越近。晶状体的调节能力可用近点来表示，近点越近表示晶状体的弹性越好，调节能力越强。晶状体的弹性与年龄有关，随着年龄的增加，晶状体的弹性逐渐降低，调节能力也因此而减弱。如 8 岁左右的儿童近点平均约为 8.6cm，20 岁左右时平均约为 10.4cm，一般人在 40 岁以后晶状体的弹性减弱加速，60 岁时近点可增至 83.3cm。由于年龄的增长造成晶状体的弹性明显减弱，近点距离逐渐远移称为老视。矫正的办法是，看近物时可佩戴适当的凸透镜。

2. 瞳孔的调节 瞳孔的调节是指通过改变瞳孔的大小而进行的一种调节方式。在生理状态下，引起瞳孔调节的情况有两种，一种是由所视物体的远近引起的调节，另一种是由进入眼内光线的强弱引起的调节。

看近物时，可反射性地引起双侧瞳孔缩小，称为瞳孔近反射（near reflex pupil）或称瞳孔调节反射（papillary accommodation reflex）。其生理意义在于视近物时，瞳孔缩小可减少入眼光线量，并减少球面像差和色像差，使视网膜成像更为清晰。

正常人眼瞳孔的直径可变动于 1.5~8.0mm 之间。瞳孔大小可以调节进入眼内的光量。例如在夜间外界光亮度极弱的情况下，瞳孔直径可由 2mm 增加到 8mm，此时眼对光的敏感性可增加 16 倍。瞳孔的大小由于入射光量的强弱而发生的变化，称为瞳孔对光反射（papillary light reflex）。瞳孔对光反射是眼的一种重要的适应功能。其生理意义在于调节进入眼内的光量，使视网膜在光量过强时不致受到损害；也不会因光线过弱而影响视觉。瞳孔对光反射的反射过程为：强光照射视网膜时产生的神经冲动经视神经传到中脑对光反射中枢，更换神经元后到达双侧动眼神经核，再沿动眼神经中的副交感纤维传出，使瞳孔括约肌收缩，瞳孔缩小。瞳孔对光反射的效应是双侧性的，光照一侧眼时，两眼瞳孔同时缩小，称为互感性对光反射。瞳孔对光反射的中枢在中脑。因此临床上常把它作为判断中枢神经系统病变部位、全身麻醉深度和病情危重程度的重要指标。

3. 双眼球会聚 当双眼注视近物时发生两眼球内收及视轴向鼻侧聚拢的现象，称为眼球会聚（convergence），也称为辐辏反射，受动眼神经中的躯体运动纤维支配。双眼球会聚的生理意义在于看近物时可使物像落在两眼视网膜的对称点上，避免复视而产生单一的清晰视觉。

（三）眼的折光异常

正常眼的折光系统无需进行调节就能使平行光线聚焦成像于视网膜上，因而可以看清远物；看近物时，只要物距不小于近点的距离，眼经调节后也能使物体在视网膜上清晰成像，称为正视眼。若眼的折光能力异常或眼球的形态异常，平行光线不能在眼处于静息状态未调节时聚焦成像在视网膜上，则称为非正视眼，又称屈光不正（error of refraction）。包括近视、远视和散光。

1. 近视 近视（myopia）的发生是由于眼球的前后径过长或折光系统的折光能力过强，使远物的平行光线聚焦在视网膜之前，故视物模糊不清。近视眼看近物时，由于近物发出的是辐散光线，故眼不需调节或只作较小程度的调节，就能使光线聚焦在视网膜上，因此近视眼的近点和远点都移近。近视又可分为"假性近视"和"真性近视"，前者是指由于睫状肌的过度收缩乃至痉挛，使远处物体发出的平行光线聚焦在视网膜之前，视远物模糊。应用睫状肌麻痹剂后，睫状肌痉挛得以缓解，假性近视可恢复正视状态，故又称为调节性近视。矫正近视可用凹透镜。

2. 远视 远视（hyperopia）的发生是由于眼球的前后径过短或折光系统的折光能力太弱，使来自远物的平行光线聚焦在视网膜之后，造成视物模糊。新生儿的眼轴往往过短，多呈远视，在发育过程中眼轴逐渐变长，一般至6岁时成为正视眼。在远视眼，来自远处物体的平行光线聚焦在视网膜的后方，因而不能清晰地成像在视网膜上。远视眼的特点是在看远物时也需经过眼的调节才能使入眼光线聚焦在视网膜上，看近物时则需作更大程度的调节才能看清物体。由于晶状体的调节是有限度的，因此远视眼的近点距离比正视眼远。远视眼无论看近物还是远物都需进行调节，故易发生疲劳，尤其是做近距离作业或长时间阅读时可因调节疲劳而引起头痛。矫正远视可用凸透镜。

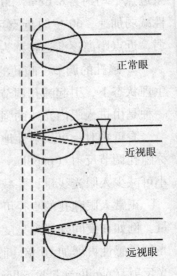

正常眼

近视眼

远视眼

图9-4 眼的折光异常及其矫正
实线为矫正前折射情况；
虚线为矫正后折射情况

3. 散光 正视眼的折光系统的各折光面都是正球面，球面上各个方向的曲率半径都相等，因而到达角膜表面各个点上的平行光线经折射后均能聚焦于视网膜上。散光（astig-matism）是指角膜表面在不同方向上曲率半径不同，一部分光线经曲率半径较小的角膜表面发生折射，聚焦于视网膜的前方；一部分光线经曲率半径正常的角膜表面发生折射，聚焦于视网膜上；另一部分光线经曲率半径较大的角膜表面发生折射，聚焦于视网膜的后方。因此，平行光线经角膜表面各个方向入眼后，不能在视网膜上形成焦点，因而造成视物不清或物像变形。矫正散光可用圆柱形透镜（图9-4）。

二、眼的感光功能

眼的感光功能是由视网膜完成的。来自外界物体的光线，通过折光系统进入眼内并在视网膜上形成物像，这只是一种物理学现象，只有物像被感光细胞所感受，并将其转换成神经纤维上的动作电位，由视觉传入通路传到经视觉中枢分析处理后，才引起视觉。

（一）视网膜的结构特点

视网膜是一层透明的神经组织膜，结构复杂细胞种类很多。按主要的细胞层次，可把视网膜分为四层。从外向内依次为色素上皮细胞层、感光细胞层、双极细胞层和神经节细胞层（图9-5）。

在视网膜中，能感受光线刺激的是视锥细胞（cone cell）和视杆细胞（rod cell），它们的细胞内都含有大量的感光色素。视锥细胞和视杆细胞在形态上都可分为四部分，由外向内依次为外段、内段、胞体和终足（图9-6）。其中外段是感光色素集中的部位，在感光换能过程中起重要作用。视杆细胞外段呈长杆状，视锥细胞外段呈圆锥状。

两种感光细胞都通过终足与双极细胞发生突触联系，双极细胞再和神经节细胞联系，神经节细胞的轴突构成视神经。在视神经穿过视网膜的地方形成视神经乳头，此处没有感光细胞，故没有感光功能，是生理上的盲点（blind spot），大约在中央凹鼻侧的3mm处。如果一个物体的成像正好落在此处，人将看不到该物体。正常时由于用两眼视物，一侧盲点可被另一侧视觉补偿，所以，平时人们并不觉得有盲点的存在。

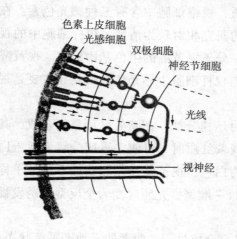

图9-5　视网膜结构模式图

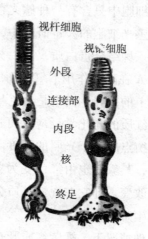

图9-6　视杆细胞和
视锥细胞模式图

视稚细胞和视杆细胞在视网膜上的分布并不均匀，在中央凹处的感光细胞几乎全部是视锥细胞，而且，此处的视锥细胞与双极细胞，神经节细胞的联系方式多数是一对一的"单线联系"，形成视锥细胞到大脑的"专线"。视杆细胞主要分布在视网膜的周边部分，一般是多个视杆细胞与一个双极细胞联系，再由多个双极细胞与一个神经节细胞联系，形成细胞间传递信息的聚合式通路。因此，分别以视锥细胞与视杆细胞为主构成了两种不同的感光换能系统：视锥系统和视杆系统。

（二）视网膜的两种感光换能系统

1. 视锥系统　是指由是视锥细胞和与它们相联系的双极细胞及神经节细胞等组成。其功能特点是，对光线的敏感性较差，只有在较强的光线刺激下才能发生反应，主要功能是白昼视物；该系统视物时能分辨颜色，有较高的分辨能力，对物体的轮廓及细节都能看清。由于视锥系统的主要功能是白昼视物，故视锥系统也称为昼光觉或明视觉。以白昼活动为主的动物，如鸡、鸽、松鼠等，其视网膜的感光细胞以视锥细胞为主。

2. 视杆系统　是指由视杆细胞和与它们相联系的双极细胞以及神经节细胞等组成。其功能特点是，对光线的敏感度较高，能在昏暗环境中感受弱光刺激而引起视觉。但该系统视物时不能分辨颜色，只能辨别明暗。分辨能力较低，视物时的精细程度较差。由于该系统的主要功能是在暗光下视物又称晚光觉或暗视觉。基于上述原因，所以在光线很暗的情况下，人眼只能看到物体的粗略形象，而看不清其精细结构和色彩。由于视杆细胞主要分布在视网膜的周边部，所以在黑暗中看物体时，正盯着物体观看（成像在中央凹）反倒不如扫视看得清楚。在自然界，以夜间活动为主的动物，如鼠、猫头鹰等，其视网膜的感光细胞以视杆细胞为主。正常人眼视网膜中具有以上两种感光细胞，故明视觉和暗视觉功能均有。

（三）视网膜的光化学反应

视杆细胞中只含有一种感光色素即视紫红质，视锥细胞中含有三种感光色素。在对视网膜感光细胞的大量研究中，对视杆细胞的研究相对较为清楚。视杆细胞中的视紫红质是一种结合蛋白质，由一分子视蛋白和一分子视黄醛的生色基团组成。视黄醛由维生素 A 在酶的作用下氧化而成。视锥细胞与视杆细胞中感光色素的差异主要是视蛋白结构上的差异，而不是生色基团的差异。

视紫红质的光化学反应是可逆的，在光照时迅速分解，在暗处又可重新合成，其反应的平衡点决定于光照的强度。当光线照射视紫红质时，可使之迅速分解为视蛋白与视黄醛，其颜色也由红色变为黄色，最后变为白色。视黄醛在光照条件下其分子构象会发生改变，即它在视紫红质分子中本来呈 11 - 顺型，光照时变为全反型，诱发视杆细胞产生感受器电位。

在生理情况下，视紫红质既有分解过程，又有合成过程，两者处于动态平衡状态。受光线照射时，视紫红质分解为视蛋白和全反型视黄醛；合成时，视黄醛首先由全反型转变为 11 - 顺型，再与视蛋白结合成视紫红质备用（图 9 - 7）。合成过程和分解过程的快慢，取决于光线的强弱。

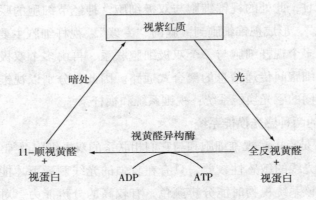

图 9 - 7　视紫红质光化学反应示意图

视紫红质在分解和再合成的过程中，有一部分视黄醛被消耗，需要血液中的维生素 A 来补充。如果血液中维生素 A 缺乏，会影响人在暗光时的视力，引起夜盲症。

三、与视觉生理有关的几种生理现象

1. 视敏度

视敏度（visual acuity）又称视力。是指眼分辨物体微细结构的最大能力，即分辨物体上两点间最小距离的能力。通常以视角的大小作为衡量标准。视角是指物体上两点发出的光线入眼后，在节点交叉所形成的夹角。视角与视敏度的关系为：视敏度 = 1/视角。视角以分角为单位进行计算。当物体在视网膜上的视角为 1 分角（1/60 度）时，物像能被眼睛辨认，此时认为眼具有正常视力，按国际标准视力表表示为 1.0，按对数视力表表示为 5.0。这时视网膜上形成物像的两点刚好间隔一个未被兴奋的视锥细胞，冲动传入中枢后便产生两点分开的感觉（图 9 - 8）。

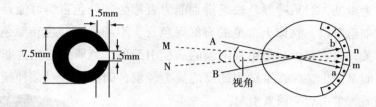

图 9 - 8　视力与视角示意图

1 分视角（如 AB 两点光线的夹角）时的物像（ab）可兴奋两个不相邻的视锥细胞，

视角变小（MN 两点光线的夹角）后的物像（mn）只兴奋同一个视锥细胞

2. 暗适应与明适应

（1）暗适应　人从明亮处突然进入暗处，最初看不清任何物体，经过一段时间后，才恢复了在暗处的视力，逐渐看清物体，这一现象称为暗适应（dark adaptation）。暗适应是人眼在暗处对光的敏感度逐渐提高的过程，这一过程主要取决于视杆细胞的视紫红质在暗处再合成的速度。在明亮处，视杆细胞中的视紫红质在光照下大量分解而余量很少，突然进入暗处后的短时间内，因视紫红质太少，不足以引起对暗光的感受，而视锥细胞对弱光又不敏感，故暂时不能看清物体。过一段时间后，视紫红质在暗处大量合成，眼对暗光的感受能力增强，逐渐恢复在暗处的视力。暗适应是人眼在暗处对光的敏感度逐渐提高的过程。一般在进入暗处后最初 5 ~ 8min 之内，人眼感知光线的阈值出现一次明显的下降，大约进入暗处 25 ~ 30min 时，阈值下降到最低点，并稳定于这一水平。上述视觉阈值的第一次下降主要与视锥细胞色素的合成增加有关；第二次下降亦即暗适应的主要阶段，则与视杆细胞中视紫红质的合成增强有关。视紫红质的再生速度缓慢，全部再生大约需要 30min，这与人类暗适应的时间相吻合。

（2）明适应　从暗处突然进入明亮处尤其是强光下，最初只感到耀眼的光亮，不能看清物体，稍待片刻后才恢复正常视觉，这种现象称为明适应（light adaptation）。明适应主要是由于在暗处时视杆细胞内积蓄了大量的视紫红质，在明处遇到强光时迅速分解，由于视紫红质对光的敏感度较高，因而产生耀眼的光感。待视紫红质大量分解后，视锥细胞便承担起在亮光下的感光功能。明适应较快，约需 1min 左右即可完成。

3. 色觉与色觉功能障碍

辨别颜色是视锥细胞的重要功能。正常视网膜可区分波长在 370 ~ 740nm 之间的约 150 种颜色，但主要视光谱上的红、橙、黄、绿、青、蓝、紫 7 种颜色。人类产生颜色视觉的确切原因尚未完全搞清楚，有关色觉的产生机制，目前多以"三原色学说"进行解释。该学说认为，视网膜中有三种不同的视锥细胞，分别含有对红、绿、蓝三种光敏感的感光色素。当某一波长的光线作用于视网膜时，可以按一定的比例使三种视锥细胞分别产生不同程度的兴奋，这样的信息传至中枢，就产生某一种颜色的感觉。红、绿、蓝 3 种色光按各种不同的比例作适当的混合，可以引起任何颜色的感觉。

色觉异常又称色觉功能障碍也可用三色学说来解释，包括色盲或色弱。色盲（color – blindness）是指对全部颜色或某些颜色缺乏分辨能力。完全不能辨别颜色者称为全色盲，较为少见，对某种颜色缺乏辨别能力者称为部分色盲。可能是由于缺乏相应的某种视锥细胞所致。临床上常见的有红绿色盲，不能分辨红色和绿色。色盲绝大多数与遗传有关，只有极少数是由视网膜的病变引起的。色弱的产生并非由于缺乏某种视锥细胞，而是由于某种视锥细胞的反应能力较弱，因此患者对某种颜色的识别能力较正常人稍差，常由后天因素引起。

4. 视野

单眼固定注视正前方一点时该眼所能看到的范围，称为视野（visual field）。利用视野计可绘出视野图。正常人的视野受面部结构的影响，鼻侧与上方视野较小，颞侧与下方视野较大。各种颜色的视野也不一致，白色视野最大，黄蓝色次之，再次为红色，绿色视野最小（图 9 – 9）。临床上检查视野，可帮助诊断视网膜和视觉传导通路的某些病变。

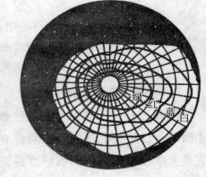

图 9 – 9　右眼的颜色视野

5. 双眼视觉和立体视觉

两眼同时看一物体时所产生的视觉称为双眼视觉。双眼视物时，由于从物体同一部分来的光线成像于两眼视网膜的相称点上，才产生了一个物体的视觉。双眼视觉可弥补单眼视野中的盲点缺陷，扩大视野，并可产生立体视觉，以及增加对物体形态、大小和距离判断的准确性。

第三节　位、听觉器官

听觉器官由外耳、中耳和内耳耳蜗组成，听觉感受器是位于内耳耳蜗的螺旋器。人耳的适宜刺激是振动频率为 20～20 000Hz 的声波，其中最敏感的频率范围在 1000～3000Hz 之间。物体振动时发出的声波，通过外耳、中耳传至内耳，经内耳的换能作用，使蜗神经纤维产生神经冲动，再传导至大脑皮层的听觉中枢，产生听觉。听觉对动物适应环境和人类认识自然有着重要意义，在人类语言更是互通信息、交流思想的重要工具。

一、外耳和中耳的传音功能

（一）外耳的功能

外耳由耳廓和外耳道组成。耳廓的形状有利于收集声波，起采音作用，还可帮助判断声源方向。有些动物能转动耳廓以探测声源的方向。人耳耳廓的运动能力已经退化，但可通过转动头部来判断声源的位置。外耳道是声波传入内耳的通路，其一端开口于耳廓，另一端终止于鼓膜，声波从外耳道口传至鼓膜时频率增强了10dB，说明外耳道能对声波产生共振作用。

（二）中耳的功能

中耳由鼓膜、鼓室、听骨链、咽鼓管等结构组成。中耳的主要功能是将空气中的声波振动能量高效地传递到内耳淋巴液，其中鼓膜和听骨链在声波传递过程中起着重要作用。

1. 鼓膜 呈椭圆形浅漏斗状，面积约 $50 \sim 90 mm^2$，厚度约 0.1mm。位于外耳道和鼓室之间，顶点朝向鼓室，内侧与锤骨柄相连。鼓膜很像电话机受话器中的振膜，是一个压力承受装置，具有较好的频率响应和较小的失真度，其振动可与声波振动同始同终，有利于把声波振动如实地传递给听骨链。

2. 听骨链 由锤骨、砧骨和镫骨三块听小骨依次连接而成。锤骨柄附着于鼓膜，镫骨底与卵圆窗膜相接，砧骨居中，将锤骨和镫骨连接起来，使三块听小骨形成固定夹角的杠杆。其中锤骨柄为长臂，砧骨长突为短臂（图9-10），支点的位置刚好在听骨链的重心上，因此在能量传递过程中惰性最小，效率最高。声波由鼓膜经听骨链到达卵圆窗膜时，其振动的压强增大，而振幅减小，这就是中耳的增压作用，既提高了传音效率，又可避免声波对内耳和卵圆窗膜造成损伤。其原因主要有以下两个方面：①因鼓膜的周围部分振动较小，因此鼓膜的实际振动面积约为 $59.4 mm^2$，而卵圆窗的面积只有 $3.2 mm^2$，二者之比为 18.6：1。如果听骨链传递时总压力不变，则作用于卵圆窗膜上的压强为鼓膜上压强的 18.6 倍。②听骨链杠杆的长臂与短臂之比为 1.3：1，因此通过杠杆的作用，短臂一侧的压力增大为原来的 1.3 倍。通过以上两方面的作用，在整个中耳传递过程中总的增压效应为 18.6×1.3 倍，即 24.2 倍。

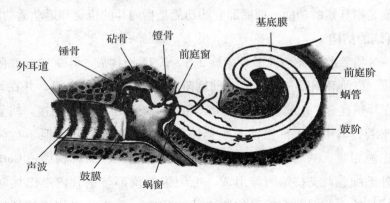

图 9-10 中耳和耳蜗关系示意图

3. 咽鼓管 是连接鼓室和鼻咽部的通道，中耳鼓室内的空气借此与大气相通。在通常情况下，其鼻咽部的开口处于闭合状态，只在吞咽、打哈欠时，由于鼻咽部某些肌肉的收缩，可使管口开放。咽鼓管的主要作用是调节鼓室内空气的压力，使之与外界大气压保持平衡，这对维持鼓膜的正常位置、形状和振动性能具有重要意义。如果某种原因（如炎症等）使咽鼓管发生阻塞，鼓室内的空气被组织吸收而使压力降低，可引起鼓膜内陷，并产生耳鸣，影响听力。在日常生活中，由于某些情况，可造成鼓室内外空气的压力差发生变化，如人体的空间位置快速大幅度地升降过程，若咽鼓管鼻咽部的开口不能及时开放，也会引起鼓室内外空气压力的不平衡。此时，如果做吞咽动作，常可避免此类情况的发生。

（三）声波传入内耳的途径

声波通过气传导与骨传导两条途径传入内耳。

1. 气传导 此途径又根据传音时听骨链是否发挥作用分为两条。①听骨链途径：声波经外耳道引起鼓膜振动，再经听骨链和卵圆窗膜传入内耳耳蜗。正常情况下，这是声波传入内耳的主要途径。②鼓室途径：声波经外耳道引起鼓膜振动，经鼓室内空气振动到达圆窗，传入内耳耳蜗。此途径只在鼓膜或听骨链严重受损时才发挥一定的传音作用，这时的听力大为降低。

2. 骨传导 声波直接引起颅骨的振动，再引起位于颞骨骨质中的耳蜗内淋巴的振动，这种传导途径称为骨传导（bone conduction）。骨传导的敏感性比气传导的低得多，因此在正常听觉的引起中作用甚微。当鼓膜或中耳病变引起传音性耳聋时，气传导作用明显受损而骨传导作用相对增强；当耳蜗病变引起感音性耳聋时，气传导和骨传导作用均减弱。临床上常通过检查患者气传导和骨传导的情况，帮助判断听觉障碍的病变部位和原因。

二、内耳耳蜗的感音功能

内耳包括耳蜗和前庭器官两部分，其中感受声音的装置位于耳蜗内。这里所说的内耳感音功能是指耳蜗的功能，前庭器官的功能是指内耳的位觉和运动觉功能。

（一）耳蜗的结构

耳蜗由一骨质管腔围绕一锥形骨盘旋 2.5～2.75 周构成。耳蜗被前庭膜和基底膜分隔为前庭阶、鼓阶和蜗管三个管腔。前庭阶和鼓阶内充满外淋巴，并在耳蜗顶部经蜗孔相连；在耳蜗底部，前庭阶与卵圆窗膜相接，鼓阶与圆窗膜相接。蜗管是一个充满内淋巴的盲管，其中的内淋巴液与膜迷路内的内淋巴液相通，但不与前庭阶和鼓阶内的外淋巴液相通。基底膜上有声音感受器–螺旋器，又称柯蒂（Corti）器。螺旋器由内、外毛细胞及支持细胞等组成。毛细胞的顶部与蜗管内淋巴接触，上有听纤毛，其中较长的一些埋植在盖膜的胶冻状物质中。盖膜的内侧连接耳蜗轴，外侧游离在内淋巴中，底部则与外淋巴接触。毛细胞的底部有丰富的听神经末梢分布（图 9－11）。

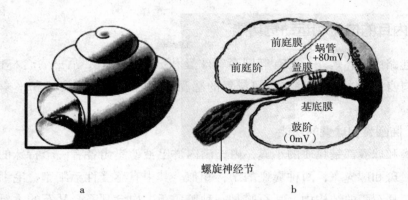

图 9 - 11　耳蜗模式图

a. 外形；b. 横切面

（二）耳蜗的感音换能作用

内耳耳蜗的作用是把传到耳蜗的机械振动转变为听神经的神经冲动，即将机械能转换为生物电能。在这一转变过程中，耳蜗基底膜的振动起着关键作用。

当声波振动通过听骨链到达卵圆窗膜时，压力变化立即传给耳蜗内的液体和膜性结构。如果卵圆窗膜内移，前庭膜和基底膜也将下移，使鼓阶的外淋巴压迫圆窗膜外移；相反，当卵圆窗膜外移时，则整个耳蜗内的液体和膜性结构又作反方向的移动，如此反复，便形成了基底膜的振动。由于毛细胞顶端的听毛有些埋植在盖膜的胶状质中，基底膜与盖膜的附着点不在同一个轴上，因而当基底膜振动时，便与盖膜之间发生交错的移行运动，毛细胞与盖膜相对位置随之发生变化，使听毛弯曲，毛细胞受刺激而兴奋，把声波振动的机械能转变为耳蜗微音器电位。其电位变化达到阈电位时便触发与其相连的蜗神经纤维产生动作电位，传入大脑皮质的听觉中枢加工成听觉。

（三）耳蜗对声波的初步分析

观察表明，振动从基底膜底部开始，按照物理学中的行波原理向其顶部方向传播，就像抖动一条绸带时，行波沿着绸带向其远端传播一样。不同频率的声波引起的行波都是从基底膜的底部开始，但声波频率不同，行波传播的远近和基底膜出现最大振幅的部位也不同。声波频率越高，行波传播越近，基底膜出现最大振幅的部位越靠近耳蜗底部；反之，声波频率越低，则行波传播越远，基底膜最大振幅出现的部位越靠近耳蜗顶部。

不同频率的声音引起的不同形式的基底膜振动，被认为是耳蜗对不同声音频率进行初步分析的基础。动物实验和临床研究证实：耳蜗底部受损时主要影响高频听力，耳蜗顶部受损时主要影响低频听力。由于每一种振动频率在基底膜上都有一个特定的行波传播范围和最大振幅区，这些区域的毛细胞和听神经纤维就会受到最大刺激，这样，不同来源和组合的听神经纤维的冲动传到听觉中枢的不同部位，就可引起不同音调的感觉。

三、内耳的位觉和运动觉功能

内耳迷路中除耳蜗外，还有椭圆囊、球囊和三个半规管，后三者合称前庭器官，是人体对自身运动状态和头在空间位置的感受器，对维持机体姿势和平衡起着重要作用。

（一）椭圆囊和球囊的功能

椭圆囊和球囊都是膜质的小囊，内充满内淋巴液，囊内各有一个特殊的结构分别称为椭圆囊斑和球囊斑，两种囊斑的结构相似。其中有感受性毛细胞。毛细胞顶部的纤毛埋植于耳石膜的结构中。耳石膜是一种胶质板，内含耳石，耳石的主要成分是蛋白质和碳酸钙，比重大于内淋巴。椭圆囊中的囊斑和球囊中的囊斑所处的空间状态有所不同。当人体直立时，椭圆囊中的囊斑处于水平位，即毛细胞的纵轴与地面垂直，顶部朝上，耳石膜位于纤毛的上方；球囊的囊斑则处于垂直位，毛细胞的纵轴与地面平行，顶部朝外，耳石膜悬在纤毛的外侧。

椭圆囊和球囊囊斑的适宜刺激分别是直线变速运动和头部位置的改变。当机体作直线变速运动或头部的位置改变时，由于重力或惯性的作用，毛细胞与耳石膜的相对位置改变，引起毛细胞顶部纤毛的弯曲变化，使毛细胞兴奋，再通过突触传递影响前庭神经的传入冲动，这种信息传入中枢后，可产生直线变速运动的感觉或头部空间位置的感觉，同时通过姿势反射引起躯干和四肢肌张力的改变，以保持身体平衡。

（二）半规管的功能

人两侧内耳中各有三条相互垂直的半规管，因此可以感受空间任何方向的旋转变速运动。每条半规管与椭圆囊连接处都有一个膨大部分叫壶腹。壶腹内有一隆起的结构称为壶腹嵴，其中有感受性毛细胞。毛细胞顶部的纤毛埋植在胶质性的圆顶形终帽中，其底部与前庭神经末梢相联系。

壶腹嵴的适宜刺激是旋转变速运动。当身体围绕不同方向的轴作旋转运动时，由于半规管腔中内淋巴的惯性，它的启动要比人体和半规管本身的运动滞后，因此将使一侧半规管的内淋巴冲击壶腹，使壶腹嵴的终帽弯曲，毛细胞受刺激而兴奋；另一侧半规管的内淋巴则离开壶腹，使毛细胞产生抑制。当旋转继续进行到匀速状态时，管腔中的内淋巴与半规管呈同步运动，惯性作用消失，终帽复位，对毛细胞刺激作用消失，中枢获得的信息与不进行旋转时无异。当旋转突然停止时，头部（包括半规管）停止运动，管腔中的内淋巴又因惯性而继续流动，但两侧壶腹嵴中毛细胞纤毛的弯曲方向和冲动发放情况正好与旋转开始时相反。人体的三对半规管互相垂直，可以感受任何平面上不同方向旋转变速运动的刺激。这种信息通过前庭神经传入中枢，产生不同的旋转运动感觉，并引起姿势反射以维持身体平衡。

（三）前庭反应

当前庭器官受刺激而兴奋时，其传入冲动到达有关的神经中枢后，除引起一定的运动觉和位置觉以外，还可引起各种姿势调节反射、内脏功能的改变和眼震颤，这些现象统称为前庭反应。

1. 前庭器官的姿势反射 人体在前庭器官受刺激时，也会出现一些躯体调节反射，如人乘车而车突然加速时，会有颈背肌紧张增强而出现后仰，车突然减速时又有相反的情况；人乘电梯突然上升时，伸肌抑制而肢体屈曲，下降时伸肌紧张而肢体伸直等，这些都是由于直线变速运动时刺激了椭圆囊和球囊，反射性地引起四肢和躯干肌紧张性的改变所致。同样，在作旋转变速运动时，也可刺激半规管，反射性地改变颈部和四肢肌紧张的强度，以维持姿势的平衡。例如当人体向左旋转时，可反射性地引起左侧上、下肢伸肌和右侧屈肌的肌紧张增强，使躯干向右侧偏移；旋转停止时，肌紧张的改变与上述相反，使躯干向左侧偏移。

直线变速运动或旋转变速运动引起姿势反射的结果，常同发动这些反射的刺激相对抗，其意义在于维持机体一定的姿势和保持身体平衡。

2. 前庭器官的内脏反应 人类前庭器官受到过强或过久的刺激，常可引起自主神经系统的功能反应，表现出现一系列内脏反应，如恶心、呕吐、眩晕、皮肤苍白、心率加快、血压下降等现象。在有些人，这种现象特别明显，出现晕车、晕船等症状，可能是因为前庭器官的功能过于敏感的缘故。

3. 眼震颤 由旋转运动刺激前庭器官所引起的一种眼球特殊运动，称为眼震颤。眼震颤主要是由半规管受刺激引起的，震颤的方向也随受到刺激的半规管不同而不同。人类在水平面上的活动较多，故以水平震颤为常见（图9-12）。

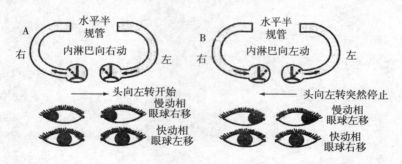

图9-12 旋转变速运动时水平半规管壶腹嵴毛细胞
受刺激情况和眼震颤方向示意图

A：旋转开始时的眼震颤方向；B：旋转突然停止后的眼震颤方向

临床疾病案例

案例：夜盲症

患者，男，25岁。在黄昏以后或者白天处于光线昏暗的地方视物不清。实验室检查：显示体内缺乏维生素A，视紫红质合成不足。

问题与思考：夜盲症的主要发病机制。

【提示】夜盲症与视杆细胞的光化学反应有关。部分视黄醛被消耗，需要不断地补充维生素A以维持视紫红质代谢。

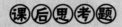

课后思考题

1. 感受器的一般生理特征有哪些？

2. 人眼看近物时有哪些调节反应？

3. 眼的折光异常有哪几类？其产生原因各是什么？如何矫正？

4. 声波是如何传入内耳的？

5. 前庭器官包括哪些？各自有何生理功能。

第十章

神经系统

☞ **学习目标**

1. 掌握神经元的一般结构与功能，经典的突触化学传递原理以及突触后神经元的电活动变化，神经递质与受体的概念、分类及其作用。

2. 掌握痛觉的类型、产生，内脏痛与牵涉痛的特点。

3. 熟悉神经反射活动的规律；反射弧，中枢神经元的联系方式；中枢抑制的分类及其产生机制。

4. 熟悉两种感觉投射系统的组成特点及其功能，第一感觉区的分布投射规律；内脏感觉投射的分布特点。

5. 熟悉牵张反射类型及产生原理；脊休克的定义、表现、产生原因；大脑皮层、基底神经节、小脑对躯体运动的功能；大脑皮层运动区的分布及控制特点；脑干对肌紧张和姿势的调节作用。

6. 了解自主神经的结构与功能特征及其对内脏活动的调节，下丘脑对内脏活动的主要调节作用。

7. 了解两种睡眠时相的特点及其意义，皮层诱发电位的概念；脑的高级神经活动和脑电活动，学习的形式、大脑皮层语言中枢和一侧优势等内容。

神经系统是人体内起主导作用的功能调节系统。人体各器官、系统的功能和各种生理活动都不是各自孤立地进行，而是在神经系统的直接或间接调节控制下，互相联系、互相制约，使人体成为一个完整统一的有机体；同时，人体又是生活在经常变化的环境中，环境的变化必然随时影响着体内的各种功能，这也需要神经系统对体内各种功能不断进行迅速而完善的调整，使人体适应体内外环境的变化，维持生命活动的正常进行。神经系统包括中枢神经系统和周围神经系统，本章主要介绍中枢神经系统的生理功能。

第一节　神经元及反射活动的一般规律

神经系统由神经细胞和神经胶质细胞组成。神经细胞（neurocyte）又称神经元

(neuron)，是神经系统的基本结构和功能单位。神经胶质细胞（neurocyte）简称胶质细胞（glia），具有支持、保护和营养神经元的功能。

一、神经元和神经纤维

（一）神经元的基本结构和功能

神经元的形态与功能多种多样，但结构上大致都可分为细胞体和突起两部分（图 10 - 1），胞体的中央有细胞核，核的周围为细胞质，胞质内除有一般细胞所具有的细胞器如线粒体、内质网等外，还含有特有的神经元纤维及尼氏体。神经元的突起分为树突（dendrite）和轴突（axon）。树突较短但分支较多，其主要功能是接受冲动，并将冲动传至细胞体。每个神经元只发出一条轴突，其主要功能是传导神经冲动。轴突的起始部分称为始段（initial segment），神经元的动作电位一般在此处产生，而后沿轴突传布。轴突细而长，可发出侧支，其末端分成许多分支，每个分支末梢部分膨大呈球形，称为突触小体（synaptic knob），轴突的末梢可释放神经递质。神经元的基本功能是感受刺激，对刺激信号加以分析、整合或储存，并将整合的信息传出以实现信息的交换。

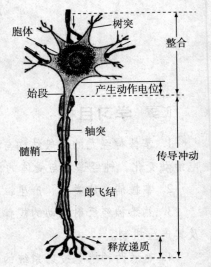

图 10 - 1 神经元的结构示意图

（二）神经纤维

神经纤维（nerve fiber）是由轴突的外面包上髓鞘或神经膜（由胶质细胞构成）而成。有髓鞘的神经纤维称为有髓纤维，无髓鞘的神经纤维称为无髓纤维。

1. 神经纤维的功能　神经纤维的主要功能是传导兴奋。对其所支配的组织，神经纤维将兴奋冲动传导至神经末梢时，通过释放特殊的神经递质从而改变所支配组织的功能活动，这一作用称为神经的功能性作用；另一方面神经还能通过末梢经常释放某些物质，持续地调整被支配组织的内在代谢活动，影响其持久性的结构、生化和生理的变化，这一作用与神经冲动无关，称为神经的营养性作用（trophic action）。神经营养性作用的研究，主要是在运动神经上进行的。实验发现，切断运动神经后，被支配的肌肉内的糖原合成减慢、蛋白质分解加速，肌肉逐渐萎缩；如将神经缝合再生，则肌肉变化可以恢复。目前认为，营养性作用是由于末梢经常释放某些营养性物质，作用于所支配的组织而完成的。

2. 神经纤维传导兴奋的特征　①生理完整性：神经传导是依靠局部电流来完成的，因此它要求神经纤维在结构和功能上都是完整的才能传导兴奋。如果神经纤维被切断或局部受麻醉药作用而丧失了完整性，则因局部电流不能很好通过断口或麻醉区而发生传导阻滞。②绝缘性：一条神经干中包含着许多条神经纤维，但由于局部电流主要在一条纤维上构成回路，加上各纤维之间存在结缔组织，因此每条纤维传导冲动时基本上互不干扰，表现为传导的绝缘性。③双向性：人工刺激神经纤维的任何一点引发冲动时，由于局部电流可在刺激点的两端发生，因此冲动可向两端传导，表现为传导的双向性。④相对不疲劳性：神经纤维能在较长时间内保持不衰减的传导兴奋的能力。例如在实验条件下，采用每秒 50~100 次的电刺激，连续刺激神经纤维 9~12h，神经纤维始终能保持其传导兴奋的能力。

3. 神经纤维传导兴奋的速度　用电生理方法记录神经纤维的动作电位，可以精确地测定各种神经纤维的传导速度，不同种类的神经纤维具有不同的传导速度，这与神经纤维的直径、有无髓鞘和温度有着密切的关系。一般来说，直径较粗、有髓鞘的纤维，其传导速度较快，直径较细、无髓鞘的纤维，传导速度较慢。在一定范围内，传导速度与温度成正比，温度降低则传导速度减慢，当降至 0℃ 以下时，传导就要发生阻滞，局部可暂时失去感觉，这就是临床上低温麻醉的机制之一。据测定，人的上肢正中神经内，运动纤维的传导速度为 58m/s，因此通过测定神经纤维传导速度，有助于诊断神经纤维的疾患和估计神经损伤的预后。

4. 神经纤维的分类　①根据电生理学的特性（主要是根据兴奋传导速度）来分类，将哺乳类动物的周围神经的纤维分为 A、B、C 三类。②根据纤维直径的大小及来源分类将传入纤维分为 Ⅰ、Ⅱ、Ⅲ、Ⅳ 四类，Ⅰ 类纤维中包括 Ⅰa 和 Ⅰb 两类。两种分类方法及对应关系见表 10-1。

表 10-1　神经纤维的分类

按电生理学 特性分类	传导速度 （m/s）	纤维直径 （μm）	来源	按来源与 直径分类
A 类（有髓）				
A_α	70~120	13~22	肌梭、腱器官传入纤维， 支配梭外肌的传出纤维	Ⅰ
A_β	30~70	8~13	皮肤的触压觉传入纤维	Ⅱ
A_γ	15~30	4~8	支配梭内肌的传出纤维	
A_δ	12~30	1~4	皮肤痛、温觉传出纤维	Ⅲ
B 类（有髓）	3~15	1~3	自主神经节前纤维	
C 类（无髓）				
sC	0.7~2.3	0.3~1.3	自主神经节后纤维	
drC	0.6~2.0	0.4~1.2	背根中痛觉传入纤维	Ⅳ

5. 神经纤维的轴浆运输　神经元轴突内的胞质称为轴浆。实验证明，轴突内的轴浆是经常在流动的。借助轴浆流动在胞体和轴突末梢之间运输物质的现象称为轴浆运输（axoplasmic transport）。它对维持神经元的正常结构和功能有着重要意义。

轴浆流动是双向的，一方面部分轴浆由胞体流向轴突末梢，即顺向轴浆运输（anterograde transport）；另一方面部分轴浆由轴突末梢反向流向胞体，即逆向轴浆运输（retrograde transport）。目前知道，自胞体向轴突末梢的轴浆运输分两类。一类是快速轴浆运输，指的是具有膜的细胞器（线粒体、递质囊泡、分泌颗粒等）的运输，在猴、猫等动物的坐骨神经内其运输速度为 410mm/d，另一类是慢速轴浆运输，指的是由胞体合成的蛋白质所构成的微管和微丝等结构不断向前延伸，其他轴浆的可溶性成分也随之向前运输，其速度为 1~12mm/d。逆向轴浆运输的速度约 205mm/d，有人认为，破伤风毒素、狂犬病病毒由外周向中枢神经系统转运的机制，可能就是逆向轴浆流动。

二、突触生理

在神经调节活动中，神经元与神经元之间的信息联系十分频繁，联系的方式也很复杂，其中最重要的联系方式就是突触联系。

（一）突触的概念与分类

突触（synapse）是反射弧中神经元与神经元之间、神经元与效应器之间紧密接触并进行信息传递的部位。神经元与效应器之间的突触也称为接头（见第二章）。人类中枢神经系统中约有 10^{14} 个突触。突触分为化学突触、电突触和非突触性化学传递三种，其中以化学突触最普遍，故作详细叙述。根据突触接触部位不同，突触一般分为轴-体突触、轴-树突触、轴-轴突触等三类（图 10-2）。根据突触传递产生的效应不同，可将突触分为兴奋性突触和抑制性突触两类。

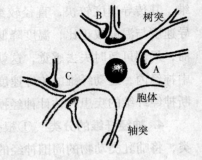

图 10-2　突触类型示意图
A：轴-体突触；B：轴-轴突触；
C：轴-树突触

（二）突触的基本结构

在电镜下观察到，一个神经元的末梢形成许多分支，每个分支末梢脱去髓鞘后膨大成球状，称为突触小体。突触小体的轴浆内有较多的线粒体和含有高浓度神经递质的囊泡，称为突触小泡。突触小体的膜称为突触前膜，与它相对应的另一个神经元的膜称为突触后膜。突触后膜上存在与神经递质特异性结合的受体。突触前膜和后膜较一般的神经元膜稍增厚，约 7.5nm。两膜之间的缝隙宽约 20nm，称为突触间隙。可见，一个突触即由突触前膜、突触间隙和突触后膜三部分组成（图 10-3）。不同神经元，突触小体内囊泡的大小和形态不完全相同，其内所含的递质也不同。

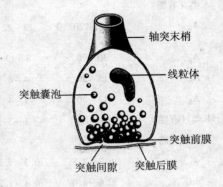

图 10-3　突触结构模式图

（三）突触的信息传递过程

突触传递（synaptic transmission）是指突触前神经元的信息传递到突触后神经元的过程。当神经冲动传导到突触前膜时，引起突触前膜去极化，电压依赖型 Ca^{2+} 通道开放，Ca^{2+} 流入突触小体，促使其内的递质囊泡向前膜靠近，然后融合、破裂并释放出神经递质到突触间隙。神经递质弥散到突触后膜，并与后膜上的特异性受体结合，引起后膜对不同的离子通透性变化，导致突触后膜产生局部去极化电位或超极化电位，此电位称为突触后电位。这两种性质不同的突触后电位分别与突触后神经元发生兴奋或抑制有关。

突触后电位主要有兴奋性突触后电位和抑制性突触后电位两种类型。

1. 兴奋性突触后电位 当神经冲动抵达突触前膜时，引起突触前膜释放兴奋性递质，作用于突触后膜上相应的受体，使后膜对 Na^+、K^+，尤其是 Na^+ 的通透性增大，Na^+ 内流进入突触后膜，从而使后膜发生局部去极化。这种突触后膜在神经递质作用下产生的局部去极化，称为兴奋性突触后电位（excitatory postsynaptic potential，EPSP）。EPSP是一种局部电位（图10-4），可以总和。若突触前神经元活动频率加快（发生时间总和）或参与活动的突触数量增多（发生空间总和）时，EPSP总和达到突触后神经元的阈电位时，就会在突触后神经元的轴突始段产生动作电位，并沿着轴突传播出去。

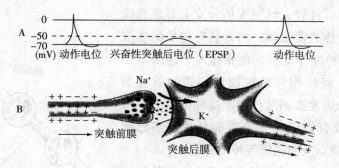

图 10-4 兴奋性突触后电位产生示意图

A. 电位变化；B. 突触传递

2. 抑制性突触后电位 当神经冲动抵达突触前膜时，引起突触前膜释放抑制性递质，作用于突触后膜相应受体，使后膜对 Cl^-、K^+，尤其是 Cl^- 的通透性增大，Cl^- 内流进入突触后膜，使突触后膜发生局部超极化（图10-5），这种突触后膜在神经递质作用下产生的局部超极化电位变化，称为抑制性突触后电位（inhibitory postsynaptic potential，IPSP）。IPSP也是一种局部电位变化，也可以总和。IPSP使突触后神经元的膜电位与阈电位的距离增大而不易爆发动作电位，即对突触后神经元产生了抑制效应。

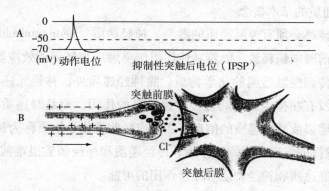

图 10-5 抑制性突触后电位产生示意图

A. 电位变化；B. 突触传递

实际上，一个突触前神经元的轴突末梢通常发出多个分支与许多突触后神经元构成突触联系，而一个突触后神经元则与许多神经元的轴突末梢构成突触联系，产生的突触后电位既有 EPSP，也有 IPSP。EPSP 使突触后神经元的兴奋性提高，IPSP 使突触后神经元兴奋性降低，因此，是否引起突触后神经元发生兴奋取决于这些 EPSP 和 IPSP 的代数和。

神经元之间除了上述的经典化学突触联系外，还存在多种其他方式，下面列举两种。

（1）非突触性化学传递（non-synaptic chemical transmission）　非突触性化学传递也是通过化学递质来传递信息，但并不在经典的突触结构上进行。这种传递的突触前神经元轴突末梢分支上形成念珠样的彭大结构，称为曲张体。内含装有递质的囊泡（图10-6）。当神经冲动抵达曲张体时，递质从曲张体释放出来，经细胞外液扩散至相邻的效应细胞，与受体结合后发挥调节作用。这种传递方式所涉及的神经纤维有去甲肾上腺素能纤维，多巴胺能、5-羟色胺能以及胆碱能等神经纤维。

（2）电突触　电突触是通过局部电流来传递信息，与上述化学性突触传递有着本质的区别。电突触传递的结构基础是缝隙连接。连接处相邻两个神经元细胞膜间隔只有 2~3nm，膜上存在沟通两细胞胞浆的通道，带电离子可通过这些通道而传递电信号。电突触传递速度快，几乎不存在潜伏期，电信号传递是双向的。电突触传递主要发生在同类神经元之间，具有促进神经元产生同步化活动的功能。

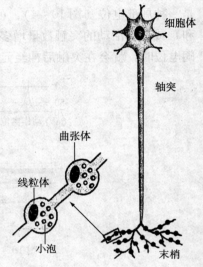

图 10-6　非突触性化学传递示意图

三、神经递质

（一）神经递质的基本概念

化学性突触传递必须有神经递质的参与。神经递质（neurotransmitter）是指由神经元合成并在突触前膜末梢释放，能特异性作用于突触后神经元或效应器细胞上的受体，使信息由突触前传到突触后膜的化学物质。除神经递质外，神经元还能合成和释放一些化学物质，但没有在神经元之间直接传递信息的作用，而是对递质的信息传递过程起调节作用，即增强或减弱递质的信息传递效应，此类化学物质称为神经调质（neuro-modulator），其发挥的作用称为调制作用。神经递质和神经调质很难截然区分开，因为在有些情况下神经递质和神经调质有互换作用的可能。

以前认为一个神经元只含一种神经递质，但近年来发现，一个神经元内可以存在两种或两种以上的递质，故称为递质的共存。递质共存的生理意义可能在于协调某些生理过程。

（二）中枢神经递质

根据存在部位的不同，神经递质可分为外周神经递质和中枢神经递质两大类。外周神经递质是指在外周神经系统内传递信息的神经递质，主要包括乙酰胆碱和去甲肾上腺素两类（见本章第四节），中枢神经递质是指在中枢神经系统中传递信息的神经递质，主要包括以下几类。

1. 乙酰胆碱 以乙酰胆碱（acetylcholine，ACh）作为递质的神经元称为胆碱能神经元。胆碱能神经元在中枢神经系统内分布极为广泛，在脊髓、脑干网状结构、丘脑、纹状体和边缘系统等处都有分布，其功能与感觉、运动、学习记忆等活动有关。

2. 胺类 胺类递质包括多巴胺、去甲肾上腺素和5－羟色胺和组胺等。脑内的多巴胺主要由黑质的神经元产生，沿黑质－纹状体投射系统分布，组成黑质－纹状体多巴胺递质系统，主要参与对躯体运动、精神情绪活动、垂体内分泌功能以及心血管活动等的调节。中枢神经系统内以肾上腺素作为递质的神经元称为肾上腺素能神经元，其胞体主要分布于延髓，参与血压和呼吸运动的调节。以去甲肾上腺素作为递质的神经元称为去甲肾上腺素能神经元，主要分布于低位脑干，主要参与心血管活动、情绪、体温、摄食和觉醒等方面的调节。5－羟色胺能神经元胞体主要位于低位脑干的中缝核内，其功能与睡眠、体温调节、情绪反应及痛觉等活动有关。

3. 氨基酸类 主要包括谷氨酸、门冬氨酸、γ－氨基丁酸和甘氨酸。前两种为兴奋性递质，后两种为抑制性递质。

4. 神经肽 脑内的肽类递质又称神经肽，其既可作为神经递质，也可为神经调质或激素。主要的神经肽有速激肽（如P物质）、阿片肽（如脑啡肽）、脑－肠肽等。

5. 其他递质 嘌呤类物质中的腺苷是一种抑制性中枢调质，咖啡和茶的中枢兴奋效应就是由于咖啡因和茶碱抑制腺苷的作用而产生的；脑内一氧化氮、一氧化碳等气体分子亦具有神经递质的特征，它们都是通过激活鸟苷酸环化酶来发挥信息传递作用。

（三）递质的代谢

递质的代谢包括递质的合成、储存、释放、降解，重摄取和再合成等步骤。乙酰胆碱在胞浆中合成，储存于小泡内，释放的关键因素是 Ca^{2+}，主要被胆碱酯酶水解成胆碱和乙酸而失活，部分胆碱被重摄回末梢内，用于递质的再合成。

四、反射活动的一般规律

反射是神经调节的基本方式，反射中枢是反射弧的重要组成部分，以下将讨论反射中枢神经元的一些基本活动规律。

（一）中枢神经元的联系方式

神经元依其在反射弧中所处地位的不同，可分为传入神经元、中间神经元和传出神经元，其中以中间神经元的数量最多，仅大脑皮层的中间神经元约有140亿个，中枢神经元之间的联系方式主要有辐散式、聚合式、环式、链锁式等几种（图10－7）。

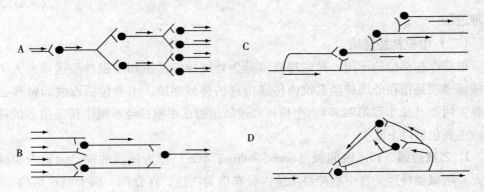

图 10 −7　中枢神经元的联系方式

A. 辐散式；B. 聚合式；C. 链锁式；D. 环式

1. 辐散式　一个神经元通过其轴突分支与许多神经元建立突触联系的方式，从而使与之联系的许多神经元同时兴奋或抑制，这种联系有利于扩大神经元活动影响的范围。辐散式联系在感觉传导途径上多见。

2. 聚合式　许多神经元的轴突末梢同时与一个神经元建立突触联系的方式，它能使许多神经元的作用集中到同一神经元，从而发生综合或整合作用。聚合式联系在运动传出途径上多见。

3. 链锁式和环式　在中枢神经系统内，辐散和聚合方式常共同存在，并通过中间神经元的联系构成许多复杂的链锁状或环状回路联系。若环路中各神经元都是兴奋性神经元，则通过环式联系使兴奋效应得到增强和时间上的延续，即产生正反馈效应。若环路中的某些中间神经元是抑制性神经元，释放抑制性递质，则通过环式联系返回抑制原来兴奋的神经元，使其活动及时减弱或终止，即产生负反馈效应。神经冲动通过链锁式联系，可以在空间上扩大其作用的范围。

（二）中枢兴奋传布的特征

在反射活动过程中，兴奋在反射弧的中枢部分传递时至少需要经过一个以上的突触传递。由于突触本身的结构和化学递质参与等因素的影响，兴奋通过突触传递明显不同于沿神经纤维的传导，主要表现有以下特征。

1. 单向传递　指兴奋通过突触传递时只能由突触前神经元向突触后神经元单向传递，而不能逆向传递，这是因为神经递质通常由突触前膜释放而作用于突触后膜的受体。近年来发现，突触后神经元也能释放递质，如一氧化氮、多肽等，逆向作用于突触前膜，但其作用主要为调节递质的释放，而与兴奋的传递无直接关系。

2. 中枢延搁　兴奋通过突触传递时，需要经过突触前膜递质的释放、扩散、与突触后膜受体的结合，以及突触后膜离子通道的开放和产生突触后电位等一系列过程，所需时间较长，这一现象称为中枢延搁或突触延搁。兴奋通过一个突触所需时间约为$0.3 \sim 0.5$ms，这比兴奋在神经纤维上的传导要慢得多。因此，在反射活动中，兴奋通过的突触数量越多，反射所耗时间就越长。在那些和大脑皮层活动相联系的反射，可达 500ms。

3. 总和 在反射过程中，单根神经纤维的传入冲动所引起的 EPSP，一般不能引起突触后神经元产生动作电位。如果若干突触前末梢同时传入冲动至同一神经元，或在单个突触前末梢上连续快速传入一连串动作电位，则突触后神经元产生的多个局部电位可以进行时间性或空间性总和。突触后神经元如何活动则决定于这些突触后电位总和的结果。

4. 兴奋节律的改变 指突触后神经元的兴奋节律与突触前神经元的兴奋节律存在差异。例如，在一反射活动中，如同时分别记录传入神经（突触前神经元）与传出神经（突触后神经元）的冲动频率，则可测得两者的频率不同。因为传出神经元的兴奋节律除取决于传入冲动的节律外，还取决于中间神经元和传出神经元的功能状态。况且一个突触后神经元往往是与多个突触前神经元发生联系，因此，突触后神经元对多途径传来信息的整合显然会使其兴奋节律与突触前神经元不同。

5. 后放（后发放、后放电） 在一反射活动中，刺激停止后，传出神经仍可在一定时间内继续发放冲动，这种现象称为后放。后放的原因是多方面的，中间神经元的环状联系是产生后放的原因之一。此外，在效应器发生反应时，其本身的感受装置（如肌梭）又受到刺激，兴奋冲动又由传入神经传到中枢，这些继发性传入冲动的反馈作用能纠正和维持原先的反射活动，这也是产生后放的原因之一。

6. 对内环境变化的敏感性和易疲劳性 在反射活动中，突触部位是反射弧中最易疲劳的环节。同时，突触部位也最易受内环境变化的影响，缺氧、二氧化碳、麻醉剂等因素均可作用于中枢而改变其兴奋性，亦即改变突触部位的传递活动。

（三）中枢抑制

在任何反射活动中，中枢内既有兴奋活动又有抑制活动。某一反射进行时，某些其他反射即受抑制，例如吞咽时呼吸停止、屈肌反射进行时伸肌即受抑制。反射活动有一定的次序、一定强度，并有一定的适应意义，是反射协调功能的表现。反射活动之所以能协调，就是因为中枢内既有兴奋活动又有抑制活动；如果中枢抑制受到破坏，则反射活动就不可能协调。例如，用士的宁破坏脊髓抑制活动后，任何一个微弱刺激会导致四肢出现强烈的痉挛性收缩，失去了反射活动的协调性。根据中枢抑制产生机制的不同，抑制可分为突触后抑制（postsynaptic inhibition）和突触前抑制（presynaptic inhibition）两类。

1. 突触后抑制 在哺乳类动物中，所有的突触后抑制都是由抑制性中间神经元活动引起的。由这一抑制性神经元发出的轴突末梢释放的抑制性神经递质，能使突触后膜产生抑制性突触后电位，因而所有与其发生突触联系的其他神经元都发生抑制。根据抑制性神经元的功能和联系方式的不同，突触后抑制可分为传入侧支性抑制（afferent collateral inhibition）和返回性抑制（recurrent inhibition）。

（1）传入侧支性抑制 是指在一个感觉传入纤维进入脊髓后，一方面直接兴奋某一中枢的神经元，另一方面它发出侧支兴奋一个抑制性中间神经元，然后通过抑制性神经元的活动转而抑制另一中枢的神经元。例如，伸肌的肌梭传入纤维进入中枢后，直接兴奋伸肌的α–运动神经元，同时发出侧支兴奋一个抑制性神经元，转而抑制屈肌的α–运动神经元，导致伸肌收缩而屈肌舒张（图10–8）；这种抑制曾被称为交互抑制。这种形式的抑制不是脊髓独有的，脑内也有，这种抑制能使不同中枢之间的活动协调起来。

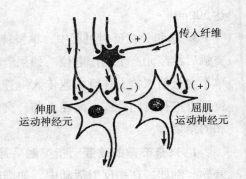

图10–8　传入侧支性抑制示意图
黑色星形细胞为抑制性中间神经元；
（＋）兴奋；（－）抑制

（2）返回性抑制　是指某一中枢的神经元兴奋时，其传出冲动沿轴突外传，同时又经轴突侧支去兴奋另一抑制性中间神经元；该抑制性神经元兴奋后，其活动经轴突反过来作用于同一中枢的神经元，抑制原先发放兴奋的神经元及同一中枢的其他神经元（图10–9）。脊髓前角运动神经元与闰绍细胞之间的联系，就是这种抑制的典型。前角运动神经元发出轴突支配外周的骨骼肌，同时也在脊髓内发出侧支兴奋闰绍细胞；闰绍细胞是抑制性神经元，其活动经轴突回返作用于脊髓前角运动神经元，抑制原先发动兴奋的神经元和其他神经元。因此，当脊髓前角运动神经元兴奋时，其传出冲动一方面使骨骼肌收缩，同时又通过闰绍细胞反过来抑制该运动神经元的活动。这种形式的抑制在海马和丘脑内也明显存在。这种抑制是一种负反馈控制形式，它能使神经元的活动及时终止，也促使同一中枢内许多神经元之间的活动能步调一致。

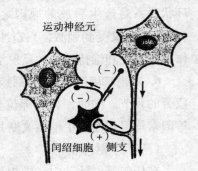

图10–9　返回性抑制示意图
黑色星形细胞为抑制性中间神经元；
（＋）兴奋；（－）抑制

2. 突触前抑制　指通过改变突触前膜的活动而使突触后神经元产生的抑制，因此称为突触前抑制。其结构基础是轴–轴式突触。如图10–10所示，A纤维末梢与运动神经元C构成轴–体式突触，能兴奋该运动神经元；B纤维末梢与A纤维末梢构成轴–轴式突触，不能直接影响运动神经元C的活动。当A纤维兴奋传入冲动抵达末梢时，可引致运动神经元C出现兴奋性突触后电位；当仅有B纤维兴奋冲动传入时，见不到运动神经元C有反应。如果先使B纤维兴奋，一定时间间隔后再使A纤维兴奋，则A纤维兴奋所引起的兴奋性突触后电位明显减小，说明B纤维的活动能抑制A纤维的兴奋作用，即产生突触前抑制。由此认为，突触前抑制产生的机制是：B纤维兴奋传入冲动抵达末梢并释放递质→递质作用于A纤维末梢使其去极化，从而使末梢跨膜静息电位变小→A纤维兴奋时其末梢的动作电位变小，使释放的递质减少→运动神经元C的兴奋性突触后电位减小，因此，B纤维的抑制作用是通过使A纤维释放的兴奋性递质减小而实现的。A纤维末梢的动作电位幅度变小的机制目前尚未完全明了。

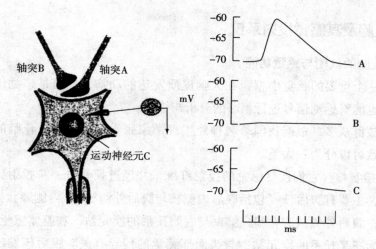

图 10 – 10 突触前抑制示意图

A. 单独刺激轴突 A，引起的兴奋性突触后电位；B. 单独刺激轴突
B，不引起突触后电位；C. 先刺激轴突 B，再刺激轴突 A，引起
的兴奋性突触后电位减小

突触前抑制在中枢神经系统内广泛存在，尤其见于感觉传入途径，对调节感觉传入活动有重要作用。

第二节 神经系统的感觉功能

感觉是神经系统的一项重要生理功能，它的产生依赖于从外周感受器经感觉传入通路至感觉中枢几个部分共同协调的活动。中枢神经系统从脊髓到大脑皮质对传入的感觉信息都有一定的整合作用，它们在产生感觉的过程中发挥不同的作用。

一、脊髓的感觉传导功能

由脊髓上传到大脑皮层的感觉传导路径可分为两类，一为浅感觉传导路径，另一为深感觉传导路径。浅感觉传导路径传导痛觉、温度觉和轻触觉；其传入纤维由后根的外侧部（细纤维部分）进入脊髓，然后在后角更换神经元，再发出纤维在中央管前进行交叉至对侧，分别经脊髓丘脑侧束（痛、温觉）和脊髓丘脑前束（轻触觉）上行抵达丘脑。深感觉传导路径传导肌肉本体感觉和深部压觉，其传入纤维由后根的内侧部（粗纤维部分）进入脊髓后，其上行分支在同侧后索上行，抵达延髓下部薄束核和楔束核后更换神经元，再发出纤维进行交叉到对侧，经内侧丘系至丘脑。皮肤触觉中的辨别觉，其传导路径却和深感觉传导路径一致。因此，浅感觉传导路径是先交叉再上行，而深感觉传导路径是先上行再交叉；由于脊髓传导束的种类和成分比较复杂，在不同疾病的情况下，因受损程度和部位的差异，临床上可出现比较复杂的感觉损害的症状。

227

二、丘脑及其感觉投射系统

(一) 丘脑的核团与感觉功能

丘脑是一个重要的感觉中枢，在大脑皮质发达的动物，丘脑是感觉传入的重要换元站，同时也能对感觉信号进行粗略的分析与综合。

丘脑的核群众多，根据我国著名神经生理学家张香桐的意见，丘脑的各种细胞群从功能上大致可以分为三大类。

1. 感觉接替核 它们接受感觉的投射纤维，并经过换元进一步投射到大脑皮层特定的感觉区，主要有腹后核（包括腹后内侧核与腹后外侧核）、内侧膝状体、外侧膝状体等。其中，腹后外侧核为脊髓丘脑束与内侧丘系的换元站，和躯体感觉的传导有关；腹后内侧核为三叉丘系的换元站，与头面部感觉的传导有关。腹后核发出的纤维向大脑皮层感觉区投射，不同部位传来的纤维在腹后核内换元有一定的空间分布，这种空间分布与大脑皮层感觉区的空间定位相对应。内侧膝状体是听觉传导通路的换元站，发出纤维向大脑皮层听区投射。外侧膝状体是视觉传导路的换元站，发出纤维向大脑皮层视区投射（图10-11）。

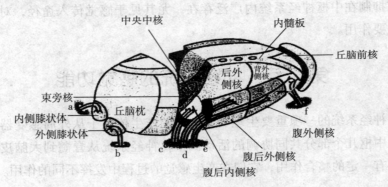

图 10-11　丘脑主要核团示意图

a. 听觉传来的纤维；b. 视觉传来的纤维；c. 来自头面部的感觉纤维；

d. 来自躯干四肢的感觉纤维；e. 来自小脑的纤维；f. 来自苍白球的纤维

2. 联络核 主要有丘脑前核、腹外侧核和丘脑枕等。它们不直接接受感觉的投射纤维，而是接受丘脑感觉接替核和其他皮层下中枢来的纤维，经过换元，发出纤维投射到大脑皮层的某一特定区域。它们的功能与各种感觉在丘脑和大脑皮层水平的联系和协调有关。

3. 非特异核群 是靠近中线的内髓板以内的各种结构，主要是髓板内核群，包括中央中核、束旁核、中央外侧核等。一般认为，这些非特异核群没有直接投射到大脑皮层的纤维，但它们可以间接地通过多突触接替换元后，发出纤维弥散地投射到整个大脑皮层各区，与大脑皮层有着广泛的联系，对维持大脑皮层兴奋状态有重要作用。

（二）感觉投射系统

根据丘脑各部分纤维向大脑皮层投射特征的不同，可把丘脑分成两大系统。

1. 特异投射系统　一般认为，经典的感觉传导通路，如皮肤浅感觉、深感觉、视觉、听觉、味觉（嗅觉除外）的传导束和神经元序列是固定的，它们经脊髓或脑干，上升到丘脑感觉接替核，交换神经元后，投射到大脑皮质的特定感觉区。主要终止于皮层的第四层细胞。每一种感觉的投射路径都是专一的，具有点对点的投射关系，故称为特异投射系统（specific projection system）。其主要功能是引起特定的感觉，并激发大脑皮层发出神经冲动。丘脑的联络核在结构上也与大脑皮层有特定的投射关系，所以也属于特异投射系统，但它不引起特定感觉，主要起联络和协调的作用（图 10 - 12）。

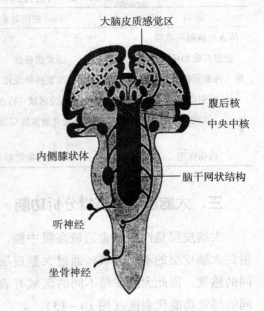

图 10 - 12　感觉投射系统示意图

实线代表特异投射系统；虚线代表非特异投射系统

2. 非特异投射系统　非特异投射系统（nonspecific projection system）指非特异核群发出的纤维通过多次换元接替转而弥散地投射到大脑皮层各区的投射系统。感觉信号经该系统的上行通路是：上述经典传导的第二级神经元纤维通过脑干时，发出许多侧支与脑干网状结构内神经元发生突触联系；然后在网状结构内反复换元上行，抵达丘脑的非特异核群，再由此发出神经纤维弥散地投射到大脑皮层的广泛区域。这一投射系统是不同感觉的共同上传途径，也就是说当不同感觉传入脑干部分由侧支进入网状结构后，就不再是专一特异的传导系统，而是由同一上行系统向上传导。因此特异感觉信号通过此途径便失去了原先具有的特异性。而且这种投射不具有点对点的关系，故这一投射系统称为非特异投射系统。其主要功能是维持和改变大脑皮质的兴奋状态。

实验研究发现，刺激动物中脑网状结构，能唤醒动物，脑电波呈同步化快波；而在中脑头端中断网状结构时，出现类似睡眠的现象，脑电波呈现同步化慢波。由此说明，在脑干网状结构内具有上行唤醒作用的功能系统，这一系统称为脑干网状结构上行激动系统（ascending reticular activating system）。目前知道，上行激动系统主要就是通过丘脑非特异投射系统而发挥作用的，其作用就是维持与改变大脑皮层的兴奋状态。由于这一系统是一个多突触接替的上行系统，因此易于受药物的影响而发生传导阻滞。例如，巴比妥类催眠药作用可能就是由于阻断了上行激动系统的传导；一些全身麻醉药（如乙醚）也可能是首先抑制了上行激动系统和大脑皮层的活动而发挥麻醉作用的。

正常情况下，特异投射系统和非特异投射系统的作用相互协调和配合，才能使人既能处于觉醒状态，又能产生各种特定的感觉（表 10 - 2）。

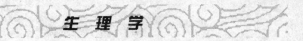
表 10 – 2　　特异投射系统和非特异投射系统的区别

项 目	特异性投射系统	非特异性投射系统
传入丘脑前的途径	专一	不专一
途经丘脑的核团	感觉接替核	髓板内核群
传入神经元接替数目	三次更换神经元	多次更换神经元
投射部位	投射到大脑皮质特定区域（有点对点的关系）	投射到大脑皮质广泛区域（无点对点的关系）
功能	引起特定的感觉并激发皮层发出神经冲动	不引起特定的感觉，维持和改变大脑皮层的兴奋状态
药物作用	不易受药物阻断	易受药物阻断

三、大脑皮层的感觉分析功能

大脑皮层是产生感觉的最高级中枢。来自身体不同部位和不同性质的感觉信息投射到大脑皮层的不同区域，通过大脑皮层对这些传入信息的分析与综合，从而产生不同的感觉。因此大脑皮层不同的区域有着不同的感觉功能定位，即大脑皮层存在着不同的感觉功能代表区（图 10 – 13）。

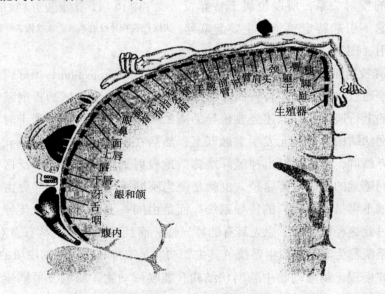

图 10 – 13　　人大脑皮层感觉区示意图

1. 体表感觉区

全身体表感觉在大脑皮层的投射区主要位于中央后回，称为第一感觉区。通过在灵长类动物皮层诱发电位的引导研究，找出中央后回的感觉投射规律如下：

（1）躯体感觉传入冲动向皮层投射具有交叉的性质，即一侧传入冲动向对侧皮层投射，但头面部感觉的投身是双侧性的。

（2）投射区域的大小与不同体表部位的感觉分辨精细程度有关，分辨愈精细的部位在中央后回的代表区也愈大，例如大拇指和食指的代表区面积比胸部十二根脊神经传入支配的代表区总面积大几倍。

（3）投射区域的空间排列是倒置的，即下肢代表区在顶部，上肢代表区在中间部，头面部代表区在底部，总的安排是倒置的，然而头面部代表区内部的安排是正立的。

中央后回是第一感觉区所在部位，在人脑中央前回与岛叶之间还有第二感觉区。第二感觉区面积远比第一感觉区小，区内的投射也有一定的分布安排，安排属于正立而不倒置。刺激人脑第二感觉区可以引致体表一定部位产生主观上麻木感，这种感觉具有双侧性；但人类切除第二感觉区后，并不产生显著的感觉障碍。有人认为，第二感觉区与痛觉有较密切的关系，它可能接受痛觉传入的投射。

2. 本体感觉区　本体感觉是指肌肉和关节等的位置觉与运动觉。在人类，关节和肌梭等处的感觉信息投射到运动区，即中央前回，以产生本体感觉。目前认为，中央前回既是运动区，也是本体感觉的投射区。

3. 内脏感觉区　人脑电刺激的研究发现，第二感觉区和运动辅助区（supplementary motor area）都与内脏感觉有关。刺激第二感觉区及其邻近部位会发生味觉、恶心或排便感等，刺激运动辅助区会产生心悸、脸发热感等。此外边缘系统的皮层部位也是内脏感觉的投射区域。

4. 视觉区　视觉投射区在大脑半球内侧面枕叶距状裂的上下缘。左侧枕叶皮层接受左眼的颞侧视网膜和右眼的鼻侧视网膜的传入纤维投射，右侧枕叶皮层接受右眼的颞侧视网膜和左眼的鼻侧视网膜的传入纤维投射。另外，视网膜上半部传入纤维投射到距状裂的上缘，下半部传入纤维投射到它的下缘；视网膜中央的黄斑区投射到距状裂的后部，视网膜周边区投射到距状裂的前部（图10-14）。

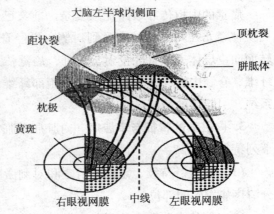

图10-14　视网膜各部分对大脑皮层视觉区投射示意图

5. 听觉区　听觉皮层代表区位于颞叶的颞横回和颞上回。听觉的投射是双侧性的，即一侧皮层代表区与双侧耳蜗感受功能有关。不同频率有一定分分，耳蜗底部（高频声感）投射到前部；耳蜗顶部（低频声感）投射到后部。

6. 嗅觉区和味觉区　目前知道，嗅觉在大脑皮层的投射区随着进化而逐渐缩小，在高等动物只有边缘叶的前底部区域与嗅觉功能有关（包括梨状区皮层的前部、杏仁核的一部分等）。味觉投射区在中央后回头面部感觉投射区的下侧。

四、痛觉

机体受到伤害性刺激时，往往产生痛觉。痛觉是一种复杂的感觉，常伴有不愉快的情绪活动和防卫反应，这对于保护机体是重要的。许多疾病都表现有疼痛，因此，认识痛觉的产生及其规律在医学上有着特殊重要的意义。

1. 痛觉感受器及致痛物质　一般认为痛觉的感受器是游离神经末梢（有人认为它是一种化学感受器），其分布十分广泛。各种过热或过冷，以及机械性刺激等任何刺激，只要达到一定强度有可能或以造成组织损伤时，均可使其兴奋，产生痛觉，但其机制尚不清楚。许多事实表明，各种致痛刺激首先引起组织内释放某些致痛物质（如组胺、5－羟色胺、K^+、ATP、等），然后作用于游离神经末梢产生痛觉传入冲动，进入中枢从而引起痛觉。

2. 皮肤痛觉　伤害性刺激作用于皮肤时，可先后出现两种性质不同的痛觉，即快痛和慢痛。快痛是一种尖锐而定位清楚的"刺痛"；它在刺激时很快发生，撤除刺激后很快消失。慢痛是一种定位不明确的"烧灼痛"；它在刺激后过 0.5～1.0s 才能被感觉到，痛感强烈而难以忍受，撤除刺激后还持续几秒钟，并伴有情绪反应及心血管和呼吸等方面的变化。

疼痛的二重性质说明传导痛觉信息的传入神经纤维存在着不同传导速度。实验证明，传导快痛的外周神经纤维主要是有髓鞘的 A_δ 类纤维，其兴奋阈较低；传导慢痛的外周神经纤维主要是无髓鞘的 C 类纤维，其兴奋阈较高。

痛觉的中枢传导通路比较复杂。前文已述及，痛觉传入纤维进入脊髓后，在后角更换神经元并发出纤维交叉到对侧，再经脊髓丘脑侧束上行抵达丘脑的感觉接替核，转而向皮层体表感觉区投射。此外，痛觉传入冲动还在脊髓内弥散上行，沿脊髓网状纤维、脊髓中脑纤维和脊髓丘脑内侧部纤维，抵达脑干网状结构、丘脑内侧部和边缘系统，引起痛的情绪反应。

3. 内脏痛的特征与牵涉痛　内脏痛是临床常见的症状。内脏痛与皮肤痛相比较有下列特征：

（1）缓慢、持续、定位不清楚和对刺激的分辨能力差。例如，腹痛时常不易明确分清疼痛发生的部位。

（2）能使皮肤致痛的刺激（切割、烧灼等），作用于内脏一般不产生疼痛；而机械性牵拉、缺血、痉挛和炎症等刺激作用于内脏，则能产生疼痛。

内脏痛是临床常见症状之一，可因各种原因引起疼痛，常见的有组织缺血和肌肉痉挛，心绞痛就是因心肌缺血引起疼痛的典型例子。此外，各部组织的损伤和炎症反应，如胃和十二指肠溃疡等都有疼痛产生。了解疼痛的部位、性质和时间等规律对某些疾病的诊断有重要的参考价值。

腹腔内脏的痛觉传入纤维主要是交感神经干内的传入纤维，它通过后根进入脊髓，然后和躯体神经基本上走着同一上行途径。但食管、气管的痛觉是通过迷走神经干内的传入纤维进入中枢而上传的；部分盆腔器官（如直肠、膀胱三角区、前列腺、子宫颈等）的痛觉传入神经纤维是沿盆神经进入骶髓的。

上述的内脏痛是指内脏本身受到刺激时所产生的疼痛，还有一种内脏痛是由于体腔壁受到刺激时产生的疼痛，称为体腔壁痛（parietal pain）。例如，胸膜或腹膜受到炎症、压力、摩擦或牵拉等刺激时，也会产生疼痛。这种疼痛与躯体痛相类似，也是由躯体神经（膈神经、肋间神经和腰上部脊神经）传入的。

内脏疾病往往引起身体远隔的体表部位发生疼痛或痛觉过敏，这种现象称为牵涉痛。例如，心肌缺血时，可发生心前区、左肩和左上臂的疼痛；胆囊病变时，右肩区会出现疼痛；阑尾炎时，常感上腹部或脐区有疼痛；患肾结石时，可出现腹股沟区的疼痛。了解牵涉痛的部位对诊断某些内脏疾病具有重要参考价值。

关于牵涉痛的产生机制，目前有两种学说，即会聚学说和易化学说。会聚学说认为，发生牵涉痛的体表部位的传入纤维与真正发生痛觉的患病内脏的传入纤维由同一后根进入脊髓后角，这些纤维可能与相同的后角神经元形成突触联系（会聚），由于生活中的疼痛多来自体表部位，大脑皮质习惯于识别体表的刺激信息，因而将来自内脏的痛觉信息识别为来自体表，以至产生牵涉痛；易化学说认为，这些纤维到达脊髓后角是同一区域，更换神经元的部位很靠近，则由患病内脏传来的冲动将会提高相应的脊髓中枢的兴奋性，即产生易化作用，这样就使平常并不引起体表疼痛的刺激变成了致痛刺激。

第三节　神经系统对躯体运动的调节

躯体运动是以骨骼肌的收缩和舒张活动为基础的运动，人体的任何运动，不论是反射性的或随意性的，都是在一定程度的肌紧张和一定的姿势的前提下进行的。神经系统是肌紧张、姿势和随意运动这三大类运动的调度者。运动越复杂，就越需要高级的中枢参与活动。在动物实验中，为了确定哪些活动与哪一级中枢有关，往往采取切断脑脊髓神经轴的方法。只有神经系统保持完整的动物，才能有随意运动，随意运动必须有大脑皮质的参与。

一、脊髓对躯体运动的调节

（一）脊髓的运动神经元和运动单位

1. 脊髓的运动神经元　在脊髓的前角中，存在大量支配骨骼肌的运动神经元，主要分为两类：①α-运动神经元，是脊髓前角中较大的一种神经元。它既接受来自皮肤、肌肉和关节等外周传入的信息，也接受皮质下各级中枢下传的信息。α-运动神经元的轴突末梢支配骨骼肌（又称梭外肌）纤维。因此，α-运动神经元是躯体运动反射的最后公路。②γ-运动神经元，是脊髓前角中较小的一种神经元，其胞体分散在α-运动神经元之间。γ-运动神经元的轴突支配骨骼肌的梭内肌纤维，调节肌梭对牵拉刺激的敏感性。一般情况下，当α-运动神经元活动增加时，γ-运动神经元也相应增加。

2. 运动单位　α-运动神经元的轴突末梢在肌肉中分成许多小支，每一小支支配一根骨骼肌纤维。因此，在正常情况下，当它兴奋时，兴奋可传导到受它支配的许多肌纤维，引起其收缩。由一个 α - 运动神经元及其支配的全部肌纤维所组成的功能单位，称为运动单位（motor unit）。运动单位的大小，决定于神经元轴突末梢分支数目的多少，一般是肌肉愈大，运动单位也愈大。例如，一个眼外肌运动神经元只支配 6 ~ 12 根肌纤维，而一个四肢肌（如三角肌）的运动神经元所支配的肌纤维数目可达 2000 根。前者有利于肌肉进行精细的运动，后者有利于产生巨大的肌张力。

（二）牵张反射

骨骼肌受到外力牵拉而伸长时，可引起受牵拉的肌肉反射性的收缩，此种反射称为牵张反射（stretch reflex）。

1. 牵张反射的类型 牵张反射有两种类型，一种为腱反射，也称位相性牵张反射；另一种为肌紧张，也称紧张性牵张反射。

腱反射（tendon reflex）是指快速牵拉肌腱时发生的牵张反射。表现为被牵拉的肌肉出现迅速而明显的缩短（图 10 - 15）。例如，叩击膝关节下的股四头肌肌腱使之受到牵拉，则股四头肌即发生一次收缩，这称为膝跳反射；叩击跟腱使之受到牵拉，则小腿腓肠肌即发生一次收缩，这称为跟腱反射。这些反射都是由叩击肌腱引起，所以统称为腱反射。这类反射的反射时很短，约 0.7ms，只够一次突触传递的中枢延搁时间，故腱反射为单突触反射。正常情况下腱反射受

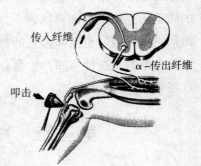

图 10 - 15　膝跳反射示意图

高位中枢的下行控制，因此，临床上常用测定腱反射的方法来了解神经系统的功能状态，若腱反射减弱或消失，常提示反射弧的传入、传出通路受脊髓反射中枢的损害或中断；若腱反射亢进，说明控制脊髓的高位中枢的作用减弱，这可能是高位中枢有病变的指征。

肌紧张（muscle tonus）是指缓慢持续牵拉肌腱时发生的牵张反射，其表现为受牵拉的肌肉能发生紧张性收缩，阻止被拉长。肌紧张是由肌肉中的肌纤维轮流收缩产生的，所以不易发生疲劳，产生的收缩力量也不大，只是抵抗肌肉被牵拉，因此不表现明显的动作。肌紧张与腱反射的反射弧基本相似，感受器也是肌梭，但中枢的突触接替可能不止一个，即可能是多突触反射，肌紧张是维持躯体姿势最基本的反射活动，是姿势反射的基础。例如，由于重力影响，支持体重的关节趋向于被重力所弯曲，关节弯曲必使伸肌肌腱受到持续牵拉，从而产生牵张反射引起该肌的收缩，对抗关节的屈曲，维持站立姿势。由于重力经常作用于关节，因此这种牵张反射也就持续着。肌紧张反射弧的任何部分受到破坏，即可出现肌张力的减弱或消失，表现为肌肉松弛，这时身体的正常姿势无法维持。

2. 牵张反射的反射弧 牵张反射的基本反射弧比较简单。感受器是肌肉中的肌梭，中枢主要在脊髓内，传入和传出纤维都包含在支配该肌肉的神经中，效应器就是该肌肉的肌纤维。因此，牵张反射反射弧的显著特点，是感受器和效应器都在同一块骨骼

传入纤维

α - 传出纤维

叩击

肌中（图10-16）。

肌梭是一种感受肌肉长度变化或感受牵拉刺激的特殊的梭形感受装置，外层为一结缔组织囊。肌梭囊内一般含有6～12根肌纤维，称为梭内肌纤维；而囊外的一般肌纤维就称为梭外肌纤维。整个肌梭附着在梭外肌纤维上，并与其平行排列呈并联关系。梭内肌纤维的收缩成分位于纤维的两端，而感受装置位于其中间部，两者呈串联关系。肌梭的传入神经支配有两类。Ⅰ类传入纤维直径较粗，Ⅱ类传入纤维直径较细。两类纤维的传入信号都抵达脊髓前角的α-运动神经元。当梭外肌纤维被牵拉变长时，肌梭也被拉长，感受装置对牵拉刺激的

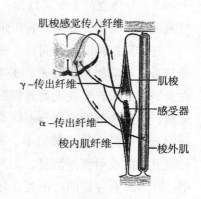

图10-16 牵张反射示意图

敏感度增高，传入冲动增加，反射性地引起同一肌肉收缩，便产生牵张反射；当梭外肌纤维收缩变短时，肌梭也变短而放松，感受装置所受的牵拉刺激将减少，传入冲动减少甚至停止，梭外肌纤维又恢复原来的长度。γ-运动神经元支配梭内肌，当它兴奋时，梭内肌纤维收缩，可提高肌梭内感受装置的敏感性，因此γ-运动神经元对调节牵张反射具有重要作用。

腱器官是肌肉内另一种感受装置，它分布在肌腱胶原纤维之间，与梭外肌纤维呈串联关系，其功能与肌梭功能不同，是感受肌肉张力变化的装置。一般认为，当肌肉受到牵拉时，首先兴奋肌梭的感受装置发动牵张反射，导致受牵拉的肌肉收缩以对抗牵拉；当牵拉力量进一步加大时，牵拉了腱器官，腱器官的传入冲动增加，通过抑制性的中间神经元可使支配被牵拉的肌肉的运动神经元受到抑制，这一反射称为反牵张反射（inverse stretch reflex）。反牵张反射可以防止被牵拉肌肉因过度收缩而损伤，具有保护性意义。

（三）屈肌反射与对侧伸肌反射

在脊动物的皮肤接受伤害性刺激时，受刺激一侧的肢体出现屈曲的反应，关节的屈肌收缩而伸肌弛缓，称为屈肌反射。屈肌反射具有保持性意义。屈肌反射的强度也与刺激强度有关，例如足部的较弱刺激只引致踝关节屈曲，刺激强度加大，则膝关节及髋关节也可发生屈曲。如刺激强度更大，则可以同侧肢体发生屈肌反向的基础上出现对侧肢体伸直的反射活动，称为对侧伸肌反射。对侧伸肌反射是姿势反射之一，具有维持姿势的生理意义，动物一侧肢体屈曲，对侧肢体伸直以支持体重。屈肌反射是一种多突触反射，其反射弧传出部分可通向许多关节的肌肉。

（四）脊休克

在整体内，脊髓的活动经常处于高位中枢的调控之下，不易单独表现出来。为了研究脊髓本身具有的功能，在动物实验中将脊髓与延髓的联系切断，但为了保持动物的呼吸功能，常在颈髓第五节水平以下切断，以保留膈神经对膈肌呼吸的传出支配。这种脊髓与高位中枢离断的动物称为脊动物。当脊髓与高位中枢离断后，离断面以下的脊髓暂时丧失反射活动的能力，进入无反应状态，这种现象称为脊休克（spinal shock）。脊休克的主要表现为：在离断面以下的躯体感觉和运动功能丧失，骨骼肌紧张性减低甚至消失，外周血管扩张，血压下降，发汗反射不出现，以及大、小便潴留等。

脊休克持续一段时间后，一些以脊髓为中枢的反射活动可以逐渐恢复，恢复的迅速与否，与动物种类有密切关系；低等动物如蛙在脊髓离断后数分钟内反射即恢复，在犬则需几天，而在人类则需数周以至数月（人类由于外伤等原因也可出现脊休克）。显然，反射恢复的速度与不同动物脊髓反射依赖于高位中枢的程度有关。反射恢复过程中，首先是一些比较简单、原始的反射先恢复，如屈肌反射、腱反射等；然后才是比较复杂的反射逐渐恢复，如对侧伸肌反射、搔爬反射等，血压也逐渐上升到一定水平，并可具有一定的排便与排尿反射，但随意运动和感觉将永远丧失。脊髓功能恢复后，有些反射反应比正常时加强并广泛扩散，例如屈肌反射、发汗反射等。脊休克的产生并不是由于切断后损伤的刺激性影响引起的，因为反射恢复后进行第二次脊髓切断损伤并不能使脊休克重现。所以，脊休克的产生原因是由于离断的脊髓突然失去了高位中枢的调控而兴奋性极度低下所致。

二、脑干对躯体运动的调节

脑干对肌紧张有重要的调节作用。有人用电刺激动物脑干网状结构的不同区域，观察到在网状结构中具有抑制肌紧张及肌运动的区域，称为抑制区；还有加强肌紧张及肌运动的区域，称为易化区。抑制区位于延髓网状结构的腹内侧部分（图10－17），电刺激抑制区可引致去大脑僵直减退。易化区分布于广大的脑干中央区域，包括延髓网状结构的背外侧部分、脑桥的中央灰质及被盖；此外下丘脑和丘脑中线核群等部位也具有对肌紧张和肌运动的易化作用，因此也包括在易化区概念之中。从活动的强度来看，易化区的活动比较强，抑制区的活动比较弱；因此在肌紧张的平衡调节中，易化区略占优势。

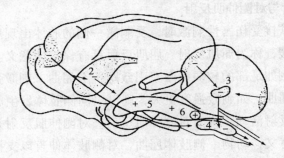

图10－17　猫脑干网状结构下行抑制和易化系统示意图

＋表示易化区；－表示抑制区；1. 网状结构易化区；2. 延髓前庭核；
3. 网状结构抑制区；4. 大脑皮层；5. 尾状核；6. 小脑

目前知道，除脑干网状结构外，其他高级中枢部位也参与肌紧张的调节，它们与脑干内部的有关结构有功能上的联系。抑制肌紧张的中枢部位有大脑皮层运动区、纹状体、小脑前叶蚓部；易化肌紧张的中枢部位有前庭核、小脑前叶两侧部。例如，刺激小脑前叶蚓部，可以在网状结构抑制区获得诱发电位，因而小脑前叶蚓部的作用可能是通过网状结构抑制区来完成的；又如，大脑皮层运动区和纹状体的作用可能也是通过网状结构抑制区来完成的。在动物实验中发现，如果在中脑上、下丘之间切断脑干，此时动物会出现四肢伸直，头尾昂起，脊柱挺硬等伸肌（抗重力肌）过度紧张的现象，称为去大脑僵直（decerbrate rigidity，图10-18）。它的发生主要是由于切断了大脑皮层运动区和纹状体等部位与网状结构的功能联系，造成抑制区活动减弱而易化区活动增强，使易化区的活动占有明显的优势，以致肌紧张过度增强而出现僵直现象。临床上如见到患者出现去大脑僵直现象，往往表明病变已严重地侵犯了脑干，预后不良的信号。

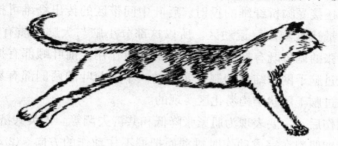

图10-18　猫去大脑僵直示意图

三、小脑对躯体运动的调节

根据小脑的传入、传出纤维的联系，可以将小脑划分为三个主要的功能部分（图10-19），即前庭小脑、脊髓小脑和皮层小脑，它们对躯体运动的调节，发挥不同的作用，其功能主要表现在以下几方面。

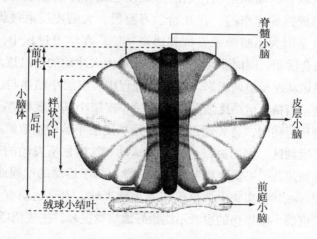

图10-19　小脑分区示意图

1. 维持身体平衡　这主要是前庭小脑的功能。前庭小脑主要由绒球小结叶构成，绒球小结叶的平衡功能与前庭器官及前庭核活动有密切关系，其反射进行的途径为：前庭器官→前庭核→绒球小结叶→前庭核→脊髓运动神经元→肌肉装置。实验观察到，切除绒球小结叶的猴，由于平衡功能失调而不能站立，只能躲在墙角里依靠墙壁而站立；但其随意运动仍然很协调，能很好地完成吃食动作；临床上也观察到，在第四脑室附近出现肿瘤的患者，由于肿瘤往往压迫损伤绒球小结叶，患者站立不稳，但其肌肉运动协调仍良好。可见，前庭小脑对身体平衡的维持具有重要作用。

2. 调节肌紧张 脊髓小脑参与肌紧张的调节。脊髓小脑由小脑前叶（包括单小叶）和后叶的中间带区（旁中央小叶）构成。这部分小脑主要接受脊髓小脑传入纤维的投射，其感觉传入冲动主要来自肌肉与关节等本体感受器；但是前叶还接受视觉、听觉的传入信息，前叶的传出纤维主要在顶核换神经元，转而进入脑干网状结构；而后叶的中间带区还接受脑桥纤维的投射。后叶中间带区的传出纤维可抵达红核、丘脑外侧腹核，最后抵达大脑皮层运动区。所以这部分小脑与大脑皮质有环路连接关系。小脑前叶对肌紧张的调节既有抑制又有易化的双重作用。前叶蚓部有抑制肌紧张的作用，这可能是通过脑干网状结构抑制区实现的。小脑前叶的两侧部有易化肌紧张的作用，这可能是通过脑干网状结构易化区实现的。

人类小脑损伤后，主要表现为肌紧张降低和共济失调等。人类共济失调的表现有：①意向性震颤，即肌肉在完成动作时抖动而把握不住动作的方向。②动作的分解，例如把正常的一个指鼻动作分解为屈前臂、屈臂动作。③运动时离开指定路线。④不能快速变换运动。

3. 协调随意运动 皮层小脑指小脑后叶的外侧部，它不接受外周感觉的传入信息，仅接受由大脑皮层广大区域（感觉区、运动区、联络区）传来的信息。这些区域的下传纤维均经脑桥换元，转而投射到对侧的后叶外侧部，后叶外侧部的传出纤维经齿状核换元，再经丘脑外侧腹核换元，然后投射到皮层运动区。皮层小脑与运动区、感觉区、联络区之间的联合活动和运动计划的形成及运动程序的编制有关。精巧运动是逐步在学习过程中形成熟练起来的。在开始学习阶段，大脑皮层通过锥体系所发动的运动不是协调的，这是因为小脑尚未发挥其协调功能。在学习过程中，大脑皮层与小脑之间不断进行着联合活动，同时小脑不断接受感觉传入冲动的信息逐步纠正运动过程中所发生的偏差，使运动逐步协调起来。在这一过程中，皮层小脑参与了运动计划的形成和运动程序的编制。当精巧运动逐渐熟练完善后，皮层小脑中就贮存了一整套程序；当大脑皮层要发动精巧运动时，首先通过下行通路从皮层小脑中提取贮存的程序，并将程序回输到大脑皮层运动区，再通过锥体束发动运动。这时候所发动的运动可以非常协调而精巧，而且动作快速几乎不需要思考。例如，学习打字运动的过程或演奏动作的过程，都是这样一个过程。在动物实验中如果仅切除小脑半球，未见运动有明显障碍。但有少数临床病例表明，皮层小脑损伤的患者不能很好地演奏提琴，一些精巧的运动受损。

四、基底神经对躯体运动的调节

基底神经节包括尾状核、壳核、苍白球、丘脑底核、黑质和红核。尾状核、壳核和苍白球统称纹状体；其中苍白球是较古老的部分，称为旧纹状体，而尾状核和壳核则进化较新，称为新纹状体。尾状核、壳核、苍白球与丘脑底核、黑质在结构与功能上是紧密相联的。其中苍白球是纤维联系的中心，尾状核、壳核、丘脑底核、黑质均发出纤维投射到苍白球，而苍白球也发出纤维与丘脑底核、黑质相联系。

基底神经节有重要的运动调节功能，它对随意运动的稳定、肌紧张的控制、本体感觉传入冲动信息的处理都有关系。在清醒猴，记录苍白球单个神经元的放电活动时观察到，当肢体进行随意运动时神经元活动发生明显明确的变化；有的神经元在肢体屈曲时放电增多，说明基底神经节与随意运动有关。但基底核各部分究竟是如何调节躯体运动的，目前仍未阐明。有关人类基底核功能的认识，主要是根据它们损伤时出现的临床症状和治疗结果进行推测得来的。临床上在基底神经节损害的主要表现可分为两大类：一类是具有运动过多而肌紧张降低的综合征，例如舞蹈病与手足徐动症等，另一类是具有运动过少而肌紧张过强的综合征，例如震颤麻痹（帕金森病）。临床病理的研究指出，舞蹈病与手足徐动症的病变主要位于纹状体，而震颤麻痹的病变主要位于黑质。

震颤麻痹患者的症状是：全身肌紧张增高、肌肉强直、随意运动减少、动作缓慢、面部表情呆板。此外，患者常伴有静止性震颤，此种震颤多见于上肢（尤其是手部），其次是下肢及头部。震颤麻痹患者的病理研究证明，其黑质有病变，同时脑内多巴胺递质明显下降。在动物中，如用药物（利血平）使儿茶酚胺（包括多巴胺）耗竭，则动物会出现类似震颤麻痹的症状；如进一步给予左旋多巴（L–dopa，多巴胺之前体，能通过血–脑屏障进入中枢神经系统）治疗，使体内多巴胺合成增加，则症状好转。由此说明，中脑黑质的多巴胺能神经元功能被破坏，是震颤麻痹的主要原因。但另一方面，震颤麻痹患者能用 M 胆碱能受体阻断剂（东莨菪碱、安坦）治疗，说明胆碱能神经元在其中也起一定作用。目前认为黑质上行抵达纹状体的多巴胺递质系统的功能，在于抑制纹状体内乙酰胆碱递质系统的功能（图 10–20）；震颤麻痹患者由于多巴胺递质系统功能受损，导致乙酰胆碱递质系统功能的亢进，才出现一系列症状。如果应用左旋多巴以增强多巴胺的合成，或应用 M 受体阻断剂以阻断乙酰胆碱的作用，均对震颤麻痹有一定的治疗作用。

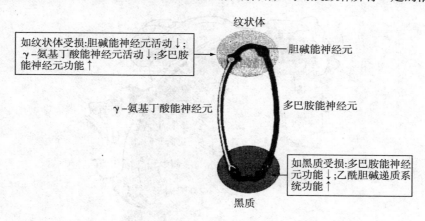

图 10–20 黑质纹状体环路示意图

舞蹈病患者的主要临床表现为不自主的上肢和头部的舞蹈样动作，并伴有肌张力降低等。病理研究证明，遗传性舞蹈病患者有显著的纹状体神经元病变，新纹状体严重萎缩，而黑质–纹状体通路是完好的，脑内多巴胺含量一般也正常。在这类患者，若采用左旋多巴进行治疗反而使症状加剧，而用利血平耗竭包括多巴胺在内的神经递质，却可使症状缓解。神经生化的研究发现，患者的纹状体中胆碱能神经元与 γ - 氨基丁酸能神经元的功能明显减退。因此认为，舞蹈病病变主要是纹状体内的胆碱能和 γ - 氨基丁酸能神经元功能减退，而黑质多巴胺能神经元功能相对亢进，这和震颤麻痹的病变正好相反，从而出现舞蹈病症状。

五、大脑皮层对躯体运动的调节

大脑皮层是调节躯体运动的最高级中枢。其信息经下行同类最后抵达位于脊髓前角和脑干的运动神经元来控制躯体运动。

1. 大脑皮层的主要运动区　人类的大脑皮层运动区主要在中央前回。它对躯体运动的控制有下列特征：

（1）对躯体运动的调节支配具有交叉的性质，即一侧皮层主要支配对侧躯体的肌肉。但这种交叉性质不是绝对的，例如头面部肌肉的支配多数是双侧性的，像咀嚼运动、喉运动及上部面肌运动的肌肉的支配是双侧性的；然而面神经支配的下部面肌及舌下神经支配的舌肌却主要受对侧皮层控制。因此，在一侧内囊损伤后，产生所谓上运动神经元麻痹时，头面部多数肌肉并不完全麻痹，但对侧下部面肌及舌肌发生麻痹。

（2）运动代表区的大小与运动的精细程度有关，即运动愈精细而复杂的肌肉，其代表区也愈大，手与五指所占的区域几乎与整个下肢所占的区域大小相等。

（3）从运动区的上下分布来看，呈倒置排列（图 10 - 21），下肢代表区在顶部（膝关节以下肌肉代表区在皮层内侧面），上肢代表区在中间部，头面部肌肉代表区在底部（头面部代表区内部的安排仍为正立而不倒置）。对正常人脑进行局部血流测定时观察到，足部运动时运动区足部代表区血流增加，手指运动时手部代表区血流增加。

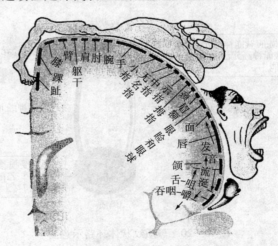

图 10 - 21　人大脑皮层运动区示意图

除中央前回以外，额叶和枕叶皮层的某些部位还发现与躯体运动有关，在大脑半球的内侧面还有运动辅助区。动物实验中刺激这些区域，可以引起一定的肢体运动，反应一般为双侧性。

2. 运动信号下行通路 由大脑皮层发出的运动信号下行通路主要有皮质脊髓束和皮质核束。皮质脊髓束中约80%的纤维在延髓锥体跨越中线到达对侧,沿脊髓外侧索下行达脊髓前角,此传导束称为皮质脊髓侧束。皮质脊髓侧束的纤维与脊髓前角外侧部的运动神经元构成突触联系,控制四肢远端肌肉,与精细的、技巧性的运动有关。皮质脊髓束其余约20%的纤维不跨越中线,在同侧脊髓前索下行,此传导束称为皮质脊髓前束,此束的大部分纤维逐节段经白质前连合交叉至对侧,终止于对侧前角运动神经元,有少数纤维就终止于同侧前角运动神经元。皮质脊髓前束的纤维通过中间神经元与脊髓前角内侧部的运动神经元发生联系,主要控制躯干以及四肢近端的肌肉,与姿势的维持和粗大运动有关。

另外,还有一些起源于运动皮层的纤维以及上述通路的侧支,它们不直接到达脊髓或脑神经运动核,经基底神经节、红核、脑干网状结构的神经元中转而最后影响脊髓运动功能。例如顶盖脊髓束、网状脊髓束、前庭脊髓束以及红核脊髓束等。前三者的功能与皮质脊髓前束相似,红核脊髓束的功能与皮质脊髓侧束相似。

3. 皮层运动区和锥体系功能障碍对运动的影响 大脑皮层运动下行通路长期以来被分为锥体系和锥体外系两大部分。锥体系包括皮质脊髓束和皮质核束,锥体外系则指锥体系以外所有控制脊髓运动神经元活动的下行通路。但现在已认识到,锥体系和锥体外系在皮层的起源上是互相重叠的,在脑内的下行途径中彼此间亦存在着复杂的纤维联系,因此皮层运动区的损伤效应就难于分清是属于锥体系还是锥体外系功能缺损。同时,锥体束下行经过脑干时,还发现许多侧支进入皮层下核团调节锥体外系的活动。所以,从皮层到脑干之间,由于种种病理过程产生的运动障碍往往是由于锥体系和锥体外系合并损伤的结果。但是到达延髓尾端水平,锥体束出现相对独立性,延髓锥体的损伤效应可以认为主要是锥体系功能缺损。此外,按传统认识,锥体系的神经元一般分为上运动神经元和下运动神经元。上运动神经元位于大脑皮质运动区,下运动神经元指的是位于脊髓前角和脑干的运动神经元。

临床上把涉及锥体束损害的一系列表现称为锥体束综合征。它包括随意运动的丧失,肌紧张加强,腱反射亢进以致出现阵挛,巴宾斯基征阳性,部分浅反射减退或消失等。肌紧张加强或腱反射亢进,都是牵张反射亢进的表现;所谓阵挛也是由于牵张反射过强,以致人工持续牵拉肌腱会出现一系列连续的腱反射。部分浅反射减退或消失,是指腹壁反射、提睾反射等减退或消失,其原因还不完全清楚。所谓锥体束综合征实际上是锥体系和锥体外系合并损伤的结果,而不是严格的单纯锥体束传导中断的表现。为此,有些人反对采用传统的锥体系和锥体外系概念,因为这两个系统在功能上和在损伤后功能缺损上无法完全区分。上运动神经元损害和下运动神经元麻痹的临床表现是不同的(表10-3)。

表 10 – 3 上、下运动神经元麻痹的区别

项目	上运动神经元麻痹	下运动神经元麻痹
损害部位	皮质运动区或锥体束	脊髓前角运动神经元或运动神经
麻痹范围	常为广泛的	常为局限的
肌紧张	张力过强、痉挛	张力减退、松弛
腱反射	增强	减弱或消失
浅反射	减弱或消失	减弱或消失
病理反射	巴宾斯基征阳性	—
肌萎缩	不明显	明显（肌肉失去了神经的营养性作用）

第四节 神经系统对内脏功能的调节

一、植物性神经系统

植物性神经系统也称自主神经系统或内脏神经系统，其主要功能是调节内脏活动。和躯体神经一样，植物性神经系统也包括传入（感觉）和传出（运动）神经两部分。按一般惯例，植物性神经系统仅指传出部分，并将其分成交感神经和副交感神经两部分（图 10 – 22）。它们分布于内脏、心血管和腺体并调节这些器官的功能。

（一）交感和副交感神经的结构和功能特征

1. 起源 交感神经起自脊髓胸腰段（胸 1 ~ 腰 3）灰质侧角；副交感神经起源于脑干内副交感神经核和脊髓骶段第 2 ~ 4 节灰质相当于侧角的部位。

2. 节前纤维和节后纤维 植物性神经由节前和节后神经元组成。节前神经元胞体位于中枢，其轴突组成节前纤维到达神经节换元，节后神经元的轴突组成节后纤维支配效应器。节前纤维属 B 类神经纤维，传导速度较快；节后纤维属 C 类神经纤维，传导速度较慢。交感神经节离效应器官较远，因此节前纤维短而节后纤维长；副交感神经节离效应器官较近，有的神经节就在效应器官壁内，因此节前纤维长而节后纤维短。刺激交感神经的节前纤维，反应比较弥散；刺激副交感神经的节前纤维，反应比较局限，因为一根交感节前纤维往往和多个节内神经元发生突触联系，而副交感神经则不同，节前纤维与较少的节后神经元联系。

3. 双重神经支配 人体多数器官都接受交感神经和副交感神经双重支配，交感神经的全身分布广泛，几乎所有内脏器官都受它支配；而副交感神经的分布相对较局限，某些器官不具有副交感神经支配。例如，皮肤和肌肉内的血管、汗腺、竖毛肌、肾上腺髓质等，只有交感神经支配。

4. 功能相互拮抗 交感神经和副交感神经对同一器官的作用往往相互拮抗。例如，对于心脏，迷走神经具有抑制作用，而交感神经具有兴奋作用；对于小肠平滑肌，迷走神经具有增强其运动的作用，而交感神经却具有抑制作用。这种拮抗性使神经系统

能够从正反两个方面调节内脏的活动，使其能很快适应机体当时的需要。有时交感和副交感神经对某一器官的作用也有一致的方面，例如两类神经都能促进唾液的分泌，但仍有一定区别，交感神经兴奋可促进少量黏稠的唾液分泌；而副交感神经兴奋则能引起大量稀薄的唾液分泌。

5. 具有紧张性作用　植物性神经对于内脏器官持续发放低频率神经冲动，使效应器经常维持一定的活动状态，即紧张性作用。各种功能调节都是在紧张性活动的基础上进行的。

6. 受效应器功能状态影响　例如，刺激交感神经对动物子宫运动的作用明显受子宫功能状态的影响，对有孕子宫，增强其运动，而对无孕子宫则抑制其运动。

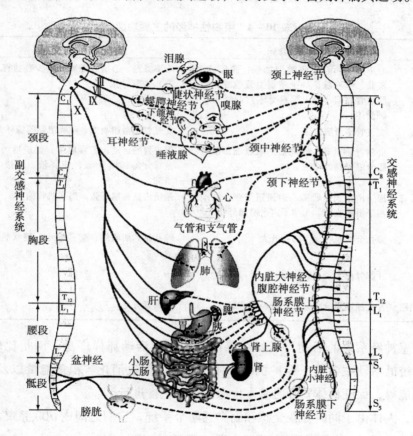

图 10-22　人体植物性神经分布示意图

图中未显示支配血管、汗腺和竖毛肌的交感

神经；——节前纤维；……节后纤维

（二）植物性神经的主要功能

交感神经和副交感神经在体内分布广泛，对许多器官都有一定的作用，前面的章节中也作过一些介绍。现将植物性神经的主要功能按人体系统、器官的分类列表综合如下（表 10-4）。

交感神经系统的活动一般比较广泛，常以整个系统参与反应。在环境急剧变化的情况下，交感神经系统可以动员机体许多器官的潜在力量，以适应环境的急变。例如，在剧烈肌肉运动、窒息、恐惧、失血或冷冻等情况下，交感神经系统将立即被调动起来，表现出一系列交感－肾上腺髓质系统亢进的现象，称为应急反应。这一反应包括：呼吸加快，肺通气量加大；心率加速、心肌收缩力增强，心输出量增多，血压升高；皮肤与腹腔内脏血管收缩、肌肉血流量增多，血液重新分配；代谢活动加强，为肌肉收缩提供充分能量。另外，肾上腺髓质激素分泌大量增加，除心血管功能亢进外，还伴有瞳孔散大、胃肠活动抑制等反应。这些活动均有利于机体动员各器官的贮备力，以适应环境的急变。实验证明，动物切除双侧交感链后，尽管在平静的环境中能生存，但适应环境急剧变化的能力大大降低。

表 10 － 4　植物性神经的主要功能

器官	交感神经	副交感神经
循环器官	心率加快、心肌收缩力加强，腹腔内脏、皮肤、唾液腺、外生殖器血管收缩，骨骼肌血管收缩（肾上腺素受体）或舒张（胆碱受体）	心率减慢、心房收缩减弱，少数器官（如外生殖器）血管舒张
呼吸器官	支气管平滑肌舒张	支气管平滑肌收缩、呼吸道黏膜腺体分泌
消化器官	抑制胃肠运动，促进括约肌收缩，使唾液腺分泌黏稠的唾液	促进胃肠运动、胆囊收缩，促进括约肌舒张、唾液腺分泌稀薄唾液，使胃液、胰液、胆汁分泌增加
泌尿生殖器官	尿道内括约肌收缩、逼尿肌舒张，有孕子宫平滑肌收缩、无孕子宫平滑肌舒张	尿道内括约肌舒张、逼尿肌收缩
眼	瞳孔开大肌收缩，瞳孔开大	瞳孔括约肌收缩，瞳孔缩小、睫状肌收缩、泪腺分泌
皮肤	汗腺分泌，竖毛肌收缩	—
内分泌和代谢	肾上腺髓质分泌激素、肝糖原分解	胰岛素分泌

　　副交感神经系统的活动，不如交感神经系统的活动那样广泛，而是比较局限的。其整个系统的活动主要在于保护机体、休整恢复、促进消化、积蓄能量以及加强排泄和生殖功能等，保证机体安静时基本生命活动的正常进行。

　　可见，人体由于同时存在交感和副交感两个系统，它们之间密切联系又相互制约，共同调节内脏活动，使所支配的脏器，即不致活动过强，也不会减弱，经常保持动态平衡，以适应整体的需要。

（三）植物性神经的递质及其受体

　　植物性神经对内脏器官的作用是通过神经末梢释放神经递质而实现的，其释放的递质属于外周神经递质，主要为乙酰胆碱和去甲肾上腺素。递质要发挥其生理效应，必须和相应受体结合。

1. 植物性神经递质

　　（1）乙酰胆碱　乙酰胆碱（acetylcholine，ACh）是外周神经末梢释放的一类重要递质。凡以乙酰胆碱作为递质的神经纤维皆可称为胆碱能纤维。包括全部交感和副交感神经的节前纤维、副交感神经节后纤维、少数交感神经节后纤维（支配骨骼肌血管的交感舒血管纤维和支配汗腺的交感神经节后纤维）以及躯体运动神经纤维。

（2）去甲肾上腺素　去甲肾上腺素（norepinephrine，NE）是外周神经末梢释放的另一类重要递质。外周神经中，凡以去甲肾上腺素作为递质的神经纤维皆可称为肾上腺素能纤维。大部分交感神经节后纤维都属于肾上腺素能纤维。

2. 受体　递质要发挥生理效应，必须和相应的受体结合。下面重点讨论乙酰胆碱和去甲肾上腺素两类递质有关的受体。

（1）胆碱受体　是指存在于突触后膜或效应器细胞膜上、能与乙酰胆碱结合而产生生理效应的特殊蛋白质。胆碱受体可分为毒蕈碱型和烟碱型两种类型，它们也存在于中枢神经系统内。

①毒蕈碱型受体：这类受体主要分布于副交感神经节后纤维支配的效应器细胞膜上，毒蕈碱与其结合引起的效应，类似于乙酰胆碱与其结合引起的效应，故称其为毒蕈碱受体（muscarinic receptor，M 受体）。已发现的 M 受体有五种亚型。乙酰胆碱与 M 受体结合后，可产生一系列副交感神经末梢兴奋的效应，如心脏活动被抑制，支气管、消化管平滑肌和膀胱逼尿肌收缩，消化腺分泌增加，瞳孔缩小等。另外，由于汗腺和骨骼肌血管上也是 M 受体，故可引起汗腺分泌增多、骨骼肌血管舒张等反应。有些药物可与受体结合，使递质不能发挥作用，称为受体阻断剂。阿托品是毒蕈碱型受体阻断剂。临床上使用阿托品，可解除胃肠平滑肌痉挛，缓解疼痛，但也可引起心跳加快、唾液和汗液分泌减少等反应。

②烟碱型受体：烟碱与其结合引起的效应，类似于乙酰胆碱与其结合引起的效应，故称为烟碱型受体（nicotinic receptor，N 受体）。N 受体又分为两种亚型：位于神经节突触后膜上的受体为 N_1 受体；存在于骨骼肌运动终板膜上的受体为 N_2 受体。乙酰胆碱、烟碱等化学物质与 N_1 受体结合后，可引起自主神经节的节后神经元兴奋；如与 N_2 受体结合，则引起终板电位，导致骨骼肌的兴奋。六烃季胺主要阻断 N_1 受体的功能，十烃季胺主要阻断 N_2 受体的功能，筒箭毒碱可阻断 N_1、N_2 受体。

（2）肾上腺素受体　肾上腺素受体是指人体内能与儿茶酚胺类物质（包括肾上腺素、去甲肾上腺素等）相结合的受体，可分为 α 肾上腺素受体和 β 肾上腺素受体两类。

① α 肾上腺素受体（简称 α 受体）：它又可分为 α_1 和 α_2 两种亚型．儿茶酚胺与 α 受体结合后产生的平滑肌效应主要是兴奋性的，如血管收缩、瞳孔开大肌收缩等，但对小肠平滑肌为抑制效应，使小肠平滑肌舒张。酚妥拉明为 α 受体阻断剂（对 α_1 和 α_2 两种受体均有阻断作用），可消除去甲肾上腺素引起血管收缩、血压升高的效应。

② β 肾上腺素受体（简称 β 受体）：β 受体主要有 β_1 和 β_2 两种亚型。β_1 受体分布于心脏组织中，如窦房结、房室传导系统、心肌等处，其作用是兴奋性的，促使心率加快、心内兴奋传导速度加快、心肌收缩力加强。在脂肪组织中也有 β_1 受体，可促进脂肪的分解代谢。β_2 受体分布于支气管、胃、肠、子宫及许多血管平滑肌细胞上，

作用是抑制性的,即促使这些平滑肌舒张。普萘洛尔(Propranolol,心得安)是重要的 β 受体阻断剂,它对 β$_1$ 和 β$_2$ 两种受体都有阻断作用。阿替洛尔(Atenolol)能阻断 β$_1$ 受体,使心率减慢,而对支气管平滑肌作用很小,故对于患有心绞痛、心率快但兼有支气管痉挛者比较适用。丁氧胺(Butoxamine)则主要阻断 β$_2$ 受体。目前,β 受体阻断剂的研究发展很快,有利于临床上根据病情需要选择合适的受体阻断剂作为药物应用。

近年来的研究还发现,受体不仅存在于突触后膜,在突触前膜上也存在,称为突触前受体。多数突触前受体的作用是抑制突触前神经末梢递质的释放,起反馈抑制作用。例如,突触前膜释放递质去甲肾上腺素过多时,去甲肾上腺素与突触前膜 α$_2$ 受体结合,产生的效应是抑制去甲肾上腺素的进一步释放。

现将植物性神经递质的受体分布及其效应综合列于表 10 - 5。

表 10 - 5   植物性神经递质的受体分布及其效应

	效应器	肾上腺素受体	效应	胆碱受体	效应
循环器官	窦房结	β$_1$	心率加快	M	心率减慢
	房室传导系统	β$_1$	传导加快	M	传导减慢
	心肌	β$_1$	收缩加强	M	收缩减弱
	脑血管	α	轻度收缩	—	—
	冠状血管	α	收缩	—	—
		β$_2$	舒张(为主)	—	—
	皮肤黏膜血管	α	收缩	—	—
	胃肠道血管	α	收缩(为主)	—	—
		β$_2$	舒张	—	—
	骨骼肌血管	α	收缩	—	—
		β$_2$	舒张(为主)	M	舒张
呼吸器官	支气管平滑肌	β$_2$	舒张	M	舒张
	支气管腺体	—	—	M	分泌增多
消化器官	胃肠平滑肌	β$_2$	舒张	M	收缩
	小肠平滑肌	α	舒张	M	收缩
	括约肌	α	收缩	M	舒张
	唾液腺	α	分泌	M	促进分泌
	胃腺		抑制分泌	M	分泌增多
泌尿生殖器官	膀胱逼尿肌	β$_2$	舒张	M	收缩
	内括约肌	α	收缩	M	舒张
	妊娠子宫	α	收缩	—	—
	未孕子宫	β$_2$	舒张		
眼	瞳孔开大肌	α	收缩	—	瞳孔开大
	瞳孔括约肌	—	—	M	收缩,瞳孔缩小

续表

皮肤	竖毛肌	α	收缩（竖毛）	—	—
	汗腺	—		M	分泌
代谢	胰岛	α	抑制分泌	M	促进分泌
		β₂	促进分泌		
	糖酵解代谢	β₂	增加		
	脂肪分解代谢	β₁	增加		

二、各级中枢对内脏活动的调节

（一）脊髓对内脏活动的调节

脊髓是内脏活动调节的初级中枢，如血管张力反射、发汗反射、排尿反射、排便反射、勃起反射等可在脊髓水平完成，但这些反射平时受高位中枢的控制。依靠脊髓本身的活动不足以很好适应生理功能的需要。脊髓离断的病人在脊休克过去后，由平卧位转成站立时常感到头晕。因为，这时体位性血压反射的调节能力很差，外周血管阻力不能及时发生适应性改变。此外，病人虽有一定的排尿能力，但反射不受意识控制，而且排尿也不完全。

（二）低位脑干对内脏活动的调节

由延髓发出的植物性神经传出纤维支配头面部的所有腺体、心、支气管、喉、食管、胃、胰腺、肝和小肠等；同时，脑干网状结构中存在许多与内脏活动功能有关的神经元，其下行纤维支配脊髓，调节着脊髓的自主神经功能。许多基本生命现象（如循环、呼吸等）的反射调节在延髓水平已能初步完成。因此，称延髓为基本生命中枢，此外，中脑是瞳孔对光反射的中枢部位。延髓中的心血管功能、呼吸功能、消化功能等反射调节中枢，已分别在有关章节叙述，不再重复。

（三）下丘脑对内脏活动的调节

下丘脑内有许多神经核团，在内脏活动的调节中起重要作用。过去，下丘脑曾被认为是交感和副交感神经的较高级中枢。现在发现，下丘脑不是单纯的交感和副交感神经中枢，而且能把内脏活动与其他生理过程联系起来，它与躯体运动及情绪反应等都有密切关系。因此，下丘脑是调节内脏活动的较高级中枢，下丘脑的主要功能有：

1. 体温调节 下丘脑不仅有大量对温度变化敏感的神经元，而且调节体温的基本中枢即位于下丘脑。因此，对于维持体温的相对稳定，下丘脑起着十分重要的作用（见第七章）。

2. 摄食行为调节 摄食行为是动物维持个体生存的基本活动。用埋藏电极刺激动物下丘脑外侧区引致动物多食，而破坏该区则导致拒食，提示该区存在摄食中枢（feeding center）。刺激下丘脑腹内侧核可引起动物拒食，破坏此核则导致食欲增大而逐渐肥胖，提示该区存在饱中枢（satiety center）。一般情况下，摄食中枢与饱中枢之间具有交互抑制的关系。

3. 水平衡调节 水平衡包括水的摄入与排出两个方面，人体通过渴觉引起摄水，而排水则主要取决于肾的活动。损坏下丘脑可引致烦渴与多尿，说明下丘脑对水的摄入与排出调节均有关系。下丘脑控制摄入的区域与上述摄食中枢极为靠近。破坏下丘脑外侧区后，动物除拒食外，饮水也明显减少。但是，控制摄水的中枢确切部位还不清楚。下丘脑控制排水的功能是通过改变抗利尿激素的分泌来完成的。下丘脑内存在着渗透压感受器，它能按血浆渗透压变化来调节抗利尿激素的分泌。一般认为，下丘脑控制摄水的区域与控制抗利尿激素分泌的核团在功能上是有联系的，两者协同调节着水平衡。

4. 对腺垂体及其他内分泌功能的调节 下丘脑内有些神经元，可合成多种调节腺垂体功能的肽类物质，对人体的内分泌功能调节有着十分重要的作用（见第十一章）。

5. 对情绪生理反应的影响 动物实验证明，下丘脑有和情绪反应密切相关的神经结构，在间脑水平以上切除大脑的猫，常出现一系列交感神经系统兴奋亢进的现象，并且张牙舞爪，好似正常猫在搏斗时一样，故称之为"假怒"。平时下丘脑的这种活动受到大脑的抑制而不易表现。切除大脑后则抑制解除，下丘脑的防御反应功能被释放出来，在微弱的刺激下就能激发强烈假怒反应。研究指出，下丘脑内存在防御反应区，电刺激该区还可出现防御性行为。临床上，人类下丘脑的疾病也往往伴随着不正常的情绪生理反应。

6. 对生物节律的控制 机体内的各种活动常按一定的时间顺序发生变化，这种变化的节律称为生物节律。根据周期的长短可划分为日节律、月节律、年节律等。其中日节律表现尤为突出。一些重要的生理功能多呈现昼夜的周期波动，称为日节律，例如血细胞数、体温、动脉血压、促肾上腺皮质激素分泌等。据研究，下丘脑的视交叉上核可能是生物节律的控制中心。它通过视网膜－视交叉上核束与视觉感受装置发生联系，因此外环境的昼夜光照变化可影响视交叉上核的活动，从而使体内日周期节律与外环境的昼夜节律同步起来。

（四）大脑皮层对内脏活动的调节

1. 边缘叶和边缘系统 大脑半球内侧面皮层与脑干连接部和胼胝体旁的环周结构，曾被称为边缘叶。其较外圈的一环状结构（包括扣带回、海马回等）称为旧皮层。边缘叶在结构和功能上和大脑皮层的岛叶、颞极、眶回等，以及皮层下的杏仁核、隔区、下丘脑前核等，是密切相关的，这些结构统称为边缘系统。有人把中脑的中央灰质、被盖等中脑结构也包括在该系统中，由此出现了边缘前脑（limbicforebrain）与边缘中脑（limbic midbrain）的概念。

边缘系统对内脏活动的调节作用复杂而多变。例如，刺激扣带回前部可出现呼吸抑制或加速、血压下降或上升、心率减慢、胃运动抑制、瞳孔扩大或缩小；刺激杏仁核可出现咀嚼、唾液和胃液分泌增加、胃蠕动增强、排便、心率减慢、瞳孔扩大；刺激隔区可出现阴茎勃起、血压下降或上升、呼吸暂停或加强。

2. 新皮层 电刺激新皮层，除了能引致躯体运动等反应以外，也可引致内脏活动的变化。刺激皮层内侧面 4 区一定部位，会产生直肠与膀胱运动的变化；刺激皮层外侧面一定部位，会产生呼吸、血管运动的变化；刺激 4 区底部，会产生消化道运动及唾液分泌的变化。刺激 6 区一定部位，可引致竖毛、出汗以及上、下肢血管的舒缩反应；刺激 8 区和 19 区等，除了可引致眼外肌运动外，也可引致瞳孔的反应。所有这些结果，说明新皮层与内脏活动有关，而且区域分布和躯体运动代表区的分布有一致的地方。

近年来，随着医学模式由生物医学模式向生物－心理－社会医学模式的转变，人们愈来愈重视社会心理因素对人体功能的影响。大量研究表明，社会心理因素的刺激主要通过神经系统内分泌系统和免疫系统来影响各器官的功能。其中神经系统起主导作用，大脑皮层是社会心理因素影响人体健康的门户。

人在与所处的社会环境发生联系时，各种心理活动与生理活动是可以互相作用的。其中社会心理性的紧张刺激，特别是突然性的超强刺激和持久性的消极情绪很容易引起疾病的发生。这些劣性的紧张刺激作用于大脑皮层以后，首先使下丘脑兴奋，肾上腺髓质释放大量肾上腺素和去甲肾上腺素，引起心血管、呼吸、消化等活动的变化。另一方面下丘脑还通过垂体使抗利尿激素、糖皮质激素、盐皮质激素等释放增加，引起机体更多器官和系统的功能发生变化。人体若经常处于紧张、愤怒、忧虑、烦闷等不正常的情绪中，造成植物性神经功能紊乱，导致与情绪有关的疾病，如冠心病、高血压、支气管哮喘、胃肠溃疡等疾病的发生。因此，紧张刺激引起的心身紊乱乃是心理和躯体患病的前奏，如能及早消除病源，进行矫正治疗，就有利于恢复健康；若任其发展下去，将可能使病势加重。

第五节　脑的高级功能

脑除了在产生感觉、调节躯体运动和内脏活动中发挥重要作用以外，还涉及许多更为复杂的功能，如学习、记忆、思维、语音等，这些功能统称为脑的高级功能。它们与条件反射有着密切的联系。

一、条件反射

条件反射（conditioned reflex）是机体在后天生活过程中，在非条件反射的基础上，于一定条件下建立起来的一类反射。条件反射学说是俄国生理学家巴甫洛夫于 20 世纪初提出来的，它对神经生理学的发展起了重要的作用。

（一）条件反射的形成

由巴甫洛夫首先创立的，关于条件反射的经典实验以狗为研究对象。下面即以此实验为例来说明经典条件反射的建立过程。在实验中，给犬喂食会引起唾液分泌，这是非条件反射，食物是非条件刺激。在平时，灯光不会使犬分泌唾液，因为灯光与唾液分泌无关，故称为无关刺激。但是，如果喂食前先出现灯光，然后再给食物，经多次重复后，当灯光出现，即使不给犬食物，犬也会分泌唾液，这样就建立了条件反射。在这种情况下，灯光不再是无关刺激，而成为进食的信号，即变成了条件刺激。由条件刺激引起的反射即称为条件反射。在日常生活中，任何无关刺激只要多次与非条件刺激结合，都可能转变成条件刺激而引起条件反射。如铃声、食物的形状、颜色、气味、进食的环境、喂食的人等，由于经常与食物伴随出现，都可能成为条件刺激而引起唾液分泌。由此可见，条件反射形成的基本条件，是无关刺激与非条件刺激在时间上的结合，这个结合过程称为强化。

有些条件反射比较复杂，动物必须通过自己完成一定的动作或操作，才能得到非条件刺激的强化，这样建立起来的条件反射称为操作式条件反射。例如，将大白鼠放在实验箱内，只要它在走动中偶然踩在内设的杠杆上，即给予食物，大白鼠即学会了为获得食物而主动去踩杠杆。

（二）条件反射的分化和消退

在条件反射建立的过程中，还可以看到另一种现象。当一种条件反射建立后，给予和条件刺激相近似的刺激，也能同样获得条件反射的效果，这种现象称为条件反射的泛化。如果以后只对原来的条件刺激给予强化，而对它近似的刺激不予强化，经多次重复后，与它近似的刺激就不再引起条件反射，这种现象称为条件反射的分化。分化的形成是由于近似刺激得不到强化，使皮层产生了抑制过程，这种抑制称为分化抑制。分化抑制的出现对大脑皮层完成分析功能具有重要的意义。

条件反射建立以后，如果反复用条件刺激而不给予非条件刺激的强化，这时该条件反射的效应会逐渐减弱，以至最后完全消失，这种现象称为条件反射的消退。例如，上述用灯光建立了唾液的分泌条件反射后，继续用灯光刺激，但都不给予食物强化，则随着这种刺激的延续，唾液分泌量越来越少，直至最后灯光刺激完全不能引起唾液分泌。巴甫洛夫认为，条件反射的消退并不是条件反射的丧失，而是大脑皮层内产生了抑制效应。

（三）条件反射的生物学意义

条件反射与非条件反射具有不同的特点，它们的主要区别见表 10 - 6。

表 10 - 6　条件反射与非条件反射的基本区别

非条件反射	条件反射
先天遗传，种族共有	后天获得，有个体差异
数量上有限	数量上无限
反射弧比较固定，不变或少变	反射弧有极大的易变性，可以新建、消退、分化和改造
先天遗传，种族共有	具有精确而完善的高度适应性

我们通过对条件反射与非条件反射不同特点的比较，不难看出条件反射的重要生物学意义。机体通过非条件反射只能对数量有限的非条件刺激产生反应，这显然不能适应复杂多变的环境；而通过条件反射的建立，则可对数量无限的各种环境变化的刺激产生精确而完善的、具有高度适应意义的反应，从而大大增强机体活动的预见性、

灵活性、精确性，使机体对环境具有更加广阔和完善的适应能力。

二、人类大脑皮层活动的特征

用上述方法同样可以在人类建立条件反射，但人类由于从事社会性的生活与生产实践，促进了大脑皮层的高度发展，从而也促进了语言的发生和发展，因此，人类还能以语言建立条件反射。

（一）第一信号系统与第二信号系统

条件反射都是由刺激信号引起的。信号数量、种类非常多，但大体上分为两类：一类是现实的具体信号，如灯光、铃声、食物的形状、气味等，它们都是以信号本身的理化性质来发挥刺激作用的，这类信号称为第一信号；另一类是抽象信号，即语言和文字，它们是以信号所代表的含义来发挥刺激作用的。例如，"灯光"这个词语，并不是单指某个具体信号的信号，故称第二信号。巴甫洛夫认为，能对第一信号发生反应的大脑皮层功能系统，称为第一信号系统（first signal system），是人类和动物所共有的；而能对第二信号发生反应的大脑皮层功能系统，称为第二信号系统（second signal system），这是人类所特有的，也是人类区别于动物的主要特征。

第二信号系统是在第一信号系统活动的基础上建立的，是个体在后天发育过程中逐渐形成的。人类由于有了第二信号系统活动，就能借助于语言和文字来表达思维，并通过抽象思维进行推理，从而大大扩展了认识的能力和范围，发现和掌握事物的规律，以便认识世界和改造世界。从医学角度来看，由于第二信号系统对人体心理和生理活动都能产生重要影响，所以作为医务工作者，不仅要注意自然环境因素对病人的影响，还应注意语言、文字对病人的作用。临床实践表明，语言运用恰当，可以收到治疗疾病的效果，而运用不当，则可能成为致病因素，甚至使病情恶化，给病人带来不良后果。

（二）大脑皮层语言中枢

1. 大脑皮层的语言中枢的分区 人类大脑皮层一定区域的损伤，可以引致特有的各种语言活动功能障碍（图 10 - 23）。

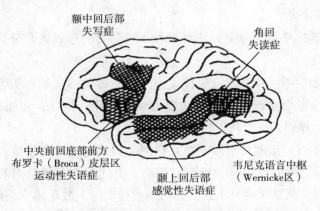

图 10 - 23 人大脑皮层与语言功能有关的主要区域

例如，中央前回底部前方受损的病人不会讲话（并非与发音有关的结构受损），但能看懂文字，也能听懂别人的讲话，此即运动性失语症。该现象首先由布罗卡（Broca）发现，故该区被称为布罗卡皮层区。如果损伤额中回后部接近中央前回手部代表区的部位，则会出现失写症。这种病人能听懂别人的讲话和看懂文字，也会讲话，手的功能也正常，但却丧失了书写的功能。如果颞上回后部损伤，则会产生感觉性失语症。病人能讲话、书写、看懂文字，也能听见别人的发音，但听不懂别人讲话的内容含义。如果角回损伤则可引起失读症，病人视觉正常，但看不懂文字的含义。以上所述各区在语言功能上虽然有不同的侧重面，但各区的活动却紧密关联的。正常情况下，它们协调活动，得以完成复杂的语言功能。

2. 大脑皮层语言功能的一侧优势 语言活动的中枢主要集中在一侧大脑半球，此称为语言中枢的优势半球（dominant hemisphere）。临床实践证明，习惯用右手的人（右利者），其优势半球在左侧，因此左侧颞叶受损可发生感觉性失语症，而右侧颞叶受损不会发生此病。这种一侧优势的现象仅为人类特有，它的出现虽与一定的遗传因素有关，但主要是后天生活实践中逐渐形成的，与人类习惯运用右手进行劳动有密切关系。

一侧优势的现象充分说明人类两侧大脑半球的功能是不对称的。左侧半球在语词活动功能上占优势，右侧半球在非语词性认识功能上占优势，例如，对空间的辨认，对深度知觉和触觉的认识以及音乐欣赏等。但是，这种优势是相对的，而不是绝对的，因为左侧半球也有一定的非语词性认识功能，右侧半球也有一定的简单的语词活动功能。

三、大脑的学习和记忆功能

学习和记忆是两个相联系的神经过程。学习指人和运动依赖于经验来改变自身行为以适应环境的神经活动过程。记忆则是学习到的信息贮存和"读出"的神经活动过程。

（一）学习的分类

1. 学习的形式 学习的分类方法有多种，按学习的形式通常分为非联合型学习和联合型学习两大类。

（1）非联合型学习 在刺激与机体反应之间不需要建立某种明确联系。例如人们对有规律出现的噪音会逐渐减弱反应，即出现习惯化；相反，在强的伤害刺激之后，对弱刺激的反应会加强，即出现敏感化。

（2）联合型学习 指两种不同刺激在时间上很接近地重复发生，神经系统接受刺激与机体产生反应之间要建立某种确定的联系。上述经典条件反射和操作式条件反射都属于联合型学习，从这个意义上说，学习的过程实际上就是建立条件反射的过程。

2. 记忆的形式 根据记忆的储存和回忆方式，记忆可分为陈述性记忆和非陈述性记忆两类。陈述性记忆与觉知或意识有关，依赖于记忆在海马、内侧颞叶及其他脑区内的滞留时间。这种形式的记忆还可分为情景式记忆和语义式记忆。前者是对一件具体事物或一个场面的记忆；而后者则是对文字和语言的记忆。非陈述性记忆则与觉知或意识无关，也不涉及到记忆在海马的滞留时间，如某些技巧性的动作、习惯性的行为和条件反射等。陈述性和非陈述性记忆两种形式可以转化，例如，在学习骑自行车的过程中需对某些情景有陈述性记忆，一旦学会后，就成为一种技巧性动作，由陈述性记忆转变为非陈述性记忆。

根据记忆保留时间的长短可将记忆分为短时程记忆、中时程记忆和长时程记忆三类。短时程记忆保留时间仅几秒到几分钟，其长短仅能满足完成某项极为简单的工作，如打电话时的拨号，拨号完成后记忆随即消失。中时程记忆的保留时间自几分钟到几天，记忆在海马和其他脑区内进行处理，并能转变为长时程记忆。长时程记忆的信息量相当大，保留时间自几天到数年，有些内容，如与自己和最接近的人密切相关的信息，可终生保持记忆。

（二）人类记忆的过程

人类的记忆过程可以细分成四个阶段（图10-24），即感觉性记忆、第一级记忆、第二级记忆和第三级记忆；前两个阶段相当于上述的短时性记忆，后两个阶段相当于长时性记忆。感觉性记忆是指通过感觉系统获得信息后，首先在脑的感觉区内贮存的阶段；这阶段贮存的时间很短，一般不超过1min，如果没有经过注意和处理就会很快消失。感觉性记忆得来的信息，经过加工处理，整合成新的连续的印象，则转入第一级记忆。这种转移一般可通过两种途径来实现，一种是通过把感觉性高蛋白的资料变成口头表达性的符号（如语言符号）而转移到第一级记忆，这是最常见的；另一种非口头表达性的途径，这在目前还了解得不多，但它必然是幼儿学习所必须采取的途径。但是，信息在第一级记忆中停留的时间仍然很短暂，平均约几秒钟；通过反复运用学习，信息便在第一级记忆中循环，从而延长了信息在第一级记忆中停留的时间，这样就使信息容易转入第二级记忆之中。第二级记忆是一个大而持久的贮存系统。发生在

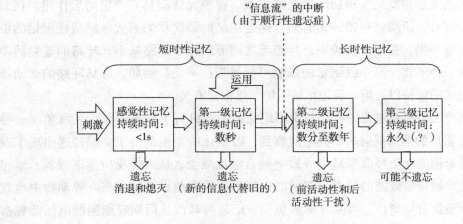

图10-24　从感觉性记忆至第三级记忆的信息流图解

第二级记忆内的遗忘，似乎是由于先前的或后来的信息的干扰所造成的；这种干扰分别称为前活动性干扰和后活动性干扰。有些记忆的痕迹，如自己的名字和每天都在进行操作的手艺等，通过长年累月的运动，是不易遗忘的，这一类记忆是贮存在第三级记忆中的。

（三）遗忘

遗忘（loss of memory）是指部分或完全失去回忆和再认的能力，是一种正常的生理现象。遗忘在学习后即已开始，最初遗忘的速率很快，以后逐渐减慢。实验表明，在学习20min后，学习内容的41.8%被遗忘，过1个月后，学习内容的78.9%被遗忘。但遗忘并不意味记忆痕迹的消失，因为复习已经遗忘的内容总比学习新的内容来得容易。产生遗忘的原因与条件刺激久不强化所引起的消退抑制和后来信息的干扰等因素有关。

临床上将疾病情况下发生的遗忘称为记忆缺失或遗忘症，可分为顺行性遗忘症（anterograde amnesia）和逆行性遗忘症（retrograde amnesia）两类。凡不能保留新近获得的信息的称为顺行性遗忘症。患者对于一个新的感觉性信息虽能作出合适的反应，但只限于该刺激出现时，一旦该刺激物消失，患者在数秒钟就失去作出正确反应的能力。所以患者易忘近事，而远的记忆仍存在。本症多见于慢性酒精中毒者。发生本症的机制，可能是由于信息不能从第一级记忆转入第二级记忆。凡正常脑功能发生障碍之前的一段时间内的记忆均已丧失的，称为逆行性遗忘症。患者不能回忆起紧接着本症发生前一段时间的经历。一些非特异性脑疾患（脑震荡、电击等）和麻醉均可引起本症。例如，车祸造成脑震荡的患者在恢复后，不能记起发生车祸前一段时期内的事情，但自己的名字等仍能记得。所以，发生本症的机制可能是第二级记忆发生了紊乱，而第三级记忆却不受影响。

（四）学习和记忆的机制

1. 从神经生理角度看学习和记忆的机制　从神经生理的角度来看，感觉性记忆和第一级记忆主要是神经元生理活动的功能表现。神经元活动具有一定的后作用，在刺激作用过去以后，活动仍存留一定时间，这是记忆的最简单的形式，感觉性记忆的机制可能属于这一类，在神经系统中，神经元之间形成许多环路联系，环路的连续活动也是记忆的一种形式，第一级记忆的机制可能属于这一类。例如，海马环路的活动就与第一级记忆的保持以及第一级记忆转入第二级记忆有关。

近年来对突触传递过程的变化与学习记忆的关系进行了许多研究。在海兔（一种海洋软体动物）的缩鳃反射的研究中观察到，习惯化的发生是由于突触传递出现了改变，突触前末梢的递质释放量减少导致突触后电位减少，从而使反应逐渐减弱；敏感化的机制是突触传递效能的增强，突触前末梢的递质释放量增加。在高等动物中也观察到突触传递具有可塑性。有人在麻醉兔中，记录海马齿状回颗粒细胞的电活动观察到，如先以一串电脉冲刺激海马的传入纤维（前穿质纤维），再用单个电刺激来测试颗粒细胞电活动改变，则兴奋性突触后电位和锋电位波幅增大，锋电位的潜伏期缩短。

这种易化现象持续时间可长达 10h 以上，并被称为长时程增强（long‑term potentia‑tion）。不少人把长时程增强与学习记忆联系起来，认为它可能是学习记忆的神经基础。在训练大鼠进行旋转平台的空间分辨学习过程中，记忆能力强的大鼠海马长时程增强反应大，而记忆能力差的大鼠长时程增强反应小。

2. 从神经生化角度看学习和记忆的机制　从神经生化角度看，较长时性的记忆必然与脑内的物质代谢有关，尤其是与脑内蛋白质的合成有关。在金鱼建立条件反射的过程中，如用嘌呤霉素（puromycin）注入动物脑内以抑制脑内蛋白质的合成，则动物不能完成条件反射的建立，学习记忆能力发生明显障碍。人类的第二级记忆可能与这一类机制关系较大。在逆行性遗忘症中，可能就是由于脑内蛋白质合成代谢受到了破坏，以致使前一段时间的记忆丧失。

中枢递质与学习记忆活动也有关。运动学习训练后注射拟胆碱药毒扁豆碱可加强记忆活动，而注射抗胆碱药东莨菪碱可使学习记忆减退。用利血平使脑内儿茶酚胺耗竭，则破坏学习记忆过程。动物在训练后，在脑室内注入 γ‑氨基丁酸可加速学习。动物训练后将加压素注入海马齿状回可增强记忆，而注入催产素则使记忆减退。一定量的阿片肽可使动物学习过程遭受破坏，而纳洛酮可增强记忆。临床研究发现，老年人血液中垂体后叶激素含量减少，用加压素喷鼻可使记忆效率提高；用加压素治疗遗忘症亦收到满意效果。

3. 从神经解剖角度看学习和记忆的机制　从神经解剖的角度来看，持久性记忆可能与新的突触联系的建立有关。动物实验中观察到，生活在复杂环境中的大鼠，其大脑皮层的厚度大，而生活在简单环境中的大鼠，其大脑皮层的厚度小；说明学习记忆活动多的大鼠，其大脑皮层发达，突触的联系多。人类的第三级记忆的机制可能属于这一类。

四、大脑皮层的电活动

应用电生理学方法，可在大脑皮质记录到两种不同形式的脑电活动：自发脑电活动和皮质诱发电位。

（一）自发脑电活动

在无明显外来刺激的情况下，大脑皮质能经常自发地节律的电位变化，称为自发脑电活动。临床上使用脑电图机在头皮表面用双极或单极导联记录法，所描绘出脑细胞群自发性电位变化波形，称为脑电图（electroencephalogram，EEG）。如果将颅骨打开，直接在皮质表面安放电极引导，所记录出的脑电波形称为皮质电图（electrocortio‑gram，ECoG）。

1. 脑电图的波形　正常脑电图的波形不规则，一般主要依据频率的不同，分为四种基本波形（图 10 – 25，表 10 – 7）。

表 10 - 7　正常人脑电图的几种基本波形

脑电波	频率（Hz）	波幅（μV）	常见部位	出现条件
α 波	8 ~ 13	20 ~ 100	枕叶	成人安静、闭眼、清醒时
β 波	14 ~ 30	5 ~ 20	额叶、顶叶	成人活动时
θ 波	4 ~ 7	100 ~ 150	颞叶、顶叶	少年正常脑电或成人困倦时
δ 波	0.5 ~ 3	20 ~ 200	颞叶、枕叶	婴幼儿正常脑电或成人熟睡时

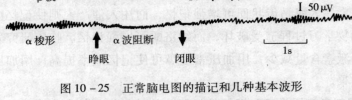

图 10 - 25　正常脑电图的描记和几种基本波形

A. 脑电图的描记方法：参考电极放置在耳壳（R），由额叶

（Ⅰ）电极导出的脑电波振幅低，由枕叶（Ⅱ）导出的脑电波

振幅高，频率较慢；B. 正常脑电图的基本波形

（1）α 波　频率为 8 ~ 13Hz，波幅为 20 ~ 100μV。人的 α 波在清醒、安静、闭目时出现。波形的波幅常由小变大，再由大变小，接着又由小变大，如此反复，形成波的梭形。每一梭形持续约 1 ~ 2s。睁开眼睛或接受其他刺激时，α 波立即消失转而出现 β 波，这一现象称为 α 波阻断。此时被试者再安静闭眼，则波又重现。一般认为，α 波是大脑皮质处于清醒安静状态时电活动的主要表现。

（2）β 波　频率为 14 ~ 30Hz，波幅为 5 ~ 20μV。当受试者睁眼视物或接受其他刺激时即出现 β 波。一般认为，β 波是大脑皮质处在紧张激动状态时电活动的主要表现。

（3）θ 波　频率为 4 ~ 30Hz，波幅为 100 ~ 150μV。在成人困倦时可以出现。在幼儿时期，脑电波频率比成人慢，常见到 θ 波，青春期开始时才出现成人型波。

（4）δ 波　频率为 0.5 ~ 3Hz，波幅为 20 ~ 200μV。成人在清醒状态下，几乎没有 δ 波，但在睡眠期间可出现。在婴儿时期，脑电频率比幼儿更慢，常可见到 δ 波。一般认为，高振幅的慢波可能是大脑皮质处于抑制状态时电活动的主要表现（表 10 - 7）。

脑电图的波形分类，主要是依据其频率的不同来人工划分的。在不同条件下，波形频率的快慢可有显著的差别，每秒 0.5 ~ 3 次的波称为 δ 波，4 ~ 7 次的波称为 θ 波，8 ~ 13 次的波称为 α 波，14 ~ 30 次的波称为 β 波。一般说来，频率慢的波其波幅常比较大，而频率快的波其波幅就比较小。例如，在成年人头上皮上引导时，δ波可有20～200μV，α波有20～100μV，而β波只有5～20μV。

一般情况下，脑电波随大脑皮质不同的生理情况而变化。当有许多皮质神经元的电活动趋于一致时，就出现低频率高振幅的波形，这种现象称为同步化；当皮质神经元的电活动不一致时，就出现高频率低振幅的波形，称为去同步化。一般认为，脑电波由高振幅的慢波转化为低振幅的快波时，表示兴奋过程的增强；由低振幅的快波转化为高振幅的慢波时，则表示抑制过程的加深。

脑电图对某些疾病，如癫痫、颅内占位性病变（如肿瘤等），有一定的诊断意义。例如，癫痫患者可出现异常的高频高幅脑电波或在高频高幅波后跟随一个慢波的综合波形。因此，利用脑电波改变的特点，并结合临床资料，可帮助诊断癫痫或探索肿瘤的所在部位。

2. 脑电波形成的机制　关于脑电波形成的机制，有许多假说。较多的人认为，皮质表面的电位变化是由大量神经元同步发生的突触后电位经总和后形成的。锥体细胞在皮质排列整齐，其顶树突相互平行并垂直于皮质表面，因此其同步电活动易总和而形成强大电场，从而改变皮质表面的电位。大量皮质神经元的同步电活动则依赖于皮质与丘脑之间的交互作用，一定的同步节律的非特异投射系统的活动，可促进皮质电活动的同步化。如果切断与丘脑的联系，则这种脑电活动将大大减弱。当丘脑非特异投射系统向大脑皮层的传入冲动显著增加时，可引起去同步化，出现高频率低振幅的快波；反之，当向大脑皮层的传入冲动减少时，就会引起同步化低频率高振幅的慢波。

（二）皮质诱发电位

感觉传入系统或脑的某一部位受刺激时，在皮质某一局限区域引出的电位变化称为皮质诱发电位（evoked cortical potenital）。皮质诱发电位可通过刺激感受器、感觉神经或感觉传导途径的任何一点而引出，该电位主要有两个成分，分别称为主反应和后发放（图10－26）。主反应为先正后负的电位变化，波幅较大。一般认为，它是大锥体细胞的综合电位。后发放在主反应之后出现，它是一系列正相的周期性电位波动，波幅较小。它是皮质与丘脑接替核之间环路电活动的表现皮质诱发电位出现在自发脑电波的背景下，它的波形常夹杂在自发脑电波之中并受后者的影响，所能记录出的诱发

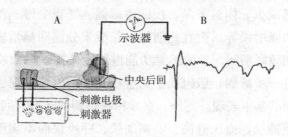

图10－26　脑诱发电位的记录和波形

A. 描记方法示意图；　B. 波形，向下为正，向上为负

电位很小，因而很难分辨。应用电子计算机技术将电位变化叠加起来并加以平均处理，可使这种电位变化突出地显示出来，由此记录到的电位称为平均诱发电位（averaged evoked potential）。皮质诱发电位也可在颅外头皮上记录到。它对研究人类的感觉功能、神经系统疾病、行为和心理活动有一定价值。目前临床上常记录的皮质诱发电位有体感诱发电位、听觉诱发电位和视觉诱发电位等几种。

五、觉醒和睡眠

觉醒与睡眠是人体正常生活中必不可少的两个生理过程。

（一）觉醒

觉醒时机体能迅速适应环境变化，从事各种体力和脑力劳动。觉醒状态有脑电觉醒状态与行为觉醒状态之分。行为觉醒状态指动物出现觉醒时的各种行为表现；脑电觉醒状态指脑电图波形呈去同步化快波的状态，但行为上不一定呈觉醒状态。

脑干网状结构上行激动系统对觉醒状态的维持发挥着重要作用，而乙酰胆碱可能是参与脑干网状结构上行唤醒作用的递质系统。进一步研究发现，脑电觉醒状态与行为觉醒状态的维持存在着不同的机制。行为觉醒的维持可能与黑质多巴胺能系统的功能有关，而脑电觉醒的维持与蓝斑上部去甲肾上腺素系统和脑干网状结构胆碱能系统的作用有关。

（二）睡眠

睡眠时感觉减退，意识暂时丧失，失去对环境的精确适应能力。睡眠的主要功能是促进精力和体力的恢复，如睡眠障碍，常导致中枢神经系统特别是大脑皮质活动的失常，发生幻觉、记忆力和工作能力下降等。每天所需要的睡眠时间，依年龄、个体而有所不同。一般而言，成年人每天所需睡眠时间约 7~9h，老年人约需 5~7h，儿童需要睡眠的时间约 10~12h，新生儿约需 18~20h。

1. 睡眠的时相 通过对整个睡眠过程的仔细观察，发现睡眠具有两种不同的时相状态。一种是脑电波呈现同步化慢波的时相，常称为慢波睡眠（slow wave sleep）；另一种是脑电波呈现去同步化的时相，称为异相睡眠（paradoxical sleep）或快波睡眠（fast wave sleep）。慢波睡眠期间，人体嗅、视、听、触等感觉功能暂时减退，骨骼肌反射运动和肌紧张减弱，伴有一系列自主神经功能的改变，例如，血压下降、心率减慢、瞳孔缩小、尿量减少、体温下降、代谢率减低、呼吸变慢、胃液分泌可增多而唾液分泌减少、发汗功能增强等。而且此期间生长激素分泌明显增多，有利于促进生长和体力的恢复。异相睡眠期间，各种感觉功能进一步减退，以致唤醒阈提高，骨骼肌反射运动和肌紧张进一步减弱，肌肉几乎完全松弛，脑电波呈现去同步化快波。这些表现是异相睡眠期间的基本表现。此外，在异相睡眠期间还会有间断性的阵发性表现，例如，部分躯体快速抽动、血压升高、心率加快，呼吸快而不规则，特别是可能出现眼球快速运动，所以 此时相又称为眼球运动睡眠（rapid eye movement sleep）。

在整个睡眠过程中，慢波睡眠与异相睡眠是相互交替出现。成年人睡眠时，一般先进入慢波睡眠，持续约 80~120min 左右后转入异相睡眠，后者持续约 20~30min 左右后，又转入慢波睡眠。整个睡眠期间，这种反复转化约 4 ~ 5 次，越接近睡眠后期，异相睡眠持续时间逐步延长。在成年人，慢波睡眠和异相睡眠期间均可被唤醒；但从觉醒状态只能进入慢波睡眠。而不能直接进入异相睡眠。在异相睡眠期间，如将其唤醒，80% 左右的人会诉说正在做梦，所以做梦也是异相睡眠的特征之一。动物实验中发现，异相睡眠期间，脑内蛋白质合成加快，因此认为异相睡眠与幼儿神经系统的成熟有关，并有利于建立新的突触联系而促进学习和记忆活动。但是异相睡眠也会出现一些阵发性的表现，这可能与某些疾病在夜间突然发作有关。例如心绞痛患者通常在发作前先做梦、梦中情绪激动，伴有呼吸和心跳加快，血压升高，继而引起心绞痛发作而觉醒。其他如哮喘、阻塞性肺气肿的缺氧发作等也常在异相睡眠期间突然产生。

在人体中还观察到，垂体前叶生长激素的分泌与睡眠的不同时相有关。在觉醒状态下，生长激素分泌较小；进入慢波睡眠后，生长激素分泌明显升高；转入异相睡眠后，生长激素分泌又减少。看来，慢波睡眠对促进生长、促进体力恢复是有利的。

2. 睡眠的机制 关于睡眠的产生机制，有各种学说。目前较多的人认为，睡眠是一个主动的抑制过程。已发现脑内有几个区域与睡眠密切相关，它们是位于脑桥下部和延髓的中缝核、孤束核以及间脑的一些区域。中缝核的作用特别突出，其活动引起的睡眠与自然睡眠相似，这里发出的神经纤维除与脑干网状结构有广泛的联系外，还向上与下丘脑、丘脑、边缘系统乃至新皮层联系，向下抵达脊髓灰质后角。有研究证明，这些神经元的递质是 5 - 羟色胺，因此，在动物实验中用药物阻断 5 - 羟色胺递质系统的传递作用可使动物失眠。在脑内，还发现了多种物质与睡眠有关。总之，睡眠的产生机制很复杂，目前尚未完全明了，有待进一步的研究和认识。

临床疾病案例

案例一：急性有机磷农药中毒

患者，男性，30 岁。2 小时前感全身不适，头晕、头痛、恶心和呕吐，后很快出现烦躁不安、腹痛、流涎、多汗、咳嗽、呼吸困难、口唇发绀、抽搐和大小便失禁，急诊入院。既往健康，发病前 4h 曾喷洒农药；无高血压、糖尿病等病史；无不洁饮食史。体格检查：T 36.7℃，P 58次/分，R 20次/分，Bp 14.7/9.33kPa（110/70mmHg）。神志不清，皮肤大量出汗，口唇发绀，双肺有较多的干啰音和少许湿啰音，肝脾未触及，肠鸣音活跃，双侧瞳孔呈针尖样，对光反射弱，双下肢可见肌肉震颤，四肢肌张力增高。实验室检查：显示白细胞总数增高；全血胆碱酯酶活力降低。

【诊断】急性有机磷农药中毒。

问题与思考：

1. 急性有机磷农药中毒的主要发病机制是什么？

2. 本案例患者出现哪些毒蕈碱样表现？分析其原因。

3. 分析本案例患者出现肢体抽搐、肌肉震颤和四肢肌张力增高的原因。

4. 阿托品能有效缓解毒蕈碱样症状，但对缓解肌肉震颤和恢复胆碱酯酶活力无效，为什么?

【提示】毒蕈碱受体主要分布于副交感神经节后纤维支配的效应器细胞膜上,乙酰胆碱与 M 受体结合,产生毒蕈碱样作用;而终板膜上是烟碱受体。

案例二：中老年人神经系统的变性疾病——帕金森病

患者,男,62 岁。主诉渐进肢体发抖,安静时尤为明显,情绪激动时加剧,睡眠后消失,并感四肢僵硬,动作缓慢,活动不灵活,影响工作和生活。近几个月来上述症状加重,左下肢和右侧肢体亦受累,既往体健,无头痛头晕,无肢体麻木,无其他疾病史,家族中无类似疾病史。体格检查：T 36.7℃,P 81次/分,R 22次/分,Bp 18.7/10.7kPa（140/80mmHg）,心肺腹检查无异常。神志清楚,对答切题,语音含糊不清,动作缓慢,面部表情呆板。眼球活动自如,双侧瞳孔等大等圆,嘴角无歪斜,伸舌居中,双上肢静止性震颤,做动作时减轻；四肢肌张力增高,右上肢呈"齿轮样强直",腱反射增强。共济运动正常,浅深感觉正常。神经系统及其他检查未见异常。

【诊断】帕金森病。

问题与思考：

1. 帕金森病主要病变部位和发病机制是什么？
2. 该患者有哪些临床表现符合帕金森病的诊断？
3. 左旋多巴类药物治疗帕金森病的依据是什么？

【提示】

1. 患者共济运动正常,浅深感觉正常,可排除小脑、感觉系统受损的情况。
2. 右上肢"齿轮样强直",提示该肢体肌张力明显增强。

课后思考题

1. 何谓突触？试述突触传递的基本过程。
2. 简述兴奋性突触和抑制性突触传递传递的过程。
3. 何谓胆碱能纤维？哪些神经纤维属于胆碱能纤维？
4. 何谓特异性和非特异性投射系统？它们在结构和功能上各有何特点？
5. 内脏痛有何特征？牵涉痛发生的原因是什么？
6. 何谓脊休克？它们的主要表现和发生原因是什么？
7. 试比较腱反射与肌紧张的异同点。
8. 何谓去大脑僵直？它的主要表现和发生机制如何？
9. 大脑皮质运动区有哪些功能特点？
10. 试用生理知识解释有机磷农药中毒时的表现及其急救药品应用原理。
11. 简述各级中枢对内脏活动的调节。
12. 试比较条件反射和非条件反射的主要区别。

第十一章

内 分 泌

☞ **学习目标**

1. 掌握激素的概念、作用方式、分类、一般特性、作用的机制及其分泌调节。
2. 掌握腺垂体激素和神经垂体激素的作用及调节。
3. 掌握甲状腺激素的合成与代谢、生理作用及其分泌的调节。
4. 熟悉糖皮质激素的生理作用及其分泌的调节。
5. 熟悉肾上腺髓质激素的合成代谢、生物学作用和分泌调节。
6. 熟悉胰岛素和胰高血糖素的生物学作用和分泌调节。
7. 了解甲状旁腺激素、降钙素和维生素 D_3 生物学作用和分泌调节。

第一节 概 述

内分泌（endocrine）是指内分泌细胞将所产生的激素直接分泌到体液中，并以体液为媒介对靶细胞产生效应的一种分泌形式。内分泌细胞集中的腺体统称内分泌腺，内分泌腺的分泌作用过程不需要类似外分泌腺的导管结构，而是将分泌的激素直接进入血液循环或其他体液中而发挥作用。

内分泌系统是由内分泌腺与分布在功能器官组织中的内分泌细胞共同组成。它包括：①传统的内分泌腺如垂体、甲状腺、甲状旁腺、肾上腺、胰岛、性腺等。②散在全身各器官组织的内分泌细胞，如胃肠道内分泌细胞、肾内分泌细胞、肺内分泌细胞、心血管内分泌细胞等。③神经内分泌细胞，某些神经细胞，如下丘脑的某些神经核团，兼有内分泌的功能。

内分泌系统是通过激素发挥调节作用的。激素（hormone）是由内分泌腺或内分泌细胞分泌，以体液为媒介，在细胞之间传递信息的高效能生物活性物质。激素从内分泌细胞分泌后，经血液或组织液运输到各组织、器官的细胞而发挥作用。目前认为激素在细胞之间传递信息有以下几种方式：

（1）远距离分泌（telecrine） 大多数激素是借助血液的运输，到达远距离的靶组织、靶细胞而发挥作用。例如甲状旁腺分泌的甲状旁腺激素进入血液循环后，随血液运输到骨组织而起作用，引起血钙升高。

（2）旁分泌（paracrine） 是指某些激素不进入血液循环，而是通过细胞间液弥散到邻近的靶细胞发挥作用。例如胰岛 A 细胞分泌的胰高血糖素刺激 B 细胞分泌胰岛素等。

（3）自分泌（autocrine） 指某些内分泌细胞分泌的激素在局部弥散的同时又可返回作用于产生该激素的细胞本身，发生反馈作用。例如胰岛 B 细胞释放的胰岛素在通过旁分泌直接抑制 A 细胞分泌的同时又可抑制其本身释放胰岛素。

（4）神经分泌（neurocrine） 某些激素由神经元合成后通过轴浆运输至末梢释放，激素从神经末梢释放后，可弥散作用于临近的细胞，或直接进入血液循环。例如下丘脑的促性腺激素释放激素直接进入垂体门脉系统作用于腺垂体。

内分泌系统参与机体多种生理过程的调节，特别在新陈代谢、生殖、生长与发育的调节以及内环境稳态的维持等方面都起着重要的作用。在整体情况下，许多内分泌腺都直接或间接受神经系统的控制。因此，内分泌系统与神经系统在功能上是密切相关的两大生物信号传递系统，它们相互影响、相互配合、相互作用共同调节机体的各种功能活动，维持内环境的稳态，使机体更好的适应内外环境的变化。本章重点讨论垂体、甲状腺、肾上腺、胰岛和甲状旁腺的激素，有关性腺的激素将在生殖中讨论。

一、激素作用的一般特性

虽然激素种类繁多，化学结构不同，作用机制不一样，但是它们在发挥调节作用的过程中，仍然具有一些共同的特征。

1. 信息传递作用 激素在实现其调节作用的过程中，只是将调节信息以化学形式传递给靶细胞，从而使靶细胞原有的生理生化过程增强或减弱。例如生长激素促进生长发育，甲状腺激素增强代谢过程，胰岛素降低血糖等。在这些作用过程中，激素既不添加成分，也不提供能量，只是作为细胞之间生物信息的传递者，起着"信使"的作用，将生物信息传递给靶细胞，发挥增强或减弱靶细胞原有的生理生化过程。

2. 相对特异性 激素作用的器官、内分泌腺、细胞分别称为靶器官（target organ）、靶腺（target gland）、靶细胞（target cell）。一种激素只选择性地作用于一种靶腺或靶细胞，而一种靶腺或靶细胞也只识别一种激素，这就是激素作用的特异性，也是内分泌系统实现有针对性调节功能的基础。但是不同的激素差异性较大。例如有些激素只局限作用于某一靶腺或某类靶细胞，如腺垂体的促甲状腺激素，只作用于甲状腺的腺泡细胞；而有些激素的作用范围大，受其作用的靶细胞数量较多，分布较广，有的甚至广泛作用于全身大多数组织细胞，如生长激素、胰岛素、甲状腺激素等可作用于全身组织细胞。尽管如此，这些激素的作用也是通过相应受体对细胞某些功能起特定作用的，因而称为相对特异性。

3. 高效能生物放大作用 生理状态下，激素在血液中的浓度多很低，一般在 $10^{-12} \sim 10^{-7}$ mol/L 数量级（pmol/L ～ nmol/L）。虽然激素的浓度甚微，但其作用却十分显著。例如1mg的甲状腺激素可使机体增加产热约4200kJ。激素的高效能放大作用与激素的作用机制有关，激素与受体结合后，在细胞内发生一系列酶促反应，逐级放大信息量，形成高效能生物放大系统。例如0.1μg促肾上腺皮质激素释放激素（CRH）可使腺垂体释放1μg促肾上腺皮质激素（ACTH），后者再使肾上腺皮质分泌40μg氢化可的松，故生物效应放大了400倍。因此，若内分泌腺分泌的激素水平一旦偏离正常范围，稍有过多或不足，便可引起激素所调节的功能产生明显异常，临床上分别称为该内分泌腺的功能亢进或功能减退。

4. 激素间的相互作用 各种激素都具有各自的作用，但对某种特定的反应来说各种激素之间可以相互影响。协同作用（synergistic action），指两种激素都具有某种特定的反应，但各自的作用都较弱，如果它们同时作用时，可增强作用的效应。例如胰高血糖素与生长激素单独作用都具有升高血糖的效应，但若两者合用时，则升高血糖效应增强。若一种激素抑制或对抗另一种激素的作用称为拮抗作用（antagonistic action）。例如胰高血糖素促进糖原的分解及糖异生，使血糖升高，而胰岛素激活糖原合成酶，促进糖原合成，使血糖降低。两种激素同时使用时，呈现拮抗作用。又如甲状旁腺激素升高血钙，降钙素降低血钙，两者合用时也有拮抗作用。还有某些激素本身并不能直接对某些组织细胞产生生理效应，但它的存在可使另一种激素产生的效应明显增高，即一种激素对另一种激素的效应起支持作用，称为允许作用（permissive action）。例如，氢化可的松本身并无缩血管效应，但缺乏时，去甲肾上腺素的缩血管作用不明显，只有氢化可的松存在时，去甲肾上腺素才有明显的缩血管作用，即氢化可的松对去甲肾上腺素的效应起支持作用。

二、激素的分类

激素可按其化学结构分为三大类。

1. 含氮激素

（1）蛋白质激素 例如腺垂体分泌的各种激素（促黑激素、生长激素、催乳素、促甲状腺激素、促肾上腺皮质激素、促性腺激素）、甲状旁腺激素、胰岛素、人绒毛膜促性腺激素等。

（2）肽类激素 例如下丘脑调节肽、神经垂体激素、降钙素、胰高血糖素、血管紧张素、激肽、内啡肽、血管活性肠肽、心房钠尿肽、促胃液素、促胰液素、胆囊收缩素等。

（3）胺类 例如甲状腺激素、肾上腺素、去甲肾上腺素、胸腺激素、松果体的退黑素等。

体内多数激素属于含氮激素，这类激素易被胃肠道的消化液酶解破坏，一般不宜口服，但甲状腺激素例外，因其结构中无肽键。

2. 类固醇激素

（1）肾上腺皮质分泌的激素 糖皮质激素，包括氢化可的松与皮质酮；盐皮质激素，包括醛固酮与脱氧皮质酮。

（2）性腺分泌的激素　如睾酮、雌二醇和孕酮。

3. 其他激素　胆固醇的衍生物（1，25 - 二羟维生素 D_3）和脂肪酸的衍生物（前列腺素等）。

三、激素作用的机制

1. 含氮激素的作用机制——第二信使学说　激素到达靶细胞后，与细胞膜上的特异性受体相结合，形成受体 - 激素复合物，后者通过膜上的鸟苷酸调节蛋白（简称 G 蛋白），继而激活膜上的腺苷酸环化酶（adenylate cyclase，AC）在 Mg^{2+} 参与下，促使 ATP 转变为环 - 磷酸腺苷（cAMP）。如果是兴奋型激素（Hs）则与兴奋型受体（Rs）结合，激活腺苷酸环化酶，使 cAMP 增加；如果是抑制型激素（Hi）则与抑制型受体（Ri）结合，抑制腺苷酸环化酶，使 cAMP 减少。大多数使 cAMP 增多的激素都是激发 Rs - Gs - AC 系统，少数使 cAMP 减少的激素，如阿片肽、多巴胺都是激发 Ri - Gi - AC 系统。cAMP 作为第二信使，激活胞内 cAMP 依赖性蛋白激酶系统（cAMP - PK 系统）。cAMP 形成后首先与 PK 系统的调节亚单位（R）结合，导致调节亚单位（R）与催化亚单位（C）解离，C 亚单位把 ATP 上的磷酸转移至底物，使底物蛋白质磷酸化，从而引起靶细胞的生物学作用（图 11 - 1）。

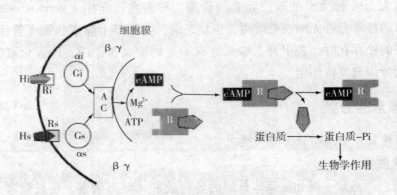

图 11 - 1　含氮激素的作用机制示意图

同时 cAMP 在完成其功能后，又不断地被磷酸二酯酶（PDE）降解为 $5' - AMP$，以终止激素的作用。在这一调节过程中，激素只把信息传至靶细胞，然后再由 cAMP 把信息传至靶细胞内的有关酶系。因此，人们把激素称为"第一信使"（first messenger），而把 cAMP 称为"第二信使"（second messenger），G 蛋白则作为耦联因素起着中间介导的作用。

膜受体能识别含氮激素是因为激素是一种变构性配体，而受体则是变构性配基，可相互诱导而改变自身的构型以适应对方的构型，这就是激素与受体发生专一性结合的物质基础。受体的数量以及激素与受体的亲和力是可变的。某一激素与受体结合时，使其受体的数量增加、亲和力增强的现象称为上调（up regulation）。如糖皮质激素能使血管平滑肌细胞上的 β 受体数量增加，与儿茶酚胺的亲和力增强属于上调；相反，如果某激素与受体结合时，使其受体数量减少，亲和力降低则称为下调（down regulation），例如，长期使用大剂量的胰岛素，可使淋巴细胞膜的胰岛素受体数量减少，亲和力降低属于下调。

应当指出，cAMP 是含氮激素的第二信使，但不是唯一的第二信使，近年提出的可能作为第二信使的物质还有环—磷酸鸟苷（cGMP）、三磷酸肌醇（IP_3），二酰甘油（DG），Ca^{2+} 及前列腺素等。其中 IP_3 和 Ca^{2+} 在激素信息传递中引起人们的高度重视。许多实验表明，当激素与相应受体结合后，通过 G 蛋白的介导，可激活细胞膜内磷脂酶 C，它使细胞膜上的磷脂酰肌醇磷酸化生成大量的 IP_3，在 Ca^{2+} 参与下，通过细胞内的 Ca^{2+} 调节蛋白，激活蛋白激酶，促进蛋白质磷酸化，从而改变细胞的功能。

2. 类固醇激素的作用机制——基因表达学说 类固醇激素不同于含氮激素，为脂溶性小分子物质，可透过细胞膜进入靶细胞内，然后经过两个步骤影响基因的表达，发挥生理作用。第一步是激素与细胞浆内的特异性受体蛋白相结合生成激素-受体复合物，该复合物在 37℃ 下发生变构，因而获得进入核内的能力，由胞浆转移至核内。第二步是在核内与染色质受体位点结合，形成激素-核受体复合物，从而激发 DNA 的转录过程，生成特异mRNA，诱导新蛋白质合成，引起相应的生物效应（图 11-2）。

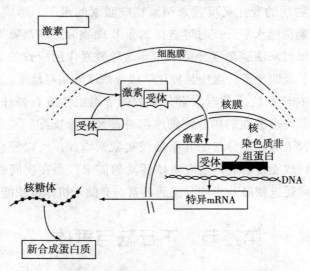

图 11-2 类固醇激素的作用机制示意图

上述含氮激素与类固醇激素的作用机制不是绝对的。含氮激素中如甲状腺激素是进入细胞内，通过基因表达发挥作用的。某些类固醇激素如糖皮质激素也可以作用于细胞膜上的受体发挥作用。总之，激素作用机制是一个很复杂的问题，许多细节还有待更深入的研究。

四、激素分泌的调节

激素是实现内分泌系统调节作用的基础，其分泌活动受到严密的调控，可因机体的需要适时、适量分泌，及时启动和终止。激素的分泌除本身的分泌规律外，还受神经和体液调节。

1. 生物节律性分泌 许多激素具有节律性分泌的特征，短者表现以分钟或小时计的脉冲式，长者可表现为月、季等周期性波动。如褪黑素、皮质醇等表现为昼夜节律性分泌；女性生殖周期中性激素呈月周期性分泌；甲状腺激素则存在季节性周期性波动。激素分泌的这种节律性受机体生物钟的控制，取决于自身生物节律。下丘脑视交叉上核可能是机体生物钟的关键部位。

2. 体液调节

（1）轴系反馈调节 下丘脑－垂体－靶腺轴调节系统是控制激素分泌稳态的调节环路，也是激素分泌相互影响的典型实例。在此系统中高位激素对下位内分泌细胞活动具有促进性调节；而下位激素对高位内分泌细胞活动多表现为负反馈性调节作用。在调节轴系中，包括长反馈（long－loop feedback）、短反馈（short－loop feedback）和超短反馈（ultrashort－loop feedback）等闭合的自动控制环路。长反馈是指终末靶腺或组织所分泌的激素对上位腺体活动的反馈影响；短反馈是指垂体所分泌的激素对下丘脑分泌活动的反馈影响；超短反馈则是指下丘脑肽能神经元活动受其自身所分泌调节肽的影响。

（2）体液代谢物调节效应 很多激素都参与体内物质代谢过程的调节，而物质代谢引起血液中某些物质的变化又反过来调整相应激素的水平，形成直接的反馈调节。例如，进食后血中葡萄糖水平升高时可直接刺激 B 细胞分泌胰岛素增加，结果使血糖降低；血糖降低则反过来使胰岛素分泌减少。这种激素作用所致的终末效应对激素分泌的影响，能直接、及时地维持血中某种化学成分浓度的相对稳定。

3. 神经调节 神经系统活动对激素分泌的调节对机体具有特殊的意义。如胰岛、肾上腺髓质等腺体和许多散在的内分泌细胞都有神经纤维支配。应急状态下，交感神经系统活动增强，肾上腺髓质分泌的儿茶酚胺类激素增加，可以配合交感神经系统广泛动员整体功能，释放能量增加，适应机体活动的需求；而在夜间睡眠期间，迷走神经活动占优势时又可促进胰岛 B 细胞分泌胰岛素，有助于机体蓄积能量、休养生息。

第二节 下丘脑与垂体

下丘脑和垂体位于大脑基底部，两者在结构和功能上有着密切联系，可以看作一个功能单位，称为下丘脑－垂体系统。由于垂体分为腺垂体和神经垂体，因此下丘脑－垂体系统包括下丘脑－腺垂体系统和下丘脑－神经垂体系统两部分。下丘脑的一些神经元兼有神经元和内分泌细胞的功能，其分泌的信息物质可直接进入血液，因此可将来自中枢神经系统其他部位的活动电信号转变为激素分泌的化学信号，以下丘脑为枢纽协调神经调节与体液调节的关系。因此，下丘脑－垂体系统是内分泌系统的调控中枢。

一、下丘脑与垂体的功能联系

1. 下丘脑－腺垂体系统 下丘脑与腺垂体之间，没有直接的神经纤维联系，而是通过特殊的垂体门脉系统发生功能联系，构成了下丘脑－腺垂体系统（图 11－3）。下丘脑基底部存在一个"促垂体区"，主要包括正中隆起、弓状核等核团。由下丘脑促垂体区肽能神经元分泌的能调节腺垂体活动的肽类物质，称为下丘脑调节性肽（hypothalamic regulatory peptide，HRP）。根据其对腺垂体所起作用而命名的，确定了化学结构的称为激素，暂未弄清楚结构的称为因子（表 11－1）。"促垂体区"有典型的神经元功能，又有分泌调节性多肽（神经激素）的内分泌功能，称为神经内分泌。因此，"促垂体区"把神经信息转变为激素信息，起着换能神经元的作用。从而以下丘脑为枢纽，把神经调节与体液调节紧密联系起来。

表 11－1　下丘脑调节肽的种类、化学性质及作用

种类	主要作用	化学性质
促甲状腺激素释放激素（TRH）	促进促甲状腺激素的分泌	3 肽
促性腺激素释放激素（GnRH）	促进黄体生成素、促卵泡激素的分泌	10 肽
生长素释放激素（GHRH）	促进生长素的分泌	44 肽
生长抑素（GHRIH）	抑制生长素的分泌	14 肽
促肾上腺皮质激素释放激素（CRH）	促进促肾上腺皮质激素的分泌	41 肽
催乳素释放因子（PRF）	促进催乳素的分泌	31 肽
催乳素释放抑制因子（PIF）	抑制催乳素的分泌	多巴胺
促黑激素释放因子（MRF）	促进促黑激素的分泌	肽
促黑激素释放抑制因子（MIF）	抑制促黑激素的分泌	肽

2. 丘脑－神经垂体系统　下丘脑与神经垂体之间有直接的神经联系。下丘脑的视上核、室旁核有神经纤维下行到神经垂体，构成了下丘脑－神经垂体束（图 11－3）。由下丘脑视上核与室旁核的神经元合成抗利尿激素与催产素，经下丘脑－神经垂体束的轴浆运输至神经垂体贮存，然后释放到血浆中。

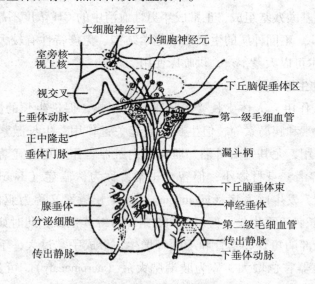

图 11－3　下丘脑与垂体功能联系示意图

二、腺垂体

腺垂体是体内最重要的内分泌腺，它能合成和分泌 7 种激素：促黑激素（MSH）、生长激素（GH）、催乳素（PRL）、促甲状腺激素（TSH）、促肾上腺皮质激素（ACTH）、促性腺激素（卵泡刺激素 – FSH，黄体生成素 – LH）。其中前三种 MSH、GH、PRL 直接作用于靶组织或靶细胞，分别调节黑色素合成、躯体生长和乳腺发育。后四种 TSH、ACTH、FSH 与 LH 可特异性作用于各自的靶腺而发挥调节作用，故统称为促激素，分别通过下丘脑 – 腺垂体 – 甲状腺轴、下丘脑 – 腺垂体 – 肾上腺皮质轴和下丘脑 – 腺垂体 – 性腺轴，调控各自靶腺激素的释放。

（一）促黑激素

促黑激素（melanocyte stimulating hormone，MSH）分为两种，即 α – MSH 和 β – MSH，分别为 13 肽和 18 肽。在人的腺垂体中，主要是 β – MSH，22 肽，其血浓度为 20 ~ 110 ng/L，半衰期约 10min。

MSH 的主要生理作用是刺激黑色素细胞（分布于皮肤、毛发、虹膜色素层与视网膜色素层、软脑膜），激活细胞中的酪氨酸酶，从而促进酪氨酸转变为黑色素，使皮肤与毛发等的颜色加深，不过 MSH 对正常人皮肤色素沉着并非必要。黑人患腺垂体功能低下症，或因病切除垂体时，其肤色依旧为黑色，而且黑人与白人血中 β – MSH 浓度基本相似，所以天然肤色与 MSH 关系不大。

MSH 的分泌主要受下丘脑 MRF 和 MIF 的双重调节，平时 MIF 的抑制作用占优势。当 MSH 血浓度升高时可通过负反馈方式抑制腺垂体 MSH 的分泌。

（二）生长激素

生长激素（growth hormone，GH）是腺垂体中含量最多，分泌量最大的激素。人生长激素为 191 个氨基酸残基组成，正常成年男性血清中的 GH 浓度不超过 5μg/L，成年女性不超过 10μg/L。不同种属的生长素的化学结构、免疫特性有较大差异。近年来已利用 DNA 重组技术可以大量生产，供临床使用。

1. 生长激素的生理作用

（1）促进生长作用　人体生长受多种激素的影响，促进生长的激素有生长激素、甲状腺激素、雄激素和胰岛素等，但生长激素起关键作用。生长激素对各组织、器官的生长均有促进作用，尤其是对骨骼、肌肉及内脏器官作用更为显著。人幼年时缺乏 GH，将出现生长停滞，身材矮小，但智力正常，称为侏儒症（dwarfism）；GH 过多，则因生长发育过度，发生巨人症（gigantism），故生长激素又称为躯体刺激素（somatotropin）。成年后长骨不再生长，但短骨和软组织可继续生长，此时如果生长激素分泌过多，则刺激肢端部的短骨、指骨和下颌骨增生，形成手掌过大，手指粗长，鼻及下颌过大且肝肾内脏器官也增大，称为肢端肥大症（acromegaly）。可见 GH 能促进骨、软骨和其他组织的生长。实验研究表明，GH 对人体生长过程的作用不是直接的，而是在营养充足的条件下，GH 能刺激肝、肾产生生长素介质（somatomedin，SM），生长素介质促进硫酸盐和氨基酸等进入软骨组织，加速蛋白质合成，促进软骨增殖与骨化，使长骨加长。目前已分离出两种生长素介质肽（IGF－Ⅰ，IGF－Ⅱ），对肝、肌肉有类似作用，但对脑的生长发育无影响。饥饿或缺乏蛋白质时，GH 不能刺激生长素介质生成，故营养不良儿童的生长会比正常儿童迟缓。

（2）对代谢的作用　首先，GH 促进蛋白质合成，减少蛋白质分解，主要是由于它促进甘氨酸、亮氨酸进入细胞，加速 DNA 与 RNA 的合成；其次，生理浓度的 GH 可刺激胰岛素的分泌，加速糖的利用，但过量的 GH 则可抑制糖的利用。此外，GH 加速脂肪的分解，分解后的脂肪酸进入肝脏氧化后提供能量，从而减少葡萄糖的消耗，使能量来源由糖代谢向脂肪代谢转移，有利于机体的生长与修复过程，但是由于抑制糖的消耗，使血糖浓度升高，出现 GH 生糖作用，故巨人症患者多伴有高血糖或者糖尿病，这常常是巨人症死亡的一个重要原因。

2. 生长激素分泌的调节

（1）下丘脑对 GH 分泌的调节　腺垂体 GH 的分泌受下丘脑 GHRH 与 GHRIH 的双重调节，前者促进 GH 分泌，后者抑制 GH 分泌。如切断大鼠的垂体柄以消除下丘脑 GHRH 与 GHRIH 对腺垂体 GH 分泌的调节作用，则腺垂体 GH 的分泌量迅速减少，说明 GHRH 的作用占优势。一般认为，GHRH 对 GH 的分泌起经常性的促进作用，而 GHRIH 则主要在应激等刺激引起 GH 分泌过多时才对 GH 起抑制作用。GHRH 与 GHRIH 相互配合，共同调节腺垂体 GH 的分泌。

（2）反馈调节　GH 对下丘脑与腺垂体有负反馈调节作用，如果切除大鼠垂体后，血中 GH 浓度降低，而下丘脑内 GHRH 含量增加。此外，IGF－Ⅰ也可通过下丘脑与腺垂体对 GH 的分泌有负反馈调节作用。

（3）其他调节机制　例如人在进入慢波睡眠时，GH 分泌增加；转入快波睡眠后，GH 分泌减少。前者有利于机体的生长发育和体力的恢复。又如代谢因素，在能量供应缺乏或耗能增加时，如应激（饥饿缺氧、失血、紧张、焦虑、低血糖）时，可引起 GH 分泌增加。低血糖是刺激 GH 分泌最有效的因素。相反，血糖升高则抑制 GH 分泌。此外，其他激素如甲状腺激素、雌激素、雄激素均能刺激 GH 分泌。

（三）催乳素

人催乳素（prolactin，PRL）是由 199 个氨基酸残基组成的蛋白质，成年人血浆中 PRL 浓度低于 20μg/L。

1. 催乳素的生理作用

（1）对乳腺的作用　促进乳腺发育，促进乳汁形成，维持泌乳，故名催乳素或生乳素。女性青春期乳腺的发育涉及多种激素，主要是由于雌激素的刺激。妊娠期，催乳素、雌激素与孕激素使乳腺进一步发育，具备泌乳的能力，却不能泌乳，因为此时血中雌激素与孕激素浓度很高，它们与催乳素竞争乳腺细胞的受体，使催乳素失去效力。分娩后，血中雌激素与孕激素浓度大大降低，此时催乳素才能发挥促进乳腺分泌乳汁和维持泌乳的作用。婴儿吮吸乳头产生射乳反射的同时，也使催乳素的分泌增加。

（2）对性腺的作用　催乳素对卵巢的功能有一定的影响，随着卵泡的发育成熟，卵泡内催乳素含量逐渐增加，可刺激黄体生成素与受体结合，促进排卵、黄体生成以及雌激素与孕激素的分泌。在男性，催乳素可促进前列腺和精囊的生长，促进睾酮的合成。

（3）参与应激　在应激反应中，腺垂体分泌的三大激素是生长激素、促肾上腺皮质激素和催乳素，说明催乳素也参与应激反应。

（4）其他作用　妊娠期分泌的催产素还可调节羊水量和刺激胎儿表面活性物质的生成，对胎儿肺泡发育有利。

2. 催乳素分泌的调节

（1）下丘脑调节肽的调节　PRL 的分泌受下丘脑 PRF 与 PIF 的双重调控，PRF 促进 PRL 分泌，PIF 抑制 PRL 分泌。平时以 PIF 的抑制作用为主，切断垂体柄可使循环血液中 PRL 的水平增高。现在认为 PIF 就是多巴胺。而且 TRH 对 PRL 的分泌也有一定程度的促进作用。此外，哺乳期婴儿吸吮乳头的刺激，可反射引起 PRL 分泌增多。

（2）负反馈调节　血中 PRL 升高可通过下丘脑释放多巴胺抑制下丘脑 GnRH 和腺垂体 PRL 的分泌，使血中 PRL 水平降低。

（四）促激素

腺垂体分泌 TSH、ACTH、FSH 与 LH 四种促激素，分泌入血后分别作用于各自的靶腺，再经靶腺激素调节组织细胞的活动。TSH 的靶器官是甲状腺；ACTH 的靶器官是肾上腺皮质；FSH 与 LH 的靶器官是两性的性腺。促激素的具体作用将在后文相关内容中分别叙述。

三、神经垂体

神经垂体不含腺体细胞，不能合成激素，但能贮存与释放两种神经垂体激素：血管升压素（vasopressin，VP）与催产素（oxytocin，OXT）。两者都是 9 肽激素，结构相似，生理作用有一定程度的交叉。它们由下丘脑的视上核和室旁核合成，合成后通过下丘脑 - 神经垂体束的轴浆顺向运输至神经垂体贮存，在某些特定刺激的作用下再释放进入血液。

（一）血管升压素

1. 血管升压素的生理作用

（1）抗利尿作用　血管升压素（VP）又称抗利尿激素（antidiuretic hormone，ADH）。正常饮水条件下，血液中的 VP 浓度很低，仅 1~4ng/L。生理水平的 VP 可促进肾对水的重吸收，产生抗利尿作用。其作用机制是 VP 与远曲小管和集合小管膜上的 V_2 受体结合而激活腺苷酸环化酶，形成 cAMP，使管腔膜蛋白质磷酸化，改变膜的构型而开放"水分子通道"，增强远曲小管和集合管对水的重吸收，从而使尿量减少。

（2）缩血管作用　一般认为 VP 对正常血压调节没有重要性，只是在大失血情况下，血液中 VP 浓度明显升高时，才使血管广泛收缩，血压升高，对维持血压有一定的意义。其作用机制是 VP 与血管平滑肌上的 V_1 受体结合，经 IP_3 和 Ca^{2+} 介导后使血管平滑肌收缩，升高血压。

2. 血管升压素分泌的调控　血管升压素分泌主要受血浆晶体渗透压和血容量变化的调节。

（1）血浆晶体渗透压调控　下丘脑视上核与室旁核有渗透压感受器对血浆晶体渗透压变化非常敏感。当失水达一定程度使血浆晶体渗透压升高时，此感受器细胞因脱水皱缩而兴奋，冲动沿下丘脑–垂体束传至神经垂体，引起 VP 释放。反之，当血浆渗透压降低时，则感受器细胞因肿胀而抑制，使 VP 释放减少。

（2）血容量调控　心房和胸腔内静脉处存在容量感受器，当血容量过多时，心房和静脉扩张，感受器受到刺激而兴奋，冲动经迷走神经传至下丘脑，抑制 VP 的释放。反之，循环血量减少时，则由于抑制性冲动减少，使 VP 释放增加。

（二）催产素

1. 催产素的生理作用

（1）对乳腺的作用　催产素（OXT）可使乳腺腺泡周围肌上皮细胞收缩，促使具有泌乳功能的乳腺排乳，还可维持乳腺泌乳。哺乳期，婴儿吮吸乳头可刺激催产素释放，促进乳汁射出，称为排乳反射，还可建立条件反射，例如乳母看见婴儿或听到婴儿的哭声，可以引起排乳反射。

（2）对子宫的作用　催产素促进子宫收缩，以妊娠子宫较为敏感，雌激素增加子宫对催产素的敏感性。在分娩过程中胎儿对子宫、宫颈和阴道的牵拉刺激可反射性引起催产素分泌增加，促使子宫收缩增强，有利于分娩过程的进行。催产素并非分娩的始动因素，但在分娩过程中起重要支持作用。催产素并非常规用于催产，临床上常于分娩后用催产素使子宫强烈收缩以减少产后出血。

2. 催产素分泌的调控　临产与分娩时子宫颈和阴道受压迫和牵引可反射性引起催产素释放，增强子宫收缩，有利于分娩；哺乳期，婴儿吮吸乳头引起的排乳反射，反射性引起催产素和催乳素释放增多，这既有利于对婴儿的哺乳，又可解除母亲乳房胀痛，而且催产素使子宫收缩，减少产后出血，有利于母体康复，因此应积极提倡母乳喂养婴儿。

第三节　甲　状　腺

甲状腺（thyroid）是人体内最大的内分泌腺体，正常成人的甲状腺重约 20～30g。它们主要由许多甲状腺腺泡组成，腺泡壁的上皮细胞能合成和释放甲状腺激素（thyroid hormones，TH），后者以胶质状甲状腺球蛋白形式贮存在腺泡腔内。在甲状腺腺泡之间和腺泡上皮细胞之间，有腺泡旁细胞（parafollicular cell），亦称甲状腺 C 细胞，能分泌降钙素（calcitonin）。因此，甲状腺的主要功能有：①分泌甲状腺激素，参与机体正常的生长发育和基础代谢等多种功能活动的调节。②分泌降钙素，参与机体钙平衡的调节（见本章第七节）。

一、甲状腺激素的代谢

由甲状腺腺泡细胞合成并分泌的甲状腺激素主要有两种：一种是四碘甲腺原氨酸（T_4），另一种是三碘甲腺原氨酸（T_3）。它们都是酪氨酸的碘化产物，因此甲状腺激素与碘代谢的关系非常密切。甲状腺分泌的激素中主要是 T_4，约占 90% ~ 95%，血中主要为结合型，生物活性弱，起效时间慢而持久；T_3 分泌量少，约占 5%，血中主要为游离型，生物活性强，是 T_4 的 3 ~ 5 倍，起效时间快而短暂。T_4 在外周组织脱碘可转变为 T_3。

（一）甲状腺激素的生物合成

甲状腺激素合成的原料为碘和甲状腺球蛋白。碘来源于食物，人体每天可从食物中摄碘 100 ~ 200μg，其中 1/3 进入甲状腺，每天最低需要量约为 50μg。此外，甲状腺激素代谢脱下的碘还可以再利用。因此如果吸收良好，通常不会缺碘。甲状腺球蛋白是一种大分子糖蛋白。它在甲状腺激素的合成分泌和贮存过程中起重要作用。甲状腺激素的合成实际上是在甲状腺球蛋白分子内进行和完成的。

体内甲状腺激素的合成过程包括四个步骤（图 11 - 4）。

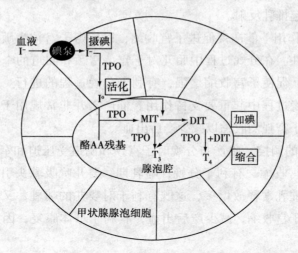

图 11 - 4 甲状腺激素的合成过程

1. 摄碘（聚碘） 甲状腺摄碘能力很强，正常时甲状腺中总含碘量约为 7 ~ 8mg，血液中含无机碘（I^-）0.28mg，甲状腺内碘浓度比血液高 25 ~ 50 倍，且甲状腺上皮细胞静息电位 -50mV，低于细胞间质，可是甲状腺仍然要从血液中摄碘，这种逆电化学梯度的主动转运过程是由于甲状腺腺泡上皮细胞的基底膜上存在 $Na^+ - I^-$ 同向转运体（sodium - iodide symporter），或称 $Na^+ - I^-$ 泵（sodium - iodide pump）简称碘泵，不断将 I^- 从血液中转运至腺泡上皮细胞内，其能量来自基底膜钠泵活动所造成的膜外 Na^+ 的高势能，故腺泡摄碘（聚碘）属于继发性主动转运。促甲状腺激素（TSH）增强 $Na^+ - I^-$ 泵活动，促进摄碘，而过氯酸盐（ClO_4^-）能与碘竞争 $Na^+ - I^-$ 泵而抑制摄碘，切除垂体可抑制摄碘。

2. I⁻的活化 由腺泡上皮细胞摄取的 I^- 并不能与甲状腺球蛋白的酪氨酸残基结合，必须被甲状腺过氧化物酶（thyroid peroxidase，TPO）氧化成活化的碘（$I°$），才能与甲状腺球蛋白的酪氨酸残基结合。因此 I^- 的活化是碘得以取代酪氨酸残基上的氢原子的先决条件，某些人因细胞膜上先天性缺乏过氧化物酶，故无机碘不能活化而造成先天性甲状腺功能低下。

3. 碘化（加碘） 活化碘（$I°$）取代甲状腺球蛋白（TG）中的酪氨酸残基上的氢原子而与之结合形成一碘酪氨酸残基（MIT）和二碘酪氨酸残基（DIT）的过程称为酪氨酸碘化（或加碘）。

4. 耦联（缩合） 同一甲状腺球蛋白分子上的一些碘化酪氨酸借助于过氧化物酶又两两耦联（缩合），二分子 DIT 耦联形成四碘甲腺原氨酸（T_4），一分子 MIT 与一分子 DIT 耦联形成三碘甲腺原氨酸（T_3）。由于酪氨酸残基是指在甲状腺球蛋白中的酪氨酸残基，故甲状腺激素合成的过程（I^- 的活化、酪氨酸碘化和碘化酪氨酸的耦联）都是在完整的甲状腺球蛋白分子内进行的，而且都是同一种过氧化物酶催化下完成的。硫氧嘧啶可抑制过氧化物酶的活性，故能抑制 T_4、T_3 合成，临床上用于治疗甲状腺功能亢进。

（二）甲状腺激素的贮存、释放、运输与代谢

1. 贮存 甲状腺合成的 T_4、T_3、DIT、MIT 均结合在甲状腺球蛋白分子上，以胶质形式贮存。甲状腺激素的贮存有两个特点：①贮存于细胞外的腺泡腔中；②贮存量很大，可供人体利用 $2\sim4$ 个月，是体内贮存量最多的激素。使用硫氧嘧啶时，必须等到原贮存的 T_4、T_3 释放完才能奏效，故用药起效时间延长。

2. 释放 当受到适宜的刺激时，甲状腺腺泡细胞通过吞饮作用，将腺泡腔内的甲状腺球蛋白（TG）胶质小滴吞入细胞内，在溶酶体蛋白水解酶的作用下，将 T_4、T_3、DIT、MIT 逐步脱下。TG 分子较大，不易进入血液；MIT、DIT 分子较小，很快受脱碘酶的作用而脱碘，脱下的碘可被再利用，每天被再利用的碘比从血液中摄取的多 $2\sim4$ 倍；T_3、T_4 分子也较小，但因对脱碘酶不敏感，可抗拒脱碘酶的作用，故可进入血液。血液中的甲状腺激素为 T_4 与 T_3，主要是 T_4。

3. 运输 血液中的 T_4 与 T_3 以两种形式在血液中运输，一种是结合型，另一种是游离型，T_4 主要以结合型存在，99% 以上与某些血浆蛋白（如甲状腺素结合球蛋白）结合，T_3 主要以游离形式存在。然而只有游离型才能进入细胞发挥作用。两种形式可以相互转变，维持稳态。通常把结合型看作是激素在血液中的临时贮库。

4. 代谢 血浆 T_4 的半衰期为 7 天，T_3 为 1.5 天。80% 的 T_4 在外周组织中经脱碘酶脱碘，产生逆 T_3（$r-T_3$）或 T_3，后者是体内 T_3 的主要来源，其余 20% 在肝内与葡萄糖醛酸或硫酸结合后经胆汁流入小肠，随大便排出。血液中的 T_3 约 75% 来自 T_4 脱碘。T_3 脱碘产物由尿中排出。

二、甲状腺激素的生理作用

甲状腺激素对人体的代谢、生长发育等生理过程有重要作用，其作用极为广泛，几乎对全身组织都有影响，而且作用缓慢、持久。

（一）对代谢的影响

1. 能量代谢　甲状腺激素有产热作用，可提高机体内绝大多数组织（但脑、肺、性腺、脾、淋巴结、胸腺、皮肤除外）的耗氧量，增加产热量，增高基础代谢率（BMR）。据估计，1mg T_4 可使人体产热增加 1000kcal，基础代谢率升高 28%。因此，甲状腺功能亢进（甲亢）产热增加，食欲增加，怕热喜凉、多汗、BMR 可比正常人高 25% ~ 80%；反之，甲状腺功能减退（甲减）病人产热减少、食欲不佳、怕冷喜热、少汗、BMR 可比正常人低 20% ~ 40%。

2. 物质代谢　甲状腺激素对三大营养物质的合成与分解代谢均有影响，因剂量和作用环节的不同而有所不同，故比较复杂。

（1）蛋白质代谢　适量的甲状腺激素可促进蛋白质合成，因此与人体生长发育密切相关。剂量过大则促使蛋白质分解，例如甲状腺功能亢进的病人，甲状腺激素分泌过多，使骨骼肌中的蛋白质大量分解，病人出现肌肉消瘦和疲乏无力。而甲状腺功能减退的病人，甲状腺激素分泌减少，蛋白质合成减少，皮下组织中黏液蛋白增多，出现黏液性水肿（非凹陷性水肿）。

（2）糖代谢　甲状腺激素促进小肠黏膜对葡萄糖的吸收，增加糖原的分解，抑制糖原的合成，使血糖升高；另一方面，甲状腺激素又能加强外周组织对糖的利用，使血糖降低。总的结果，升血糖作用大于降血糖的作用。故甲亢病人血糖升高，甚至出现尿糖。

（3）脂类代谢　甲状腺激素即能加速脂肪动员、脂肪酸的氧化、促进胆固醇转变为胆酸从胆汁中排出，从而使血浆胆固醇水平降低，又能促进脂肪和胆固醇的合成，但总的效果是分解大于合成。故甲亢患者血脂、贮脂减少，体重减轻，血浆胆固醇水平降低。相反，甲状腺功能低下的患者血浆胆固醇明显升高。

（二）对生长发育的影响

婴儿时期甲状腺功能低下，不仅骨生长延缓，骨发育不全，身材矮小，骨龄远远落后于实际年龄，鼻骨和眶骨不能完全发育，出现塌鼻，两眼间距增宽，面部黏液水肿，而且脑的发育分化障碍，出现智力低下，面容呆滞，称为"呆小病"或"克汀病"（cretinism）。实验表明，幼年缺乏甲状腺激素，将导致皮层神经元的体积和数量减少，突触数目减少，还使脑的血液供应减少，而且还影响生长激素的作用。因此，甲状腺激素为机体生长发育和成熟所必需，特别是对脑和长骨生长发育影响极大，尤其在出生后的头四个月影响最大。故治疗"呆小病"必须抓住时机，在出生后 3 个月左右即应开始补充甲状腺激素，过迟补充难以奏效。成年人因脑已发育成熟，因此，甲状腺功能低下的患者仅表现为反应迟钝、动作笨拙缓慢、注意力减退，但智力基本不受影响。

（三）其他作用

1. 对中枢神经系统的作用　主要是提高中枢神经系统的兴奋性，故甲亢患者常有神经过敏、烦躁不安、易激动、多虑、喜怒无常、多言多动、多梦失眠、注意力不集中、肌肉震颤等中枢神经系统兴奋的症状。甲低患者则有反应迟钝、行为缓慢、精神不振、表情淡漠、少言少动、终日嗜睡等中枢神经系统兴奋性降低的表现。

2. 对心血管系统的作用　T_4、T_3可使心率加快，心肌收缩力增强，心输出量增加，使动脉血压升高，另一方面，由于耗氧量增加而相对缺氧，致使小动脉舒张，外周阻力降低，舒张压稍低，导致脉压增大。此外，甲亢病人可因心脏做功增加而出现心肌肥大，严重者可导致充血性心力衰竭。有资料表明，甲状腺激素增加心脏活动是由于它直接作用于心脏，促使肌质网释放 Ca^{2+}，增加心肌细胞内的 Ca^{2+} 浓度所致。

三、甲状腺激素分泌的调节

甲状腺分泌的活动主要受下丘脑－腺垂体－甲状腺轴的调节（图 11－5）。此外，甲状腺还有一定程度的自身调节。

1. 下丘脑－腺垂体－甲状腺轴

（1）下丘脑对腺垂体的调节　下丘脑分泌的促甲状腺激素释放激素（TRH）经垂体门脉系统运至腺垂体，经常促进腺垂体合成与释放促甲状腺激素（TSH）。因此，切断下丘脑与腺垂体联系后，血中 TSH 浓度明显下降，T_4 与 T_3 浓度也相应降低。

（2）腺垂体对甲状腺的调节　腺垂体释放的 TSH 是调节甲状腺功能的主要激素。去垂体后，血液中 TSH 消失，T_4、T_3 合成与释放减少，腺体也萎缩，及时补充 TSH 可使甲状腺功能恢复。TSH 的主要作用有：①促进甲状腺合成与释放 T_4 与 T_3。②促使甲状腺腺泡上皮细胞增生，腺体增大。

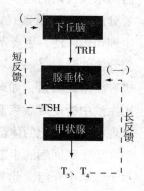

图 11－5　下丘脑－腺
垂体－甲状腺轴

（3）血液 T_4、T_3 的反馈调节　血液中的 T_4、T_3 浓度的升降对腺垂体 TSH 的合成与释放起着经常性反馈调节作用。当血中 T_4、T_3 增高时，抑制 TSH 的释放；当血中 T_4、T_3 降低时，抑制减弱或解除，TSH 释放增加。这是人体维持血浆中 TSH 与 T_4、T_3 稳态的重要机制。当长期缺碘造成 T_4、T_3 合成分泌减少时，对垂体的负反馈作用减弱，使 TSH 分泌增多，刺激甲状腺腺泡细胞增生，导致甲状腺肿大，临床上称为地方性甲状腺肿或单纯性甲状腺肿。

2. 甲状腺的自身调节

甲状腺具有根据碘供应情况及时调节自身对碘的摄取与利用以及 T_4 与 T_3 的合成与释放的能力。当饮食中碘含量不足时，甲状腺对碘的转运机制增强，对 TSH 的敏感性提高，使 T_4、T_3 的合成与释放不致因碘供应不足而减少。反之，当碘供应过多时，甲状腺对碘的摄取减少，对 TSH 的敏感性降低，使 T_4、T_3 的合成与释放不致过多。这种内在调节能力完全不受 TSH 影响，故称为自身调节。它使甲状腺功能适应食物中碘供应量的变化，从而保证腺体内合成激素的稳态。临床上根据过量碘产生抗甲状腺效应的机制，常常用大量的碘处理甲状腺危象和作甲状腺切除的手术前准备。

3. 其他激素调节

雌激素加强腺垂体对 TRH 的反应，女性甲亢比男性多见可能与此有关。糖皮质激素抑制腺垂体对 TRH 的反应，还直接抑制 TRH 神经元，减少或停止 TRH 的释放，从而降低 TSH 和 T_4、T_3 的分泌水平。生长激素（GH）与生长抑素（GIH）使腺垂体对 TRH 的敏感性降低，从而使 TSH 分泌减少。

第四节　肾上腺皮质

人肾上腺总重量 8～10g，由皮质和髓质两部分组成。皮质起源于中胚层，是腺垂体的靶腺。肾上腺皮质由球状带、束状带和网状带三层不同的细胞组成。球状带主要分泌盐皮质激素（mineralocorticoids，MC），如醛固酮、11－脱氧皮质酮，主要参与体内的水盐代谢的调节。醛固酮是盐皮质激素的主要代表，每日分泌 0.15mg。束状带主要分泌糖皮质激素（glucocorticoids，GC），主要代表是氢化可的松（hydrocortisone），生理作用广泛，主要调节物质代谢，参与应激反应和对各系统功能的影响。网状带主要分泌性激素（gonadal hormones），以雄激素为主，如脱氢异雄酮，每日分泌约 15mg；也有少量雌激素，如雌二醇。女性肾上腺皮质瘤的病人，如果肿瘤扩大侵入网状带，则血液中盐皮质激素和糖皮质激素增多引起高血压和血糖升高，雄激素也明显增多，出现一些男性化的体征如长胡须等。

关于醛固酮的生理作用和分泌调节已在相关章节中作了介绍，性激素的内容将在第十二章中介绍，此节只讨论糖皮质激素的生理作用及其分泌的调节。

一、糖皮质激素的生理作用

1. 对物质代谢的作用

（1）糖代谢　糖皮质激素能促进糖异生，增加糖原的贮存，抑制肝外组织对糖的摄取利用，因而使血糖浓度升高。因此，肾上腺皮质功能亢进患者，由于氢化可的松大量分泌，病人血糖升高；而肾上腺皮质功能低下的患者血糖下降，空腹时可出现低血糖昏迷。糖尿病患者慎用糖皮质激素。

（2）蛋白质代谢　糖皮质激素促进肝外组织（如肌肉、骨骼、皮肤、淋巴组织等）的蛋白质分解，同时抑制肝外组织蛋白质的合成。因此，肾上腺皮质功能亢进患者或者长期使用氢化可的松后，肌肉蛋白质分解、肌肉消瘦无力、骨质疏松、皮肤因胶原减少而变薄、淋巴组织萎缩。溃疡病人使用糖皮质激素容易导致穿孔，浸润性肺结核病人用糖皮质激素易引起空洞，此外，长期使用糖皮质激素可造成骨质疏松，易导致病理性骨折。

（3）脂肪代谢 糖皮质激素与儿茶酚胺协同使脂肪组织的脂肪分解，因而血浆游离脂肪酸增加，有利于糖异生。糖皮质激素过多时，可引起体内脂肪重新分布，四肢皮下脂肪向面部、躯干转移，出现四肢脂肪减少，脸部、躯干和肩颈脂肪增多，呈现"满月面"、"水牛背"，称为"向中性肥胖"，这是肾上腺皮质功能亢进或长期服用过量的糖皮质激素的典型特征。

2. 对水、盐代谢的作用

糖皮质激素并非贮钠保水，而是对"排水"有一定影响，糖皮质激素通过增加肾小球血浆流量而使肾小球滤过率增加，有利于水的排出。例如，肾上腺皮质功能低下患者，排水能力明显降低，大量饮水后不能及时排出，可导致"水中毒"，给予糖皮质激素可得到纠正，而补充盐皮质激素则无效。

3. 在应激反应中的作用

当机体受到各种伤害性刺激（如寒冷、饥饿、疼痛、感染、缺氧、中毒、失血、过热、手术、创伤、大出血、疲劳、紧张、焦虑、惊恐等）时，血液中的促肾上腺皮质激素（adrenocorticotropic hormone，ACTH）和糖皮质激素的浓度立即升高，这是一种非特异性的全身反应，称为应激反应（stress reaction），是下丘脑－腺垂体－肾上腺皮质轴功能活动增强的结果。伴随 ACTH 和糖皮质激素增高的还有生长激素和催乳素。ACTH、生长激素和催乳素是应激反应中腺垂体分泌的三大激素。同时，交感－肾上腺髓质系统也兴奋，血液中的儿茶酚胺相应增加，血糖升高。应当指出，在应激反应中，下丘脑－腺垂体－肾上腺皮质轴的功能活动增强是主要环节，如果切除动物的肾上腺皮质，保留肾上腺髓质，就不能耐受伤害性刺激，易导致死亡；相反，切除动物的肾上腺髓质，保留皮质，则不影响动物的生命，故肾上腺皮质激素又称"保命激素（life-saving hormone）"。而肾上腺髓质分泌的激素主要参与"应急反应（emergency reaction）"，是一种"警觉激素（alert hormone）"，主要提高机体的应变力，及时调整机体的各种能力，争取时间"脱险"。

4. 对各系统功能的作用

（1）血液系统 糖皮质激素可使淋巴细胞减少，大剂量可使胸腺萎缩，淋巴细胞溶解，可能和形成"致死性蛋白质（lethal protein）"有关。这种蛋白质可抑制淋巴细胞 DNA 合成，使淋巴细胞溶解，因而抑制免疫反应。由此可见，糖皮质激素也是有效的免疫抑制剂，可用于预防和治疗人类器官移植的排异反应。由于它使淋巴细胞减少，临床上还用来治疗淋巴肉瘤和淋巴细胞性白血病。此外，糖皮质激素还可增强单核－巨噬细胞系统的吞噬和分解嗜酸粒细胞，使其数量减少；增强骨髓造血功能，使血液中红细胞和血小板的数量增加；还使附着在血管壁的边缘粒细胞进入血液循环导致血液中性粒细胞数量增加。因此，肾上腺皮质功能低下的患者有嗜酸粒细胞和淋巴细胞增加；相反，肾上腺皮质功能亢进的患者则见嗜酸粒细胞和淋巴细胞减少。显然，测定血液中嗜酸粒细胞和淋巴细胞的数量可作为衡量肾上腺皮质功能的指标之一。

（2）心血管系统 糖皮质激素对肾上腺素、去甲肾上腺素的缩血管作用有允许作用，其机制是糖皮质激素能抑制儿茶酚氧位甲基转移酶的活性，而后者能使肾上腺素和去甲肾上腺素灭活。糖皮质激素增强毛细血管收缩和降低其通透性可能与此有关，这是临床上广泛应用糖皮质激素作为抗休克配合用药的原理之一。肾上腺皮质功能低下时，心肌收缩力减弱，心输出量减少，血管对儿茶酚胺的反应性降低，对血管紧张素 Ⅱ 的缩血管反应消失，导致低血压，如补充糖皮质激素可改善心肌功能的作用。

（3）中枢神经系统 糖皮质激素提高中枢神经系统的兴奋性，长期大量使用糖皮质激素，会出现精神症状，如欣快感、烦躁不安、失眠等，故有精神病史和癫痫病史者使用糖皮质激素均易引起复发。

（4）消化系统 糖皮质激素增强胃酸和胃蛋白酶分泌，抑制蛋白质合成，使黏液分泌量减少。因此，长期大量服用糖皮质激素可诱发或加剧溃疡病，甚至引起穿孔，应慎用。

（5）骨骼系统 长期大量服用糖皮质激素，可抑制成骨细胞，减少骨中胶原合成，促进胶原与骨质分解，抑制维生素 D_3 转变成 25 -（OH）D_3，造成骨质疏松，特别是脊椎骨，可致腰背疼痛与畸形，易造成病理性骨折。

（6）皮肤 糖皮质激素有抗增生作用，使皮肤变薄，故可用于降低牛皮癣细胞的增殖和角质鳞屑的形成。

二、糖皮质激素分泌的调节

与甲状腺分泌的轴系调节相似，下丘脑 - 腺垂体 - 肾上腺皮质轴系（图11-6）调节糖皮质激素分泌稳态。

1. CRH 的作用 分泌 CRH 的细胞主要位于下丘脑的室旁核，后者又接受边缘系统和低位脑干广泛纤维联系，下丘脑 CRH 神经元可把许多脑区的神经信息汇集于下丘脑，使下丘脑 - 腺垂体 - 肾上腺皮质轴活动增强，血液中 ACTH 和糖皮质激素水平明显升高。

2. ACTH 的作用 下丘脑分泌的 CRH 通过垂体门脉系统抵达腺垂体，促使腺垂体合成和释放 ACTH，后者为一含 39 个氨基酸的单链多肽。11～24位氨基酸为生物活性中心。ACTH 是调节肾上腺皮质功能的最重要的生理激素。一方面 ACTH 刺激束状带的生长发育；另一方面促进糖皮质激素的合成与释放。因此，当腺垂体功能低下时，ACTH 分泌减少，肾上腺皮质束状带和网状带萎缩。

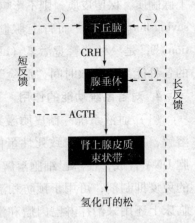

图 11-6 下丘脑 - 腺垂体 - 肾上腺皮质功能轴

3. 糖皮质激素的反馈调节 血液中糖皮质激素增高时，可反馈抑制腺垂体和下丘脑，主要是抑制下丘脑 CRH 神经元，使 ACTH 和糖皮质激素分泌减少，这种反馈称为长反馈。ACTH 也可反馈抑制 CRH 神经元，称为短反馈。正是由于这种反馈的存在，临床上长期使用糖皮质激素的病人，会引起肾上腺皮质的萎缩，分泌功能降低，此时，若突然停药，可能出现糖皮质激素分泌不足的症状，甚至危及生命，故停止用药前，应逐步减量，缓慢停药，并配合 ACTH 治疗。同理，如果是肾上腺皮质瘤切除后，也应及时补充糖皮质激素，否则将危及生命。

第五节 肾上腺髓质

肾上腺髓质起源于外胚层，由嗜铬细胞组成，交感神经节前纤维穿过肾上腺皮质直接支配髓质，相当于交感节后神经元，交感神经兴奋时，髓质激素分泌增多。因此，把交感神经与肾上腺髓质在结构与功能上的这种关系称为交感 – 肾上腺髓质系统（sympatho – adrenomedullary system），简称交感 – 肾上腺系统。髓质的嗜铬细胞主要分泌肾上腺素（adrenaline，Adr 或 epinephrine，E）和去甲肾上腺素（noradrenaline，NA 或 norepinephrine，NE），Adr 和 NA 比例为 4：1。两者都是儿茶酚胺的单胺类化合物，统称为儿茶酚胺。肾上腺髓质激素的合成以酪氨酸为原料，在酪氨酸羟化酶的作用下生成多巴，多巴在多巴脱羧酶的作用下再转变为多巴胺，后者在多巴胺 β – 羟化酶的作用下生成 NA。嗜铬细胞的胞体中含有大量的苯乙醇胺氮位甲基转移酶，可使 NA 甲基化而成为 Adr。

一、肾上腺素和去甲肾上腺素的生理功能

1. 调节物质代谢 各型肾上腺素受体对新陈代谢的调节不同。a_1 受体能增强肝糖异生；a_2 受体可抑制胰岛素的分泌；β_1 受体具有促进脂肪分解、酮体生成的作用；β_2 受体能促进糖原分解，并减少葡萄糖的利用等，都能使血糖升高；β_3 受体是通过动员脂肪增加机体的耗氧量和产热量，提高基础代谢率。由此可见，肾上腺髓质激素基本上属于促分解代谢的激素。

2. 在应急反应中的作用 机体遭遇紧急情况时，如剧烈的环境温度变化、恐惧、焦虑、剧痛、失血、缺氧、脱水、创伤、手术、饥饿、窒息等，交感 – 肾上腺髓质系统活动明显增强，肾上腺髓质激素大量分泌，此时中枢神经系统兴奋性提高，使人处于警觉状态，反应灵敏；呼吸频率增快，肺通气量增加；心率加快，心收缩力增强，心输出量增加，血压升高，血液循环加速；内脏血管收缩，血液重新分配，使重要器官心、脑得到更多的血液；代谢增强，血糖升高等。这种在紧急情况下，通过交感 – 肾上腺髓质系统活动增加所引起的体内紧急动员，称为应急反应（emergency reaction）。它是机体整体功能活动全面"动员"，应对"不良刺激"，以利随时调整机体各种功能，争取时间脱险的一种措施。

"应急"与"应激"的概念不同，两者既有区别又有联系。引起应急反应的各种刺激也是引起应激反应的刺激，在这些刺激作用下，机体的下丘脑 – 腺垂体 – 肾上腺

皮质系统、交感－肾上腺髓质系统活动都有增强，但是应急反应是以交感－肾上腺髓质系统活动增强为主，使血液中肾上腺髓质激素浓度明显增高，引起机体内总动员，充分发挥贮备潜能，提高"警觉性"和"应变力"。而应激反应则是以下丘脑－腺垂体－肾上腺皮质轴活动增强为主，使血液中 ACTH 和糖皮质激素浓度明显升高，增加机体对有害刺激的"耐受性"和"抵抗力"。两者相辅相成，共同提高机体抵抗病害的能力。

二、肾上腺髓质激素分泌的调节

1. 交感神经的作用 交感神经节前纤维穿过肾上腺皮质直接支配髓质，交感神经兴奋时，末梢释放乙酰胆碱，与肾上腺髓质嗜铬细胞上 N_1 型胆碱受体结合，使肾上腺素和去甲肾上腺素分泌增加。

2. 反馈调节 当去甲肾上腺素合成达一定量时，可抑制酪氨酸羟化酶，使去甲肾上腺素合成减少。肾上腺素过多又能抑制苯乙醇胺氮位甲基转移酶，使肾上腺素合成减少。

3. ACTH 与糖皮质激素的作用 糖皮质激素可通过肾上腺内特殊门脉系统进入髓质，诱导苯乙醇胺氮位甲基转移酶生成，增加其活性，以促进 NA 转变为 Adr。ACTH 可间接通过糖皮质激素起作用，也可通过增强酪氨酸羟化酶活性以促进 NA 和 Adr 的合成。

第六节 胰 岛

人胰腺中散在分布 100 万~200 万个胰岛，占整个胰腺重量的 1%~2%。胰岛内至少有五种功能不同的细胞：A 细胞，约占胰岛细胞的 20%，分泌胰高血糖素（glucagon）；B 细胞，数量最多，约占 75%，分泌胰岛素（insulin）；D 细胞，约占 5%，分泌生长抑素（somatostatin，SS）。此外，还有极少量其他细胞，如 F 细胞分泌胰多肽（pancreatic polypeptide，PP）；D_1 细胞更少，分泌物质未确定。

一、胰岛素

胰岛素是含 51 个氨基酸的小分子蛋白质，分子量约为 5808，在 pH 2.5~3.5 的环境中较为稳定，碱性液中容易破坏。半衰期为 5~10min，主要在肝脏灭活。正常成人空腹血清中胰岛素浓度为 35~145pmol/L。

（一）胰岛素的生理作用

胰岛素是一种促进合成代谢的激素，调节三大物质代谢，降低血糖，对机体能源物质的贮存和人体生长有重要作用。

1. 对糖代谢的作用 胰岛素能促进全身组织，特别是肝、肌肉和脂肪组织摄取和氧化葡萄糖，同时促进肝糖原和肌糖原的合成和储存；抑制糖异生，减少肝糖原的释放；促进葡萄糖转变为脂肪酸，并储存与脂肪组织中。因此，通过减少血糖来源，增加血糖去路，胰岛素具有降低血糖水平的作用。胰岛素分泌不足时，血糖水平明显升高，当超过肾糖阈时，即可出现糖尿。

2. 对脂肪代谢的作用 胰岛素可促进脂肪的合成与储存；抑制脂肪酶的活性，阻止脂肪动员和分解。胰岛素缺乏时，糖的氧化利用受阻，脂肪分解加强，产生大量脂肪酸在肝内分解产生过量酮体，可引起酮血症与酸中毒。

3. 对蛋白质代谢的作用 胰岛素一方面促进细胞对氨基酸的摄取和蛋白质合成，另一方面又抑制蛋白质的分解，因而有利于生长。此外，由于胰岛素抑制糖异生，使血中用于葡萄糖异生的氨基酸可用于合成蛋白质。而且生长激素促进蛋白质合成的作用也必须有胰岛素的存在。因此，对人体的生长来说，胰岛素也是不可缺少的激素之一。胰岛素缺乏时，蛋白质合成减少，分解增多，不利于生长，不过它单独对生长的作用很弱，需与生长激素共同作用才能表现出来。

（二）胰岛素分泌的调节

1. 营养成分的调节 胰岛素的分泌可直接受外源性营养成分的调节。血糖浓度是调节胰岛素分泌最重要的因素。血糖浓度升高时可直接刺激胰岛 B 细胞，使胰岛素分泌增加，从而使血糖浓度降低到正常水平；反之，血糖浓度降低则可抑制胰岛 B 细胞分泌胰岛素，使血糖回升到正常水平，从而维持血糖水平的稳态。

许多氨基酸都有刺激胰岛素分泌的作用，以赖氨酸和精氨酸的作用最强。血清氨基酸和糖对胰岛素分泌的刺激有协同作用，两者同时升高时，可使胰岛素分泌量成倍增长。

2. 激素的调节 许多激素可以影响胰岛素的分泌，大部分激素促进胰岛素的分泌，例如胃肠道激素（促胃液素、促胰液素、促胰酶素、抑胃肽等）都有一定促胰岛素分泌的作用，其中抑胃肽可能是一个真正的促胰岛素分泌的生理性激素。胰高血糖素既可通过旁分泌直接刺激 B 细胞分泌胰岛素，又可通过升高血糖浓度间接刺激胰岛素分泌。此外，甲状腺激素、氢化可的松、孕酮、雄激素也促进胰岛素分泌。还有少部分激素抑制胰岛素分泌，例如肾上腺素可作用于胰岛 B 细胞上的 α 受体抑制胰岛素的分泌。必须指出，体内任何促进胰岛素分泌的激素长期大量分泌，或临床上大剂量长期使用，都有可能使胰岛 B 细胞衰竭而导致糖尿病，应予重视。

3. 神经调节 迷走神经可通过 M 受体直接刺激胰岛素 B 细胞分泌胰岛素，也可通过刺激胃肠道激素释放，间接促进胰岛素的分泌。交感神经可通过 α 受体抑制胰岛素的分泌，通过 β 受体促进胰岛素的分泌。但因胰岛 B 细胞膜上 α 受体占优势，故交感神经对胰岛素的分泌主要起抑制作用。

二、胰高血糖素

胰高血糖素（glucagon）主要由胰岛 A 细胞分泌，胃和十二指肠也可分泌。人胰高血糖素为 29 个氨基酸组成的直链多肽，分子量 3485。半衰期 5～10min。主要由肝灭活。血液中浓度为 50~80ng/dl。

1. 胰高血糖素的生理作用

胰高血糖素是一种促进分解代谢的激素，其作用与胰岛素相反，升高血糖，是动员体内供能物质的重要激素之一。胰高血糖素主要生理作用有：①强烈促进糖原分解和糖异生，使血糖明显升高。②促进贮存脂肪的分解和脂肪酸的氧化，使血液酮体增多。③促进蛋白质分解和抑制其合成，使组织蛋白质含量减少。

2. 胰高血糖素分泌的调节

（1）血糖与氨基酸水平的调节　血糖浓度是调节胰高血糖素分泌的重要因素。血糖浓度降低时，胰高血糖素分泌增加；相反，血糖浓度升高时则胰高血糖素分泌减少。血中氨基酸的作用，一方面通过促进胰岛素分泌降低血糖；另一方面又刺激胰高血糖素分泌而使血糖升高，因而可避免低血糖的发生。

（2）胰岛素的调节　胰岛素可通过旁分泌直接抑制 A 细胞分泌胰高血糖素，也可通过降低血糖间接促进胰高血糖素的分泌。

（3）神经调节　交感神经能过 β 受体促进胰高血糖素分泌，迷走神经通过 M 受体抑制其分泌。但因胰岛 A 细胞膜上 β 受体占优势，故以交感神经促进其分泌为主。

第七节　甲状旁腺激素、降钙素和维生素 D_3

体内钙、磷稳态与机体许多重要功能直接相关。甲状旁腺分泌的甲状旁腺激素、甲状腺 C 细胞分泌的降钙素和维生素 D_3 是共同调节机体钙磷稳态的三种基础激素。

一、甲状旁腺激素

甲状旁腺激素（parathyroid hormone，PTH）是由甲状旁腺主细胞合成和分泌，含有 84 个氨基酸组成的直链多肽，分子量 9500，体内半衰期约 20 分钟，由肝、肾灭活。

1. 甲状旁腺激素的生理作用

甲状旁腺激素的主要作用是升高血钙和降低血磷。实验中将动物的甲状旁腺切除，其血钙水平降低，出现低钙抽搐，甚至导致死亡，而血磷升高。PTH 的靶器官主要是肾和骨。

（1）对骨的作用　骨组织由骨细胞形成，其中破骨细胞促进骨盐溶解，使血钙升高；成骨细胞可促进骨盐沉积，使血钙降低。PHT 的作用有：①加强破骨细胞的溶骨作用。②促进骨原细胞和骨细胞转变为破骨细胞，故使血钙升高。

PTH 的上述作用包括两个时相：①快速效应，主要是增强骨细胞膜上钙泵的活动，使骨质内的磷酸钙溶解，PTH 作用后几分钟开始，2~3h 后血钙升高。②延缓效应，主要是通过加强破骨细胞的溶骨作用和促进破骨细胞增生而实现的。PTH 作用后 12~14h 开始，几天或几周后达高峰，两个时相两个效应相互配合，相互补充，既能保证机体对钙的急需，又能使血钙较长时间维持在稳态。

（2）对肾脏的作用　PTH 作用于近端小管，可通过增加 cAMP 而促进近端小管对钙的重吸收，使血钙浓度升高，尿钙减少；同时可抑制近端小管对磷的重吸收，使血磷降低，尿磷升高。

PTH 可激活肾 1α-羟化酶的活性，使肝脏形成的 $25(OH)D_3$ 转变为 $1,25(OH)_2D_3$，后者促进小肠和肾小管上皮细胞吸收钙和磷。

2. 甲状旁腺激素分泌的调节

（1）血钙浓度的调节作用　血钙浓度是调节 PTH 分泌的最主要因素，两者呈反变关系。血钙浓度降低时，可刺激甲状旁腺使 PTH 分泌增加；相反，血钙浓度升高时，PTH 分泌减少。

（2）其他因素对 PTH 分泌的调节作用　血磷浓度升高可通过降低血钙而刺激 PTH 分泌。降钙素大量释放，也可通过降低血钙而使 PTH 分泌增加。

二、降钙素

降钙素（calcitonin, CT）是由甲状腺腺泡旁细胞（C 细胞）分泌的肽类激素。CT 是含有一个二硫键的 32 肽，分子量约为 3000，人工已合成。

1. 降钙素的生理作用

CT 主要的生理作用是降低血钙和血磷，其受体主要分布在骨和肾。

（1）对骨的作用　CT 能抑制破骨细胞的活动，减弱溶骨作用，同时还促进破骨细胞转变为成骨细胞，使骨组织中钙、磷沉积增加，而使血钙和血磷浓度降低。

（2）对肾脏的作用　CT 抑制肾 1α-羟化酶，故抑制 $1,25(OH)_2D_3$ 的合成，抑制肾小管对钙、磷、钠、氯的重吸收，使血钙、血磷浓度降低，尿钙、尿磷增加。

2. 降钙素分泌的调节

CT 分泌直接受血钙浓度的调节，当血钙浓度升高时，CT 分泌增加；反之，分泌减少。由于 CT 机制启动快，1h 内可达高峰，且短暂，故为短期调节。血钙浓度升高，促进 CT 分泌的同时还抑制 PTH 分泌，两者共同维持血钙浓度的稳态。

三、维生素 D_3

维生素 D_3 可来自食物（以肝、乳、蛋、鱼肝油等含量最高），也可由皮肤中的胆固醇经日光中的紫外线照射转化而来。维生素 D_3 无生物活性，需经肝内 25-羟化酶作用生成 $25(OH)D_3$，后者再经肾 1α-羟化酶作用生成 $1,25(OH)_2D_3$ 才有生物活性。

1. $1,25(OH)_2D_3$ 的生理作用　$1,25(OH)_2D_3$ 的生理作用是升高血钙和血磷，其作用受体分布十分广泛，除存在于小肠、肾和骨细胞外，也分布于皮肤、骨骼肌、心肌、乳腺、腺垂体等部位。

（1）对小肠的作用　$1,25(OH)_2D_3$ 可以促进小肠上皮细胞对钙、磷的吸收。

（2）对骨的作用　$1,25(OH)_2D_3$ 可使破骨细胞活性增强，增强骨的溶解，使骨钙、骨磷释放入血，从而升高血钙和血磷。该项作用与 PTH 有协同作用。

（3）对肾脏的作用 $1, 25 (OH)_2D_3$ 可促进肾小管对钙、磷的重吸收。

2. $1, 25 (OH)_2D_3$ 分泌的调节 PTH 通过增强肾脏 1α-羟化酶的活性，促进 $1, 25 (OH)_2D_3$ 的合成；降钙素抑制肾脏 1α-羟化酶的活性，抑制 $1, 25 (OH)_2D_3$ 的合成。血钙和血磷水平降低时，$125 (OH)_2D_3$ 的合成增加。

临床疾病案例

案例一：甲状腺功能亢进症

患者，女性，35 岁，已婚。近 1 个月来感乏力、心悸不适，无活动后气促，怕热、出汗多，易激动，情绪不稳定，多食易饥饿，体重下降近 5kg。无恶心呕吐、腹痛、腹泻及黑便。既往体健，无结核、肝炎、肾炎病史，无毒物接触史。体查：T 37℃，R 20 次/分，P 104 次/分，BP 120/75mmHg，神志清楚，自动体位。皮肤潮湿不苍白，眼球突出。甲状腺Ⅰ度肿大，质软，可随吞咽动作上下移动，未扪及结节，未闻及血管杂音。颈静脉无怒张，颈动脉搏动不明显，心界不大，心率 104 次/分、律齐，各瓣膜区无杂音，双肺呼吸音清晰。腹软，无压痛、反跳痛，肝脾未扪及，肠鸣音 6 次/分，肾区无叩击痛。实验室检查：Hb 120g/L，RBC 4.5×10^{12}/L，WBC 7.8×10^9/L。尿、粪常规无异常。

问题与思考：

1. 该患者哪些临床表现符合甲状腺功能亢进的诊断？

2. 分析本案例中患者出现怕热、出汗多和多食易饥饿的原因。

3. 硫氧嘧啶治疗甲状腺功能亢进的依据是什么？

案例二：原发性慢性肾上腺皮质功能减退症

患者，男性，48 岁。5 年来无明显诱因一直有疲惫、乏力、头晕、眼花、多眠及食欲不振等症状，并发现面部皮肤逐渐变黑。多次就医，也无明确诊断。近 4 个月来，明显消瘦，时有恶心、呕吐。并先后在四肢伸侧及后背部发现大小不等的白色斑块 10 余处。1 周前由于着凉，上述症状明显加重。昨日忽然腹胀、腹痛，呈持续性，无腹泻。体格检查：T 36.2℃，P 86 次/分，R 16 次/分，BP 96/64mmHg，神志清楚，消瘦体质，慢性病容，面部皮肤暗黑，在肘部及乳头处皮肤有色素沉着。后背部及四肢皮肤可见 2.0～9.0cm 大小不等的白斑 10 余处，不突出皮肤表面，无压痛，压之无颜色变化。头发稀疏。甲状腺不大。两肺检查无异常。叩诊心浊音界略缩小，心率 86 次/分，心音低钝，无杂音，心律规整。腹部平软，全腹轻度压痛，无固定压痛点。肝脾未触及，双肾区无叩击痛，双下肢无凹陷性水肿。实验室检查：WBC 4.8×10^9/L，N 54%，L 46%，Hb 103g/L；尿常规无异常；血钾 5.4mmol/L，血钠 113mmol/L，血氯 102mmol/L；空腹血糖 3.2mmol/L；血皮质醇：早 8 时为 132mmol/L，晚 4 时为 15.6mmol/L；心电图Ⅱ、Ⅲ、aVF、V_2、V_5 导联 ST 段下移 0.075mV；ACTH 兴奋试验（－）。

问题与思考：

1. 该患者哪些临床表现符合原发性慢性肾上腺皮质功能减退症的诊断？

2. 糖皮质激素用于该患者治疗时能否突然停药？为什么？

案例三：胰岛素与糖尿病

1. 胰岛素的发现：胰岛素于 1921 年由加拿大人 F. G. 班廷和 C. H. 贝斯特首先发现。1922 年开始用于临床，使过去不治的糖尿病患者得到挽救。至今用于临床的胰岛素几乎都是从猪、牛胰脏中提取的。不同动物的胰岛素组成均有所差异，猪的与人的胰岛素结构最为相似，只有 B 链羧基端的一个氨基酸不同。20 世纪 80 年代初已成功地运用遗传工程技术由微生物大量生产人的胰岛素，并已用于临床。

1955 年英国 F. 桑格小组测定了牛胰岛素的全部氨基酸序列，开辟了人类认识蛋白质分子化学结构的道路。1965 年 9 月 17 日，中国科学家人工合成了具有全部生物活力的结晶牛胰岛素，它是第一个在实验室中用人工方法合成的蛋白质。稍后美国和联邦德国的科学家也完成了类似的工作。20 世纪 70 年代初期，英国和中国的科学家又成功地用 X 线衍射方法测定了猪胰岛素的立体结构。这些工作为深入研究胰岛素分子结构与功能关系奠定了基础。人们用化学全合成和半合成方法制备类似物，研究其结构改变对生物功能的影响；进行不同种属胰岛素的比较研究；研究异常胰岛素分子病，即由于胰岛素基因的突变使胰岛素分子中个别氨基酸改变而产生的一种分子病。这些研究对于阐明某些糖尿病的病因也具有重要的实际意义。

2. 糖尿病的概念：是由遗传因素、免疫功能紊乱、微生物感染及其毒素、自由基毒素、精神因素等等各种致病因子作用于机体导致功能减退、胰岛素抵抗等而引发的糖、蛋白质、脂肪、水和电解质等一系列代谢紊乱综合征，临床上以高血糖为主要特点，典型病例可出现多尿、多饮、多食、消瘦等表现，即"三多一少"症状，糖尿病（血糖）一旦控制不好会引发并发症，导致肾、眼、足等部位的衰竭病变，且无法治愈。

3. 糖尿病发病机制：临床研究表明，高血糖状况下，因多元醇代谢的亢进，葡萄糖的自身氧化，氧化磷酸化等引起活性氧自由基过量产生，损伤生物大分子，改变细胞内信息传递，损伤细胞的结构和功能，引发血管内皮细胞的功能障碍。也可改变细胞内信息传递，引起糖尿病的血管功能障碍。另外多元醇代谢的亢进引起糖化终末产物增加，蛋白质功能改变，细胞内运输障碍，引发细胞凋亡等，引起糖尿病神经功能障碍。

人一旦患上"糖尿病"，可导致机体免疫功能减弱，容易由感冒、肺炎、肺结核所引起的各种感染疾病，且不易治愈。同时选择性地破坏吞噬细胞，使抗癌细胞的防御功能会大大减弱，致使癌细胞活跃、聚集。因此人一旦患上"糖尿病"，要及时治疗。

4. 糖尿病的分类：糖尿病分 1 型糖尿病、2 型糖尿病、妊娠糖尿病及其他特殊类型的糖尿病。1 型糖尿病多发生于青少年，因分泌缺乏，依赖外源性胰岛素补充以维持生命。2 型糖尿病多见于成年，食用高热量的食物和运动量的减少的人容易引起肥胖，机体在高血糖和高血脂的刺激下，氧化应激信号通路的激活，导致胰岛素分泌受损和糖尿病血管病变。

5. 糖尿病的危害：糖尿病可导致感染、心脏病变、脑血管病变、肾功能衰竭、双目失明等，是患者致死致残的主要原因。糖尿病高渗综合征是糖尿病的严重急性并发症，初始阶段可表现为多尿、多饮、倦怠乏力、反应迟钝等，随着机体失水量的增加病情急剧发展，出现嗜睡、定向障碍、抽搐、偏瘫等类似的症状，甚至昏迷。

课后思考题

1. 试述内分泌系统与神经系统的关系以及激素的作用方式。

2. 简述激素的一般特征以及含氮激素和类固醇激素的作用机制。

3. 试述生长激素、甲状腺激素、糖皮质激素、胰岛素的生理作用。

4. 归纳调节糖、脂肪、蛋白质代谢的激素及其调节作用。

5. 比较甲状腺激素与生长激素对生长发育影响的异同点及其分泌过多或不足时引起的异常表现。

6. 比较甲状腺激素与糖皮质激素分泌调节的异同点。

7. 简述应激与应急的区别、联系及意义。

8. 长期服用大剂量糖皮质激素的病人为何不能突然停药？

9. 根据胰岛素的生理作用，分析胰岛素分泌不足或缺乏时患者可能出现的异常改变。

10. 简述对维持血钙正常浓度其重要作用的激素及其作用。

第十二章

生 殖

☞ **学习目标**

1. 掌握雌激素与孕激素的生理作用，熟悉卵巢内分泌功能的调节。掌握月经周期的概念。掌握睾酮的生理作用。

2. 熟悉睾丸的生精作用和内分泌功能。

3. 熟悉卵巢的内分泌与月经周期。熟悉月经周期中血中雌激素、孕激素、促卵泡激素和黄体生成素浓度的变化。

4. 了解雌激素、孕激素、绒毛膜促性腺激素及其与妊娠的关系。

生殖（reproduction）是生物生长发育到一定阶段后，能够产生与自身相似的子代个体，这种功能称为生殖。任何生物个体的寿命都是有限的，必然要衰老、死亡。一切生物都是通过产生新个体来延续种系的，所以生殖是生物绵延和繁殖种系的重要生命活动。高等动物的生殖由两性器官活动来实现，包括两性生殖细胞（精子和卵子）的形成、受精、着床、胚胎发育和分娩等环节。人类的生殖活动比较复杂，不仅是一个生物学问题，而且还涉及政治、经济、伦理等一系列社会问题。本章只讨论男女两性的生殖功能以及生殖的基本过程。掌握好这部分知识，对于临床工作和科学地指导计划生育具有重要意义。

第一节 男性生殖

在高等动物的生殖系统中，能产生生殖细胞的性器官为主性器官，男性的主性器官是睾丸，附性器官有附睾、输精管、前列腺、精囊、阴茎等。

一、睾丸的功能

睾丸具有产生精子和内分泌的功能。

1. 睾丸的生精功能 睾丸主要由曲细精管和间质细胞组成。曲细精管是精子发生和发育成熟的场所。曲细精管上皮又由生精细胞和支持细胞构成。原始的生精细胞为精原细胞，紧贴于曲细精管的基膜上。到了青春期后，精原细胞分阶段发育形成精子。

精子生成过程为：精原细胞→初级精母细胞→次级精母细胞→精子细胞→精子。整个生精过程大约历时 2 个半月。

支持细胞为各级生殖细胞提供营养，并起着保护与支持作用，为生精细胞的分化发育提供合适的微环境。支持细胞形成的血睾屏障防止生精细胞的抗原物质进入血液循环而引起免疫反应。

精子生成需要适宜的温度，阴囊内温度比腹腔内温度低 1 ~ 8℃，适合于精子的生成。如睾丸由于胚胎发育障碍而停留在腹腔或腹股沟内，不能下降到阴囊，称为隐睾症，由于腹腔内的温度较高，会影响精子的生成过程，是男性不育症的原因之一。此外，X 线的过度照射也能破坏睾丸的生精功能。

2. 睾丸的内分泌功能 睾丸的内分泌功能是由间质细胞和曲细精管的支持细胞完成的，间质细胞分泌的雄激素主要为睾酮（testosterone）。支持细胞能分泌抑制素（inhibin）。除睾丸外，肾上腺皮质和卵巢也可分泌少量睾酮。正常男性的睾丸每天分泌睾酮 4 ~ 9mg，有昼夜周期性波动。早晨醒来时最高，傍晚最低，但波动范围较小。绝大部分睾酮在血液中与蛋白质结合，只有 2% 处于游离状态。结合状态的睾酮可以转变为游离状态，只有游离的睾酮才有生物活性。睾酮主要在肝中被灭活，其产物大部分由尿排出。

睾酮的主要生理作用：

（1）刺激生殖器官的生长发育，促进男性副性征出现并维持其正常状态。

（2）维持生精作用，睾酮自间质细胞分泌后，可经支持细胞进入曲细精管与生精细胞相应的受体结合，促进精子的生成过程。

（3）维持正常的性欲。

（4）促进蛋白质合成，特别是肌肉和生殖器官的蛋白质合成，同时还能促进骨骼生长与钙磷沉积和红细胞生成等。

二、睾丸功能的调节

睾丸曲细精管的生精功能和间质细胞的内分泌功能均受下丘脑 - 腺垂体的调节（图 12 - 1）。下丘脑、腺垂体、睾丸在功能上密切联系，互相影响，构成下丘脑 - 腺垂体 - 睾丸轴调节系统。下丘脑分泌的促性腺激素释放激素（gonadotropin - releasing hormone，GnRH）经垂体门脉系统到达腺垂体，促进腺垂体合成和分泌促性腺激素，包括促卵泡激素（fouicle - stimulating hormone，FSH）和黄体生成素（luteinizing hormone，LH）。在男性，黄体生成素主要作用于睾丸的间质细胞，调节睾酮分泌；促卵泡激素主要作用于曲细精管，包括各级生精细胞和支持细胞，调节生精过程。

1. 睾丸的内分泌功能的调节 睾丸的内分泌功能直接受 LH 的调节。腺垂体分泌的 LH 经血液运输到达睾丸后，可促进间质细胞分泌睾酮。血液中睾酮的浓度反过来对下丘脑和腺垂体产生负反馈作用，抑制 GnRH 和 LH 的分泌，从而使血液中睾酮的浓度保持在一个相对稳定的水平。

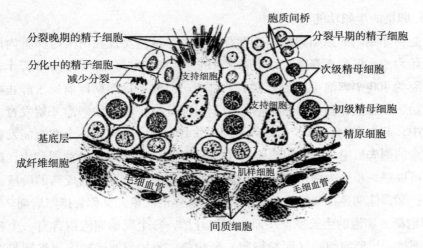

图 12-1　睾丸曲细精小管生精过程示意图

2. 睾丸生精功能的调节　睾丸的生精功能既受 FSH 的调节，又受 LH 的调节，两者对生精功能都有促进作用，只是 LH 的作用是通过睾酮实现的。因此，生精过程不是只靠 FSH 所能完成的，必须有 LH 和雄激素的协同作用。另外，在 FSH 的作用下，睾丸还可产生抑制素。抑制素可通过负反馈作用抑制腺垂体分泌 FSH，从而使 FSH 的分泌稳定在一定水平（图 12-2），保证睾丸生精功能的正常进行。

睾丸的功能除受体内的激素调节外，还受一些其他因素的影响。如前所述，睾丸的温度可影响精子的生成过程。对于某些动物来说，光照对睾丸的功能也具有一定的调节作用。

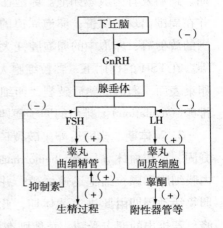

图 12-2　下丘脑-腺垂体-睾丸激素
系统的功能及睾酮负反馈作用示意图
+表示促进；-表示抑制

第二节　女性生殖

女性的主性器官是卵巢，附性器官有输卵管、子宫、阴道、外阴等。卵巢的功能是产生卵子和内分泌功能。女性与男性生殖功能的最大不同点是女性在进入青春期后卵巢的排卵具有周期性，与之对应子宫内膜发生周期性脱落和阴道出血现象，即月经。

一、卵巢的功能

女性从青春期开始，下丘脑-腺垂体-卵巢轴调控系统建立，使卵巢活动和子宫内膜呈现周期性变化，卵巢活动的周期性变化是月经周期形成的基础。

（一）卵巢的生卵功能

卵子是由卵巢内的原始卵泡逐渐发育而成的。虽然女性在出生时卵巢内即含约二百万个原始卵泡，但到青春期时卵巢所含有的原始卵泡数降至30万~40万个，但女性一生中仅有约400个卵泡可在生育期成熟排卵。卵泡在青春期以前处于静止状态。从青春期开始，在腺垂体促性腺激素的影响下，部分静止的原始卵泡开始发育，在每个月经周期中，起初有15~20个原始卵泡同时发育，但一般只有一个卵泡能发育成熟并排卵，其余的则先后退化形成闭锁卵泡（图12-3）。每个卵巢活动周期中，卵泡的发育过程又可以进一步分为两个阶段：①卵泡期是卵泡开始发育到成熟的阶段，又称为排卵前期；②黄体期是排卵后卵泡塌陷转化为黄体的阶段，又称为排卵后期。

1. 卵泡期 卵泡的生长发育从原始卵泡开始，每个原始卵泡内含有一个初级卵母细胞，周围被一层卵泡细胞（颗粒细胞）所包绕。原始卵泡经初级卵泡期与次级卵泡期，最后发育为成熟卵泡。卵泡在发育过程中出现一系列形态上的变化：卵细胞变大，并在周围出现透明带；卵泡周边的颗粒细胞由单层变为多层，并形成卵丘和卵细胞周围的放射冠；卵泡中的卵泡腔变大；卵泡周围的基底膜外的间质细胞分化为内膜细胞等。在FSH的作用下，颗粒细胞大量合成和分泌雌激素。卵泡在成熟过程中逐渐移向卵巢表面。卵泡成熟后破裂，卵细胞和它周围的放射冠等一起排入腹腔的过程，称为排卵（ovulation）。排出的卵子随即被输卵管伞摄取，并送入输卵管中。

2. 黄体期 排卵后卵巢破裂口被纤维蛋白封闭，卵泡壁内陷，血液填充卵泡腔并凝固，形成血体（corpus hemorrhagicum）。同时残存的卵泡组织继续演化发育，卵泡的内膜细胞和颗粒细胞迅速增殖，并取代血体中的血液而转化为黄体（corpus luteum），卵巢活动周期由此进入黄体期，此称为月经黄体。排卵后的7~8天，黄体发育到顶峰，若排出的卵未受精，黄体则在排卵后第10天开始退化，最后细胞被结缔组织所代替，成为白体（corpus albicans，图12-3）。月经黄体的寿命一般为14天。若排出的卵受精，在人绒毛膜促性腺激素的作用下，黄体继续长大并维持一定时间，以适应妊娠的需要，此称为妊娠黄体。

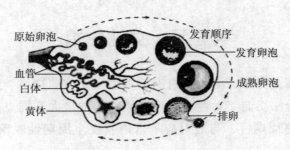

图12-3 卵泡发育示意图

（二）卵巢的内分泌功能

卵巢是一个重要的内分泌腺，它可以分泌多种激素，其中主要有雌激素（estrogen，

E）、孕激素（progestoges，P）和少量雄激素。

1. 雌激素　体内的雌激素主要由卵巢分泌（包括卵泡和黄体），在妊娠期，胎盘也可分泌雌激素。人体内分泌的雌激素有 3 种：雌二醇（estrdiol，E_2）、雌酮（estrone）和雌三醇（estriol），均属于类固醇激素，其中雌二醇的分泌量最大，活性也最强，雌酮和雌三醇的活性较弱。

雌激素的主要生理作用是：

（1）促进女性附性器官的生长发育　雌激素对女性生殖器官的作用是多方面的，其中以对子宫的作用较明显：①促进子宫肌的增生，提高子宫平滑肌对催产素的敏感性。②促使子宫内膜发生增殖期的变化，内膜逐渐增厚，血管和腺体增生，但不分泌。③使子宫颈口松弛，分泌大量清亮、稀薄的黏液，有利于精子的通过。④促进输卵管的平滑肌的蠕动，有助于精子和卵子的运输。⑤促进阴道上皮细胞增生、角化并合成大量糖原。阴道上皮脱落后，其中的糖原被阴道内的乳酸杆菌分解成乳酸，增加阴道的酸性（pH 4～5），增强阴道抗菌的能力，从而维持阴道的自净作用。

（2）对乳腺的作用　雌激素促进乳腺导管和结缔组织增生，是青春期促进乳腺发育的主要激素。

（3）对副性征的影响　女性于青春期开始出现女性特征（副性征），如音调较高、骨盆宽大、脂肪在乳房和臀部堆积等，这主要是雌激素作用的结果。女性体毛的生长是雄激素作用的结果，女性体内少量的雄激素主要来源于肾上腺皮质，少量来源于卵巢。

（4）对代谢的影响　雌激素对人体新陈代谢有多方面的影响，主要有：①促进骨骼的生长和钙盐的沉积，促进骨骺的闭合。女性在绝经后易患骨质疏松症。②降低血液中胆固醇水平，抑制动脉粥样硬化的形成。因此，女性在绝经前心、脑血管疾病发病率较低。③促进醛固酮分泌，增加肾小管对 ADH 的敏感性，促进对水和钠的重吸收，增加细胞外液量。这与女性月经前的水、钠潴留和体重增加密切相关。④促进肌肉蛋白质的合成，对青春期的生长和发育发挥重要作用。

2. 孕激素　卵巢黄体细胞分泌的孕激素主要是孕酮（progesterone）。也称为黄体酮。肾上腺皮质和胎盘也可产生。

孕激素的主要作用是在雌激素作用的基础上才能发挥以下作用，主要靶器官为子宫、乳腺。

（1）对子宫的作用　①孕激素使子宫内膜在增殖期的基础上出现分泌期的改变，即进一步增生变厚，且有腺体分泌为胚泡的着床提供良好的条件。②使子宫平滑肌的兴奋性降低，并降低子宫对催产素的敏感性从而减少子宫平滑肌的活动，抑制母体的排斥反应，保证了胚胎有一个适宜的生长发育环境。③孕激素还可减少子宫颈黏液的分泌量，使黏液变稠，不利于精子穿透。④减弱输卵管节律性收缩。

总之，孕激素对子宫的综合作用是保证妊娠过程能安全顺利的进行。在临床上可以见到，如果孕激素缺乏，有早期流产的危险。

（2）对乳腺的作用　促进乳腺和腺泡的发育，在雌激素作用的基础上，孕激素进一步促进乳腺导管的分化，为分娩后泌乳创造条件。

（3）产热作用　孕激素可促进机体产热，使基础体温升高。在月经周期中，排卵后基础体温升高 0.5℃ 左右，这与其对体温调节中枢的作用有关。临床上利用测定基础体温，作为监测排卵、指导避孕的方法之一。

3. 雄激素　女性体内少量的雄激素可刺激阴毛和腋毛的生长。

二、卵巢功能的调节

卵巢功能的调节和睾丸类似，受下丘脑－腺垂体的调节，靶腺（卵巢）激素对下丘脑和腺垂体也有负反馈。不同的是，当血中雌激素的水平升高时，对垂体 LH 的分泌还有正反馈效应。三者功能上的相互影响构成下丘脑－腺垂体－卵巢轴（hypothal－musadenohypo－physis－ovaries axis），从而保持卵巢内分泌功能正常及稳定。腺垂体分泌的 FSH 刺激卵泡的早期发育，而卵泡最终的成熟则受 FSH 和 LH 的双重调控。卵泡排卵和黄体的形成则是腺垂体 LH 分泌高峰作用的结果。

在正常情况下，下丘脑 GnRH 的分泌呈脉冲式释放，并导致腺垂体 FSH 和 LH 分泌的波动性，进而导致卵巢性激素分泌和排卵的周期性。雌激素可以增加下丘脑 GnRH 脉冲式释放的频率，而孕激素的作用与雌激素相反，因此，在卵泡发育期，随着卵泡雌激素的分泌增加，下丘脑 GnRH 分泌频率逐渐增加，逐渐增加的 GnRH 导致腺垂体出现 LH 分泌高峰，此高峰进一步导致卵泡的排卵和黄体的形成。黄体形成后，随着孕激素的分泌增加，使下丘脑 GnRH 的分泌频率逐渐减少、腺垂体 LH 分泌也相应减少、随之黄体萎缩和孕激素分泌的减少，下丘脑 GnRH 脉冲式分泌频率逐渐得到恢复，这样又进入一个新的卵巢周期和子宫周期，如此周而复始。

除了 FSH 和 LH 对卵巢功能的调控外，卵巢分泌的激素如雌激素、孕激素对下丘脑和腺垂体的功能还具有反馈性调控。一般认为，孕激素对下丘脑和腺垂体功能的调节为负反馈调节。雌激素对下丘脑和腺垂体的反馈调节比较复杂，既有负反馈调节，也有正反馈调节。一般认为，在黄体期，当血液雌激素处于中等水平时，雌激素主要以负反馈的方式抑制腺垂体 LH 的分泌，但在卵泡期，当血液雌激素处于高水平时，雌激素则以正反馈的方式促进下丘脑 GnRH 和腺垂体 LH 的分泌。

三、月经周期及其形成机制

1. 月经周期的概念

女性从青春期开始，在整个生育期内（除妊娠和哺乳期外）生殖系统的活动呈规律性的月周期变化，称为生殖周期（或性周期）。正常女性在生育期，子宫内膜发生周期性脱落，伴有阴道流血，称为月经。女性的生殖周期称为月经周期（menstrual cycle）。

月经周期的长短因人而异，平均为 28 天，范围为 20~40 天，但每个女性自身的月经周期相对稳定。我国女性成长到 12~14 岁左右出现第一次月经，称为初潮，初潮后的一段时间内，月经周期可能不规律，约 1 年左右逐渐规律起来，到 50 岁左右，月经周期停止，称为绝经。

2. 月经周期中卵巢和子宫内膜的变化

在月经周期中，子宫内膜会出现一系列形态和功能的变化，根据子宫内膜的变化可将月经周期分为三期：即子宫内膜剥落出血的月经期，历时约 3~5 天；子宫内膜修复增生的增殖期，历时约 10 天；子宫内膜血管充血、腺体分泌的分泌期，历时约 14 天。下面分别加以叙述。

（1）增殖期 从月经停止到排卵为止，即月经周期的第 5~14 天，这段时间称为增殖期，也称排卵前期。本期的主要特点是子宫内膜显著增殖。在此期内，卵巢中的卵泡处于发育和成熟阶段，并不断分泌雌激素。雌激促使子宫内膜增生变厚，其中的血管、腺体增生，但腺体尚不分泌。卵泡要到此期末才发育成熟并排卵（图 12-3）。

（2）分泌期 从排卵日起到月经到来之日止，即月经周期的第 15~28 天，这段时间称为分泌期，也称排卵后期。本期的主要特点是子宫内膜的腺体出现分泌现象。在此期内，排卵后的残留卵泡细胞形成黄体，分泌雌激素和孕激素，特别是孕激素能促使子宫内膜进一步增生变厚，其中的血管扩张充血，腺体迂曲并分泌。这样，子宫内膜变得松软并富含营养物质，子宫平滑肌相对较静止，为胚泡着床和发育准备好条件。

（3）月经期 从月经开始至出血停止，即月经周期的第 1~4 天，称为月经期。本期的主要特点是子宫内膜脱落、阴道流血。在此期内，由于排出的卵子未受精，黄体开始退化、萎缩，分泌的孕激素、雌激素迅速减少。子宫内膜由于突然失去这两种激素的支持，使子宫内膜血管痉挛，导致内膜缺血、坏死，脱落和出血，即月经来潮，月经期一般持续 3~5 天，出血量约为 50~100ml，剥脱的子宫内膜混于月经血中。月经期内，子宫内膜脱落形成的创面易感染，应注意保持外阴清洁和避免剧烈运动。

如果排出的卵子受精，黄体则生长发育形成妊娠黄体，继续分泌孕激素和雌激素，从而使子宫内膜不但不脱落，而且继续增厚形成蜕膜，故妊娠期间不来月经。

月经周期的意义，在于每个月经周期皆由卵巢提供成熟的卵子，子宫内膜不失时机地创造适应胚泡着床的环境。因此，月经周期是为受精、着床、妊娠作周期性准备的生理过程。

3. 月经周期形成的机制

月经周期的形成主要是下丘脑-垂体-卵巢轴活动的结果（图 12-4）。

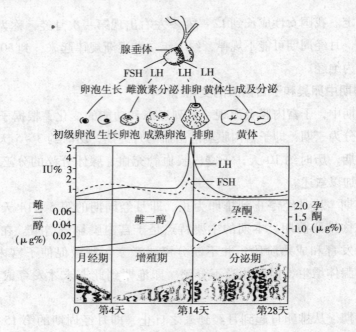

图 12 – 4 月经周期形成示意图

（1）增殖期的形成 青春期前，下丘脑－腺垂体发育尚未成熟，促性腺激素释放激素分泌很少，使腺垂体的 FSH、LH 分泌极少，不能引起卵巢和子宫内膜的周期性变化。随着青春期的到来，下丘脑发育成熟，下丘脑分泌的 GnRH 增多，使腺垂体分泌 FSH 和 LH 也增多，FSH 促使卵泡生长发育成熟，并与 LH 配合，使卵泡分泌雌激素。在雌激素的作用下，子宫内膜发生增殖期的变化。在增殖期末，也就是相当于排卵前一天左右，雌激素在血中的浓度达到最高水平，通过正反馈作用使 GnRH 分泌进一步增加，进而 FSH 特别是 LH 增加，在高浓度的 LH 作用下，已发育成熟的卵泡破裂排卵。

（2）分泌期和月经期的形成 卵泡排卵后，在 LH 的作用下，其残余部分形成黄体，继续分泌雌激素和孕激素。这两种激素，特别是孕激素，使子宫内膜发生分泌期的变化。随着黄体的不断增长，雌激素和孕激素的分泌也不断增加。到排卵后的第 8 ~ 10 天，它们在血中的浓度达到高水平，通过负反馈作用使下丘脑和腺垂体受到抑制，使 GnRH、FSH 和 LH 分泌减少。由于 LH 的减少，黄体开始退化、萎缩，因而雌激素和孕激素的分泌突然减少，使它们在血中浓度迅速下降到最低水平。子宫内膜由于突然失去雌、孕激素的支持脱落出血，形成月经。

随着血中雌激素、孕激素浓度的降低，对下丘脑、腺垂体的抑制作用解除，卵泡又在 FSH 和 LH 的共同作用下生长发育，新的月经周期便又重新开始。到 50 岁左右，卵巢功能退化，卵泡停止发育，雌激素、孕激素分泌减少，子宫内膜不再呈现周期性变化，月经停止，进入绝经期。

由此可见，子宫内膜的周期性变化是卵巢分泌的激素引起的，其中增殖期的变化是雌激素的作用所致，分泌期的变化是雌激素和孕激素共同作用的结果，月经期的出现是子宫内膜突然失去雌激素和孕激素支持的结果。卵巢的周期性变化，则是在大脑皮层控制下由下丘脑－腺垂体调节的结果。因此，内外环境变化的刺激可通过大脑皮层作用下丘脑－腺垂体－卵巢轴的功能活动而影响月经周期。故强烈的精神刺激，过度的精神紧张、生活环境变化和体内其他系统的严重疾病等因素，均可引起月经失调。

第三节　妊娠和避孕

一、妊娠

（一）受精与着床

妊娠是指在母体内胚胎的形成及胎儿的生长发育过程。包括受精、着床、妊娠的维持、胎儿的生长发育及分娩。

受精是精子与卵子的结合过程。正常情况下，受精的部位一般是在输卵管的壶腹部。因此，只有精子和卵子都能适时的到达这一部位，受精过程才有可能顺利实现。

1. 精子的运行　精子在女性生殖道内运行的过程较为复杂，需要穿过子宫颈管和子宫腔，并沿输卵管运行相当长的一段距离，才能到达受精部位。精子运行的动力一方面依靠其自身尾部鞭毛的摆动，另一方面借助子宫舒张造成宫腔负压的吸入以及女性生殖道平滑肌的运动和输卵管纤毛的摆动。一次射出的精液中含有数以亿计的精子，但能到达部位的只有 15～20 个。

2. 精子的获得　精子在女性生殖道内停留一段时间后，获得使卵子受精的能力，这一过程称为精子的获能。精子在附睾内虽然已经发育成熟，但尚不具备使卵子受精的能力，因为男性的生殖管内可产生某种物质，对精子的受精能力有抑制作用，女性生殖道内，尤其是子宫，其次是输卵管内，含有解除这种抑制作用的物质，使精子表面被卵子识别的部位暴露。因此，在正常情况下，精子只有进入女性生殖道以后，才能获得受精的能力。

3. 受精过程　卵子由卵泡排出后，很快便进入输卵管的伞端，依靠输卵管平滑肌的运动和上皮细胞纤毛的摆动将卵子运送到受精部位。精子与卵子在女性生殖道中保持受精能力的时候很短，精子约为 1～2 天，卵子仅为 6～24h。受精过程是一个复杂的生物学变化过程。当精子与卵子相遇时，精子的顶体会释放出多种酶，这一反应称为顶体反应。在顶体反应中释放出的酶，可协助精子进入卵细胞。当精子进入卵细胞后，卵细胞表面的性质即发生变化，如产生某些物质，封锁透明带，使其他的精子难以进入。因此，到达受精部位的精子虽然有数十个，但一般只有一个精子能与卵子结合（图 12－5）。

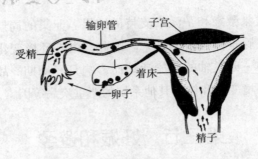

图 12-5 排卵、受精与着床示意图

4. 着床 受精卵在运行至子宫腔的途中，继续进行细胞分裂。大约在排卵后的第4天抵达子宫腔，此时，受精卵已经形成胚泡。进入宫腔后，开始时处于游离状态，大约在排卵后的第8天，胚泡吸附在子宫内膜上，并通过与子宫内膜的相互作用而逐渐进入子宫内膜，于排卵后10~13天，胚泡完全被埋入宫内膜中。胚泡植入子宫内膜的过程，称为着床（implantation），也称植入。胚泡与子宫内膜的同步发育是成功着床的关键。

（二）胎盘的内分泌功能

胚胎着床后，其最外层的一部分细胞发育为滋养层，其他大部分则发育成胎儿。滋养层细胞发育很快，不久就形成绒毛膜，其绒毛突起可吸收母体血液中的营养成分以供给胎儿。与此同时子宫内膜也增生为蜕膜。这样，属于母体的蜕膜和属于子体的绒毛膜相结合而成为胎盘。通过胎盘，既可以实现母体与胎儿之间的物质交换，又可以起到屏障作用，同时，胎盘还可提供维持妊娠所必需的一些激素。因此，虽然正常妊娠的维持是由多种因素共同完成的，但胎盘在其中起着极重要的作用。下面仅就胎盘的内分泌功能加以讨论。

人类胎盘可以产生多种激素。主要是有人绒毛膜促性腺（human chorionic gonado-tropin，HCG）、雌激素、孕激素和人绒毛膜生长素（human chorionic somatomam-motropin，HCS）等。因此，胎盘是妊娠期间一个重要的内分泌器官，对维持正常妊娠起着关键性的作用。

1. 人绒毛膜促性腺激素 HCG 是一种糖蛋白，其生理作用主要有：①与黄体生成素的作用相似，在妊娠早期刺激母体的月经黄体转变为妊娠黄体，并使其继续分泌大量雌激素和孕激素，以维持妊娠过程的顺利进行；②可以抑制淋巴细胞的活力，防止母体产生对胎儿的排斥反应，具有"安胎"效应。

HCG 在受精后第8~10天就出现在母体血中，随后其浓度迅速升高，至妊娠2个月左右达到顶峰，然后又迅速下降，在妊娠20周左右降至较低水平，并一直维持至分娩（图12-6）。由于 HCG 在妊娠早期即可出现在母体血中，并由尿排出，因此，测定血中或尿中的 HCG 浓度，可用来作为诊断早期妊娠的最敏感方法之一。

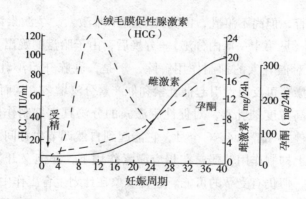

图 12-6　妊娠期人绒毛膜促性激素、雌激素和孕激素分泌的变化

IU 为国际单位；雌激素的量指相当于雌二醇活性的量

2. 雌激素和孕激素　胎盘和卵巢的黄体一样，能够分泌雌激素和孕激素。在妊娠 2 个月左右，HCG 的分泌达到高峰，此后开始减少，妊娠黄体逐渐萎缩，由妊娠黄体分泌的雌激素和孕激素也减少。此时胎盘所分泌的雌激素和孕激素逐渐增加，可接替黄体的功能以维持妊娠，直到分娩（图 12-6）。

在整个妊娠期内，孕妇血液中雌激素和孕激素都保持在高水平，对下丘脑－腺垂体系统起着负反馈作用，因此，卵巢内没有卵泡发育、成熟和排卵，故妊娠期不来月经。胎盘所分泌的雌激素中，主要是雌三醇。雌三醇是胎儿和胎盘共同参与合成的，如果在妊娠期间胎儿死于子宫内，孕妇的血液和尿中雌三醇会突然减少，因此检验孕妇血液和尿中雌三醇的水平，有助于判断是否发生死胎。

3. 人绒毛膜生长素　HCS 也是一种糖蛋白，它的化学结构、生理作用、生物活性以及免疫特性与生长素相似，故被称为人绒毛膜生长素（HCS）。HCS 的主要作用是：①促进胎儿的生长，但作用远小于生长素；②调节母体与胎儿的物质代谢过程，包括糖、脂肪和蛋白质的代谢，促进蛋白质合成；降低母体对胰岛素的敏感性，抑制葡萄糖的利用，为胎儿提供大量葡萄糖。妊娠第 6 周母体血中可测出 HCS，以后稳步增多，到第 3 个月开始维持在高水平，直至分娩。它的分泌量与胎盘的重量成正比，可作为监测胎盘功能的指标。

（三）分娩与哺乳

分娩（parturition）是指成熟胎儿及其附属物从母体子宫自然产出的过程。人类的孕期约为 280 天，妊娠末期，子宫平滑肌的兴奋性渐渐提高，最后发生强烈而有节律的收缩，它是分娩的动力，驱使胎儿离开母体。分娩过程是一个正反馈过程，分娩时，胎儿机械刺激子宫颈及阴道可反射性地引起催产素的释放，催产素可加强子宫肌的收缩。使宫颈受到更强的刺激。这种正反馈过程不断加强，直至胎儿娩出为止。膈肌和腹肌的收缩可以增加腹压，有助于胎儿娩出。至于为什么胎儿发育成熟后就会自然发生分娩，其机制至今尚未完全弄清。

妊娠后，由于催乳素、雌激素、孕激素分泌增加，使乳腺导管进一步增生分支，并促进腺泡增生发育，但尚不泌乳，因为此时血中雌激素、孕激素浓度过高，能抑制催乳素的泌乳作用（见第十一章内分泌）。分娩后，由于胎盘的娩出，雌激素和孕激素的浓度大大降低，对催乳素的抑制作用解除，于是，乳腺开始泌乳。在哺乳过程中，婴儿吸吮乳头的刺激，可反射性引起催乳素和催产素分泌增多，从而有利于泌乳。

由哺乳引起的高浓度催乳素，对促性腺激素的分泌具有抑制作用。因此，在哺乳期间可出现月经暂停，一般为 4~6 个月，它能起到自然调节生育间隔的作用。但其中也有部分妇女，以上抑制作用较弱，在相应激素作用下，卵泡又开始发育并排卵，此时可能不出现月经，但仍有受孕的可能。这种现象在计划生育工作中应予注意。

二、避孕

避孕（contraception）是指采用一定方法使妇女暂不受孕。理想的避孕方法应该安全可靠、简便易行。一般通过控制以下环节来达到避孕目的：抑制精子或卵子的生成；阻止精子与卵子相遇；使女性生殖道内的环境不利于精子的生存和活动；使子宫内的环境不适于胚泡的着床与生长等。例如，目前应用的女性全身性避孕药，为人工合成的高效能的性激素，包括雌激素和孕激素。当应用这些药物后，体内雌激素和孕激素的浓度明显升高，通过负反馈作用抑制下丘脑 - 腺垂体 - 卵巢轴的功能，从而抑制排卵；孕激素还可减少子宫黏液的分泌量，使黏稠度增加，不利于精子的通过。再如，将避孕环放置在宫腔内，造成不利于胚泡着床和生存的环境，以达到避孕的目的。男性常用的避孕方法是使用安全套，除达到避孕目的外，尚能预防性病的传播。

临床疾病案例

案例：某女性不孕症患者，给予足量的雌激素和孕激素，停药后仍未出现月经。

问题与思考：

你认为病变部位在哪一水平？为什么？

【提示】从月经周期形成的机制中去寻找答案。

课后思考题

1. 何谓月经周期？试述月经周期形成的机制。
2. 简述雌激素的生理作用。
3. 简述孕激素的生理作用。
4. 月经周期中卵巢和子宫内膜的周期性变化规律？
5. 简述妊娠过程中的内分泌变化及其对妊娠的意义。

第十三章

衰老与长寿

☞ 学习目标

1. 熟悉健康及促进健康的途径。
2. 了解生长发育的概念及规律。
3. 了解衰老的主要生理变化特征及发生机制。
4. 了解寿命及延缓衰老的途径。

第一节 人的生长发育规律及健康

1. 生长发育的概念 人的生长发育指从受精卵到成人的成熟过程。生长和发育是儿童不同于成人的一个重要特点。生长是指随儿童年龄的增加，身体和各器官、系统的长大，可有相应的测量值来表示生长的量的变化。生长主要以形态变化来体现，是发育的物质基础，其变化可用来评价发育。发育是细胞、组织、器官功能上的分化与成熟。生长和发育二者密不可分，共同表示机体的动态变化。生长的量的变化可在一定程度上，都遵循人类共同的规律性。

2. 人体生长发育的规律 生长发育是一个连续的过程，又有阶段性。整个儿童时期生长发育不断进行，但各年龄阶段生长发育有一定的特点，不同年龄阶段生长速度不同。第 1 年为出生后的第 1 个生长高峰，第 2 年以后生长速度逐渐减慢，至青春期生长速度又加快，出现第 2 个生长高峰。各器官、系统发育顺序遵循一定的规律，有各自的生长特点，以适应环境的变化。各器官系统发育速度的不平衡与其在不同年龄的生理功能有关。

生长发育遵循由上到下、由近到远、由粗到细、由低级到高级、由简单到复杂的规律。如出生后运动发育的规律是：先抬头、后抬胸，再会坐、立、行（从上到下）；从臂到手，从腿到脚的活动（由近到远）；从全掌抓握到手指拾取（从粗到细）；先画直线后画圈、图形（由简单到复杂）；先会看、听、感觉事物，认识事物，发展到有记忆、思维、分析和判断事物（由低级到高级）。

儿童生长发育虽按一定总规律发展，但在一定范围内受遗传、环境的影响，存在着相当大的个体差异，每个人生长的"轨道"不会完全相同。因此，儿童的生长发育水平有一定的范围，所谓的正常值不是绝对的，必须考虑个体的不同影响因素，才能较正确的判断。

3. 健康的定义　健康是指一个人在身体、精神和社会等方面都处于良好的状态。传统的健康观是"无病即健康"，现代人的健康观是整体健康，提出"健康不仅是躯体没有疾病，还要具备心理健康、社会适应良好和有道德"。因此，现代人的健康内容包括：躯体健康、心理健康、心灵健康、社会健康、道德健康、环境健康等。

4. 促进健康的途径　为了达到健康和保持健康，必须从增强自我保健能力着手。①要保持乐观积极的心态，注意培养自己健康的心理素质；②养成良好的生活习性，如不吸烟、酗酒、赌博等；③合理的健康饮食；④适量的科学运动。

第二节　衰老的概念及规律

一、衰老的主要生理变化特征

衰老是生物体随着时间的推移，自发形成的必然过程，是一种复杂的自然现象，表现为结构和功能衰退，适应性和抵抗力减退。人在衰老过程中，各器官系统主要有以下一些变化。

（一）整体水平

老年人身高下降，脊柱弯曲，皮肤失去弹性，颜面皱褶增多，局部皮肤，特别是脸、手等处，可见色素沉着，呈大小不等的褐色。汗腺、皮脂腺分泌减少，使皮肤缺乏光泽。须发灰白，脱发甚至秃顶，眼睑下垂，角膜外周往往出现整环或半环白色狭带，叫做老年环（或老年弓），是脂质沉积所致。牙齿脱落，但时间迟早因人而异。

在行为方面，老年人反应迟钝，步履缓慢，面部表情渐趋呆滞，减退，注意力不集中，语言常喜重复。视力减退，趋于远视。听力也易退化。上述情况个体差异很大，如秃顶未必落齿，面皱者也可能精神焕发。

（二）器官水平

1. 运动器官　骨骼肌萎缩，肌腱僵硬，弹性降低，收缩力减弱。骨质中骨胶原及粘蛋白含量减少，骨质疏松而易变形，骨钙沉积过度，脆性增高而易骨折，创伤愈合也比年轻时缓慢。关节活动能力下降，易患关节炎，脊柱椎体间的纤维软骨垫由于软骨萎缩而变薄，致使脊柱变短，故老年人身高降低。

2. 皮肤　老年人真皮乳头变低，使表皮与真皮界面变平，表皮变薄，真皮网状纤维减少，渐失弹性且易断裂，胶原纤维更新变慢，老纤维居多，交联增加使胶原纤维网的弹性降低，不再紧附于皮下结构，细胞间质内减少而硫酸软骨素相对增多，使真皮含水量降低，皮下脂肪减少，汗腺、皮脂腺萎缩，由于局部黑素细胞增生而出现老年斑。

3. 心血管系统 老年人冠状动脉内膜增厚硬化，管腔变窄，心肌血液供应减少，心肌营养不良，心肌萎缩，导致心率减慢，搏出量减少，心输出量减少。大动脉管壁硬化，弹性减退，对血压的缓冲作用减弱，可引起收缩压增高，舒张压降低；若同时伴有小动脉硬化，舒张压亦升高。动脉血压升高，心肌收缩时后负荷增加，可导致心肌肥大、心室扩大，易引起心力衰竭。静脉管壁弹性减退，血流缓慢，易发生静脉淤血。同时由于颈动脉窦、主动脉弓压力感受器敏感性降低，血压易受体位改变的影响，如从卧位突然转变为直立位时，可发生体位性低血压。

4. 呼吸系统 呼吸肌萎缩，胸廓弹性减退，肺组织萎缩，顺应性减低，致使肺活量减少。呼吸道管壁萎缩变薄，管腔扩大，肺泡扩大融合，致使无效腔增大，肺泡通气量减少。同时呼吸膜面积减少，毛细血管数目减少，肺换气效率降低。

5. 消化系统 消化道平滑肌萎缩，紧张性减低，易引起胃肠下垂。同时胃肠运动减弱，食物在肠道内停留时间延长，易发酵产气；水分吸收过多，易产生便秘。消化腺结构和功能减退，消化液分泌减少，食物的消化吸收功能减退，可引起消化不良。肝组织单位体积的细胞数下降，肝功能减退。胆囊收缩减退，胆汁排放减少，在胆囊内过度浓缩，胆固醇沉积，容易引起胆石症和胆囊炎。

6. 排泄系统 老年人肾萎缩，肾单位减少，肾小动脉硬化，血流量减少，导致肾脏的排泄功能减退。肾对尿液的浓缩功能减退，膀胱肌萎缩，膀胱容量减少，括约肌萎缩，以及神经调控功能改变，易引起多尿、尿频、尿失禁、夜尿增多等现象。

7. 感觉器官 晶状体弹性减退，视近物时，眼的调节能力减弱，出现老视，同时视野缩小，暗适应延长。角膜边缘脂质沉着，形成白色老年环。老年人中耳的鼓膜、听骨链僵硬以及听神经退变，可导致听力减退，甚至引起老年性耳聋。鼻腔嗅黏膜萎缩，嗅神经纤维减少，嗅觉减退甚至丧失。另外，味觉、温度觉、运动位置觉、痛觉等都有不同程度的减退。

8. 生殖和内分泌系统 老年人性腺萎缩，功能退化，附性器官和副性征逐渐退变。男性精子生成减少，精子活力降低。女性卵巢排卵不规则，月经不调，直至排卵停止、闭经。从壮年期到老年期之间往往有一个过度的时期称为更年期。女性约在 45～50 岁之间，男性约在 55～65 岁之间。在更年期，由于性腺功能减退，内分泌功能失去平衡，自主神经功能失调，从而可引起一系列生理功能变化，如头晕、耳鸣、眼花、失眠、焦虑、易怒、记忆力减退、心悸、出汗、血压波动等表现。当然，这些表现有很大的个体差异，一般女性较男性明显。

同时，由于甲状腺功能减退，老年人的代谢水平降低，易怕冷、倦怠；血中胆固醇含量增高，可加重动脉硬化。由于肾上腺皮质功能减退，老年人对外伤、感染等伤害性刺激的耐受力减弱。胰岛 B 细胞功能减退，细胞膜胰岛素受体减少，可导致血糖水平升高，易患糖尿病。

9. 神经系统 脑组织萎缩，重量日趋减轻。脑动脉硬化，血流量减少，代谢水平降低。由于各种感受器、效应器的衰老退变，神经纤维的传导速度减慢，中枢神经系统的调控能力减退，致使机体适应环境的能力减弱，甚至引起各种疾病。

虽然老年人有一些共同的变化特点，但个体之间存在明显的差异，有些人未老先衰，而另一些人则在古稀之年，仍可保持旺盛的精力。

二、衰老的发生机制

关于衰老的发生有上百种说法，归纳起来大致可分为遗传因素和环境因素两大类。

1. 遗传因素 大量事实证明，人的衰老和遗传有密切关系。遗传因素学说认为，衰老是生物体固有的，随着时间推移的退变过程，即生物体的生长、发育成熟、衰老和死亡都是按遗传程序进行的必然结果。因遗传特点不同，衰老速度也不一样。正如王充在《论衡·气寿篇》中所说："强寿弱夭，谓禀气渥薄也。……夫禀气渥则其体强，体强则寿命长；气薄则其体弱，体弱则命短，命短则多病寿短"。"先天责在父母"，先天禀赋强则身体壮盛，精力充沛，不易变老。反之，先天禀赋弱则身体憔悴，精神萎靡，变老就提前或加速。经调查发现人的寿命具有家族性，特别是兄弟间的寿命有很大的相关性，尤其是同卵双生的相关性最大，亲代对子代的影响母亲大于父亲。有人认为，在 DNA 链上存在的衰老基因，是衰老发生的物质基础。还有人认为，在生物信息的复制、转录、翻译过程中出现了差错，使合成的蛋白质发生缺陷，从而导致细胞的衰老和死亡。

2. 环境因素 机体在代谢过程中产生的自由基，是一种不成对电子的强氧化剂，它可使细胞膜中的不饱和脂肪酸发生过氧化作用，使膜的通透性改变，抗原性异常，信息传递功能障碍，从而导致细胞衰老。由脂类过氧化作用产生的脂褐素，可随年龄的增长积聚与心、脑等器官的组织细胞中，促使其功能退变。环境因素既包括自然环境，又包括社会环境，不仅错综复杂，而且处于不断的变化之中。人体借助机体内在调节和控制机制，与各种环境因素保持着相对平衡，表现出对环境的适应能力。但是这种适应能力是有限的，当有害的环境因素长期作用于人体，或者超过一定限度，使得体内自由基产生过多，脂褐素过度沉积，中枢神经系统和自主神经系统功能失调，从而使机体内环境失去稳态，便会危害健康，引起疾病，促进早衰。

第三节　寿命的概念及规律

一、人的寿命规律

所谓寿命，是指从出生经过发育、成长、成熟、老化以至死亡前机体生存的时间，通常以年龄作为衡量寿命长短的尺度。人的寿命有平均寿命和自然寿命之分。

1. 平均寿命 人与人之间的寿命有一定的差别，所以，在比较某个时期，某个地区或某个社会的人类寿命时，通常采用平均寿命。平均寿命是指在不同年龄时期可能生存的平均年限，它实际上是同时出生的一批人，以各年龄组死亡人数作为权数计算出来的平均岁数，其大小取决于各年龄组死亡人数的相对水平。平均寿命常用来反映一个国家或一个社会的医学发展水平，它也可以表明社会的经济、文化的发达状况。目前，我国全国人口的平均寿命已达 72 岁。

2. 自然寿命　自然寿命是指人类在进化过程中形成的相当稳定的平均寿命的最高尺度，即寿命的极限。人的自然寿命究竟有多长，目前有性成熟期、生长期以及细胞分裂次数和周期的乘积等三种比较科学的测算方法。据研究，哺乳动物的寿命相当于性成熟期的 8～10 倍，生长期的 5～7 倍，而人类的性成熟期为 14～15 年，生长期为 20～25 年，故人的自然寿命可达到 110～150 岁，或 100～170 岁。亦有研究指出，动物的自然寿命为其细胞分裂次数和分裂周期的乘积，人体细胞分裂次数约 50 次，每次分裂周期平均为 2.4 年，故人的自然寿命应为 120 岁左右。根据以上三种测算方法，人的自然寿命都应该达到 100 岁以上。但是，在实际生活过程中，超过 100 岁的人并不多，这主要是由于遗传、环境、生活水平、生活方式等因素，促使了疾病的发生和衰老的早到，有的甚至直接引起了死亡，故使人的实际寿命远远低于自然寿命。生理学的任务，就在于为医学提供防治疾病、增进健康、提高生命质量、颐养天年的理论依据，并通过卫生保健的实践，使人的实际寿命接近并达到自然寿命。

二、延缓衰老的途径

延缓衰老，健康长寿，使人类的实际寿命接近或达到自然寿命，这是医学的根本任务之一。要达到延缓衰老、健康长寿的目的，就要从青少年时期开始，按照人体正常生命活动的规律，通过自我保健、家庭保健和社会保健，使机体在生理上、心理上、社会上处于完满的状态下进入成年、老年，颐养天年，于恬静温馨中告别人世。

1. 积极合理用脑，情绪乐观稳定　长期从事研究长寿问题的专家认为，延缓衰老最重要的是延缓大脑的衰老，因为它是人体的中枢系统。我国古代养生家曾指出，脑为"一身之宗，百神之会"，并认为"欲得不老，还精补脑"。只要大脑的功能不衰退，人就会保持旺盛的生命活力。研究证明大脑约有 140 亿个神经细胞。神经细胞不断地进行新陈代谢，从 30～40 岁开始出现减少，平均每小时死亡 1000～2000 个脑细胞，不过即使到了 70 岁左右，大脑细胞也仅仅减少了 10% 左右，所剩余的脑细胞潜力还是很大，足以承担那些已经衰老的细胞所失去的功能。接受适量的信息，积极合理用脑，可增加脑的血液循环，促进脑细胞的代谢，延缓大脑的衰老进程。科学家经过测试，发现勤用脑的人，大脑不易疲劳，脑神经细胞保养良好，尽管年龄增长，却能避免老年痴呆症。

同时，老年人要保持乐观而稳定情绪，以积极的态度待人处世，避免激烈的情绪波动和过重的生理负荷，做到劳逸结合，学会情绪调节，在社会允许的范围内适度宣泄，以获得心理的平衡，提高心理健康水平。

2. 适度的运动　科学合理的运动，能使肌肉延缓萎缩，减慢骨质疏松、骨质增生和关节的退行性变，并可锻炼循环、呼吸器官，还能保持大脑对躯体运动的调节功能，预防并延缓震颤麻痹、增生性骨关节炎等疾病的发生。但老年人的运动应量力而行，合理安排，循序渐进，注意安全。

3. 科学的健康饮食　老年人消化器官的结构功能衰退，消化吸收能力减弱，故要供给富有营养并易于消化的健康膳食，使每日由膳食提供的热量和机体每日消耗的能量保持平衡。热量供应一般比正常人低 10% ~ 20%，避免热量过多引起肥胖。老年人应多食荤素杂食和易消化的高蛋白膳食。脂肪的摄食量每日每公斤体重 1g 即可，并应选择以富含不饱和脂肪酸的植物油为主。限制钠盐的摄入；同时老年人较易缺钙、铁、碘，应在膳食中注意补充。维生素 E 可抑制过氧化物的生成，维生素 A、维生素 C 有一定的抗衰老作用，维生素 D 可促进钙的吸收，而维生素 B 也是保持人体正常新陈代谢不可缺少的。所以，老年人应多食蔬菜、水果，以保证足够的维生素供应。另外，老年人还应多饮水，并摄入适量的纤维素，以避免产生便秘。

4. 养成良好生活习惯，积极防治疾病　良好的生活习惯包括合理休息、充足睡眠、控制嗜好等方面，特别是要戒烟、控制饮酒、合理饮茶。研究表明，保持良好的生活习惯不仅可避免肥胖，预防一些疾病的发生，如心脑血管疾病、恶性肿瘤、呼吸系统疾病等，还可延缓大脑退化。

目前，疾病是影响人类寿命最重要的个体因素，大多数老年人的死亡都属于病理性的。如能控制疾病的发生，人的平均寿命将增加 10 余年。老年病有多病性、症状表现不明显、易发生并发症和多器官衰竭等特点，故防治老年病应从青中年期就开始，定期进行体格检查，无病早防，有病早治，从而有利于促进康复，增进健康。

课后思考题

1. 试述健康、平均寿命、自然寿命、衰老的概念。
2. 简述人体结构和功能老化的基本变化。
3. 简述人体各器官系统老化的表现。
4. 简述如何延缓衰老，增进老人健康。

生理学实验指导

实验总论

生理学是一门实验性学科，其知识主要来自于对人体生命活动的观察与动物实验现象的科学总结。生理学实验是在人工控制条件下，对实验对象的生命活动及其影响因素进行观察、记录，并根据实验结果分析、推理出生命活动发生的原因、影响因素的作用机制。因此生理学实验课是理论知识的重要来源，也是医学生学习和认识人体生命活动规律不可缺少的教学环节。

第一节　生理学实验须知

一、实验的目的

（1）初步掌握生理学实验的基本操作技术，提高学生实践动手能力。

（2）通过实验巩固学生的生理学理论知识。

（3）培养学生客观地对事物进行观察、比较、分析和综合的能力以及独立思考、解决实际问题的能力，树立科学的工作态度、严谨的工作作风。

（4）通过书写实验报告，掌握科学文体写作的基本格式，培养学生书面表达能力。了解生理学实验设计的一般原则和方法，培养学生科学的思维和创新能力。

二、实验的要求

1. 实验前

（1）提前预习实验教材，熟悉实验的基本内容、目的、原理、要求以及实验步骤和操作方法。

（2）结合实验内容，熟悉相关的理论知识，力求做到"做前有所思"，提高实验课的学习效果。

（3）根据所学的知识对每个实验步骤的可能出现的结果作出预测，并尝试予以解释。

（4）估计实验中可能发生的问题、误差。

2. 实验时

（1）严格遵守实验室规则，认真听取指导老师对实验的讲解和示教操作。特别注意指导老师所强调的实验关键步骤和注意事项。

（2）认真查对实验用品是否齐全、完好，按操作规程合理使用实验器材。同时，注意节约和爱护实验仪器、用品，保证实验过程顺利进行，并取得预期效果。

（3）关爱实验动物，按规定对其进行麻醉、手术和处理。

（4）按照实验教材中所列出的实验步骤以及带教老师的要求操作。在以人体为实验对象的项目中，动作要轻柔，注意保暖，尽量减少伤害性刺激。在采集血液标本时，应特别注意无菌操作和防止血液传播性疾病播散。

（5）实验小组成员在不同实验项目中，应轮流担任主操作者，力求每个人的学习机会均等。在做哺乳类动物实验时，组内成员要分工明确，相互配合，各尽其职，协调统一。

（6）实验过程中，在仔细观察和认真操作的同时，要及时如实记录，积极思考。经常给自己提出种种问题，如发生了什么实验现象？为什么会出现这些现象？这些现象有何生理意义？有疑问地观察，才能发现事物的细微变化和隐藏在表面之下的规律。

（7）在实验过程中遇到疑难之处，首先自己想方设法解决。解决不了时，再向指导教师汇报情况，请求给予协助解决。

（8）对于没有达到预期结果的项目，要及时分析其原因。条件许可时，可重复部分实验项目。

3. 实验后

（1）整理、洗净、擦干所用手术器械并核对实验用品，如发现损坏或缺失，应立即向指导教师报告真实情况并予以登记备案。

（2）分组轮流做好实验室清洁卫生工作，妥善处理使用过的实验动物。

（3）仔细整理实验记录，尝试分析实验结果，尤其应重视那些"非预期"的结果。认真填写实验报告，按时送交指导老师评阅。

三、实验室规则和操作规程

（1）遵守学习纪律，按时进入实验室，不得迟到、早退或无故缺席。

（2）养成良好的学习和工作习惯，保持实验室安静，严禁在实验室里高声喧哗、打闹，严禁进行与实验无关的活动。

（3）实验前认真查点实验桌上的实验器材和药品，如有实验器材损坏或缺失应及时向指导老师报告要求更换或添补。在实验过程中如意外损坏实验器材，应向指导老师及时报告说明，以便及时检修或更换。实验动物按组分配，如需补充须经指导老师批准。

（4）爱惜实验室设施，养成节约的良好习惯。实验中严格按实验步骤和方法进行。未经指导老师同意不得随意动用实验室仪器或器械。切忌违规操作或粗暴使用精密仪器。不得随意浪费动物标本、器材、药品和试剂。能重复利用的用品如纱布、缝合针、试管、插管、针头等，应按实验室要求清洁后再用。

（5）保持实验室整洁。公用器材和药品用毕后应立即归还原处。实验动物尸体、碎片和废物，统一放置在指定地点不得乱倒、乱扔。

（6）实验完毕，各实验小组将实验器材、用品、手术器械清理、洗净、擦干并查点清楚，交老师验收。

（7）各实验小组轮流做好实验室清洁，按正常程序关闭计算机，关好门窗、水、电，认真填写实验日志。最后请实验室管理人员验收后方能离开。

四、实验报告内容和书写要求

实验报告是对整个实验及结果的汇报性记录，主要反映学生对实验设计和原理的理解，对实验技术方法的掌握程度，对实验结果的评价与分析等，其重要性不亚于实验本身。因此在每次实验结束后，每个同学都必须根据实验全过程及其结果如实书写实验报告。

1. 实验报告的主要内容

生理学实验报告的主要内容包括：实验名称、实验目的、实验对象（人或动物）、实验步骤、实验结果、实验讨论、实验结论等（实验表1）。

实验表1　实验报告的一般格式

专业_____　班次_____　姓名_____　学号_____

实验名称
实验名称
实验目的
实验对象
实验步骤
实验结果
实验讨论
实验结论

指导教师_____　_____年_____月_____日

2. 实验报告的书写要求

（1）实验报告必须本人书写，不得抄袭；文字简练、通顺、书写整洁；内容齐全、格式规范；对实验结果、实验讨论等项目的描述须客观、真实。

（2）实验结果的表达可用文字描述。定量的资料应以正确的计量单位及数值表达，如因操作失误或实验动物发生意外未能完成所需观察的实验，应在实验报告中如实说明。

（3）实验讨论主要是分析、解释所观察到的实验结果和现象，因此应简明扼要地结合实验结果进行书写，不要盲目抄袭书本。如出现非预测的实验结果，应查找原因，说出自己的见解。

（4）实验结论是从实验结果和讨论中归纳出的一般性、概括性的判断，也就是对该实验所能验证的概念或理论的总结。总结应简明扼要，切合实际。

第二节　生理学实验常用仪器与器械

一、常用普通仪器

1. 刺激器

（1）电子刺激器　电子刺激器是能产生一定波形（多为方波）电脉冲的仪器。生理学实验中刺激神经肌肉时使用。它的强度、时间、频率等刺激参数易于控制。常用的可调节参数有手控单刺激和连续刺激两种刺激方式。可调节波幅（刺激强度）、波宽（刺激作用时间）和刺激频率。与示波器配用，设有同步输出和延时装置，前者使扫描同步、波形稳定清晰，后者调节波形于荧光屏的合适位置。

（2）锌铜弓　锌铜弓是生理学实验常用的最简单的刺激器，用于对神经肌肉标本施加刺激，以检查其有无兴奋性。刺激原理：锌和铜同时与湿润组织接触时，锌失去电子成为正极，铜获得电子成为负极，电流从锌→活体组织→铜的方向流动，对组织施加刺激。

（3）刺激电极　常用的电极如下。①普通电极：其金属导体裸露少许，通过与组织接触而施加刺激。②保护电极：其金属导体一侧裸露少许，其余部分用绝缘材料包裹，用于刺激在体神经干，以保护周围组织免受刺激。③微电极：电极的尖端直径在微米数量级的电极称为微电极。依据制作材料的不同可分为金属微电极、碳纤维微电极和玻璃微电极。其中以玻璃微电极最常用。

2. 传动、换能装置

（1）万能支架　万能支架是一种多关节的支架。常用来固定标本、检压计、换能器或引导电极等。配合双凹夹和金属杠杆有广泛的用途。

（2）检压计　是一"U"形管固定在有刻度的木板上，有水检压计和水银检压计两种。水检压计用于较低压如胸膜腔内压的测定，水银检压计则用于较高压如动脉血压的测定。其测定的原理是利用管内液柱移动或带动浮标插竿上端的横置描笔，以显示或描记被测液体或气体的压强变化。

（3）气鼓　是一个带侧管的金属浅圆皿，上面覆盖有橡皮薄膜，膜中央有一小支架，架上安放描笔，常用于呼吸描记。

（4）换能器　换能器又称传感器，是将能量从一种形式转换成另一种形式的传感元件。换能器的种类较多，其共同功能是能将肌肉收缩、呼吸、小肠平滑肌运动、血压变化等非电能信号转变成电能信号，输入到特定的仪器中再描出时间变化曲线。生理实验中最常用的是张力换能器、压力换能器和光电记滴器。

3. BL－420 生物功能实验系统

BL－420 生物功能实验系统是配置在计算机上的新一代智能化 4 通道生物信号采集、放大、显示、记录与分析处理系统，可广泛适用于功能学科（生理、药理、病理生理等）的实验教学和研究工作。BL－420 系统由计算机、BL－420 生物功能实验系统硬件、BL－NewCentury 生物信号显示与处理软件三个部分组成。通过计算机上的 BL－420 专用处理软件，可同时观察、记录 4 种相同类型或不同类型的生物功能信号，完全替代原有由分离的放大器、示波器、刺激器、记录仪、照相机等多种仪器所构成的传统生物功能实验系统，并能获得比传统功能实验设备更为精确的实验结果，实现实验结果的无纸保存、实验数据的计算机自动分析。

二、常用手术器械

1. 蛙类手术器械

（1）剪刀类　普通粗剪用于剪断骨骼；手术剪（实验图1）用于剪皮肤、肌肉、筋膜和结缔组织等；眼科剪用于剪神经、血管等细软组织。

（2）金属探针　用于破坏蛙的脑和脊髓。

（3）手术镊　用于夹持或提起组织，以便剥离、剪开或缝合。手术镊有很多种类，且长短大小不一。有齿镊用于夹镊较坚韧的组织，如皮肤、肌腱等；无齿镊用于夹镊较脆弱的组织，如肌肉、脏器等；眼科镊用于夹镊小血管和神经等（实验图2）。

（4）玻璃分针　用于分离血管和神经。

（5）蛙腿钉　用于固定蛙腿。没有时也可用大头针固定。

（6）蛙心夹　使用时一端夹住蛙心，另一端借助缚线连于换能器，以进行心脏舒缩活动的描记。

（7）蛙板　有木蛙板和玻璃蛙板两种。木蛙板借助于蛙腿钉可用于固定蛙腿以利于操作。在制备神经肌肉标本时，用清洁和任氏液湿润的玻璃蛙板可减低损伤，保持兴奋性。

（8）蛙心插管　用于蛙心灌流。

（9）锌铜弓　用于对神经肌肉标本施加刺激，以检查其有无兴奋性。

（10）刺激电极　连接刺激器，给标本输出刺激。有普通电极和保护电极两种。

2. 哺乳类手术器械

（1）剪刀　有多种，可根据实验需要选择。粗剪（家用剪刀）：用于手术部位剪毛、剪断骨骼等硬组织。手术剪和眼科剪都有直、弯两种。手术剪：用于剪开皮肤、皮下组织和肌肉，前端直而尖的手术剪，还可用于剪线和敷料。眼科剪：用于剪断神经，在做插管时用于剪开血管、输尿管。正确的持剪方法是以拇指和无名指分别插入剪柄的两环，中指放在无名指的前外方剪柄上，食指轻压在剪柄和刀口交界的轴节，见实验图1。

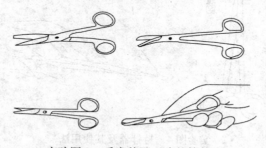

实验图1　手术剪及正确的持剪法

（2）手术镊　也有长、短、直、弯、有齿和无齿之分。有齿镊也称组织镊子，其前端有钩齿，用于夹持较坚韧的组织如皮肤、筋膜、肌腱等，有一定的损伤作用。无齿镊前端平，用于夹持细软组织，如肠壁、血管、神经、黏膜等，损伤较轻微。此外，眼科镊可在作动、静脉插管时扩张切口便于导管插入。正确的持镊方法是拇指对食指和中指，用力适度地把持，见实验图2。

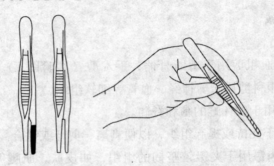

实验图2 手术镊及正确的执镊方法

（3）止血钳 止血钳有长、短、直、弯、全齿和半齿等多种样式和规格，主要用于止血和钝性分离组织。除用于止血外，有齿的用于提起皮肤；无齿的用于分离皮下组织，因使用部位不同而所需各异。小号止血钳又名"蚊式钳"。适于分离小血管和神经周围的结缔组织，也可用于牵引缝线、协助拔针等。执止血钳的姿势与执手术剪姿势相同，正确的使用方法见实验图3。

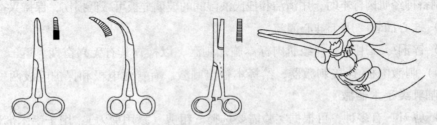

实验图3 止血钳及持止血钳法

（4）颅骨钻 用于钻孔开颅。

（5）骨钳 用于咬切骨片。常和颅骨钻合用，打开颅腔，暴露脑组织。

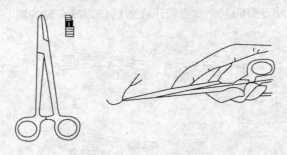

实验图4 持针器及其使用法

（6）骨剪 用于剪切骨质。

（7）持针器 用于夹持缝合针。持针器及其使用法见实验图4。

（8）缝合针 用于缝合皮肤、肌肉、脏器等。缝针有直、弯之分，大、小之别。三棱针用于缝合皮肤，圆针多用于缝合浅表软组织，而弯针用于缝合较深部的软组织。正确的使用方法见实验图4。

（9）手术刀 用于切开和解剖组织。由刀柄和刀片组成（实验图5）。刀柄和刀片都有大、小及型号的不同，可根据手术种类选用，但必须锐利、坚固。刀柄的一端可作钝性分离器，用于分离组织。安装时，右手用直式血管钳夹住刀片，左手握住刀柄，将刀片上的空隙对准刀柄上的槽隙用力推入即可（实验图6）。持刀方法有4种：指压式、持弓式、执笔式和上挑式（实验图7）。持弓式有如持小提琴的弓，动作范围大而灵活，多用于切开胸部、腹部、肢体皮肤及切断钳夹的组织，它和指压式是最常用的持刀法。执笔式有如握钢笔，用以切割短小切口，用力轻柔而操作精细，动作力量主要在手指。如果刀刃向上又称反挑式。前两种用于切开较长或用力较大的切口；后两种用于较小切口，如解剖血管、神经等组织。

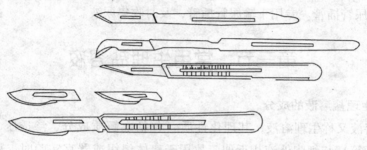

实验图 5　手术刀及刀柄

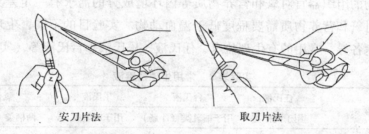

安刀片法　　　　　　取刀片法

实验图 6　安刀片及取刀片法

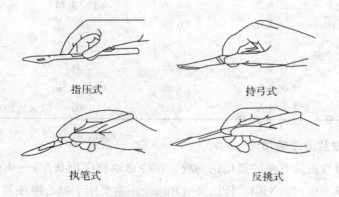

指压式　　　　　　持弓式

执笔式　　　　　　反挑式

实验图 7　四种执刀方法

（10）动脉夹　用于暂时阻断血管的血流，或夹闭血压换能器的细胶管，或固定头皮输液针等。动脉夹有大、中、小之分，可用于不同的动物。如大号用于狗，中号用于兔、猫，大白鼠、小白鼠只能用小号的。

（11）气管插管　为"Y"形管。急性动物实验时为保证呼吸道通畅，可做气管切开后直接插入气管。也可在开胸实验时接呼吸机用。实验中因不同的动物及动物的大小不同而选用粗细、长短不同的气管插管。

（12）血管插管　包括动、静脉插管，左心室插管等。根据动物种类、大小、用途的不同，选用粗细、长短不同的插管。

（13）输尿管插管　专用于输尿管插管，及时收集尿液。

第三节　常用生理盐溶液

1. 常用生理盐溶液的成分

生理盐溶液又称生理溶液，其理化性质（包括电解质成分、渗透压、温度、缓冲能力、酸碱度等）与细胞外液相近似，故用于离体组织或器官实验时，可以较长时间地使标本处于近似于体内的环境以保证其正常的生命及其功能活动。

不同动物的组织器官对氧和营养物质等内环境成分的需求有一定差异。两栖类动物组织器官对氧和营养物质需要程度低于温血动物。实验目的不同，生理盐溶液的组成成分和用途各异。常用的有生理盐水、任氏液、乐氏液、台氏液等（实验表2）。

实验表2　常用生理盐溶液　　　　　　　　　　　　　　　　　（单位：g）

药品名称	任氏液	台氏液	乐氏液	氯化钠溶液	
	用于两栖类	用于哺乳类（小肠）	用于哺乳类	两栖类	哺乳类
氯化钠（NaCl）	6.50	8.00	9.00	6.50	9.00
氯化钾（KCl）	0.14	0.20	0.42	–	–
碳酸氢钠（$NaHCO_3$）	0.20	1.00	0.10～0.30	–	–
磷酸二氢钠（NaH_2PO_3）	0.01	0.05		–	–
氯化镁（$MgCl_2$）	–	0.10		–	–
氯化钙（$CaCl_2$）	0.12	0.20	0.24	–	–
葡萄糖	2.00（可不加）	1.00	1.00～2.50	–	–
加蒸馏水（ml）	1000	1000	1000	1000	1000

2. 常用生理盐溶液的用途

生理盐水即与血清等渗的氯化钠溶液，在冷血动物应用0.6%～0.65% NaCl，哺乳动物应用0.85%～0.9% NaCl。任氏液（Ringer）主要用于蛙心灌注及其他冷血动物实验；乐氏液（Locke）用于哺乳类动物心脏、子宫及其离体脏器实验，灌注时须于用前通入 O_2 15min；低钙乐氏液（含无水 $CaCl_2$ 0.05g）用于离体小肠及豚鼠的离体支气管灌注；台氏液（Tyrode）用于哺乳动物离体小肠实验。

3. 生理盐溶液配制注意事项

生理盐溶液一般应在使用前临时配制，不宜久置，以免发生污染或某些成分发生化学变化而影响实验结果，为了配制方便，最好事先将各成分分别配成一定浓度的基础溶液（实验表3），使用时按表所载分量取基础溶液于量筒内，加蒸馏水至所需刻度即可。

配制注意事项：

（1）因生理盐溶液中的磷酸根和碳酸根负离子易与钙离子发生反应，生成不溶性的白色磷酸钙或碳酸钙沉淀。所以，在配制生理盐溶液时，先将氯化钙以外的各基础溶液混合并加入蒸馏水稀释，再将氯化钙基础溶液单独稀释（按配制液总量5%），一边搅拌一边缓慢加入，否则将产生乳白色钙盐沉淀而失效。

（2）葡萄糖应在临用时加入，加入葡萄糖的生理盐溶液不能久置，以免发生细菌污染出现混浊。

实验表3　常用基础溶液的成分及浓度

成分	浓度（%）	任氏液	台氏液	乐氏液
氯化钠（NaCl）	20	32.5ml	40.0ml	45.0ml
氯化钾（KCl）	10	1.4ml	2.0ml	4.2ml
碳酸氢钠（NaHCO$_3$）	5	4.0ml	20.0ml	2.4ml
磷酸二氢钠（NaH$_2$PO$_4$）	1	1.0ml	5.0ml	—
氯化镁（MgCl$_2$）	5	—	2.0ml	—
氯化钙（CaCl$_2$）	10	1.2ml	2.0ml	2.0ml
葡萄糖	—	2.0g（可不加）	1.0g	1.0~2.5g
加蒸馏水（ml）	—	1000ml	1000ml	1000ml

4. 常用溶液的配制

（1）按百分比浓度配制的试剂　如0.65%氯化钠溶液、0.9%氯化钠溶液、2%氯化钙溶液、1%氯化钾溶液、2.5%碳酸氢钠溶液、3%乳酸等。配制0.9%氯化钠溶液，将0.9g固体氯化钠加蒸馏水至100ml即成，依此类推。

（2）按比例浓度（g/ml）配制　如1∶10000肾上腺素溶液、1∶10000去甲肾上腺素溶液、1∶100000乙酰胆碱溶液等。在配制1∶10000去甲肾上腺素溶液，取1mg/ml去甲肾上腺素注射剂1支（即含去甲肾上腺素0.001g）加蒸馏水至10ml即成。配制的溶液总量（X）可用比例式求出：1∶10000 = 0.001∶X，可得到X = 10ml，依此类推。

（3）按摩尔浓度配制　摩尔浓度（mol/L）即是以1L溶液中所含溶质的摩尔数表示的浓度。根据摩尔数 = 物质质量/摩尔质量，80g氢氧化钠的摩尔数为80/40 = 2mol，所以80g氢氧化钠加蒸馏水至1000ml，即为2mol/L的氢氧化钠溶液。

百分比浓度换算成摩尔浓度（mol/L）的关系：

$$每升溶液中溶质的摩尔数（mol/L）= \frac{1000 \times 比重}{摩尔质量} \times \%$$

（4）抗凝药肝素溶液的配制　用血压换能器记录动物血压时，在动脉导管内应注满 0.5% 肝素溶液，以防止导管内血液凝固。实验动物作全身抗凝时，一般用量为：大鼠（2.5～3）mg/（200～300）g 体重；兔 10mg/kg 体重；犬 5～10mg/kg 体重。肝素亦可用国际单位计量，1mg = 100 国际单位（IU）。肝素应避光、低温保存。保存时间太长，已近过期或已过期的肝素，应增加 1～3 倍的用量。

（5）麻醉药物　常用的麻醉药有 25% 氨基甲酸乙酯溶液（乌拉坦）、3% 戊巴比妥钠溶液、乙醚等，可按所使用的动物不同选择不同的麻醉药，如家兔一般按 4ml/kg 体重经耳缘静脉给予 25% 乌拉坦，可维持较长的麻醉状态，且麻醉过程比较平缓。

实 验 各 论

实验一　坐骨神经－腓肠肌标本的制备

【实验目的】学习蛙类坐骨神经－腓肠肌标本的制备方法。

【实验原理】蛙类的一些基本生命活动的规律与温血动物相近似，而其离体组织所需的生活条件比较简单，易于控制和掌握。因此，生理实验中常以蟾蜍或蛙的坐骨神经－腓肠肌标本来观察组织的兴奋性、刺激与反应的关系以及骨骼肌的收缩特点等。

【实验对象】蟾蜍或蛙。

【实验器材】蛙类手术器械一套（蛙板、粗剪、眼科剪、圆头镊、探针、玻璃分针、蛙心夹、蛙钉），滴管，锌铜弓，培养皿，烧杯，任氏液，污物缸。

【实验方法与步骤】

1. 破坏脑和脊髓　左手持蛙，使蛙背朝上，用拇指按压背部，食指压其头部前端，使头前倾。可见头背部正中线上有一凹陷，即枕骨大孔。右手将探针由此垂直刺入枕骨大孔（实验图 8 - a），针尖折向头方刺入颅腔，左右搅动，捣毁脑组织。再将探针抽回至枕骨大孔，转向后方刺入椎管，向尾端推进捣毁脊髓，至蛙四肢瘫软，表明脑和脊髓已被完全破坏。

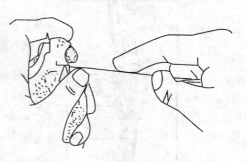

实验图 8 - a　破坏蛙脑和脊髓

2. 制备粗标本　在蛙骶髂关节水平以上 1~2cm 处，用粗剪剪断脊柱，再沿腹部两侧剪开皮肤和肌肉，并将头和前肢连同所有的内脏剪去（实验图 8 - b）。以左手用镊子夹住脊柱，右手由断面开始将皮肤与肌肉分离，剥离后肢皮肤直至趾端（实验图 8 - c）。将此粗制标本置于任氏液中。术者洗手并将全部用过的器械洗净后，用镊子夹住脊柱将标本提起，用粗剪沿正中线剪开脊柱直至耻骨联合，即分离成两对称的粗制标本。

3. 分离坐骨神经　用蛙钉将分离的粗制标本固定于蛙板上，以玻璃分针沿脊柱侧游离坐骨神经；接着于大腿背侧沿股二头肌和半膜肌之间的坐骨神经沟内分离出大腿部的坐骨神经，直至胫腓神经分支处（实验图 8 - d）；然后将与坐骨神经相连的一小段脊柱与其周围组织游离开，轻轻提起带有一小段脊柱的坐骨神经，用眼科剪剪断其分支，小心分离直至膝关节处为止。

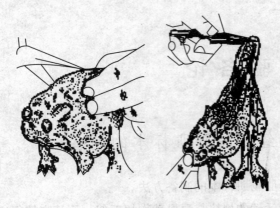

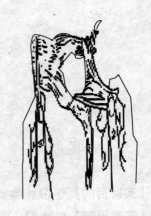

实验图 8 - b　剪断脊柱，剪除躯干上部和内脏　　　　实验图 8 - c　剥除后肢皮肤

4. 分离腓肠肌　将腓肠肌与跟腱分离，并穿线结扎，在结扎下端剪断跟腱，持线头提起腓肠肌，以眼科剪剪去其周围的组织，游离至膝关节处，用粗剪将膝关节以下小腿其余部分全部剪去。

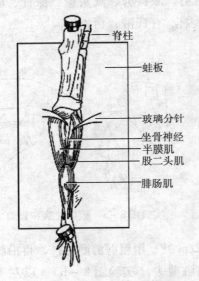

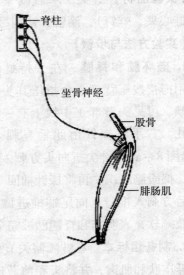

实验图 8 - d　暴露坐骨神经　　　　　　　　实验图 8 - e　坐骨神经 - 腓肠肌标本

5. 完成坐骨神经 - 腓肠肌标本　在膝关节周围剪去全部大腿肌肉，用粗剪将股骨刮净，然后从股骨中部剪去上段股骨，即制得坐骨神经 - 腓肠肌标本（实验图 8 - e）。用浸有任氏液的锌铜弓轻触坐骨神经，如腓肠肌能收缩，表明标本性能良好。将标本放进任氏液中浸泡 10～15min，以稳定其兴奋性。

【注意事项】

（1）在横断脊柱时，必须超过骶髂关节上 1cm，否则易剪断坐骨神经，且不利于剥皮操作。剪断股骨时，应留足够长的股骨，以免影响标本的固定。

（2）分离坐骨神经时，操作必须精细，避免金属器械碰夹神经，以免损伤。

（3）制备标本过程中，要不断滴加任氏液，以防干燥后影响其兴奋性。

实验二　刺激与肌肉收缩反应

【实验目的】 观察刺激强度与骨骼肌收缩力量，刺激频率与肌肉收缩形式的关系。理解阈强度的概念。

【实验原理】 蟾蜍或蛙的一些基本生命活动和生理功能与温血动物相似，而其离体组织所需的生活条件比较简单，故选用蟾蜍或蛙坐骨神经－腓肠肌标本来观察骨骼肌的收缩特性。

活的组织具有兴奋性，能接受刺激产生兴奋，肌肉的兴奋形式为收缩，但刺激要引起兴奋，其刺激强度、持续时间和强度－时间变化率均需达到某一最小值，方为有效刺激。如果固定持续时间和强度－时间变化率，就可观察到刺激强度对肌肉收缩的影响。单根骨骼肌纤维接受刺激是否产生收缩反应具有"全或无"的特点。但整块肌肉（如腓肠肌）所含的肌纤维数量较多，它们的兴奋性并不完全相同，因此，在一定范围内，刺激强度不同，可因爆发兴奋的肌纤维数量不同，即参与收缩的肌纤维数量不同而导致该肌肉收缩的力量也不同。

骨骼肌的兴奋是电变化过程，而其收缩是机械变化过程，后者远较前者时程长。给予骨骼肌一连串有效刺激，可引起其产生一连串动作电位，但相继动作电位引发的收缩则可因时程较长而相互重叠，即产生复合收缩。刺激频率不同，肌肉在一定时间内爆发动作电位的次数不同，则肌肉收缩的重叠程度也将不同，从而表现出不同的收缩形式并产生不同的收缩力。如果刺激频率很低，间隔大于单收缩的总时程，肌肉则出现一连串的单收缩。如果增大刺激频率，使刺激间隔小于单收缩的总时程而大于收缩期肌肉则呈现锯齿状的收缩波形，称为不完全强直收缩。再增大刺激频率，使相继两个刺激的间隔时间小于单收缩的收缩期，肌肉将完全处于持续的收缩状态，称为完全强直收缩。强直收缩的幅度大于单收缩的幅度，并且在一定范围内，当刺激强度和作用时间不变时，肌肉的收缩幅度随着刺激频率的增加而增大。

【实验对象】 蟾蜍或蛙。

【实验器材】 BL－420 生物功能实验系统，张力换能器，蛙类手术器械一套，肌夹或肌槽，支架，双凹夹，任氏液。

【实验方法与步骤】

（1）按实验一方法制备坐骨神经－腓肠肌标本，在任氏液中浸泡 10～15min。

（2）装置标本　将张力换能器固定于支架上端、肌夹（或肌槽）固定于支架下端，以肌夹夹住标本的股骨部分（若用肌槽，即可将股骨插入肌槽的小孔中，用螺丝固定之），缚扎肌腱的线头固定于张力换能器的金属片的小孔上，注意使缚线的松紧适当，将刺激电极固定于支架上并使其两电极端与腓肠肌或坐骨神经紧密接触（实验图9）。

（3）连接刺激电极及记录装置　用导线连接刺激电极与刺激器的"输出"，将张力换能器的输入插头插入 BL－420 系统信号输入插孔内。

（4）调节仪器　选用肌肉张力实验模块，按需调节 BL – 420 系统的滤波（30Hz）、时间常数（DC）、增益、扫描速度等参数以及刺激信号的有关参数（单刺激：波宽 0.1～3ms，强度 0V）。

【实验观察项目】

（1）找阈强度　以单脉冲电流直接（或通过神经间接）刺激腓肠肌，从最低强度（0V）开始，系统自动以每秒 0.1V 递增的幅度逐渐增加刺激强度，直至肌肉产生微弱收缩并显示微小可见收缩曲线（此时的刺激强度即为阈强度）。

实验图 9　标本与仪器的安装

（2）找最适强度　逐步增加刺激强度，观察收缩曲线幅度的变化；当收缩曲线幅度达最大时（不再随刺激强度增大而增大），这种使肌肉发生最大收缩反应的最小刺激强度即最适强度，这种强度的刺激即为最大刺激。

（3）以适当频率的连续给予最大刺激，引出单收缩曲线。

（4）刺激强度不变，适当增大刺激频率，引出不完全强直收缩曲线。

（5）刺激强度不变，继续增大刺激频率，引出完全强直收缩曲线（实验图 10）。

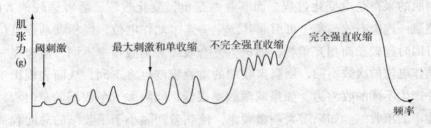

实验图 10　阈刺激、最大刺激、单收缩、不完全及完全强直收缩曲线

【注意事项】

（1）实验中应随时给标本滴加任氏液，使神经、肌肉良好功能状态。

（2）每次刺激后应让标本休息约 1min，以防止标本疲劳，兴奋性降低。

（3）连续刺激一般不超过 3～4s。

实验三　神经干动作电位的传导速度及不应期的测定

【实验目的】学习蛙类坐骨神经干动作电位的引导方法、动作电位传导速度的测定和计算方法以及神经兴奋不应期的测定方法，了解神经干复合动作电位的特点及其影响因素。

【实验原理】神经干由许多神经纤维组成，在神经纤维的外表面，兴奋部位与未兴奋部位之间存在电位差，因此，将一对引导电极置于神经干表面，借助于 BL – 420 生物信号记录系统，可观察到神经干兴奋时其表面的电位变化。组成神经干的各神经纤维兴奋性各异，动作电位的幅度和传导速度也不同，在神经干表面记录的动作电位是由许多单根神经纤维动作电位综合而成的复合性电位变化，在一定范围内，它的幅度可随兴奋的神经纤维数目的多少而变化，这种动作电位一般称为复合动作电位。在神经干未受损伤的情况下，所记录的动作电位为双向动作电位，若引导电极两极间神经干受损，则所记录的动作电位为单向动作电位。

兴奋在不同神经纤维上传导的速度存在差异。测定动作电位从神经干上某点扩布到另一点之间的距离及其所需时间，依据 $v = s/t$ 公式即可计算出兴奋在该神经干传导的速度。

神经纤维每爆发一次兴奋，其兴奋性均会发生周期性的变化，依次经历绝对不应期、相对不应期、超常期和低常期，然后恢复正常。为了测定坐骨神经每次兴奋后兴奋性的周期性变化，可采用双脉冲刺激法。即先给予一个一定强度的"条件刺激"，使神经产生兴奋，在神经发生兴奋后，按不同时间间隔分别给予一个"测试刺激"，观察测试刺激是否引起动作电位以及动作电位幅值的大小，以此来反映神经兴奋性的变化，测出相对不应期和绝对不应期。

【实验对象】 蟾蜍或蛙。

【实验器材】 BL－420 生物功能实验系统，神经标本屏蔽盒，蛙类手术器械一套，直尺，滤纸片，棉球，任氏液。

【实验方法与步骤】

（1）制备坐骨神经标本　按实验一分离出膝关节以上的坐骨神经，然后向下分离其胫、腓部分支直至脚趾，于脊柱根部和脚趾处分别穿线将神经干结扎后，用细剪将神经干游离下来，并置于任氏液中浸泡约 10min。

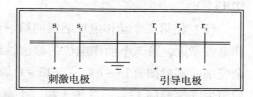

实验图 11　标本屏蔽盒：示刺激和引导
电极连接方法

（2）装置标本　将吸有蒸馏水的滤纸置于标本盒中，用浸有任氏液的棉球擦拭电极，将标本屏蔽盒与 BL－420 生物功能系统以导线联结好（实验图 11），然后将神经干置于标本盒中的银丝电极上。神经干的中枢端应置于刺激电极端，外周端则置于记录电极端。

（3）调节仪器　选用动作电位实验模块，连续单刺激（波宽 0.1~1ms）。

【实验观察项目】

1. 引导神经干动作电位

（1）调整刺激强度，直至显示器上出现大小适当的双相动作电位波形，并调节刺激频率以固定动作电位图像（实验图 12）。

（2）用镊子在引导电极两极间夹伤神经干，引导出神经干的单向动作电位。

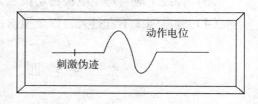

实验图 12　显示屏：示刺激伪迹
与双相动作电位

2. 神经干动作电位传导速度的测定

（1）测定刺激伪迹与动作电位起始部位间的时间（t_1）。

（2）将与 r_1 连接的导线改接到 r_2，按上法引发动作电位，再次测定刺激伪迹与动作电位起始部位间的时间（t_2）。

（3）用直尺量出 r_1 与 r_2 之间的距离（s）。

（4）计算神经冲动传导速度（v），计算公式 $v = s/(t_2 - t_1)$。

3. 神经兴奋不应期的测定

（1）用最大刺激强度输出双脉冲刺激，调节双脉冲刺激的时间间隔为 30ms；调节显示屏的扫描速率，使两个同样幅值的单相动作电位图像相继出现在显示屏上（实验图 13 – a）。

（2）调节"延时 2"的时间间隔使之逐渐变小。在显示器上可见第二个动作电位逐渐向第一个动作电位靠近。当两个刺激脉冲之间的时间间隔减小到一定程度时，第二个动作电位的幅值开始减小。记下第二个动作电位开始减少时两个刺激脉冲间的时间间隔，这一时间值即为神经干的不应期（实验图 13 – b）。

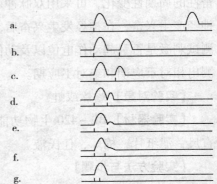

实验图 13　神经干兴奋后兴奋性变化的测定
a ~ g 为不同时间间隔的刺激所引起的动作
电位波形；上线：动作电位；下线：刺激脉冲

（3）使第二个动作电位继续向第一个动作电位靠近，第二个动作电位的幅值继续逐渐变小［实验图（13 – c）～（13 – f）］，最后消失（实验图 13 – g）。增大第二个刺激脉冲强度，第二个刺激引起的动作电位又出现，继续缩短两个刺激间的时间间隔到一定值时，第二个动作电位又消失，记下第二个动作电位刚消失时两个刺激间的时间间隔值即为绝对不应期，用不应期减去绝对不应期即得相对不应期。

【注意事项】

（1）分离坐骨神经时应避免损伤神经，不可用手、镊子等直接夹拉神经，不可过度牵拉神经。

（2）应经常向神经干表面滴加任氏液，以保持标本的良好兴奋性。

（3）神经干应与每个电极密切接触，且不可打折。

（4）刺激强度不宜过大，以免损伤神经。

实验四　反射弧的分析

【实验目的】 分析反射弧的组成部分，加深对反射弧的完整性与反射活动关系的认识。

【实验原理】 在中枢神经系统的参与下，机体对刺激所产生的规律性反应称为反射。反射的结构基础是反射弧。反射弧由感受器、传入神经、神经中枢、传出神经和效应器五个部分组成。其中任何一个部分的解剖结构或生理完整性受到破坏，反射活动都无法实现。

【实验对象】 蛙或蟾蜍。

【实验器材】 蛙类手术器械一套，铁支架，肌夹，培养皿，小烧杯，0.5%硫酸，1%硫酸溶液，滤纸片，药用棉，纱布等。

【实验方法与步骤】

1. 制备脊蛙 用探针从枕骨大孔向前刺入颅内，破坏脑组织或用粗剪刀沿蛙口裂横向插入，沿两眼后缘剪去蛙头，保留下颌，用一小棉球塞入创口止血。

2. 找出坐骨神经 将蛙俯卧固定在蛙板上，纵行剪开右侧大腿背侧皮肤，利用玻璃分针在股二头肌和半膜肌之间的沟内纵向分离肌膜，找出坐骨神经干，在神经干下穿一细线备用。

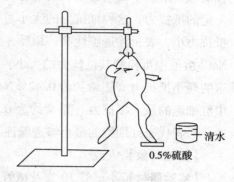

实验图 14　反射弧分析装置

手术完后，用肌夹夹住蛙下颌，悬挂在铁支架上。待其安静后，即可进行实验观察（实验图14）。

3. 实验观察

（1）检查左侧屈腿反射　用盛放在培养皿中的0.5%硫酸溶液，浸蛙左足，观察有无屈腿反射发生。然后用小烧杯盛清水洗净脚趾的硫酸溶液，并用纱布擦干皮肤。

（2）剥去左侧足趾皮肤　绕左侧后肢在趾关节上方皮肤作一环状切口，将足部皮肤剥掉，重复实验观察（1）。

（3）检查右侧屈腿反射　按实验观察（1）的方法刺激蛙右足。

（4）剪断坐骨神经干　提起穿在右腿坐骨神经下的棉线，在靠近右大腿根部剪断坐骨神经。重复实验观察（3）。

（5）观察搔扒反射　用浸有1%硫酸液滤纸片贴于蛙腹部皮肤，观察蛙的搔扒反射。

（6）捣毁脊髓　用金属探针捣毁脊髓，再重复实验观察（5）。

【注意事项】

（1）剥脱脚趾皮肤要完全，以免影响实验结果。

（2）每次用硫酸刺激完以后，应迅速用清水洗净，并用纱布擦干，以免硫酸被稀释。

（3）剪断坐骨神经，应尽量靠近大腿根部。以免神经分支未切除，右侧大腿根部肌肉仍能收缩。

实验五　渗透压对红细胞的影响

【实验目的】学会配制不同浓度的 NaCl 溶液，观察红细胞对不同浓度低渗盐溶液的抵抗力，即红细胞的渗透脆性，加深理解红细胞的渗透脆性和血浆渗透压相对恒定对维持红细胞正常形态的生理意义。

【实验原理】 将红细胞悬浮于低渗盐溶液中，水将在渗透压的作用下渗入细胞，于是红细胞发生膨胀，由正常的双凹圆盘形变成球形，并开始破裂而发生溶血。红细胞在低渗盐溶液中发生膨胀破裂的特性称红细胞渗透脆性。但红细胞对低渗盐溶液具有一定的抵抗力，这种抵抗力的大小可作为衡量红细胞渗透脆性的指标。对低渗盐溶液抵抗力小，表示渗透脆性高；相反，则表示渗透脆性低。将血液滴入不同浓度的低渗NaCl 溶液中可检测其抵抗力的大小，刚开始出现溶血的 NaCl 溶液浓度为该血液中红细胞的最小抵抗力（正常约为 0.42% NaCl 溶液）；完全溶血的 NaCl 溶液浓度，为该血液中红细胞的最大抵抗力（正常约为 0.35% NaCl 溶液）。前者代表红细胞的最大渗透脆性，后者代表红细胞的最小渗透脆性。

【实验对象】 人或兔。

【实验器材】 小试管 10 支及试管架，滴管 1 支，2ml 吸管 2 支，1% NaCl 溶液，蒸馏水等。

【实验步骤】

1. 溶液配制 取小试管 10 支，编号排列在试管架上。按实验表 4 要求配制 10 种浓度的低渗盐溶液。

实验表 4　10 种浓度低渗盐溶液的配制

试管号 试液	1	2	3	4	5	6	7	8	9	10
1% NaCl 体积（ml）	1.40	1.30	1.20	1.10	1.00	0.90	0.80	0.70	0.60	0.50
蒸馏水体积（ml）	0.60	0.70	0.80	0.90	1.00	1.10	1.20	1.30	1.40	1.50
NaCl 质量浓度（%）	0.70	0.65	0.60	0.55	0.50	0.45	0.40	0.35	0.30	0.25

2. 制备抗凝血 用灭菌干燥注射器直接做兔心脏穿刺取血（或从肘正中静脉取血）2ml，放入加有肝素的试管中，制备成抗凝血，然后向 10 支试管内各加 1 滴，轻轻倾倒，将血液与 NaCl 溶液混匀，切忌用力摇动，静置 30min。

3. 观察结果 根据各管混合液的颜色和浑浊度的不同，判断最大脆性和最小脆性。

（1）试管内液体下层为混浊红色，上层为无色透明或呈极淡红色，表示无红细胞破裂溶血。

（2）试管内液体下层为混浊红色，而上层出现透明红色，表示部分红细胞破裂，称为不完全溶血。出现不完全溶血的最大低渗盐溶液，是该血液红细胞的最小抵抗力，表示红细胞的最大脆性。

（3）试管内液体完全变成透明红色，且颜色较深，表明红细胞全部破裂，称为完全溶血。出现完全溶血的最大低渗盐溶液，为该血液红细胞的最大抵抗力，表示红细胞的最小脆性。

【注意事项】

（1）配制不同浓度的低渗盐溶液时，小试管的口径与大小应一致。

（2）向试管内只加1滴抗凝血且持针角度应一致，以保证每管所加血量相同。

（3）混匀时，用手指堵住试管口，轻轻倾倒1~2次，减少机械震动，避免人为的溶血。

（4）抗凝剂最好用肝素，其他抗凝剂可改变溶液的渗透压。

实验六 影响血液凝固的因素

【实验目的】 观察血液凝固和不同条件下所需的时间，以及影响血液凝固的若干因素，加深对血液凝固机制的理解。

【实验原理】 血液凝固是由多种凝血因子参与的一系列酶促生化反应过程，最终使血浆中的可溶性纤维蛋白原变成不溶的纤维蛋白。血液凝固分为内源性凝血途径和外源性凝血途径。内源性凝血中参与凝血的因子都存在于血浆中；外源性凝血是指由组织因子启动的血液凝固过程，其凝血时间较前者短。本实验采用颈动脉放血取血，血液几乎没有和组织因子接触，其凝血过程可以看作是由内源性凝血途径所发动。肺组织浸液含有丰富的组织因子，在血液中加入肺组织浸液时，可以观察外源性凝血途径的作用。血液凝固受许多因素的影响，除凝血因子直接参与血液凝固过程外，温度、接触面的光滑程度等也可影响血液凝固过程。因此，在不同的人工条件下，根据血凝块的形成时间可以了解影响血液凝固的某些因素。

【实验对象】 家兔。

【实验器材】 哺乳动物手术器械一套（手术刀、粗剪、手术剪、眼科剪、圆头镊、眼科镊、止血钳、动脉夹、气管插管、血管插管、玻璃分针、表面皿等），兔手术台，动脉夹，塑料动脉插管，小试管8支，50ml小烧杯2个，竹签，10ml注射器，试管架，秒表，水浴装置一套，冰块，棉花，石蜡油，20%氨基甲酸乙酯溶液，3% $CaCl_2$ 溶液，肝素，枸橼酸钠，肺组织浸液，生理盐水。

【实验方法与步骤】

1. 动物准备 家兔麻醉后，仰卧固定于兔手术台上，剪去颈前部兔毛，颈部正中切开，暴露气管，在气管一侧找到颈总动脉，用玻璃分针细心将与颈总动脉伴行的神经及周围组织分离开，游离出一段长约2cm颈动脉。在其下穿过两条线，一条线将颈总动脉头端结扎，另一条线备用（供固定动脉插管）。在颈总动脉近心端用动脉夹夹闭。在结扎处与动脉夹之间剪一斜形切口，向心方向插入已用生理盐水浸润的动脉插管，用线结扎固定。需放血时开启动脉夹即可。

2. 观察项目

（1）观察比较内源性凝血和外源性凝血的过程 取4支干净的小试管，编号后按实验表5分别加入各种溶液，摇匀并立即按下秒表计时，每隔15s将试管倾斜一次，当液面不随试管倾斜时，说明试管内血液凝固，记录其时间，若有试管不凝也记下结果。

实验表5　比较内源性凝血和外源性凝血的过程

试管编号	1	2	3	4
草酸血浆（ml）	0.5	0.5	0.5	－
血清（ml）	－	－	－	0.5
3% NaCl 溶液	2 滴	－	－	－
0.9% NaCl 溶液	2 滴	2 滴	－	－
肺组织浸液	－	－	2 滴	2 滴
3% CaCl$_2$ 溶液	－	2 滴	2 滴	2 滴

（2）观察影响血液凝固的因素　取7支干净的小试管，按实验表6准备各种不同的实验条件。从颈总动脉分别放1ml血液至各试管内，每只试管加3% CaCl$_2$ 2滴，混匀后立即启动秒表，观察试管内血液是否凝固并记录凝血时间。

实验表6　影响血液凝固的因素

试管编号	实验项目	实验结果（凝血时间）
1	对照管（不加任何物质）	
2	放棉花少许	
3	用石蜡油润滑试管内表面	
4	加血后将试管保温于37℃水浴槽中	
5	加血后将试管放在冰块中	
6	加肝素8U（加血后摇匀）	
7	加枸橼酸钠1~2mg（加血后摇匀）	

（3）取兔动脉血10ml至表面皿中，用竹签快速搅拌，直至竹签上黏附大量丝状弹性物，且其体积不再增加后停止搅拌，观察表面皿中血液是否凝固。

【注意事项】

（1）合理分工，记录凝血时间力求准确。

（2）每支试管的口径大小和采血量要力求一致。

（3）凡需加入3% CaCl$_2$ 的试管，均应最后加入，从加 CaCl$_2$ 时计算凝血时间。

实验七　ABO 血型的鉴定

【实验目的】 掌握血型鉴定原理，学会用玻片法鉴定 ABO 血型。

【实验原理】 ABO 血型的分型是根据红细胞上有无 A、B 凝集原来确定的。A 凝集原与抗 A 凝集素相遇或 B 凝集原与抗 B 凝集素相遇，会使红细胞发生凝集反应。根据这一原理，用已知的标准血清，即 A 型标准血清（含抗 B 凝集素）、B 型标准血清（含抗 A 凝集素），去鉴定受试者红细胞膜上未知的凝集原，根据有无凝集现象即可判定受试者红细胞上含有何种凝集原，从而确定其血型。

【实验对象】人。

【实验器材】采血用具，双凹玻片，显微镜，小试管，竹签，玻璃蜡笔，75%酒精棉球，生理盐水，A型和B型标准血清等。

【实验方法与步骤】

（1）取干净双凹玻片一块，用玻璃蜡笔在其两端分别标明A、B字样。

（2）在A端凹面中央滴入A型标准血清一滴，在B端凹面中央滴入B型标准血清一滴。

（3）用75%酒精棉球消毒手指或耳垂后，采血针刺破皮肤，取血1~2滴置于盛有1ml生理盐水的小试管中混匀，制成红细胞混悬液。

（4）用滴管吸取红细胞混悬液，向A端和B端标准血清中各滴入一滴。分别用竹签轻轻混匀。放置10~15min后用肉眼观察有无凝集现象（凝集者呈朱红色颗粒，且液体变得清亮），如不能确定，用低倍显微镜观察。

（5）根据反应结果判定血型（实验图15）。

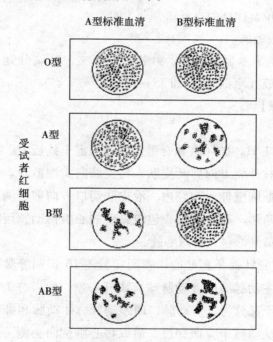

实验图15　ABO血型检查结果判断

【注意事项】

（1）玻片、试管、滴管在实验前必须清洗干净，以免出现假凝集现象。

（2）采血针和采血时必须严格消毒，以防感染。

（3）混匀用的竹签2根，专用，搅动血清时切不可使抗A、抗B两种血清发生混合。

（4）红细胞悬液的配制不能过浓或过稀，以免造成假结果。

实验八 蛙心搏动观察及起搏点分析

【实验目的】 观察蛙心的正常起搏点，并比较蛙心不同部位传导系统的自律性高低。

【实验原理】 心脏的特殊传导系统都具有自动节律性，但各部位的自律性高低不同。哺乳动物窦房结的自律性最高，它自动产生兴奋并依次通过心房优势传导通路、房室交界区、房室束、浦肯野纤维和心室肌，使整个心脏兴奋，进而引起收缩。因此窦房结被称为心脏起搏点。其他自律组织受窦房结的控制而不能表现出自动节律性，称为潜在起搏点（异位起搏点）。当窦房结的兴奋不能下传时，潜在起搏点的自律性就表现出来，使心脏产生异位节律。

蛙属于两栖类动物，其心脏正常起搏点是静脉窦，它产生的兴奋依次传到心房、心室而引起收缩。通过改变蛙心静脉窦、心房和心室局部温度，以及分别阻断静脉窦与心房之间、心房与心室之间的传导，观察心脏不同部位的跳动频率，从而确定蛙心的正常起搏点及各部位自律性的高低。

【实验对象】 蛙或蟾蜍。

【实验器材】 蛙类手术器械一套，蛙板，蛙心夹，玻璃分针，小试管，滴管，丝线，不同温度的任氏液（室温、4℃和35～40℃）。

【实验方法与步骤】

1. 手术操作

（1）取蛙或蟾蜍1只，破坏脑和脊髓，仰卧固定于蛙板上。在胸骨下端皮肤剪一小口。向左右两侧锁骨外侧方向剪开皮肤，将皮肤向头端掀开。在胸骨下端的腹肌上剪一小口。将剪刀紧贴胸壁伸入胸腔内. 沿皮肤切口方向剪开胸壁，剪断左右鸟喙骨与锁骨使创口呈倒三角形。此时可见心包包裹着的心脏搏动。用眼科镊轻轻提夹起心包膜，用眼科剪仔细剪开心包，暴露心脏。

（2）以钝头玻璃分针提举起蛙心，参阅实验图16识别静脉窦、心房、心室等组织。从心脏胸面可见主动脉圆锥（动脉球）离开心室，然后分为两主动脉干即左、右主动脉，每一主动脉干又分为三支动脉，即颈动脉、体动脉和肺动脉。房室之间有一房室沟。用玻璃分针从动脉干背面穿过，借以将心脏翻向头侧。于心脏背面两房下端可看到颜色较紫蓝的膨大部分为静脉窦。静脉窦接受两前腔静脉及一后腔静脉。静脉窦与心房相连接处有一半月形白色条纹称窦房沟。左心房接受肺静脉，两心房汇合于一心室。

2. 实验观察

（1）观察静脉窦、心房、心室跳动顺序，并记录各部分搏动频率。

（2）为观察改变蛙心局部温度对其自律性的影响，分别用盛有不同温度任氏液的小试管分别接触心室、心房和静脉窦约30s以改变它们的温度，分别观察和记录心脏跳动频率的改变。

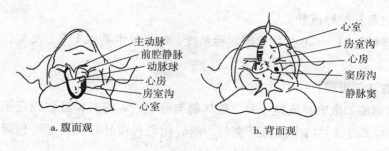

a. 腹面观   b. 背面观

实验图 16   蛙心外形腹面观和蛙心外形背面观

（3）用丝线在静脉窦和心房之间（窦房沟）结扎（斯氏第一结扎），以阻断兴奋在静脉窦与心房之间的传导。观察静脉窦、心房、心室的搏动情况，注意静脉窦是否仍照常跳动并记录其频率。

（4）待心房、心室恢复搏动后，记录其频率。然后在心房和心室交界处（房室沟）结扎（斯氏第二结扎），观察心脏各部搏动情况，记录其频率。

（5）待心室恢复搏动。记录其频率。

【注意事项】

（1）剪胸骨和胸壁时，剪刀要紧贴胸壁，以免损伤心脏和血管；剪开心包膜时要小心，切勿损伤心脏。

（2）在改变心脏局部温度操作中，接触部位要准确，尽量避免局部温度过快波动或接触其他部位而影响效果。

（3）结扎位置要准确，每次结扎不宜扎得过紧过死，以刚能阻断兴奋传导为宜。

（4）结扎每条线后，需稍等一段时间后观察蛙心活动情况，第二次结扎一定要待心房、心室恢复跳动后进行。

（5）实验过程中经常用任氏液润湿心脏。

实验九   期前收缩与代偿间歇

【实验目的】 观察期前收缩与代偿间歇，理解心肌兴奋性的周期性变化与心肌收缩活动的关系。

【实验原理】 心肌每爆发一次兴奋，其兴奋性均出现有效不应期、相对不应期和超常期的周期性变化。其有效不应期特别长，约相当于整个收缩期和舒张早期。在此期间内，任何强大的刺激均不引起心肌兴奋和收缩。在有效不应期之后，正常窦性兴奋到达之前，给予心室肌一次额外有效刺激，可使其提前出现一次兴奋和收缩，称为期前收缩或早搏。期前收缩也有自己的有效不应期，紧接着的正常的窦性兴奋传到心室时，往往落在期前收缩的有效不应期之内而不能引起心室肌兴奋和收缩，此时心室停留在舒张状态，直至下一次正常的窦性兴奋到达时，才恢复正常的节律性收缩。这种期前收缩后出现的一个较长的舒张间歇期，称为代偿间歇。

【实验对象】 蟾蜍或蛙。

【实验器材】 BL-420生物功能实验系统，蛙类手术器械1套，支架，双凹夹，胶泥，任氏液。

【实验方法与步骤】

1. 暴露蛙心 取蟾蜍或蛙一只，破坏脑与脊髓后，将其仰卧位固定于蛙板上，用手术剪剪开胸部皮肤并沿中线剪开胸骨，然后用眼科镊轻轻提夹起心包膜，用眼科剪将其剪开，暴露心脏。

2. 连接刺激与记录装置 在心舒张期用连有丝线的蛙心夹夹住心尖，将丝线的另一端固定于张力换能器的金属片上，调整丝线的松紧度，以刚好拉直为宜。将张力换能器的输入插头插入BL-420生物采集系统的信号输入插孔内。将刺激电极用胶泥固定于蛙板上，使其两极始终与蛙心室接触，然后将电极与刺激器的输出线相连（实验图17）。

3. 软件操作 信号输入→通道2→张力刺激器→方式，选用单刺激方式，延时30ms，刺激强度为2~5V（可调），波宽1~5ms（可调）。

4. 实验观察

（1）描记一段正常的蛙心搏动曲线，曲线上升支表示心脏收缩，下降支表示舒张。

（2）选择适当的阈上刺激强度，分别在心室收缩期和舒张早、中、晚期刺激心室，观察蛙心搏动曲线的变化。

（3）增加刺激强度，在心缩期再给予一次刺激，观察心搏曲线是否发生变化。

【注意事项】

（1）操作过程随时滴加任氏液，以保持其兴奋性。

（2）蛙心与换能器的连线松紧应适当。

（3）刺激电极与心室接触良好。

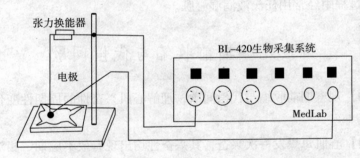

实验图17 在体蛙心期前收缩实验仪器连接方法

实验十 人体心音听诊

【实验目的】初步学会心音听诊的方法及听诊器的使用；熟悉心瓣膜听诊区部位；了解正常心音的特点；初步分辨第一心音与第二心音。

【实验原理】在每一心动周期中，由于心肌的收缩与舒张，使心房、心室和大动脉内血压急剧变化，导致心瓣膜启闭过程中发生震动以及心壁和大动脉管壁等结构的震动而产生心音。心音可经胸壁传到体表，由于其产生的部位及其传播方向和距离的不同，使得在前胸壁某些特定部位的心音更清晰而易于听取或辨别，这些部位就称为相应瓣膜的听诊区。将听诊器置于胸壁一定部位，可在每一心动周期中听到两个心音，即第一心音和第二心音。第一心音主要由房室瓣关闭和心室肌收缩震动所产生，音调较低，历时较长，声音较响，标志着心室收缩期的开始。第二心音主要由半月瓣关闭产生的震动所致，音调较高，历时较短，声音较脆，标志着心室舒张期的开始。

【实验对象】人。

【实验器材】听诊器。

【实验方法与步骤】

1. 确定正常心音的听诊部位

（1）受检者解开上衣，暴露心前区胸壁，端坐于检查者对面。

（2）肉眼观察（或用手触诊）受检者的心尖搏动的大体位置与范围。

（3）确认正常各瓣膜听诊区的部位（实验图18）。

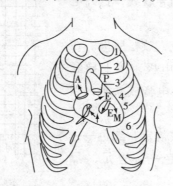

实验图18　临床常用的心音听诊区

M：二尖瓣听诊区，在第五肋间与左锁中线交点的稍内侧（心尖搏动处）；

P：肺动脉瓣听诊区，胸骨左缘第二肋间；A：主动脉瓣听诊区，胸骨右缘第二肋间；

E：主动脉瓣第二听诊区，胸骨左缘第三肋间；T：三尖瓣听诊区，胸骨右缘第四肋间或胸骨剑突下

2. 心音听诊　检查者戴好听诊器，以右手的食指、拇指和中指轻持听诊器胸件紧贴与胸部皮肤上，按逆时针方向，依次由二尖瓣听诊区→肺动脉瓣听诊区→主动脉瓣听诊区→主动脉瓣第二听诊区→三尖瓣听诊区顺序仔细听取心音。计数心率，判断节律是否规整，区分第一心音与第二心音。如难以区分两心音，可同时触诊心尖搏动或颈动脉脉搏，与搏动同时出现的心音为第一心音。

【注意事项】

（1）室内保持安静，以利听诊。

（2）听诊器耳件应与外耳道方向一致。听诊器胸件不能在胸壁滑动，橡皮管不得交叉扭结或与它物摩擦，以免发生摩擦音影响听诊。

（3）如呼吸音影响听诊，可令受试者暂停呼吸片刻。

实验十一　人体心电图的描记

【实验目的】 了解临床常用的导联种类及引导电极放置的部位，初步学会测量方法并能辨认正常心电图波形并理解其意义。

【实验原理】 心在收缩前先发生电位变化，其电位变化由窦房结开始，经心特殊传导系统按顺序传遍心房、心室肌。心电位变化通过周围组织和体液传导到体表，将心电图机的引导电极放置在人体体表的一定部位，记录出来的心电位变化波形，称心电图。它反映了心脏兴奋的产生、传导和恢复的电位变化。

【实验对象】 人。

【实验器材】 心电图机，导电膏或生理盐水，分规和检查床。

【实验方法与步骤】

1. 描记心电图

（1）接好电源线、地线和导联线，打开电源开关，预热 3~5min。

（2）被检者静卧检查床上，放松肌肉。在手腕、足踝和胸前安好引导电极，接上导联线。在放置电极处，涂少许导电膏或盐水，以保证导电良好。

（3）导联线连接方法：按规定，红色——右手，黄色——左手，绿色——左足，黑色——右足，白色——胸壁。

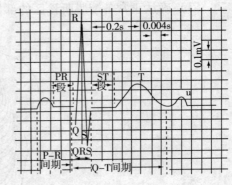

实验图 19　正常心电图模式

（4）调整心电图机放大倍数，以 1mV 标准电压，推动描笔向上移动 10mm，即心电图纸的 10 个小格。走纸速度选择 25mm/s。

（5）按压导联键，依次记录标准肢体导联 Ⅰ、Ⅱ、Ⅲ，单肢加压导联 aVR、aVL、aVF 和胸导联 V_1~V_6。

（6）记录完毕，关机，切断电源。

2. 分析　选心电图标准 Ⅱ 导联的波形做以下分析（实验图 19）：

（1）辨认波形　认出 P 波、QRS 波群、T 波、P－R 间期、ST 段、Q－T 间期。

（2）测量波幅和时间心电图纸上的纵坐标表示电压，每小格为 1mm 代表 0.1mV。向上的波用分规从基线上缘量至波峰顶点，向下的波则从基线下缘量至波谷底点。横坐标表示时间，走纸速度为 25mm/s 时，每小格为 1mm。代表 0.04s，每五小格为一中格（0.2s），五中格为一大格（1s）。持续时间的测量是向上的波在基线下缘进行测量，向下的波在基线上缘进行测量。用分规分别测量 P 波、QRS 波群、T 波的时间和电压，测定 P－R 间期和 Q－T 间期的时间。

（3）测定心率：测量相邻两个心动周期的 R－R 间期（或 P－P 间期）所经历的时

间按公式计算。心率 = 60/P－P 间期或 R－R 间期（次/分）。如果 R－R 间期不等，可连续测量 5 个 R－R 间期算出平均值，代入公式。心电图中最大 R－R 间期和最小 R－R 间期限相差在 0.12s 以上，称为心律不齐。

【注意事项】

（1）描记心电图时，受检者应保持呼吸平稳，全身肌肉放松，避免肌肉颤动而出现干扰。

（2）引导电极与皮肤应紧密接触，以防基线漂移和干扰。

（3）记录完毕后，先切断电源，将电极擦净，将各开关置于关的位置。

实验十二　人体动脉血压测定

【实验目的】 初步学会间接测量人体动脉血压的原理和方法，能正确使用血压计，并能较准确地测出人体肱动脉的收缩压与舒张压。

【实验原理】 人体动脉血压的测量是根据从外压迫动脉，阻断血流所必需的压强来测定的。通常血液在血管内流动时一般没有声音，当血液通过狭窄处形成涡流时，便会使血管壁振动而发出声音，即血管音。测定人体动脉血压最常用的方法是使用血压计间接测量肱动脉血压。测压时，将袖带缠于上臂，加压袖带，当其内压超过收缩压时，则完全阻断了肱动脉内的血流，此时被压迫的肱动脉远端听不到血管音，也触不到桡动脉的搏动。如徐徐放气，降低袖带内压，当其压力稍低于收缩压时，便有血液冲过受压血管，形成涡流使血管壁振动而发出声音，此时即可在被压迫的肱动脉远端听到血管音，最初听到血管音时的袖带内压相当于收缩压。继续降低袖带内压，血液将断续地冲过受压血管，仍可听到相应的血管音。当袖带内压降低到等于或稍低于舒张压时，则血管内血流由断续变成连续，血管音便会突然由强变弱或消失，此时袖带内压相当于舒张压。

【实验对象】 人。

【实验器材】 血压计，听诊器。

【实验方法与步骤】

1. 熟悉血压计构造　水银柱式血压计由检压计、袖带和橡皮球气囊三部分组成。检压计是一个标有 0～260mmHg（或 0～3.74kPa）刻度的玻璃管，上端与大气相通，下端和水银储槽相通。袖带是一个外包布套的长方形橡皮囊，通过橡皮管分别与检压计水银储槽和橡皮球相连。因此检压计的水银柱可反映袖带内的气压。橡皮球上装有螺丝帽，供充气或放气之用。

2. 测量方法

（1）受试者端坐位休息 5～10min，脱去一侧衣袖，手掌向上，前臂伸平，置于桌上，使血压计 0 位刻度、上臂中段与心脏处于同一水平。

（2）测量前应检查血压计是否完好，水银是否充足，气球是否漏气等。将橡皮管连接好，旋松打气球的螺丝帽，驱出袖带内残留气体后再旋紧螺丝帽，打开水银储槽开关。将袖带卷缠于受试者上臂，要求袖带下缘在肘窝上方 2cm 处，松紧度适宜（以能插入两指为宜），松开橡皮球上的螺丝帽，使袖带内压与大气压相等后再旋紧螺丝帽（实验图20）。

（3）戴好听诊器，一手使听诊器胸件膜片紧贴于肘窝内侧可触及肱动脉脉搏处皮肤，一手握橡皮球向袖带内充气使袖带内压上升，并注意听取血管音，在血管音消失后再加压约 20mmHg，然后小心松开气囊螺丝帽，徐徐放气，以降低袖带内压，在水银柱缓缓下降的同时仔细听取血管音，开始听不到任何声音，当突然听到第一个"崩"或"嘟"音时，检压计上水银柱的高度即代表收缩压。继续缓慢放气，水银柱继续缓慢下降，动脉音由强突然变弱，最后则完全消失。在声音突然由强变弱这一瞬间，血压计上水银柱的高度即代表舒张压。

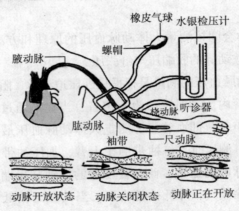

实验图20　测量人体动脉血压方法示意图

【注意事项】

（1）保持室内安静，以利听诊。

（2）测血压前受试者安静、放松休息 5~10min。

（3）受检者上臂位置应与心脏、血压计 0 位刻度处于同一水平。袖带应平整地缠绕在上臂中部，松紧、位置适宜。

（4）听诊器胸件放在肱动脉搏动处，不可用力压迫动脉，更不能压在袖带底下进行测量，也不能接触过松以致听不到声音。

（5）动脉血压通常连续测量 2~3 次，取平均值。重复测量时压力必须降到零后再重新打气加压。

（6）如血压超出正常范围，让受试者休息 10min 后复测。受试者休息期间，可将袖带解下。

（7）注意正确使用血压计，使用完毕后应关上血压计水银储槽开关，以免水银流出，将袖带内气体排尽后整齐地卷好放入盒内，避免气囊螺丝帽顶破检压计的玻璃管。

实验十三 哺乳动物动脉血压调节

【实验目的】 学习哺乳动物动脉血压的直接测量方法，观察并分析神经及体液因素对心血管活动的调节作用。

【实验原理】 心血管系统受交感和副交感神经的双重支配，支配心脏的交感神经（心交感神经）的作用是使心率加快，心收缩力增强，房室传导加速，从而使心输出量增加；支配心脏的副交感神经（心迷走神经）的作用是使心率减慢，心肌收缩力减弱，房室传导减慢，使心输出量减少。支配血管的神经分两类，一是交感缩血管神经纤维，其主要作用是收缩血管，增加外周阻力，同时由于容量血管收缩，促使静脉血回流，心输出量增加；二是交感舒血管神经纤维和副交感舒血管神经纤维，它们的作用与前者相反。支配心脏和血管的神经都要受心血管中枢的控制，心血管中枢通过反射活动来调节心脏和血管的活动，改变心输出量和外周阻力，从而维持动脉血压的稳定。心血管系统的活动除了受神经调节外，还受体液因素的调节。其中最主要的是肾上腺素和去甲肾上腺素。肾上腺素对 α 与 β 受体都有激活作用，对心肌的作用较强，可使心率加快，心肌收缩力增强，传导速度加快，心输出量增加。对血管的作用取决于不同部位的血管何种受体占优势。作用于皮肤和内脏血管 α 受体可使其收缩，作用于骨骼肌血管和冠状血管 β 受体则使其舒张，故肾上腺素对总外周阻力影响不大。其升压作用是通过强心作用而实现的。去甲肾上腺素主要激活 α 受体，对 β 受体的作用较弱，因此增加外周阻力，升高动脉血压的作用较强，而对心脏的作用较弱。

【实验对象】 兔（最好是体重在 2.5kg 以上）。

【实验器材】 BL-420 生物信号采集系统，血压换能器，电刺激器，保护电极，兔手术台，照明灯，哺乳动物手术器械一套，动脉插管，动脉夹，玻璃分针，注射器（1ml、2ml、20ml），各色丝线，纱布，1∶10000 肾上腺素，1∶10000 去甲肾上腺素，25% 氨基甲酸乙酯，0.5% 肝素，6% 枸橼酸钠。

【实验方法与步骤】

1. 麻醉及固定

（1）麻醉 取兔耳缘静脉注射 20% 氨基甲酸乙酯溶液（剂量为 4ml/kg 体重），注射完毕将针头拔出，用棉球压住针眼片刻，以防出血。

（2）固定 将兔仰卧位固定于兔手术台上。

2. 手术操作

（1）气管插管 先剪去颈前部的毛，沿颈部正中线做一 5~7cm 长的皮肤切口，分离皮下组织及肌肉，暴露和分离气管，在气管下方穿一条粗线备用，寻找甲状软骨，在其尾端 2~3cm 处作一倒 "T" 形切口，插入气管插管，用线将其结扎固定。

（2）分离颈部的神经和血管 在颈部的两侧分别辨认清楚颈总动脉、迷走神经、交感神经和减压神经，然后将其分离（实验图21）。在三条神经中迷走神经最粗，交感神经次之，减压神经最细。分离后在三条神经的下方各穿以不同颜色的丝线备用，颈总动脉下穿两条丝线备用。

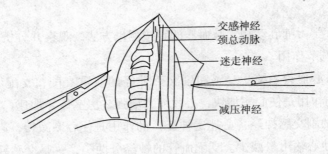

实验图21　兔颈部神经血管结构示意图

（3）动脉插管　在左侧颈总动脉的近心端夹一个动脉夹，再结扎颈总动脉的远心端，结扎部位距动脉夹之间的距离至少2cm。在结扎线与动脉夹之间用眼科剪做一向心方向的斜形切口，在连于血压换能器的细塑料管内注入抗凝剂（0.5%肝素生理盐水或6%枸橼酸钠），再将细塑料管向心脏方向插入动脉切口内，然后用备用线将其结扎固定。松开动脉夹后可见血液冲进动脉插管内，将连接动脉插管的血压换能器及刺激电极通过相应插孔连接在BL－420系统的前面板上。打开BL－420系统，选择项目"循环实验－兔动脉血压调节"，记录血压。

【实验观察项目】

（1）记录一段正常血压曲线与心率。

（2）以动脉夹夹闭右侧颈总动脉阻断血流15s，观察血压与心率变化。

（3）牵拉插管侧颈总动脉头端，观察血压与心率的变化。

（4）待血压基本稳定后，以保护电极刺激右侧减压神经（不切断），观察血压与心率的变化；然后用两条线在神经中部双重结扎在两结扎线间切断减压神经，分别用中等强度电刺激中枢端和周围端，观察血压与心率变化。

（5）待血压基本稳定后，结扎右迷走神经，于结扎处向中端剪断神经，用电极刺激其外周端，观察血压与心率的变化。

（6）待血压基本稳定后，由耳缘静脉注入1∶10000肾上腺素0.2ml，观察血压与心率的变化。

（7）待血压基本稳定后，由耳缘静脉注入1∶10000乙酰胆碱0.2ml，观察血压与心率的变化。

（8）待血压基本稳定后，由耳缘静脉注入1∶10000去甲肾上腺素0.2ml，观察血压与心率的变化。

【注意事项】

（1）麻醉药物注射剂量要准确，速度要慢，密切注意呼吸的变化，以免麻醉药物过量而引起动物死亡。如实验时间长导致动物苏醒，可适量补充麻醉剂，以免动物挣扎导致动脉插管移位，造成出血或妨碍动脉血压的记录。

（2）手术过程中要尽量避免损伤血管，及时止血，保持手术野的清晰。

（3）分离血管、神经时切勿使用有齿镊，避免过度牵拉神经，尤其要注意保护减压神经。

（4）实验中，要始终保持动脉插管与动脉的方向一致，防止刺破血管或引起压力传递障碍。

（5）每个实验项目结束后，必须待血压和心率恢复稳定后才能进行下一实验。要注意对比每项实验前后的血压和心率的变化。

（6）实验结束后，必须结扎颈总动脉近心端，然后再拔出动脉插管。

实验十四　微循环血流的观察

【实验目的】学习用显微镜或图像分析系统观察蛙肠系膜微循环内各血管及血流状况，了解微循环各组成部分的结构和血流特点。观察某些药物对微循环的影响。

【实验原理】微循环是指微动脉和微静脉之间的血液循环，是血液和组织液进行物质交换的重要场所。经典的微循环包括微动脉、后微动脉、毛细血管前括约肌、真毛细血管网、通血毛细血管、动－静脉吻合支和微静脉等部分。由于蛙类的肠系膜组织很薄，易于透光，可以在显微镜下或利用图像分析系统直接观察其微循环血流状态、微血管的舒缩活动及不同因素对微循环的影响。

在显微镜下，小动脉、微动脉管壁厚，管腔内径小，血流速度快，血流方向是从主干流向分支，有轴流（血细胞在血管中央流动）现象；小静脉、微静脉管壁薄，管腔内径大，血流速度慢，无轴流现象，血流方向是从分支向主干汇合；而毛细血管管径最细，仅允许单个细胞依次通过。

【实验对象】蛙或蟾蜍。

【实验器材】蛙类手术器械一套，有孔蛙板、显微镜或计算机微循环血流（图像）分析系统，任氏液，20%氨基甲酸乙酯溶液，蛙钉，吸管，注射器（1ml），大烧杯，棉球，0.01%去甲肾上腺素，0.01%组胺。

【实验方法与步骤】

1. 实验准备　取蛙或蟾蜍一只，称重。在其尾骨两侧进行皮下淋巴囊注射20%氨基甲酸乙酯［2mg/g（体重）］，约10～15min蛙进入麻醉状态。用大头针将蛙背位固定在蛙板上，在腹部侧方剪开腹壁，轻轻拉出一段小肠袢，将肠系膜展开用数枚大头针固定在有孔蛙板上（实验图22）。

2. 实验项目

（1）在低倍显微镜下，识别小动脉、小静脉和毛细血管（实验图23），观察血流流速特征及血细胞在血管内的流动情况。

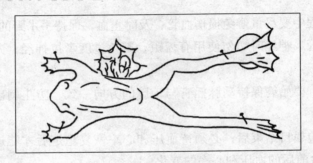

实验图 22　蛙肠系膜标本固定方法

（2）高倍镜下观察各种血管的血流状况和血细胞形态。图像经摄像头进入计算机微循环血流（图像）分析系统，对微循环血流做进一步分析。

（3）用小镊子给予肠系膜轻微机械刺激，观察此时血管口径及血流的变化。

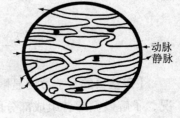

实验图 23　蛙肠系膜微循环的观察

（4）用一小片滤纸将肠系膜上的任氏液小心吸干，然后滴加几滴 0.01% 去甲肾上腺素于肠系膜上，观察血管口径和血流的变化。出现变化后立即用任氏液冲洗。

（5）血流恢复正常后，滴加几滴 0.01% 组胺于肠系膜上，观察血管口径及血流的变化。

【注意事项】

（1）麻醉不可过深。

（2）手术操作要仔细，避免出血造成视野模糊。

（3）固定肠系膜牵拉不可过紧、扭曲，以免影响血管内血液流动。

（4）实验中随时滴加任氏液，防止肠系膜干燥。

实验十五　人体肺活量的测定

【实验目的】了解肺活量计的使用方法，并学会测定肺活量。

【实验原理】肺活量是评价肺通气功能的指标之一。它是利用肺活量计收集呼出气量而测定的。

【实验对象】人。

【实验器材】肺活量计，75% 乙醇棉球，镊子等。

【实验方法与步骤】

（1）熟悉肺活量计的结构，调试好肺活量计，学习其使用方法。

（2）用 75% 乙醇棉球消毒吹嘴，并练习深呼吸数次。

（3）用最大力量吸气后向吹嘴内尽量呼气，直至不能再呼出气体时为止。此时，肺活量计中所指示的刻度值即为肺活量值。共测量三次，以其中最大值为准。

【注意事项】

（1）控制住鼻、口腔漏气，亦可用手或鼻夹捏住（夹住）鼻子。

（2）测试前检查肺活量计是否完好，浮筒是否调试到正常的位置。

实验十六　哺乳动物呼吸运动调节

【实验目的】 观察不同因素对家兔呼吸运动的影响，探讨呼吸运动调节机制。

【实验原理】 正常情况下的节律性呼吸运动以及在各种生理状态下呼吸运动随机体代谢需要所发生的适应性变化，都有赖于神经、体液因素的调节作用。给动物施加不同的刺激，可以直接作用于呼吸中枢或通过不同的感受器反射性的影响呼吸运动，以维持血中 O_2 和 CO_2 的正常水平。

【实验对象】 家兔。

【实验器材】 BL－420生物信号采集系统，哺乳动物手术器械一套，兔手术台，刺激器，气管插管，注射器（5ml、10ml、20ml各一只），50cm长的橡皮管一条，张力换能器，蛙心夹，铁支柱，纱布，线，保护电极，生理盐水，25%氨基甲酸乙酯，3%乳酸，CO_2 气，纯氮气。

【实验方法与步骤】

1. 手术准备

（1）家兔称重后，自兔耳缘静脉缓慢注射25%氨基甲酸乙酯（4ml/kg）麻醉动物。

（2）将动物仰卧固定缚于兔手术台上，用棉绳钩住兔门齿，将绳拉紧并缚于兔台铁柱上。

（3）沿颈部正中切开皮肤，分离气管并穿线，在气管表面做一倒 T 形的切口，沿向心端插入气管插管并结扎固定。分离出颈部双侧迷走神经，各穿一线备用。

（4）将系有长线的蛙心夹夹住家兔胸部起伏最明显的部位（胸骨下端剑突部位的皮肤），线的另一端系于张力换能器的应变梁上。

2. 仪器连接 接通张力传感器的输入通道，开启 BL－420 生物信号采集系统，选择项目"呼吸实验－呼吸运动调节"，记录呼吸，使呼吸曲线清楚地显示在显示器上。

【实验观察项目】

（1）观察正常呼吸运动　启动生物信号采集系统记录按钮，记录一段正常呼吸运动曲线。注意观察呼吸的频率、节律和幅度及所描曲线与吸气和呼气的关系（曲线向上为呼气，向下为吸气）。

（2）增加吸入气中 CO_2　将气管插管开口端与二氧化碳气囊之开口端套于同一烧杯内，放出二氧化碳，观察呼吸运动变化。

（3）造成缺 O_2　将气管插管开口与氮气囊开口端同套于一烧杯内，放出氮气，动物吸入含较高浓度 N_2 的空气造成缺 O_2，观察呼吸运动变化。

（4）增大无效腔　将气管插管开口端与一长约 50cm 胶管相连通，使无效腔增大，观察呼吸运动变化。

（5）增大血液中 H^+ 浓度　由耳缘静脉注射 3% 乳酸溶液 0.2～0.5ml，观察呼吸运动变化。

（6）迷走神经在调节呼吸运动中的作用　分别观察切断一侧迷走神经和双侧迷走神经后呼吸运动的变化。以适当强度和频率的电流连续刺激一侧迷走神经中枢端，观察呼吸运动变化。

【注意事项】

（1）每观察一个项目必须待呼吸恢复正常后，才能进行下一个项目。

（2）麻醉剂量要适度，尽量保持动物安静，以免影响正常呼吸曲线。

（3）当吸入 CO_2、N_2 引起呼吸明显变化时，应立即停止吸入。

（4）气管插管时，要注意对气管进行止血和清理。

实验十七　哺乳动物胃肠运动的观察

【实验目的】观察正常情况下胃和小肠的运动形式，理解神经、体液因素和某些药物对胃肠运动的影响。

【实验原理】正常情况下胃肠运动的形式包括紧张性收缩、蠕动、分节运动等。其活动受神经、体液因素的调节。副交感神经兴奋通过末梢释放乙酰胆碱能加强胃肠运动；交感神经兴奋时及内脏大神经的多数末梢释放去甲肾上腺素抑制胃肠运动；胆碱酯酶抑制剂新斯的明也能加强胃肠运动；M 受体阻断剂阿托品则抑制胃肠运动。

【实验对象】家兔。

【实验器材与药品】兔手术台，哺乳类动物手术器械一套，电刺激器，保护电极，注射器，20% 的氨基甲酸乙酯溶液，1：10000 盐酸肾上腺素溶液，1：10000 乙酰胆碱溶液，阿托品注射液，生理盐水，恒温水浴，滴管及注射器。

【实验方法与步骤】

1. 手术操作

（1）麻醉，固定　经耳缘静脉注射 20% 的氨基甲酸乙酯溶液 [4ml/kg（体重）] 麻醉动物后仰卧固定。

（2）颈部手术　剪去颈部的毛，沿正中切开皮肤和肌肉，分离气管，做气管插管。

（3）腹部手术　剪去腹部的毛，自剑突下沿腹部正中线切开腹壁，暴露胃，肠管。在膈下食管的前方找到迷走神经前支，分离穿线并套好保护电极备用。用生理盐水浸湿的纱布将肠推向右侧，在左侧肾上腺上方分离出左侧的内脏大神经，穿线并套好保护电极备用。用温热的生理盐水（38～40℃）浸浴胃肠，保持腹腔内温度稳定在 37～38℃，以防止胃肠表面干燥。

2. 观察项目

（1）观察正常情况下的胃肠运动，包括胃和小肠的紧张性收缩、蠕动及小肠的分节运动。

（2）用中等强度重复电刺激膈下的迷走神经前支，观察胃肠运动的变化。

（3）用中等强度重复电刺激刺激内脏大神经（交感神经），观察胃肠运动的变化。

（4）经耳缘静脉注射新斯的明 0.2～0.3mg，观察胃肠运动的变化。

（5）在注射新斯的明家兔出现反应的基础上，再从耳缘静脉注射阿托品 0.5mg，再观察胃肠运动的变化。

（6）在胃和一段松弛的肠管上各滴 3～5 滴 1：10000 乙酰胆碱溶液，出现反应后立即用温热的生理盐水冲洗掉；接着在胃和一段活动的肠管上各滴 3～5 滴 1：10000 盐酸肾上腺素，观察胃肠运动有何变化。

【注意事项】

（1）实验前 2h 给兔喂饲料。

（2）麻醉用药不宜过量，要求浅麻醉，电刺激时强度适中。

（3）实验过程中，为避免胃肠暴露时间过长引起腹内温度下降，表面干燥而影响胃肠运动，应随时用温热盐水润湿胃肠。

实验十八　人体体温的测量

【实验目的】 了解人体体温的测量方法，加深对正常体温的记忆。

【实验对象】 人。

【实验器材】 水银体温计（腋表、口表），酒精棉球，干棉球。

【实验方法与步骤】

1. 体温计准备 将体温计取出，用酒精棉球擦拭，并将水银柱甩至 35℃ 以下。注意检查体温计是否完好无损。水银体温计刻度范围是 35～42℃，每一小格 0.1℃。

2. 测量体温

（1）腋窝测温法　受试者静坐数分钟，解开上衣，擦干腋下汗水。检查者将体温计水银端放于受试者腋窝深处紧贴皮肤，令受检者屈臂紧贴胸壁夹紧体温计，10min 后取出读数并记录。

（2）口腔测温法　受试者静坐数分钟，检查者将口表水银端斜放于受检者舌下，令受试者闭口用鼻呼吸，勿用牙咬体温计，3min 后取出，用干棉球擦干，读数并记录。

（3）测量运动后体温　受试者进行室外运动 5min，立即回室内测量口腔和腋下温度各一次，读数并记录，比较同一人、同一部位运动前后体温有何变化。

【注意事项】

（1）体温计用消毒液浸泡消毒，测试前用干棉球拭干。

（2）腋下创伤或手术后，有炎症，出汗较多，肩关节受伤或消瘦夹不紧体温计者，不宜用腋窝测温法测量。

实验十九　影响尿生成的因素

【实验目的】学习用膀胱插管引流尿液的方法，了解影响尿生成的因素。

【实验原理】尿生成过程包括肾小球滤过，肾小管、集合管的重吸收以及肾小管、集合管分泌与排泄三个环节，凡影响这三个过程的因素均可影响尿的质和量。肾小球滤过是尿生成的第一个环节，其动力来自于肾小球有效滤过压，肾小球毛细血管血压、血浆胶体渗透压和肾小囊内压的改变皆可影响肾小球有效滤过压。肾小管和集合管对水的重吸收是影响尿量的重要环节，它与肾小管和集合管内渗透压以及小管上皮细胞的重吸收能力有关，后者则可受多种激素的调节和药物的影响。

【实验对象】家兔。

【实验器材】兔手术台，照明灯，哺乳动物手术器械一套，BL－420 生物功能实验系统，动脉插管，动脉夹，刺激电极，支架，注射器，培养皿，丝线，班氏试剂，尿糖试纸，25% 氨基甲酸乙酯，10%NaOH 溶液，肝素溶液（100U/ml），生理盐水，1∶10000去甲肾上腺素溶液，20% 葡萄糖溶液，0.6% 酚红，垂体后叶激素，呋塞米（速尿）。

【实验方法与步骤】

1. 手术准备

（1）麻醉和固定动物　自兔耳缘静脉缓慢注射 25% 氨基甲酸乙酯（4ml/kg），将其麻醉后仰卧固定于兔手术台上，剪去颈部和下腹部手术野的毛。

（2）颈部手术　暴露气管，进行气管插管；分离左侧颈总动脉，按常规将充满肝素生理盐水的动脉插管插入其内，通过血压换能器连至记录装置，描记血压；分离右侧的迷走神经，穿线备用，用温热生理盐水纱布覆盖创面。

（3）膀胱插管　自耻骨联合上缘向上沿腹正中线作 4cm 长皮肤切口，沿腹白线剪开腹壁及腹膜（勿伤及腹腔脏器），找出膀胱（勿使肠管外露，以免血压下降），于膀胱底部找出两侧输尿管，认清两侧输尿管在膀胱开口的部位，小心地从两侧输尿管下方穿一丝线，将膀胱上翻，结扎膀胱颈部。然后，在膀胱顶部血管较少处作一荷包缝合（缝针只可穿过浆膜和浅层肌层，不要缝到内层黏膜），在其中央剪一小口，插入膀胱插管，收紧缝线，结扎固定。膀胱插管可通过橡皮导管连接至培养皿，计数尿滴。

2. 仪器连接

将连接动脉插管的血压换能器及刺激电极通过相应插孔连接在 BL－420 生物功能实验系统的前面板上。打开 BL－420 系统，选择项目"循环实验－兔动脉血压调节"，记录血压。

【实验观察项目】

（1）记录正常血压和尿量（滴/分）作对照。

（2）静脉注射 37℃生理盐水 20ml，观察血压和尿量有何变化。

（3）在两结扎线之间剪断右侧迷走神经，用保护电极以中等强度的电流反复刺激其外周端，使血压下降且维持在 50mmHg 左右约 30s，观察尿量变化。

（4）用尿糖试纸接取 1 滴尿液进行尿糖测定。或取尿液 2 滴至装有 1ml 班氏试剂的试管中，在酒精灯上加热做尿糖定性实验。然后由耳缘静脉注射 37℃ 的 20% 葡萄糖溶液 5ml，观察血压和尿量的变化。待尿量明显变化时，再取尿液做尿糖定性试验。

（5）静脉注射 1∶10000 去甲肾上腺素 0.5ml，观察血压和尿量的变化。

（6）静脉注射呋塞米（速尿）5mg/kg，观察血压和尿量的变化。

（7）静脉注射 0.6% 酚红溶液 0.5ml，用盛用 10% NaOH 溶液的培养皿盛接尿液，如果尿液中排出有酚红，遇 NaOH 则呈红色，计算从注射到尿液中排出酚红所需要的时间。

（8）静脉注射垂体后叶素 2U，观察血压和尿量的变化。

（9）分离一侧股动脉，插入动脉插管进行放血，使血压迅速下降到 50mmHg 左右，观察尿量变化，再从静脉迅速补充生理盐水 20～30ml，观察血压和尿量有何变化。

【注意事项】

（1）实验中要多次进行耳缘静脉注射，因此要注意保护耳缘静脉。静脉穿刺从耳尖开始，逐步移向耳根。

（2）手术切口不宜过大，剪开腹壁时应避免伤及内脏，手术动作要轻柔，以免造成损伤性尿闭。

（3）进行膀胱插管时，插管内应充满生理盐水。

（4）每一项实验，均应等待血压、尿量基本恢复到正常后再进行。

实验二十　瞳孔反射

【实验目的】 观察瞳孔对光反射和近反射现象，学会瞳孔对光反射和近反射的检查方法。

【实验原理】 眼看近物或受到光线刺激时，瞳孔发生缩小现象，称为瞳孔反射。检查瞳孔反射可了解包括中脑在内的反射弧是否正常。

【实验对象】 人。

【实验器材】 手电筒，遮光板。

【实验方法与步骤】

1. 瞳孔对光反射

（1）受试者坐在较暗处，检查者先观察受试者两眼瞳孔的大小，然后用手电筒照射受检者一眼，可见受照眼瞳孔缩小（直接对光反射），停止照射，瞳孔恢复原状。

（2）用遮光板沿鼻梁将受检者两眼视野分开，再用手电筒照射一侧眼，可见另一眼瞳孔也缩小，称为间接对光反射，又称互感性对光反射。

2. 瞳孔近反射　受检者注视正前方 5m 外某一物体（但不要注视灯光），观察其瞳孔大小。再让受试者目不转睛地注视该物体由远处迅速移近眼前。观察其瞳孔有何变化，并注意两眼球会聚现象。正常成人瞳孔直径 2.5～4.0mm（可变动于 1.5～8.0mm）。

【注意事项】

（1）受试者应注视 5m 远以外处，不可注视灯光，以免影响结果。

（2）作瞳孔近反射，当目标由远移近时，受视者眼睛必须始终注视目标。

实验二十一　视力的测定

【实验目的】 学会视力测定的方法，了解视力测定的原理。

【实验原理】 视力亦称视敏度，指眼分辨物体微细结构的能力。以能分辨空间两点的最小视角作为标准，视角为 1 分角（1 分角 = 1/60°）时的视力为正常视力。视力表是根据这个原理制定的。

【实验对象】 人。

【实验器材】 视力表，指示棒，遮眼板，米尺。

【实验方法与步骤】

（1）将标准视力表悬挂于光线均匀而充足的墙上，使视力表的第 10 行符号与受试者眼睛在同一高度。

（2）受试者站立在视力表前 5m 处，用遮眼板遮住一眼，另一眼注视视力表。

（3）检查者站在视力表旁，用指示棒自上而下逐行指示表上符号，每指一符号，令受试者说出该符号缺口的朝向，直至不能辨认为止。受试者能分辨的最后一行符号的表旁数值，代表受试者的视力。

（4）视力表中最上一行字是正常眼睛在 50m 距离处能够辨认的。若受试者在 5m 处对最上一行符号也不能清楚辨认，则令其向前移动，直至能辨认清楚为止。

（5）用同样方法测试另一眼的视力。

【注意事项】

（1）视力表应挂在光线充足的地方，光源应从受试者的后方射来，避免测试过程中由侧方射入光线干扰测定。

（2）测试过程中应用遮光板遮住一侧眼，不宜用手遮眼。

实验二十二　色觉测定

【实验目的】 了解色觉与色盲的发生原理，学会色盲检查的方法。

【实验原理】 色盲可分全色盲和部分色盲两种，以部分色盲多见。色觉是主观感觉，色觉异常往往不易觉察，但可借色盲检查图检查出来。色盲检查图是根据各种类型的色盲患者，不能分辨某些颜色的色调，却能分辨其明亮度的特点，绘制成各种颜色的色调不同而明亮度相同，或各种颜色的色调相同而明亮度不同的色点，以色点组成数字或图形，使色盲者难以辨别，检查出色盲的类型。

【实验对象】人。

【实验器材】色盲检查图。

【实验方法与步骤】

（1）在明亮，均匀的自然光线下，令受试者遮蔽一眼，检查另一眼色觉。

（2）检查者向受试者逐页展示色盲检查图，令受试者在30s内读出图表上的数字或图形。如果读错，读不出来或发现正常人不能读出而受试者反能读出等情况，则可按色盲图中说明进行判定。

（3）按上法再检查另一侧眼有无色盲。

【注意事项】

（1）检查最好选择在明亮、均匀的自然光线下进行。

（2）检查过程中不得暗示，也不能长时间反复思考。

（3）色盲检查图与受试者眼睛距离30cm左右为宜。

实验二十三　声音的传导

【实验目的】比较声波气传导与骨传导两条途径的听觉效果，进而了解临床上鉴别传导性耳聋与神经性耳聋的方法和原理。

【实验原理】声波传入内耳有两条途径，即气传导和骨传导。正常情况下以气传导为主。当鼓膜或听小骨发生病变引起传导性耳聋时，气传导效应减弱或消失，骨传导效应则相对增强；当耳蜗或听神经病变引起神经性耳聋时，则气传导和骨传导效应均减弱或消失。

【实验对象】人。

【实验器材】音叉（256Hz或512Hz），橡皮锤，棉球。

【实验步骤与观察】

1. 任内试验（同侧耳气传导和骨传导比较试验）

（1）室内保持安静，受试者背对检查者闭目静坐，检查者用橡皮锤叩击音叉后，立即将振动的音叉柄置于受试者一侧颞骨乳突部（骨导），问受试者是否听到声音。在受试者刚刚听不到声响时，立即将音叉移至同侧外耳道口附近（气导），问受试者是否能重新听到声音；然后，先将敲响的音叉置于外耳道口处，当受试者听不见声音时，立即将音叉移至同侧乳突部，询问受试者能否听到声音。正常耳气导时间＞骨导时间，称为任内试验阳性。

（2）用棉球塞住受试者一侧外耳门（模拟气导障碍）。重复上述实验. 如气导时间≤骨导时间，称为任内试验阴性。

2. 韦伯试验（比较两耳骨传导试验）

（1）用橡皮锤叩击音叉后，将正在振动的音叉柄置于受试者前额正中发际处，问受试者两耳听到的声音强度有无差别（正常人两耳声响相等）。

（2）用棉球塞住一侧外耳道（模拟气传导障碍），重复上述实验，询问受试者所听到的声响偏向哪一侧。若传导性耳聋则声响偏向患侧，神经性耳聋则偏向健侧。

【注意事项】

（1）室内必须保持安静，以免影响听觉效果。

（2）敲击音叉不可用力过猛，更不可在坚硬物体上敲击。

（3）音叉置于外耳道口时，不要触及耳廓和头发，且应将音叉振动方向对准外耳道。

实验二十四　破坏小鼠一侧小脑的观察

【实验目的】 观察小白鼠小脑损伤后对肌紧张和身体平衡等躯体运动的影响，加深对小脑功能的理解。

【实验原理】 小脑是调节姿势和躯体运动的重要中枢，接受来自运动器官、平衡器官和大脑皮质运动区的信息。它具有维持身体平衡、调节肌紧张、协调随意运动等功能。因此，当小脑损伤后会出现身体失衡、肌张力改变以及共济失调。

【实验对象】 小白鼠。

【实验器材】 蛙类手术器械一套，9 号注射针头，药用棉，200ml 烧杯，乙醚等。

【实验方法与步骤】

1. 观察取小鼠正常活动　白鼠一只，在实验台上观察其正常活动（姿势、肌张力等）情况。

2. 麻醉　将小白鼠罩于烧杯内，同时放入一块浸有乙醚的棉球，使其麻醉，待呼吸变深变慢，不再有随意运动时，将其取出，俯卧位缚于鼠台上。

3. 手术及观察

（1）剪去头顶部的毛，沿正中线剪开头皮直达耳后部。以左手拇指、食指捏住头部两侧，用刀背刮剥颈肌及骨膜，充分暴露顶间骨，通过透明的颅骨可以看到小脑。

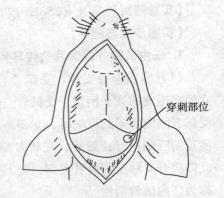

穿刺部位

（2）仔细辨认小鼠颅骨的各缝（冠状缝、矢状缝、人字缝），用针头垂直穿透一侧小脑的顶间骨（进针处为人字缝下 1mm，矢状缝旁 2mm。实验图24），先浅破坏，进针深度约为 2mm，轻轻转动针尖，破坏其周围小脑组织，然后取出针头，用棉球压迫止血，待其清醒后观察其姿势、肌肉紧张度、

实验图 24　小鼠小脑的位置示意图

行走的平衡等现象，观察动物是否向一侧旋转或翻滚。然后再进行深破坏，进针 3mm 并搅动，取出针头，用棉球压迫止血，观察方法同前。

【注意事项】

（1）麻醉时要密切观察动物的呼吸变化，避免麻醉过深致动物死亡。

（2）手术过程中如动物苏醒挣扎，可随时用乙醚棉球追加麻醉。

（3）捣毁小脑时不可刺入过深，以免伤及中脑、延髓或对侧小脑。

实验二十五　大脑皮层运动功能定位及去大脑僵直现象

【实验目的】

（1）观察电刺激家兔大脑皮层运动区的不同区域引起的肌肉运动，以了解皮层运动区的功能定位特征。

（2）观察去大脑僵直现象，分析高位中枢对肌紧张的调节作用，加深对脑干调节肌紧张机制的理解。

【实验原理】 大脑皮层运动区是躯体运动的高级中枢，电刺激其不同的区域，能引起特定肌群或肌肉的收缩。

中枢神经系统对肌紧张的调节作用包括易化和抑制双重作用，其中，脑干网状结构发挥着重要作用。脑干网状结构的易化区具有增强肌紧张的作用，抑制区具有抑制肌紧张的作用。中枢神经系统内其他区域对肌紧张的调节作用可能都要通过脑干网状结构的易化区和抑制区来实现。正常情况下，易化区和抑制区作用相互协调，共同维持着适当的肌紧张，从而维持正常的躯体姿势。若在动物中脑的上、下丘之间切断脑干，则由于切断了大脑皮层运动区和纹状体等部位与脑干网状结构的联系，可使脑干网状结构抑制区作用减弱，易化区作用相对加强，导致动物出现四肢伸直，头向后仰，尾向上翘，脊柱挺硬等伸肌紧张性亢进现象。

【实验对象】 家兔。

【实验器材】 哺乳类动物手术器械一套，咬骨钳，骨钻，骨蜡，电刺激器，双芯电极，纱布，生理盐水，20%氨基甲酸乙酯。

【实验方法与步骤】

1. 兔大脑皮层运动功能定位

（1）麻醉和固定　将兔称重后，自耳缘静脉注射20%氨基甲酸乙酯［1g/kg（体重）］，待麻醉后，仰卧固定于兔台上。

（2）气管插管并结扎两侧颈总动脉　剪去颈部的毛，沿颈正中线做5~7cm的切口，切开皮肤、肌肉，暴露气管并切开做气管插管，在气管两侧找到双侧颈总动脉，穿棉线结扎，以防脑手术出血过多。

（3）开颅并暴露大脑皮层　将动物改为俯卧固定，剪去头顶部的毛，从眉间至枕部矢状线切开皮肤及骨膜，用刀柄向两侧剥离肌肉并刮去颅顶骨膜。头顶骨缝标志暴露后，在冠状缝后，矢状缝旁开0.5cm处用小骨钻进行钻孔，注意勿伤及矢状窦，以免大出血（实验图25）。用小咬骨钳伸入孔内逐渐向四周咬骨以扩大创口，暴露整个大脑表面，咬骨时切勿伤及硬脑膜，需要时用骨蜡（或明胶海绵）止血。

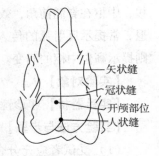

矢状缝
冠状缝
开颅部位
人状缝

实验图25　开颅部位

用小镊子夹起硬脑膜并仔细剪掉，暴露出大脑皮层，术面用少量温热生理盐水浸泡过的纱布覆盖，以防皮层干燥。手术完毕放松动物的头及四肢，以便观察躯体运动效应。

（4）观察刺激皮层的运动效应　绘制一张皮层轮廓图，以备记录使用。打开刺激器，选择适宜的刺激参数（波宽 0.1~0.2ms，电压 10~20V，频率 20~100Hz），每次刺激 5~10s，每次刺激间隔约 1min。小心置双芯电极接触到皮层表面，逐点依次刺激一侧大脑皮层不同区域（由前向后，由内向外），观察躯体运动反应。在另一侧大脑皮层重复上述步骤。并将结果标记在皮层轮廓图（依据骨缝、沟回等标志位置）。

2. 去大脑僵直　在大脑皮质运动功能定位实验基础上，继续将创口向后扩展到枕骨结节，暴露双侧大脑半球的后缘。左手将兔头托起，使其呈屈曲低头位。右手用刀柄由大脑半球后缘与小脑之间伸入，轻轻翻开两大脑半球枕叶，即可见到中脑上下丘部分（上丘较大，下丘较小）。用手术刀在上下丘之间与口裂成角约 45°方向横断脑干；约 10min 后观察有无四肢伸直，头尾昂起，脊柱后挺的角弓反张现象。

【注意事项】

（1）开颅术中，注意不要损伤矢状窦和横窦，以免大出血；注意止血，勿伤及大脑皮层。

（2）刺激大脑皮质时，刺激不宜过强，应从小至大进行调节，否则影响实验结果。

（3）动物麻醉不宜过深，否则不易出现去大脑僵直现象。

（4）切断脑干时位置要准确，过低会伤及延髓呼吸中枢，造成呼吸停止；过高不会出现僵直现象，此时可将刀背稍向尾侧倾斜再切一刀。

（5）去大脑后可不断屈伸动物的肢体关节，促使僵直发生。

实验二十六　人体腱反射检查

【实验目的】　熟悉几种人体腱反射的检查方法，以加深对牵张反射作用机制的理解。

【实验原理】　牵张反射是最简单的躯体运动反射，包括肌紧张和腱反射两种类型。腱反射是指快速牵拉肌腱时发生的牵张反射。腱反射是一种单突触反射，其感受器是肌梭，中枢在脊髓前角，效应器主要是肌肉收缩较快的快肌纤维成分。腱反射的减弱或消退，常提示反射弧的传入、传出通路或脊髓反射中枢的损害或中断。而腱反射的亢进，则提示高位中枢的病变。因此，临床上常通过检查腱反射来了解神经系统的功能状态。

【实验对象】　人。

【实验器材】　叩诊锤。

【实验方法与步骤】

（1）受试者应充分合作，避免精神紧张和意识性控制，四肢保持对称，放松。如果受试者注意力集中于检查部位，可使反射受到抑制。此时，可用加强法予以消除。最简单的加强法是叫受试者主动收缩所要检查反射以外的其他肌肉。

（2）肱二头肌反射（屈肘反射）　受试者端坐位，检查者用左手托住受试者右肘部，左前臂托住受试者的前臂，并以左手拇指按于受试者的右肘部肱二头肌肌腱上，然后用叩诊锤叩击检查者自己的左拇指。正常反应为肱二头肌收缩，表现为前臂呈快速的屈曲动作（实验图26）。

（3）肱三头肌反射（伸肘反射）　受试者上臂稍外展，前臂及上臂半屈成90°。检查者以左手托住其右肘部内侧，然后用叩诊锤轻叩尺骨鹰嘴的上方 1～2 cm 处的肱三头肌肌腱。正常反应为肱三头肌收缩，表现为前臂呈伸展运动（实验图26）。

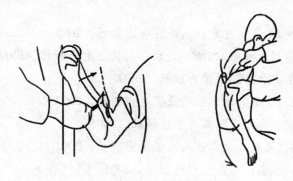

实验图26　肱二头肌反射和肱三头肌反射的检查方法
左图为肱二头肌反射；右图为肱三头肌反射

（4）膝反射　受试者取坐位，双小腿自然下垂悬空。检查者以右手持叩诊锤，轻叩膝盖下股四头肌肌腱。正常反应为小腿伸直动作（实验图27）。

（5）跟腱反射　受试者跪于坐凳上，下肢于膝关节部位呈直角屈曲，踝关节以下悬空。检查者以叩诊锤轻叩跟腱。正常反应为腓肠肌收缩，足向跖面屈曲（实验图27）。

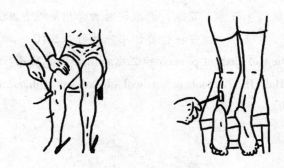

实验图27　膝反射和跟腱反射的检查
左图为膝反射；右图为跟腱反射

【注意事项】

（1）检查时，受试者肢体肌肉要尽量放松，否则反射活动不易出现。

（2）各项实验均须检查左右两侧，比较两侧有无差异。

（3）每次叩击肌腱的部位要准确，力度要适中，而且左右两侧叩击的力量必须相同，否则无法对比。

参考文献

[1] 朱大年. 生理学. 7版. 北京：人民卫生出版社，2008.

[2] 岳利民. 人体解剖生理学. 5版. 北京：人民卫生出版社，2007.

[3] 冯志强. 生理学. 北京：科学出版社，2007.

[4] 刘玲爱. 生理学. 5版. 北京：人民卫生出版社，2003.

[5] 高明灿. 生理学. 郑州：河南科技出版社，2005.

[6] 钟国隆. 生理学. 4版. 北京：人民卫生出版社，2001.

[7] 姚泰. 生理学. 北京：人民卫生出版社，2001.

[8] 李继硕. 神经科学基础. 北京：高等教育出版社，2002.

[9] 翟中和，王喜忠，丁明孝. 细胞生物学. 北京：高等教育出版社，2000.

[10] 鞠躬. 神经生物学. 北京：人民卫生出版社，2004.

[11] 杜友爱. 生理学. 2版. 北京：人民卫生出版社，2010.

[12] 张敏，严秀辉. 正常人体功能. 北京：高等教育出版社，2009.

[13] 张镜如. 生理学. 4版. 北京：人民卫生出版社，2000.

[14] 张尚俭. 人体解剖生理学. 北京：中国医药科技出版社，1996.

[15] 朱文玉. 人体解剖生理学. 北京：北京医科大学出版社，2002.

[16] 田仁，马晓飞. 生理学. 西安：世界图书出版社，2010.

[17] Ganong WF. Review of medical physiology. 22th edition. New York：McGraw－Hill，2005.

[18] Guyton A. C，Hall JE. Texbook of medical physiology. 10th edition. Philadelphia：WB Saunders，2000.